全国中医药行业高等教育"十三五"规划教材

全国高等中医药院校规划教材（第十版）

中西医结合骨伤科学

（新世纪第三版）

（供中西医临床医学专业用）

主　审

石印玉（上海中医药大学）

主　编

詹红生（上海中医药大学）　　　　　　刘献祥（福建中医药大学）

副主编（以姓氏笔画为序）

马信龙（天津中医药大学）　　　　　　李义凯（南方医科大学）

李慧英（河南中医药大学）　　　　　　冷向阳（长春中医药大学）

董　健（复旦大学附属中山医院）　　　熊　辉（湖南中医药大学）

编　委（以姓氏笔画为序）

马　勇（南京中医药大学）　　　　　　王　轩（山西中医学院）

王爱莉（黑龙江中医药大学佳木斯学院）　卢建华（浙江中医药大学）

毕荣修（山东中医药大学）　　　　　　向俊宜（云南中医学院）

李西海（福建中医药大学）　　　　　　杨永晖（安徽中医药大学）

沈　霖（华中科技大学同济医学院）　　张　华（甘肃中医药大学）

张　杰（黑龙江中医药大学）　　　　　陈　锋（广西中医药大学）

陈东煜（上海中医药大学）　　　　　　陈建锋（湖北中医药大学）

林定坤（广州中医药大学）　　　　　　姚啸生（辽宁中医药大学）

袁普卫（陕西中医药大学）　　　　　　徐祖健（西南医科大学）

樊效鸿（成都中医药大学）　　　　　　穆晓红（北京中医药大学）

学术秘书

陈　博（上海中医药大学）

中国中医药出版社

·北京·

图书在版编目（CIP）数据

中西医结合骨伤科学 / 詹红生，刘献祥主编 .—3 版 .—北京：中国中医药出版社，2016.8（2017.10 重印）

全国中医药行业高等教育"十三五"规划教材

ISBN 978 – 7 –5132 – 3430 – 6

Ⅰ .①中… Ⅱ .①詹… ②刘… Ⅲ .①骨损伤—中西医结合疗法—中医药院校—教材 Ⅳ .① R683.05

中国版本图书馆 CIP 数据核字（2016）第 114415 号

请到"医开讲 & 医教在线"（网址：www.e-lesson.cn）注册登录后，刮开封底"序列号"激活本教材数字化内容。

中国中医药出版社出版

北京市朝阳区北三环东路 28 号易亨大厦 16 层

邮政编码　100013

传真　010 64405750

河北省武强县画业有限责任公司印刷

各地新华书店经销

开本 850×1168　1/16　印张 25.5　字数 625 千字

2016 年 8 月第 3 版　2017 年 10 月第 3 次印刷

书号　ISBN 978 – 7 –5132 – 3430 – 6

定价　59.00 元

网址　www.cptcm.com

社长热线　010 64405720

购书热线　010 64065415　010 64065413

微信服务号　zgzyycbs

书店网址　csln.net/qksd/

官方微博　http：//e.weibo.com/cptcm

淘宝天猫网址　http：//zgzyycbs.tmall.com

全国中医药行业高等教育"十三五"规划教材

全国高等中医药院校规划教材（第十版）

专家指导委员会

许二平（河南中医药大学校长）

孙忠人（黑龙江中医药大学校长）

严世芸（上海中医药大学教授）

李秀明（中国中医药出版社副社长）

李金田（甘肃中医药大学校长）

杨　柱（贵阳中医学院院长）

杨关林（辽宁中医药大学校长）

杨金生（国家中医药管理局中医师资格认证中心主任）

宋柏林（长春中医药大学校长）

张欣霞（国家中医药管理局人事教育司师承继教处处长）

陈可冀（中国中医科学院研究员、中国科学院院士、国医大师）

陈立典（福建中医药大学校长）

陈明人（江西中医药大学校长）

武继彪（山东中医药大学校长）

林超岱（中国中医药出版社副社长）

周永学（陕西中医药大学校长）

周仲瑛（南京中医药大学教授、国医大师）

周景玉（国家中医药管理局人事教育司综合协调处副处长）

胡　刚（南京中医药大学校长）

洪　净（全国中医药高等教育学会理事长）

秦裕辉（湖南中医药大学校长）

徐安龙（北京中医药大学校长）

徐建光（上海中医药大学校长）

唐　农（广西中医药大学校长）

梁繁荣（成都中医药大学校长）

路志正（中国中医科学院研究员、国医大师）

熊　磊（云南中医学院院长）

秘　书　长

王　键（安徽中医药大学校长）

卢国慧（国家中医药管理局人事教育司司长）

王国辰（中国中医药出版社社长）

办公室主任

周景玉（国家中医药管理局人事教育司综合协调处副处长）

林超岱（中国中医药出版社副社长）

李秀明（中国中医药出版社副社长）

全国中医药行业高等教育"十三五"规划教材

编审专家组

组　长

王国强（国家卫生计生委副主任、国家中医药管理局局长）

副组长

张伯礼（中国工程院院士、天津中医药大学教授）

王志勇（国家中医药管理局副局长）

组　员

卢国慧（国家中医药管理局人事教育司司长）

严世芸（上海中医药大学教授）

吴勉华（南京中医药大学教授）

王之虹（长春中医药大学教授）

匡海学（黑龙江中医药大学教授）

王　键（安徽中医药大学教授）

刘红宁（江西中医药大学教授）

翟双庆（北京中医药大学教授）

胡鸿毅（上海中医药大学教授）

余曙光（成都中医药大学教授）

周桂桐（天津中医药大学教授）

石　岩（辽宁中医药大学教授）

黄必胜（湖北中医药大学教授）

前 言

为落实《国家中长期教育改革和发展规划纲要（2010-2020 年）》《关于医教协同深化临床医学人才培养改革的意见》，适应新形势下我国中医药行业高等教育教学改革和中医药人才培养的需要，国家中医药管理局教材建设工作委员会办公室（以下简称"教材办"）、中国中医药出版社在国家中医药管理局领导下，在全国中医药行业高等教育规划教材专家指导委员会指导下，总结全国中医药行业历版教材特别是新世纪以来全国高等中医药院校规划教材建设的经验，制定了"'十三五'中医药教材改革工作方案"和"'十三五'中医药行业本科规划教材建设工作总体方案"，全面组织和规划了全国中医药行业高等教育"十三五"规划教材。鉴于由全国中医药行业主管部门主持编写的全国高等中医药院校规划教材目前已出版九版，为体现其系统性和传承性，本套教材在中国中医药教育史上称为第十版。

本套教材规划过程中，教材办认真听取了教育部中医学、中药学等专业教学指导委员会相关专家的意见，结合中医药教育教学一线教师的反馈意见，加强顶层设计和组织管理，在新世纪以来三版优秀教材的基础上，进一步明确了"正本清源，突出中医药特色，弘扬中医药优势，优化知识结构，做好基础课程和专业核心课程衔接"的建设目标，旨在适应新时期中医药教育事业发展和教学手段变革的需要，彰显现代中医药教育理念，在继承中创新，在发展中提高，打造符合中医药教育教学规律的经典教材。

本套教材建设过程中，教材办还聘请中医学、中药学、针灸推拿学三个专业德高望重的专家组成编审专家组，请他们参与主编确定，列席编写会议和定稿会议，对编写过程中遇到的问题提出指导性意见，参加教材间内容统筹、审读稿件等。

本套教材具有以下特点：

1. 加强顶层设计，强化中医经典地位

针对中医药人才成长的规律，正本清源，突出中医思维方式，体现中医药学科的人文特色和"读经典，做临床"的实践特点，突出中医理论在中医药教育教学和实践工作中的核心地位，与执业中医（药）师资格考试、中医住院医师规范化培训等工作对接，更具有针对性和实践性。

2. 精选编写队伍，汇集权威专家智慧

主编遴选严格按照程序进行，经过院校推荐、国家中医药管理局教材建设专家指导委员会专家评审、编审专家组认可后确定，确保公开、公平、公正。编委优先吸纳教学名师、学科带头人和一线优秀教师，集中了全国范围内各高等中医药院校的权威专家，确保了编写队伍的水平，体现了中医药行业规划教材的整体优势。

3. 突出精品意识，完善学科知识体系

结合教学实践环节的反馈意见，精心组织编写队伍进行编写大纲和样稿的讨论，要求每门教材立足专业需求，在保持内容稳定性、先进性、适用性的基础上，根据其在整个中医知识体系中的地位、学生知识结构和课程开设时间，突出本学科的教学重点，努力处理好继承与创新、理论与实践、基础与临床的关系。

4. 尝试形式创新，注重实践技能培养

为提升对学生实践技能的培养，配合高等中医药院校数字化教学的发展，更好地服务于中医药教学改革，本套教材在传承历版教材基本知识、基本理论、基本技能主体框架的基础上，将数字化作为重点建设目标，在中医药行业教育云平台的总体构架下，借助网络信息技术，为广大师生提供了丰富的教学资源和广阔的互动空间。

本套教材的建设，得到国家中医药管理局领导的指导与大力支持，凝聚了全国中医药行业高等教育工作者的集体智慧，体现了全国中医药行业齐心协力、求真务实的工作作风，代表了全国中医药行业为"十三五"期间中医药事业发展和人才培养所做的共同努力，谨向有关单位和个人致以衷心的感谢！希望本套教材的出版，能够对全国中医药行业高等教育教学的发展和中医药人才的培养产生积极的推动作用。

需要说明的是，尽管所有组织者与编写者竭尽心智，精益求精，本套教材仍有一定的提升空间，敬请各高等中医药院校广大师生提出宝贵意见和建议，以便今后修订和提高。

国家中医药管理局教材建设工作委员会办公室

中国中医药出版社

2016 年 6 月

编写说明

　　中西医结合骨伤科学是中西医结合医学的重要组成部分，是综合运用中西医药学的理论与方法，以及中西医药学互相交叉渗透产生的新理论、新技术与新方法，研究人体运动系统疾病的预防、诊断、治疗和康复的一门临床医学学科。为适应新形势下我国中医药行业高等教育教学改革和中西医结合人才培养的需要，切实落实国家中医药管理局《"十三五"中医药教材改革工作方案》，推进中西医结合教材改革，提升中西医结合教材质量，满足中西医结合教育教学需求，根据全国中医药行业高等教育"十三五"规划教材编写的基本要求，突出中西医结合专业特色，体现学科发展的研究成果，并与住院医师规范化培训、执业医师资格考试接轨等编写原则，本教材编委会经过充分讨论确定了本课程教学内容和编写体例，在此基础上编写出版了本教材。

　　本教材是在前版教材的基础上修订而成，对部分编写体例做了调整，并进一步规范了部分名词术语，还对部分教学内容进行了适当的增删，以适应学科发展的需要。本教材供五年制中西医临床医学专业学生使用，也可供骨伤科和临床相关学科的医务人员学习参考。

　　本教材编写分工：第一章绪论由刘献祥编写；第二章骨伤科疾病的分类与病因病机由卢建华编写；第三章诊断由樊效鸿、徐祖健编写；第四章治疗由林定坤、李西海、熊辉编写；第五章损伤急救由陈东煜编写；第六章头面颈项部损伤由陈锋编写；第七章胸腰骨盆损伤由姚啸生编写；第八章上肢损伤由向俊宜、王爱莉、毕荣修、杨永晖编写；第九章下肢损伤由马勇、马信龙、向俊宜编写；第十章颈肩臂痛由李义凯编写；第十一章腰腿痛由董健、李慧英编写；第十二章骨关节疾病由袁普卫编写；第十三章骨质疏松症由沈霖编写；第十四章骨与关节感染由陈建锋、张华编写；第十五章骨肿瘤由沈霖、张杰编写；第十六章骨关节及肢体畸形由穆晓红编写；第十七章其他常见筋骨关节疾病由王轩编写。本教材由刘献祥、熊辉负责上篇统稿，詹红生、冷向阳、马信龙负责中篇统稿，李慧英、李义凯负责下篇统稿。最终由詹红生、刘献祥审定全部稿件。

　　本教材数字化工作是在国家中医药管理局中医药教育教学改革研究项目的支持下，由中国中医药出版社资助展开的。该项目（编号：GJYJS16057）由董健负责，教材编委会全体成员参与。

　　本教材在编写过程中得到了全国各高等中医药院校的大力支持，更得到了国家中医药管理局教材建设工作委员会办公室和中国中医药出版社领导与编辑的大力支持与帮助，在此一并表示衷心的感谢！

　　本书由第一版主编、上海中医药大学石印玉教授主审。石教授对本书进行了认真审校，付出了辛勤劳动，谨在此表示诚挚的感谢！

　　教材中若有不足或疏漏之处，诚望各院校师生和广大读者多提宝贵意见，以便今后进一步修订。

《中西医结合骨伤科学》编委会

2016年5月

目 录

上篇 总 论

第一章 绪 论

中西医结合骨伤科学是中西医结合医学的重要组成部分，是综合运用中西医药学的理论与方法，以及中西医药学互相交叉渗透产生的新理论、新技术与新方法，研究人体运动系统疾病的预防、诊断、治疗和康复的一门临床医学学科。

一、发展简史

（一）中医骨伤科学

早在公元前 11 ~ 前 8 世纪的周朝时期，我国医学分科已有"疡医"，即外伤科医生。公元前 476 ~ 公元 220 年的战国、秦汉时期，伤科基础理论已基本形成，马王堆汉墓出土的医学帛书记载了战国时代包括手术、练功及方药等治疗骨折、创伤及骨病的经验，其中对破伤风（"痉"）的描述为全世界最早的记录。成书于这一时期的《黄帝内经》，为中医骨伤科学奠定了理论基础。

公元 220 ~ 960 年的三国至隋唐、五代时期，伤科诊疗技术有了长足的进步。晋代葛洪（公元 261 ~ 347）著《肘后备急方》，在世界上最早记载了下颌关节脱位手法整复方法；还记载了竹片夹板固定骨折、烧灼止血、桑白皮线缝合创伤肠断裂等开放创口处理原则。南齐龚庆宣整理的《刘涓子鬼遗方》（公元 752 年成书）记载了创口感染、骨关节化脓性疾病的治法，提出了骨肿瘤的诊断和预后。隋代巢元方（公元 581 ~ 618 年）著《诸病源候论》，详细论述了复杂骨折的处理，书中记载了用丝线结扎血管，还提出对破碎的关节和折断的骨骼在受伤后可立即用线缝合，这是世界上关于骨折内固定的最早记载。唐代王焘所著《外台秘要》（公元 752 年成书）指出，损伤"有两种，一者外损，一者内伤"，最早将伤科疾病分为外损与内伤两大类。唐代蔺道人著《仙授理伤续断秘方》（公元 841 ~ 846 年成书），是我国现存最早的一部伤科专著，提出了骨折整复固定方法和处理开放性骨折需要注意的原则，形成了麻醉、清创、整复、固定、练功、按摩及内外用药等一系列治疗方法。

公元 960 ~ 1368 年的宋元时期，中医伤科有了进一步的发展。宋代王怀隐等编著的《太平圣惠方》（公元 992 年成书），倡导柳木板固定骨折；张杲在《医说》中记载了切除死骨治疗开放性胫腓骨骨折并发骨髓炎的成功案例；《夷坚志》记载了在颌部施行类似异体植骨术的病例，以及"八段锦"练功方法的名称；《洗冤集录》是我国第一部法医学专著，其中记载了不少检查外伤的方法。元代危亦林著《世医得效方》（公元 1337 年成书），记录了当时已采用刀、剪、钳、凿、夹板等多种医疗器械进行骨科手术，提出的采用两踝悬吊复位法进行脊柱骨折的整复为世界首例。

公元 1368~1840 年的明清时代是骨伤科的兴盛时期。明代《金疮秘传禁方》记载了骨擦音作为检查骨折的方法，对开放性骨折主张把穿出皮肤已被污染的骨折端切除，以防感染。朱橚等编著《普济方》，辑录治疗伤科方药 1256 首，是 15 世纪以前治伤方药的总汇，在"接骨手法"中，介绍了 12 种骨折脱位的复位固定方法，在"用药汤使法"中又列出 15 种骨折、脱位的复位固定法。薛己所撰的《正体类要》，重视整体疗法，提出"肢体损于外，则气血伤于内，营卫有所不贯，脏腑由之不和"，强调突出八纲、脏腑、气血辨证论治，用药主张以补气血、补肝肾为主，行气活血次之，开创了以"气血学说"和"平补法"为基础的骨伤科"内治学派"先河。异远真人所著的《跌损妙方》，记载全身 57 个穴位，总结了一套循经疗伤、按受伤穴位而施治的方药，成为骨伤科"少林学派"的代表。清代吴谦等编著的《医宗金鉴·正骨心法要旨》，在骨折的治疗方面总结了"摸、接、端、提、按、摩、推、拿"八种整骨手法，"攀索叠砖法""腰部垫枕法"整复腰椎骨折脱位，以及竹簾、杉篱、腰柱、通木、抱膝圈等各种外固定器材。清代钱秀昌所著《伤科补要》、赵竹泉所著《伤科大成》都系统论述了各种损伤证治，并附有很多治伤方药。

（二）西医骨科学

约公元前 19 世纪，古巴比伦王国的《汉谟拉比法典》记录有青铜刀割治创伤的条文；约公元前 9 世纪，古希腊史诗《伊利亚特》和《奥德赛》有对股骨骨折和肩关节脱臼的描述。公元前 4 世纪，古希腊希波克拉底和他的弟子著《希波克拉底文集》，记录了四肢骨折用手法复位局部外固定治疗，肩关节脱位施行手牵足蹬复位法、下颌关节脱位整复法、牵引臼床等运用机械力辅助处理骨折脱位。古希腊盖伦在《骨的基本行径》《基础肌学》中，对骨骼系统的形态、结构和数目都做了较正确的记录，奠定了西医骨科学的解剖学基础；记录了钻颅术、压迫结扎或烧灼止血、亚麻线缝合伤口、手法复位局部木板固定骨折、截肢术及功能体育疗法。

17 世纪，法国巴累以肢体功能和畸形诊断骨折、脱位，首创人工假肢，运用机械牵引治疗股骨干骨折，描述了脊椎的畸形，提出用牵引头颅复位颈椎损伤。18 世纪，西医骨科学独立形成并高速发展。1741 年，法国安德雷提出"orthopaedia"一词，被认为西医"骨科"的正式分科产生；英国波特著《骨折与脱位》，确立骨折以复位和固定为治疗原则，提倡包括上下关节的广泛固定法，虽然同时代的法国医师大卫于 1779 年提出了"自主的运动对损伤的修复十分重要"，但波特的观点占据了统治地位。随着显微镜的问世，英国解剖学家哈佛报道了骨组织的血液循环及其结构，开创了骨组织形态解剖生理学的先河。

19 世纪，随着 X 线的发明并广泛应用于临床，骨折脱位诊断的分型分类逐步丰富和发展。石膏绷带外固定的应用，被视为骨折疗法的一个革新。同时，相应的一些固定器具如托马斯夹板、石膏支架、U 型行走石膏铁镫等石膏外固定技术也相继出现，还新创了多种牵引技术、器材等用于持续牵引、广泛固定治疗骨折和损伤。

19 世纪末到 20 世纪初，随着磺胺药物、青霉素、合金内固定钢板的应用，内固定技术得到迅速的推广。1946 年，美国埃格斯提出"接触压迫因素"是骨折愈合的基本因素。及至 20 世纪 50 年代，AO 学派（Association of Osteosynthesis）诞生，以解剖对位、坚强内固定、无创手术操作、无痛功能活动为原则，设计了全套内固定用具和手术器械，全身骨折均可施行加压内固定技术治疗。1952 年，法国奥比涅成功进行了髋臼再造和合金杯髋关节成形术、人工股骨头置换手术，人工关节陆续广泛用于临床。

在骨病方面，1810 年，英国威廉海伊首先提出应用瘘管扩张、死骨摘除和灌注治疗骨感染，并开始对骨髓炎进行病理研究。1927 年，美国奥尔提倡早期制动用石膏封闭创口的疗法处理开放性骨折感染和骨髓炎。同时期，利佐、斯塔尔和威伦斯基等人先后应用骨膜切除、皮质骨钻孔开窗等手术治疗急性骨髓炎，奠定了急性骨髓炎手术疗法的基础。20 世纪 40 年代，一些学者主张在抗生素辅助下，使用局部瘢痕、死骨切除、肌肉填塞骨腔手术疗法，至 50 年代被广泛推广。1882 年，德国罗伯特·科赫分离出结核杆菌后，骨关节结核病才逐渐被认识。随着 20 世纪 40 年代抗结核药陆续问世，骨关节结核病的死亡率迅速下降，20 世纪 50 年代以后，彻底解决了骨关节结核的治疗问题。在这方面，中国的西医骨科学者方先之等做出了卓越的贡献。

腰椎间盘突出症、慢性关节炎及其他软组织损伤性疾病，自 19 世纪后才被逐步认识，开始从组织学、病理学方面进行一系列研究；特别是 20 世纪 70 年代以来，CT、MRI 等计算机放射技术和微创手术技术在临床上的运用，使软组织损伤疾病的临床诊断、治疗得到了迅速发展，疗效不断提高。

（三）中西医结合骨伤科学

鸦片战争后（1840～1949 年），中国逐渐被沦为半封建半殖民地国家，中医受到歧视，伤科也面临危机，处于花叶凋零、自生自灭的境地。在此期间，伤科著作甚少，以前处于萌芽状态的骨折切开复位、内固定等技术不仅没有发展，而且基本上失传。西方医学大量输入中国，东西方文化的不断交流，即产生了中西医汇通思想，在 19 世纪末、20 世纪初形成了以唐容川为代表的，主张"中体西用""衷中参西"的"中西医汇通派"，继而到 20 世纪 20 年代兴起了中西医结合研究。19 世纪末一些开明中医骨伤科医师开始注重吸收西医知识，尤其是关于骨骼解剖、肌肉、韧带的相关知识，并将其运用到中医手法治疗中。

进入 20 世纪，诸如 X 线等物理诊断技术传入中国，当时有条件的中医骨伤科医生都尽可能地吸取 X 线诊断知识，利用 X 线拍片来诊断疾病，大大提高了骨伤疾病诊断的准确性。与此同时，一些著名骨伤科医生一方面看到在当时历史条件下 X 线诊断技术应用尚不广泛，传统的诊断技术在更多地区仍有着广泛的实用性；另一方面，X 线诊断技术较之丰富的中医骨伤科诊断经验而言，亦有其局限性。

从 20 世纪 50 年代开始，我国学者对中医骨伤科和西医骨科的临床进行了深入探讨，取长补短，融会贯通，在骨折治疗方面取得了突破性的成就。1958 年，我国著名骨伤科专家方先之、尚天裕等虚心学习著名中医苏绍三的正骨经验，博采各地中医伤科之长，运用现代科学知识和方法，开创了动与静的治疗观，总结出新的正骨八大手法，研制成功新的夹板外固定器材，同时配合中药内服、外治及传统的练功方法，形成一套中西医结合治疗骨折的新疗法；其编著的《中西医结合治疗骨折》一书，根据对立统一的辩证关系提出了以内因为主导的动静结合（固定与活动相结合）、筋骨并重（骨折愈合与功能恢复同时并进）、内外兼治（局部治疗与整体治疗兼顾）、医患配合（医疗措施与患者的主观能动性密切配合）的骨折治疗新原则，骨折的治疗范围不断扩大，疗效也进一步提高，使骨折治疗提高到一个新水平，在国内外产生重大影响，被国际骨科界称为"CO 学派"（Chinese Osteosynthesis）。20 世纪 70 年代以后，中西医结合骨伤科学逐步形成了一套有中国特色的治疗骨折、骨病与软组织损伤的新疗法。20 世纪90年代以来，光镜、电镜、电生理、生物化学、生物力学、分子生物学、同位素、磁共振、骨密度仪等现代科学技术已在本学科的基础研究与临床医疗中得到应用。一些治疗骨延迟愈合、骨质疏松、骨缺血性坏死、骨髓炎及骨性关节炎的中药新药不断研制出来，产生了良好的社会效益与经济效益。在颈肩臂痛、腰腿痛、骨关节粘连性疾病、脊柱内脏相关性疾病的诊治中均取得了长足的进步。

21世纪以来，随着科技的发展与经验的积累，中西医结合骨伤科学微创诊断与治疗技术取得了不断进步，微创技术作为一种新兴技术，已成为骨伤科领域治疗的重要技术之一。微创技术作为有创手术和无创手术发展的桥梁，将会促进骨科技术跃上一个新的台阶，并朝着利用先进的微创工具或操纵机器人向极微创或无创治疗的目标不断前进。3D打印技术在骨伤科的临床应用，使患者康复得更快、更好，后遗症更少。

二、研究范畴

中西医结合骨伤科学是以人体运动系统疾病的防治为研究范畴。运动系统疾病依致病因素的不同，分为损伤和筋骨关节疾病两大类。损伤是指因外力所致的运动系统损伤性疾患，筋骨关节疾病则包括非外力因素引发的运动系统其他相关病证。

按西医学人体组织系统分类，运动系统包括骨骼与软组织两大部分。传统中医对骨骼原有较全面的描述，但是对骨骼的命名不如西医完整、准确；至于软组织，西医广泛涉及皮肤、皮下组织、筋膜、肌肉、韧带、肌腱、关节囊、关节软骨和神经、血管等，中医伤科则统称其为"筋"。随着中、西医理论的相互交叉渗透，特别是现代中西医结合骨伤科学的发展，对运动系统组织及疾病的认识渐趋一致。

由于专科的特点，中医骨伤科学与西医骨科学在临床上又有着较大的共同性，尤其对创伤疾患的认识有许多共同或相近之处。如对骨折的发生因素和机制、处理步骤及原理，中西医之间有许多共同认识，只是所采用的方法有所不同。对于骨折后的肢体功能恢复，中、西医均认为必须通过患者的自主锻炼才能取得，只是在认识功能锻炼的时间上有差异，中医强调应在骨折早期进行功能锻炼，西医则认为应待骨折愈合后再进行。通过大量的临床病例观察和实验研究，西医逐步认识到长期而广泛的固定、不及时进行功能锻炼给骨折愈合和肢体功能恢复带来的不良后果，也越来越重视骨折患肢早期功能锻炼的必要性。现在更多的西医学者主张采用操作简单、痛苦小、并发症少、可早期活动的骨折治疗方法，甚至提出将"生命在于运动，运动即是生命"作为骨折治疗的指导思想，从而形成完整的中西医结合骨伤科学理论体系。

三、研究意义

中医骨伤科学是我国劳动人民长期和疾病做斗争的经验总结，是在农业、手工业的基础上发展起来的，对疾病的认识具有朴素的辩证观点，在整体观念的指导下，经过长期的医疗实践，形成了以气血学说、肾主骨学说、经络学说为主的理论体系，动静结合、筋骨并重、内外兼治、医患合作的原则及相应治疗方法，积累了丰富的临床经验。但由于我国长期处于封建社会，没有与现代科学结合，因此对客观事物的认识有局限性，中医伤科理论对疾病难以做到深入细致的说明。

西医骨科学是在近代工业化的基础上发展起来的，它具有解剖、生理、病理等近代科学知识，又及时利用了现代科学技术成就，因此对疾病的认识比较深入细致。然而西医骨科学主要依靠了近代科学的发展而迅速成长，重视实验医学、重视专科医疗科研机构的建设和学术的交流，可谓西医骨科学迅速发展之经验。概而言之，依靠现代科学发展起来的西医骨科学，它的科学的、先进的技术当然是主要的，但并非是完美无缺的学科。只有通过中西医结合，才能使两个学科各自取长补短，从而更好地指导临床。

中西医结合研究关键在于中西医结合点的研究。中医骨伤科学与西医骨科学因其在研究对象上的相容性，可望在中西医结合领域率先作出开创性贡献。中西医结合骨伤科学发展的任务，是在认识到现代医药学飞速发展的情况下，彻底更新理念，开拓思路，在继承发扬传统中医伤科整体观念和临床经验优势的基础上，借鉴西医骨科发展的成功经验，不断结合现代科技理论和方法，使中、西医两种理论不断渗透，综合优势，融会贯通，创立中国独特的新医药学，使之成为一门统一认识、趋向完善的学科。

第二章　骨伤科疾病的分类与病因病机

第一节　损伤的分类与病因病机

外界各种致伤因素作用于人体，使皮肉、筋骨、脏腑等组织器官出现结构上的破坏和功能上的紊乱，此即为损伤。骨伤科学之范畴中，损伤主要涵盖了骨折、脱位、筋伤和内伤。骨折系指由于外力的作用，破坏了骨的完整性或连续性者。脱位系指外力使构成关节各骨的骨端关节面失去了正常的对合关系，发生功能障碍者。筋伤系因外来暴力、慢性劳损或风寒湿邪侵袭等原因所造成筋的损伤，其含义与西医学所指的软组织损伤大致相当。骨伤科学范畴中的内伤是指由损伤引起的气血、脏腑、经络组织结构破坏及生理功能障碍，其不同于内科领域里的内伤概念，为了区别，称为"内损"。

一、损伤的分类

（一）按损伤部位分类

1.外伤　可分为骨折、脱位和筋伤。

（1）骨折　指骨骼的完整性或连续性中断。根据骨折整复后的稳定程度，可分为稳定骨折和不稳定骨折。稳定骨折是指复位后经适当外固定不易发生再移位的骨折，如裂缝、横形、嵌插、青枝骨折等。此类骨折的特点是治疗容易，预后好，畸形愈合、迟缓愈合或不愈合等较少。不稳定骨折是指复位后易发生再移位的骨折，如斜形，螺旋形、粉碎性骨折。此类骨折复位、固定都比较困难，预后一般比稳定骨折差。

（2）脱位　又称脱臼或脱骱，指构成关节的骨端关节面脱离正常的位置，发生关节功能障碍者。根据脱位的原因，临床上常有外伤性脱位、病理性脱位、习惯性脱位、先天性脱位之分；根据脱出的方向常分为前脱位、后脱位、上脱位、下脱位及内侧脱位、外侧脱位等。

（3）筋伤　纵观中医学对于"筋"的认识，结合西医学解剖知识，中医所指广义的"筋"包涵四肢及躯干部除骨之外的软组织。中医学筋伤的范畴较为广泛，由于扭转、闪挫、切割及劳损常使筋络、筋膜及韧带、软骨等受伤或组织退变等，均属筋伤的范畴。中医按其病理特点及损伤程度分为瘀血凝滞、筋伤断裂、筋纵弛软、筋挛拘急和筋出其槽等几类。现代骨伤科临床则将软组织损伤分为扭伤、挫伤、裂断伤、撕脱伤和碾挫伤等。

2.内伤　按内伤病理特点可分为：伤气（气滞、气闭、气虚、气脱）、伤血（血瘀、血热、血虚、血脱）、伤脏腑（包括脏腑功能损伤和脏器结构的实质性损伤）等3类。按内伤部位不同可分为：头部伤、胸部伤、腹部伤。内伤后可出现诸多里证，如损伤血证、损伤疼痛、损伤昏厥、损伤呕吐等。

（二）按损伤的过程和外力作用的性质分类

1. 急性损伤　是指由突发暴力所造成的损伤。

2. 慢性劳损　是指由于外力持续作用、劳逸失度或长期姿势不正确的工作而致的损伤，亦称劳伤。

（三）按损伤后就诊时间的长短分类

1. 新鲜损伤　指受伤时间比较短（一般为 2～3 周之内）的损伤。包括骨折、脱位、筋伤和内伤。

2. 陈旧损伤　指受伤时间比较长（一般为 2～3 周以上）的损伤，陈旧损伤亦包括陈旧性骨折、陈旧性脱位、慢性筋伤及宿伤（陈旧性内伤）。陈旧性损伤的特点是既往一般有损伤史，多为日久失治或久治未愈，或缓解后又因某些诱因而反复发作。

应注意的是，临床上不应机械地根据上述时间区分新鲜与陈旧损伤。以骨折为例，应根据患者的年龄、骨折的部位及类型区别对待，如儿童的青枝骨折两周就可愈合，而老年人的股骨颈骨折虽已 3 周，亦可无任何连接的迹象。

（四）按损伤部位的皮肤或黏膜完整与否分类

1. 闭合性损伤　闭合性损伤是指由钝性暴力作用而致的损伤，受伤部位的皮肤或黏膜完整，无创口。闭合性损伤可分为闭合性软组织损伤（挫伤、扭伤、挤压伤）、闭合性骨折、闭合性脱位、闭合性内脏损伤（冲击伤、爆震伤等）等几类。

2. 开放性损伤　开放性损伤是由锐器、火器或钝性暴力碾挫造成，受伤部位的皮肤或黏膜破裂而出现创口。创口的形态、大小、深浅因暴力的性质及损伤的程度而异：既可深达骨骼、关节，形成开放性骨折和开放性脱位；或涉及内脏，导致开放性内脏损伤；亦可仅涉及皮肤筋膜肌肉组织，而形成开放性软组织损伤（如擦伤、刺伤、切割伤、裂伤、穿凿伤）等。

（五）按损伤部位的多少及严重程度分类

按损伤部位的多少及严重程度可分为单发性损伤、复杂性损伤和多发性损伤（指两个以上解剖部位的较严重的损伤，如多发性骨折、多发性软组织损伤）。

1. 骨折　有不完全骨折和完全骨折之分：不完全骨折系指骨的完整性和连续性仅有部分中断，此类骨折多无移位，如裂纹骨折、青枝骨折等。完全骨折系指骨的完整性和连续性全部中断，管状骨骨折后形成两个或两个以上的骨折段，且多发生移位。完全骨折又可分为横形骨折、斜形骨折、螺旋形骨折、粉碎性骨折、嵌插骨折、压缩骨折、撕脱性骨折及骨骺损伤等几种类型。

2. 脱位　临床上可分为：完全脱位、不完全脱位（半脱位）、单纯性脱位、复杂性脱位（脱位合并骨折，或合并血管、神经、内脏损伤者）。

3. 筋伤　按筋伤的病理特点及损伤程度可分为瘀血凝滞（系指筋膜、肌肉的脉络受伤，无筋膜、肌肉、韧带的断裂或撕裂）、筋伤断裂（含牵拉伤、撕裂伤和断裂伤）、筋纵弛软（含神经损伤和肌肉失用性萎缩等）、筋挛拘急（含关节僵硬和肌肉痉挛等）和筋出其槽（即筋位异常，含肌腱滑脱、可动和微动关节的细微错缝）等几类。

4. 内伤　按损伤后是否合并体内脏腑器官的损伤，可分为单脏器损伤及多脏器损伤。

（六）按损伤前组织结构是否正常分类

以骨折为例，外伤性骨折系指受伤前骨质正常，骨折多由较强大的暴力造成，临床上占绝大多数；而病理性骨折则为骨质在受伤前已有病变破坏，如骨结核、骨肿瘤、骨髓炎、骨囊肿等，骨折多由轻微外力造成。与此类似，脱位亦有外伤性脱位和病理性脱位之分。

（七）按损伤因素的性质及种类分类

按损伤因素的性质、种类可分为物理性损伤、化学性损伤、生物性损伤及复合性损伤（两种以上不同性质的致伤因素所造成的损伤称为复合性损伤，如热压伤、烧冲伤等）。

二、损伤的病因病机

（一）损伤的病因

损伤的病因，就是造成人体损伤发生的原因，亦称为损伤的致病因素。损伤是人体在一定条件下对外界损害因素作用的反应。人体对外界损害因素的反应有其固有的规律，但由于人体所处的环境、生理特点和病理反应等内在因素不同，加之种类、强度不一的外界致伤因素，因此就形成了多种多样的伤病。

中医文献中对损伤病因的论述很多。《内经》即有"坠堕""击仆""举重用力""五劳所伤"等损伤致病因素的记载。历代大多数医家认为损伤的致病原因有内因和外因。了解损伤的病因，才能对损伤的性质和程度做出比较正确的估计，而对损伤的治疗有着重要的指导意义。

1. 外因　外因是指外界作用于人体的因素，主要系外力伤害，但损伤的发生与发展亦与外感六淫及邪毒感染因素等有密切的关系。

（1）外力因素　外力作用可导致机体的组织结构、生理功能失常而引起一系列证候，轻则皮肉损伤而出现肿痛瘀斑，重则皮肉开裂，损伤出血或筋断骨错，甚则内脏损害危及生命。常见的外力因素形式有：钝器击伤、平地跌倒、高处坠堕、机器压轧、车辆撞击、火器伤害，以及台风、地震等自然灾害损伤。但无论何种形式的外力，分析其性质均可归纳为以下4类：

1）直接暴力　直接暴力所致的损伤发生在外力直接作用的部位，可由跌仆、坠堕、撞击、压砸、穿凿、挤压、击杀等引起（图2-1）。直接暴力造成的骨折，骨折发生在外力直接作用的部位，其局部软组织常被暴力碾挫致伤，骨折线的形态多为横形或粉碎性；若发生在前臂或小腿，两骨骨折部位多在同一平面；如为开放性骨折，因暴力由外向内穿破皮肤，故感染率较高。直接暴力所致的筋伤多为钝性挫伤，但暴力严重时可造成严重的挫裂伤，形成开放性损伤甚至毁损伤、挫灭伤。直接暴力造成的脱位多并发筋伤断裂和骨端骨折。直接暴力导致内伤时易出现体内脏器的损伤。

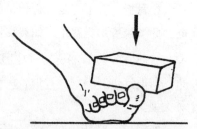

图2-1　直接暴力（打击）作用形式

2）间接暴力　间接暴力所致的损伤发生在远离外力作用的部位。间接暴力所致的骨折多发生在应力集中的部位，其骨折线形态多为斜形、螺旋形、压缩性和撕脱性骨折；若发生在前臂或小腿，则两骨骨折的部位多不在同一平面；如为开放性骨折，则多因骨折断端由内向外穿破皮肤所致，故感染率较低。当间接暴力的强度超过关节所能承受的应力，即可破坏关节的正常结构和稳定关节的因素，如关节囊、韧带等损伤断裂，使关节的骨端运动超过正常范围而引起脱位。如为筋腱损伤，则多为扭转牵拉所致。如为内脏损伤，则多为震荡伤。依据间接暴力的不同性质可分为传达暴力、扭转暴力、杠杆暴力3种。

①传达暴力：传达暴力多由大小相等、方向相反的纵向轴心作用力形成，易发生在四肢和

脊柱。跌仆和坠堕时多为此种损伤，损伤部位多在骨质结构
薄弱处、运动与静止交界处、松质骨与密质骨交界处等力的
作用中心，造成骨与关节的损伤，如发生骨折，多为斜形或
压缩性（图2-2）。

②扭转暴力：扭转暴力为大小相等、作用方向相反的绕
骨干纵轴轴心旋转的作用力。所致损伤多发生在关节、筋腱
结构薄弱处或骨干细弱处。扭转暴力多形成关节囊、韧带的
撕裂伤，重者则形成脱位，如为骨折，多为螺旋形和撕脱性
骨折。

③杠杆暴力：杠杆暴力易在关节和关节附近形成支点，
因支撬作用造成筋腱断裂或骨折脱位，如跌仆时上肢高度外

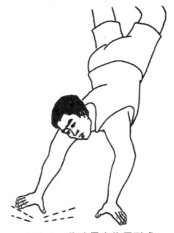

图2-2 传达暴力作用形式

展外旋而形成的肩关节脱位、膝关节的急骤屈曲所形成的髌骨骨折均属此类损伤。

3）肌肉收缩力 在损伤中由于机体的防御反应或在劳作时用力过猛，均可致急剧而不协
调的肌肉强烈收缩，或韧带受外力的被动牵拉，造成筋腱断裂或肌腱韧带附着处骨折，如运动
员股四头肌强烈收缩致股四头肌断裂，杂技演员翻跟斗时小腿三头肌的强烈收缩造成跟腱断
裂。亦可造成撕脱性骨折，如冈上肌牵拉引起的肱骨大结节骨折，肱三头肌牵拉导致的尺骨鹰
嘴骨折，前臂屈肌群牵拉导致的肱骨内上髁骨折，第3腓骨肌牵拉引起的第5跖骨基底部骨
折等。

4）持续劳损力 由于劳作过度或操作姿势不正确，易形成肌肉、骨关节积累性劳损而使
组织变性，甚至断裂。如长期伏案工作易形成颈项部肌肉劳损，长期负重劳作易引起腰肌劳
损，长期长途跋涉可形成第2、3跖骨的疲劳骨折，均属此类损伤。

持续劳损力致病多由轻及重、由表及里、由筋及骨、由气血及脏腑，或复加外伤而成急性
损伤，但其本质仍是劳损，所以病势缠绵，反复发作。若持续致局部气血不足，瘀血内停，经
脉受阻，风、寒、湿等外邪入侵而成痹证，易逢阴雨天发作，缠绵难愈。劳损不仅损伤筋骨，
还可内伤气血，亦可累及脏腑，尤以肾为明显，肾主腰脚，腰为肾之腑，腰腿长期劳累，耗伤
气血，气虚精亏则肾更虚。

（2）外感六淫 外感六淫诸邪对损伤疾病有一定的影响，人体四肢百骸遭受外伤后，气
血、筋骨、脏腑、经络受损，尤其年老体弱或久病体虚者，六淫之邪常乘虚而入。如损伤后，
若受风、寒、湿邪的侵袭，可引起腰部和四肢关节痹痛及宿伤外合风湿所形成的陈伤旧患经久
难愈，均属此类疾患。正如《诸病源候论·卒腰痛候》指出："夫劳伤之人，肾气虚损，而肾
主腰脚，其经贯肾络脊，风邪乘虚，卒入肾经，故卒然而患腰痛。"《仙授理伤续断秘方》说：
"损后中风，手足痿痹，不能举动，筋骨乖张，挛缩不伸。"说明各种损伤可因风寒湿邪乘虚
侵袭，经络阻塞，气机不得宣通，引起肌肉挛缩或松弛无力，故致关节活动不利、肢体功能
障碍。

（3）邪毒感染 人体受伤后，常有皮肉破损，严重者筋骨断裂，形成开放性骨折，则邪毒
可从伤口侵入，引起邪毒感染，轻者局部伤口红、肿、热、痛，重者腐肉为脓、肢体坏死，甚
者邪毒内陷，侵犯脏腑，导致全身化脓性感染，出现火毒攻心的证候，创伤感染出现败血症就
是邪毒感染的结果。此外，邪毒感染还可引动肝风，而出现牙关紧闭、角弓反张、全身抽搐等

证候，见于创伤后破伤风患者。

2. 内因　内因是指人体内部影响伤病发生发展的因素。损伤的发生无论是急性的外力损伤或慢性的劳损，或兼六淫侵袭及邪毒感染，主要都由外界伤害因素所致，但是伤病的发生又往往与患者的年龄、体质、局部解剖结构、职业性质、病理因素等有关。《素问·评热病论》指出："邪之所凑，其气必虚。"说明外在因素发病还必须通过内在因素起作用，而且许多伤病的发病与人体生理特点、病理反应等内在因素有关。因此在认识病因时，不可忽视内在因素。

（1）年龄　不同的年龄，伤病的发生率及损伤的性质、部位各不相同。从损伤发生的性质看，中老年人易发生劳损性、退行性伤病，而青少年则极少发生。从损伤发生的部位看，跌仆外伤手掌撑地若发生骨折，老年人易发于桡骨远端处，儿童多发生在肱骨髁上，青壮年则发生在尺桡骨或肱骨干处。从骨折的性质看，老年人易形成完全性或粉碎性骨折，且多产生并发症；儿童骨骼的胶质成分多，骨膜较厚而坚韧，遭受外力不易完全断裂，往往形成青枝骨折；而18岁以下的青少年，骨骺尚未闭合，关节部位受伤往往发生骨骺分离或骨骺骨折；青壮年则多形成骨干或干骺端部位的横断或斜形骨折。从关节脱位看，多见于青壮年，儿童和老年人较少见。究其原因，因儿童体重轻，关节软骨富于弹性，缓冲作用大，关节周围韧带和关节囊柔韧而不易撕裂，虽遭受暴力机会多但不易发生脱位，而常常造成骨骺损伤；老年人因其骨骼中无机成分增多，骨质疏松，骨骼脆性增加而刚度和强度下降，在外力作用下关节部位多发生骨折，而较少发生脱位。

（2）体质　体质的强弱、盛衰与伤病的发生有明显的关系。素体虚弱者，因气血不足，肝肾亏损，筋骨失养，一般外力即可造成损伤；而体质壮实、气血旺盛者，在相同外力下很少造成损伤，即使形成损伤，其程度亦较轻。如扛同一重量的物体，腰肌强壮者，不易发生扭伤；反之，腰肌薄弱者，可发生急性腰扭伤。

（3）局部解剖结构　在外力作用下，机体局部的解剖结构与伤病的形成密切相关。如传达暴力作用于某一骨骼时，通常是在其解剖结构的薄弱处发生骨折。如松质骨与密质骨交界处和形态变化部位均易产生应力集中，为力学上的薄弱点，例如肱骨外科颈、桡骨远端、肱骨髁上、锁骨中外1/3交界处、胫骨中下1/3交界处等。在脊柱多关节部位，小范围活动关节与大范围活动关节交界处（相对静止和活动的交界处），遭受屈曲（成角）应力时，往往易发生骨折和脱位。各关节部位的骨端结构、经筋的结构（包括关节囊、韧带、肌腱、滑膜等）也与损伤相关。如由于外踝位置较内踝为低，加之外侧副韧带不如内侧副韧带坚强，故踝部扭伤以内翻型居多（图2-3）。又如肩关节结构关节盂小，肱骨头大，关节灵活但不稳定，故一般跌仆暴力即可引起脱位；与此相反，髋关节由于股骨头深纳于髋臼之内，且其头臼比例一致，故关节稳定，除非遭受强大暴力，一般不发生脱位。

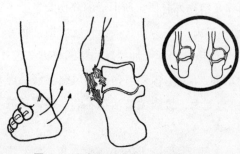

图2-3　踝部韧带损伤（以外侧为多）

（4）职业性质　损伤的发生与职业性质也有一定的关系，如运动员进行激烈的对抗活动、体力劳动者在劳动时保护不符合要求等，均易发生。手部损伤多发生于缺乏必要防护设备的机械工人之中；肱骨外上髁炎多发生于网球运动员、砖瓦工、木工等；胫骨结节骨骺炎多发生于青少年田径、足球运动员；经常弯腰体力劳动者，腰部容易形成劳损；高空作业的建筑工人，常因跌伤形成脊柱骨折；经常低头伏案工作的脑力劳动者，容易患颈部劳损和颈椎病；而运动员、杂技演员则易产生运动性损伤。

（5）病理因素　伤病的形成还与诸多病理因素有关，如内分泌代谢障碍中甲状旁腺功能亢进等，骨病中骨肿瘤、骨结核、骨髓炎、骨囊肿等，某些先天性疾患如脆骨症等均会影响骨组织结构，削弱骨组织的强度和刚度，使骨组织在轻微外力作用下即发生病理性骨折。关节脱位的发生亦受病理因素影响，如先天性关节发育不良，体质虚弱，关节囊和关节周围韧带松弛，较易发生脱位，如先天性髋关节脱位；关节内病变，或近关节的病变，可引起骨端或关节面损坏，引起病理性关节脱位，如化脓性关节炎、骨髓炎、骨关节结核等疾病的中、后期可并发关节脱位。某些关节脱位，只是全身性疾病的局部表现，如脊髓前角灰质炎后遗症、小儿脑性瘫痪、中老年人中风引起的半身不遂等，由于广泛性的肌肉萎缩，患肢关节周围韧带松弛，无力承受肢体下垂的重量，形成关节半脱位、脱位，临床上多见于肩关节。

（二）损伤的病机

人体是由脏腑、经络、皮肉、筋骨、气血与津液等共同组成的一个整体。人体生命活动主要是脏腑功能的反映，脏腑功能活动的物质基础是气、血、津液。脏腑各有不同的生理功能，通过经络联系全身的皮肉筋骨等组织，构成复杂的生命活动，它们之间保持着相对的平衡，互相联系、互相依存、互相制约，在生理活动和病理变化上都有着不可分割的关系。因此，伤病的发生和发展与气血筋骨、脏腑经络等都有密切的关系。

人体的损伤，虽有外伤与内损之分，从表面上看，外伤似乎主要是局部皮肉筋骨的损伤，但人体受外力影响而遭受的局部损伤，能导致脏腑、经络、气血的功能紊乱，因而一系列症状随之而来。所以在整个诊治过程中，应从整体观念出发，对气血、筋骨、脏腑、经络等之间的病理生理关系加以研究探讨，才能认识损伤的本质与病理现象的因果关系。

外伤疾患多由于皮肉筋骨损伤而引起气血瘀阻，经络阻塞，或津血亏损，或瘀血邪毒由表入里，而导致脏腑不和；亦可由于脏腑不和由里达表引起经络、气血、津液病变，导致皮肉筋骨病损。

1. 皮肉筋骨病机　皮肉筋骨的损伤，在伤科疾患中最为多见，一般分力"伤皮肉""伤筋""伤骨"，但又互有联系。

（1）伤皮肉　伤病的发生，或破其皮肉，是犹壁之有穴、墙之有窦，无异门户洞开，易使外邪侵入；或气血瘀滞逆于肉理，则因营气不从，郁而化热，有如闭门留邪，以致瘀热为毒；亦可由皮肉失养，导致肢体萎弱或功能障碍。

皮肉受营卫气血濡养，营卫气血的生理、病理变化关系到皮肉的消长和病变。伤病之后，若肺气不固，脾虚不运，则外卫阳气不能熏泽皮毛，脾不能为胃运行津液，而致皮肉濡养缺乏，引起肢体萎弱或功能障碍的证候。损伤引起血脉受压，营卫运行滞涩，则筋肉得不到气血濡养，致肢体出现麻木不仁、挛缩畸形等缺血性肌挛缩的表现；局部皮肉组织感染邪毒，营卫运行机能受阻，气血凝滞，则郁热化火，酿而成脓，遂出现局部红、肿、热、痛等症状；若皮肉破损引起破伤风，可导致肝风内动而出现张口困难、牙关紧闭、角弓反张、强直性阵发性抽搐等症状。

（2）伤筋　在临床上，凡扭伤、挫伤后，可致筋肉损伤、局部肿痛、青紫，关节屈伸不利。即使在"伤骨"的病证中，如骨折时，由于筋附着于骨的表面，筋亦往往首先受伤；关节脱位时，关节四周筋膜多有破损。所以，在治疗骨折、脱位时都应考虑伤筋这个因素。忽略了它，就不能取得满意的疗效。慢性的劳损，亦可导致筋的损伤，如"久行伤筋"，说明行走过度，可致筋的损伤。临床上筋伤机会甚多，其证候表现、病理变化复杂多端，如筋急、筋缓、筋缩、筋挛、筋痿、筋结、筋惕等，宜细审察之。

（3）伤骨　在伤科疾患中所见的"伤骨"病证，包括骨折、脱位，多因间接暴力或直接暴力所引起。凡伤后出现肿胀、疼痛、活动功能障碍，并可因骨折断端位置的改变而有畸形、骨擦音、异常活动，或因关节脱位，骨的位置不正常，可使附着之筋紧张而出现弹性固定情况。但伤骨不会是单纯性的孤立的损伤。如上所述，损骨能伤筋，伤筋亦能损骨，筋骨的损伤必然导致气血伤于内，因脉络受损，血瘀气滞，为肿为痛。所以治疗伤骨时，必须行气消瘀以纠正气滞血瘀的病理变化。

伤筋损骨还可累及肝肾精气，《备急千金要方》说，"肾应骨，骨与肾合"，"肝应筋，筋与肝合"，肝肾精气充足，可促使肢体骨骼强壮有力。因此，伤后如能注意调补肝肾，充分发挥精生骨髓的作用，就能促进筋骨修复。

2. 气血精津病机

（1）损伤与气血的关系　气血与损伤的关系极为密切，当人体受到外力损伤后，常可导致气血运行紊乱而产生一系列的病理变化。人体一切伤病的发生、发展无不与气血有关，气血调和能使阳气温煦，阴精滋养，若气血失和，便会百病丛生。《素问·调经论》指出："五脏之道，皆出于经隧，以行血气，血气不和，百病乃变化而生，是故守经隧焉。"又如《杂病源流犀烛·跌仆闪挫源流》中所说："跌仆闪挫，卒然身受，由外及内，气血俱伤病也。"损伤后气血的循行不得流畅，则体表的皮肉筋骨与体内的五脏六腑均将失去濡养，以致脏器组织的功能活动发生异常，而产生一系列的病理变化。所以，气血与损伤的关系是损伤病机的核心内容。现将伤气、伤血分述如下：

1）伤气　由于负重用力过度，或举重呼吸失调，或跌仆闪挫、击撞胸部等，以致人体气机运行失常。一般可分为气滞、气虚，但损伤严重者可出现气闭、气脱等证。

①气滞：气运行于全身，应该流通顺畅，如人体某一部位、某一脏腑发生病变或受外伤，气机不利，都可使气的流通发生障碍，出现"气滞"的病理现象。《素问·阴阳应象大论》说："气伤痛，形伤肿。"气本无形，故郁滞则气聚，聚则似有形而实无质，气机不通之处，即伤病所在之处，必出现胀闷疼痛，因此，痛是气滞的主要证候。如气滞发生于胸胁，则胸胁胀痛，呼吸、咳嗽时均可牵掣作痛。其特点为外无肿形，自觉疼痛范围较广，痛无定处，体表无明显压痛点。气滞在伤科中多见于胸胁损伤，如胸胁屏伤、挫伤后，出现胸胁部的疼痛、胀闷等气滞证候。

②气闭：常为损伤严重而骤然导致气血错乱，气为血壅，闭而不宣。其主要见症为出现一时性的晕厥、昏迷不省人事、窒息、烦躁妄动，或昏睡困顿等。《医宗金鉴·正骨心法要旨》有"或昏迷目闭，身软而不能起，声气短少，语言不出，心中忙乱，睡卧喘促，饮食少进"等描述。常发生于严重损伤的患者。

③气虚：气虚是全身或某一脏腑、器官、组织出现功能减弱和衰退的病理现象。在伤科疾

病中如某些慢性损伤患者、严重损伤的恢复期、体质虚弱和老年患者等均可见到。其主要证候是：疲倦乏力、语声低微、呼吸气短、胃纳欠佳、自汗、脉细软无力等。

④气脱：损伤可造成气随血脱。本元不固而出现气脱，是气虚最严重的表现。气脱者多有突然昏迷，或醒后又昏迷，表现为目闭口开、面色苍白、呼吸浅促、四肢厥冷、二便失禁、脉微弱等证候。常发生于开放性损伤失血过多、头部外伤等严重损伤。

2）伤血　由于跌仆坠堕、辗轧挤压、拳击挫撞，以及各种机械冲击等伤及经络血脉，以致损伤出血，或瘀血停积。损伤后血的生理功能失常可出现各种病理现象，主要有血瘀、血虚和血热，这三种情况和伤气又有互为因果的关系。

①血瘀：血液循行于脉管之中，流布全身，环周不休，运行不息。如全身血流不畅或因血溢脉外，局部有离经之血停滞，便会出现血瘀的病理现象。血瘀可由局部损伤出血、各种内脏和组织发生病变所形成。在伤科疾患中的血瘀多属于局部损伤出血所致。血有形，形伤肿，瘀血阻滞，不通则痛，故血瘀会出现局部肿胀疼痛。疼痛如针刺刀割，痛点固定不移，是血瘀最突出的特点。也就是说，瘀血痛与气滞痛的性质有所不同，瘀血痛常随瘀血所在之处而表现部位固定，不是痛无定处。血瘀时还可在伤处出现肿胀青紫，同时由于瘀血不去，可使血不循经，出血反复不止。在全身多表现为面色晦暗、皮肤青紫、舌暗或有瘀斑、脉细或涩等证候。

因为气血之间有着不可分割的关系，所以在伤科疾患中，气滞血瘀每多同时并见。《素问·阴阳应象大论》说："气伤痛，形伤肿。故先痛而后肿者，气伤形也；先肿而后痛者，形伤气也。"在伤科中的形伤肿即指瘀血造成肿胀而言。马蒔的注解说："然其为肿为痛，复有相因之机，先有是痛而后发肿者，盖以气先受伤而形亦受伤，谓之气伤形也；先有肿而后为痛者，盖以形先受伤，而气亦受伤，谓之形伤气也。形非气不充，气非形不生，形气相为依附，而病之相因者又如此。"说明伤气者，每多兼有血瘀，而血伤瘀凝，必阻碍气机流通。《杂病源流犀烛·跌仆闪挫源流》说："跌仆闪挫，卒然身受，由外及内，气血俱伤病也。"临床上每多气血两伤，肿痛并见，但有所偏胜，或偏重伤气，或偏重伤血，以及先痛后肿，或先肿后痛等不同情况，故在治疗上常需理气活血同时并进。

②血虚：血虚是体内血液不足所发生的病变，其原因主要是由于失血过多或心脾功能不佳，生血不足所致。在伤科疾患中，由于失血过多，新血一时未及补充，或因瘀血不去，新血不生，或因筋骨严重损伤，累及肝肾，肝血肾精不充，都能导致血虚。

血虚证候表现为面色不华或萎黄、头晕、目眩、心悸、手足发麻、心烦失眠、爪甲色淡、唇舌淡白、脉细无力。在伤科疾患中还可表现为局部损伤之处久延不愈，甚至血虚筋挛、皮肤干燥、头发枯焦，或关节缺少血液滋养而僵硬、活动不利。

血虚患者，往往由于全身功能衰退，同时可出现气虚证候。气血俱虚则在伤科疾患中表现为损伤局部愈合缓慢，功能长期不能恢复等。

在创伤严重失血时，往往会出现四肢厥冷、大汗淋漓、烦躁不安，甚至晕厥等虚脱症状。血虽以气为帅，但气的宁谧温煦需血的濡养。失血过多时，气浮越于外而耗散、脱亡，出现气随血脱、血脱气散的虚脱证候。

③血热：损伤后积瘀化热或肝火炽盛、血分有热均可引起血热。临床可见发热、口渴、心烦、舌红绛、脉数等证候，严重者可出现高热昏迷。积瘀化热，邪毒感染，尚可致局部血肉腐败，酝酿液化成脓。《正体类要·正体主治大法》说："若患处或诸窍出血者，肝火炽盛，血热

错经而妄行也。"若血热妄行，则可见出血不止等。

（2）损伤与精津的关系　气血津液主要来源于水谷之精气，它们共同组成人体生命活动的基本物质。在人体的整个生理活动过程中，气血与精津相互为用，密切联系。

《灵枢·营卫生会》说："夺血者无汗，夺汗者无血。"血液的盈亏与津液的盛衰相互影响，如在损伤大出血之后，可出现口干烦渴、皮肤干燥和尿少等津液不足的证候，因此《伤寒论》中有"衄家不可发汗"和"亡血家不可发汗"之戒。

损伤而致血瘀时，由于积瘀生热，热邪灼伤津液，可使津液出现一时性消耗过多，而使滋润作用不能很好发挥，出现口渴、咽燥、大便干结、小便短少、舌苔黄而干糙等症。由于重伤久病，常能严重耗伤阴液，除了可见较重的伤津证候外，还可见全身情况差、舌色红绛而干燥、舌体瘦瘪、舌苔光剥、口干而不甚欲饮等症。

津液与气有密切的关系，损伤而致津液亏损时，气亦随之受损。津液大量丢失，甚至可导致"气随液脱"。而气虚不能固摄，又可致津液损伤。

损伤后如果有关脏腑的气机失调，必然会影响"三焦气化"，妨碍津液的正常运行而导致病变。人体水液代谢调节，虽然是肺、脾、肾、三焦等脏器共同的职能，但起主要作用的是肾。这是因为三焦气化生于肾气，脾阳根源于肾阳，膀胱的排尿功能依赖于肾的气化作用之故。肾气虚衰时可见小溲清长，或水液潴聚的表现，如局部或下肢浮肿。关节滑液停积时，可积聚为肿胀。

3. 脏腑经络病机

（1）脏腑病机　是探讨疾病发生演变过程中脏腑功能活动的病理变化机制。脏腑的生理各有所主，故其主病亦各有不同之见症。

《灵枢·邪气脏腑病形》说："有所堕坠，恶血留内，若有所大怒，气上而不下，积于胁下，则伤肝。有所击仆，若醉入房，汗出当风，则伤脾。有所用力举重，若入房过度，汗出浴水，则伤肾。"元·张洁古《活法机要》说："夫从高坠下，恶血留内，不分十二经络，医人俱作风中肝经，留于胁下，以风疗之。血者，皆肝之所主，恶血必归于肝，不问何经之所伤，必留于胁下，盖肝主血故也。"说明损伤与脏腑之间的联系。所以《血证论》强调"业医不知脏腑，则病原莫辨，用药无方"。

1）肝、肾　《素问·宣明五气》早就提出五脏随其不同功能而各有所主。"肝主筋""肾主骨"的理论亦广泛地运用在治疗上。损伤与肝、肾的关系十分密切。

①肝主筋：《素问·五脏生成》说："肝之合筋也，其荣爪也。"《素问·六节藏象论》说："其华在爪，其充在筋。"《素问·痿论》说："肝主身之筋膜。"又如《素问·上古天真论》说："丈夫……七八肝气衰，筋不能动；八八天癸竭，精少，肾脏衰，形体皆极。"提出人至五十多岁，则出现衰老状态，表现为筋的运动不灵活，并与肝肾虚弱有关。"肝主筋"就是认为全身筋肉的运动与肝有密切关系。运动属于筋，而筋又属于肝，肝血充盈才能使肢体的筋得到充分的濡养，以维持正常的活动。若肝血不足，血不养筋，则出现手足拘挛、肢体麻木、屈伸不利等症。

②肝藏血：《灵枢·本神》说："肝藏血。"《素问·五脏生成》说："故人卧，血归于肝……

足受血而能步，掌受血而能握，指受血而能摄。”是指肝脏具有贮藏血液和调节血量的功能。人体在休息时，部分血液就归藏于肝，也即人静则血归于肝；当劳动或工作时，血液分布于全身各处，人动则血运于诸经。所以凡跌打损伤之证，有恶血留内者，不分何经，皆以肝为主，因肝主血，败血凝滞，及其所属，故必归于肝；又如跌仆闪挫屏伤的疼痛多发生在胁肋少腹部位，是因为肝在胁下，肝经起于大趾，循少腹，布两胁的缘故。所以说肝藏血主筋，肝血充盈，筋得所养，肝血不足，筋的功能就会发生异常。

③肾主骨，生髓：《灵枢·本神》说：“肾藏精。”《素问·宣明五气》说：“肾主骨。”《素问·六节藏象论》说：“肾者……其充在骨。”《素问·五脏生成》说：“肾之合骨也。”《素问·阴阳应象大论》说“肾生骨髓”“在体为骨”。都是说肾主骨生髓，骨是支持人体的支架。因为肾藏精，精生髓，髓养骨，所以骨的生长、发育、修复，均需依赖肾脏精气的滋养和推动。临床上小儿骨软无力、囟门迟闭，以及某些骨骼的发育畸形，是肾的精气不足所致；肾精不足，骨髓空虚，可致腿足萎弱而不能行动。

《诸病源候论·腰痛不得俯仰候》说：“肾主腰脚”，“劳损于肾，动伤经络，又为风冷所侵，血气搏击，故腰痛也”。《医宗必读》认为腰痛的病因“有寒有湿，有风热，有挫闪，有瘀血，有滞气，有积痰，皆标也，肾虚其本也”。所以肾虚者易致腰部扭闪和劳损等，而出现腰酸背痛、腰脊不能俯仰等证候。又如骨折必内动于肾，因肾生精髓，骨折后如肾生养精髓不足，则无以养骨，故在治疗时，必须用补肾续骨之法，多采用入肾经的药物。筋骨相连，在骨折时也必然伤筋，筋伤内动于肝，若肝血不充，无以荣筋，筋失滋养而影响修复。肝血肾精不足，还可以影响骨折的愈合，所以在补肾的同时需养肝、壮筋，多选用入肝经的药物。由于肝肾与筋骨的关系密切，所以，即使素无肝肾亏损的患者，为了促进其筋骨的愈合，都有调养肝肾的必要。因此，在骨折与腰痛的治疗中，必须要有整体观念，注意与肝肾二脏的关系。

2）脾、胃　脾主肌肉、四肢；脾为仓廪之官，主消化吸收。《素问·灵兰秘典论》说：“脾胃者，仓廪之官，五味出焉。”后人解释说：脾胃受纳五谷，所以称为仓廪；五味入于胃，脾转输以养五脏气，所以“五味出焉”。说明胃受纳水谷，脾主运化水谷，输布精微，它对于气血的生成和维持正常生命活动所必需的营养起着主要的作用，故称为气血生化之源。此外，脾还具有统摄血液的功能。它对损伤后的修复起着重要的作用。

《素问·痿论》说：“脾主身之肌肉。”《素问·阴阳应象大论》说：“脾生肉……在体为肉，在脏为脾。”《灵枢·本神》说：“脾气虚则四肢不用。”全身的肌肉营养，依赖脾胃的健运。人体如营养充足则肌肉壮实，四肢活动有力，受伤以后容易痊愈；反之，则肌肉瘦削，四肢疲惫，举动无力，伤后不易恢复。所以损伤以后还要注意气血的濡养情况，调理脾胃的功能。胃气强，则五脏俱盛，脾胃运化机能正常，消化吸收旺盛，水谷精微得以生气化血，输布全身，伤后也容易修复；如果脾胃失于健运，则化源不足，无以滋养，势将影响气血的生化和筋骨损伤的恢复，所以有“胃气一败，百药难施”的说法。若伤后脾胃机能减退，生化和转输功能障碍，日久则出现肢体软疲乏力、肌肉消瘦等现象。这就是因为脾主肌肉，脾主四肢，四肢皆禀气于胃。

3）肺、心　气血的周流循环，还有赖于心肺功能的健全，因肺主气，心主血。心肺调和，则气血循环输布得以正常，才能发挥煦濡的作用，筋骨损伤才能得到痊愈。肺主一身之气，如果肺气不足，不但会影响呼吸功能，而且也会影响真气的生成，从而导致全身性的气虚，出现体倦无力、气短、自汗等症状。心气有推动血液循环的功能。血行脉中，不仅需要心气的推动，而且也需血液的充盈。气为血之帅，而又依附于血，因此损伤后出血太多，血液不足而心血虚损时，心气也会随之不足，出现心悸、胸闷、眩晕等症。

（2）经络病机　《灵枢·本脏》说："经脉者，所以行血气而营阴阳，濡筋骨，利关节者也。"指出经络有运行气血、营运阴阳、濡养筋骨、滑利关节的作用。《灵枢·经别》说："夫十二经脉者，人之所以生，病之所以成，人之所以治，病之所以起。"也可以说人体的生命活动、疾病变化和治疗作用，都是通过经络来实现的。经络的病候主要有两个方面：一是脏腑伤病可以累及经络，经络伤病又可内传脏腑而出现症状；二是经络运行阻滞，影响它循行所过组织器官的功能，出现相应部位的证候。正如《杂病源流犀烛·跌仆闪挫源流》中说："损伤之患，必由外侵内，而经络脏腑并与俱伤。"在医治伤科疾患时，应根据经络、脏腑学说灵活运用，调整其内脏的活动和体表组织、器官的功能。因为经脉内联脏腑，外络肢节，布满于全身，是营卫气血循行的通路，所以一旦受伤就使营卫气血的通路受到阻滞。

第二节　筋骨关节疾病的分类与病因病机

关节运动，是骨骼和"筋"两种力作用的结果。《素问·五脏生成》说："诸筋者，皆属于节。"是说筋对关节具有稳定作用和动力作用。如果筋病，关节运动就发生障碍，《素问·痹论》说："痹……在于筋，则屈不伸。""病在筋，筋挛结痛，不可行，名曰筋痹。"都是说关节的运动依赖筋为动力。

一、筋骨关节疾病的分类

（一）按病变部位分类

1. 筋伤　"筋"是中医藏象学说中的概念，属于"五体"之一，由肝所主，依肝血濡养，主束骨而利关节，性柔韧而忌刚僵，病则为痉为萎。筋伤为病皆因外来暴力或慢性劳损所造成，筋络、筋脉损伤，骨失约束，关节不利，俗称伤筋。

2. 骨病　骨病是骨科疾病中最常见的疾病，它又可分为非化脓性关节炎、骨坏死、代谢性骨病、骨与关节感染、骨结核、骨肿瘤、骨与关节畸形、职业性骨病、地方性骨病等内容。

（二）按病变性质分类

1. 筋骨关节劳损退行性疾病　发生在筋骨关节的退行性疾病是一类筋骨关节病，包括：发生在筋肉软组织的劳损退行性疾病，如肩周炎、网球肘等软组织疾病；发生在脊柱的劳损退行性疾病，如颈椎病、腰椎间盘突出症等；发生在关节的劳损退行性疾病，如膝、髋等骨性关节炎。

2. 筋骨关节感染性疾病　骨和关节感染性疾病主要是化脓性感染，少数为特殊感染。骨感染常见急慢性化脓性骨髓炎、骨结核等；关节感染常见化脓性关节炎、关节结核等。临床因开放性损伤继发化脓性骨关节感染最为常见。

3. 骨肿瘤　骨肿瘤指的是起源于骨组织或发生在骨骼的肿瘤，一般分为原发性和继发性两种。原发性骨肿瘤可分良、恶性肿瘤，而继发性骨肿瘤则多是恶性肿瘤。

4. 先天性筋骨关节疾病　由于遗传或胎儿发育过程中出现的筋骨关节疾病，大部分表现为肢体畸形，如软骨发育不全、发育性髋关节发育不良、先天性马蹄内翻足等。

5. 代谢性筋骨关节疾病　由于身体代谢机能出现障碍，影响筋骨关节的功能，出现代谢性骨病，如佝偻病、骨质疏松、骨软化症等。

6. 风湿性筋骨关节疾病　又称"骨痹""痹病""痹证"等，指人体正气不足，风寒湿热等外邪侵袭，或内生痰、瘀，闭阻骨节、经脉，出现以肢体骨关节肌肉疼痛、重着、麻木、肿胀、屈伸不利，甚则关节变形、失用、肌肉萎缩为特征的一类病证。包括类风湿关节炎、强直性脊柱炎、风湿性关节炎等。

7. 其他筋骨关节疾病　原因不明，病理机制不十分清晰的筋骨关节疾病，如颈性视力下降、颈性眩晕等所谓"脊柱源性疾病"。

二、筋骨关节疾病的病因病机

（一）病因

导致筋骨关节疾病的病因比较复杂，《金匮要略·脏腑经络先后病脉证》中提出："千般疢难，不越三条"，即"一者，经络受邪，入脏腑，为内所因也；二者，四肢九窍，血脉相传，壅塞不通，为外皮肤所中也；三者，房室、金刃、虫兽所伤"。但依照上述论述，其病因归纳起来也不外是外因和内因两大类。

1. 外因

（1）风寒湿邪侵袭　外邪侵袭是导致筋骨关节疾病的因素之一，尤以风寒湿邪最为常见。但单独以风寒湿等外邪侵袭而致的筋骨关节疾病临床上比较少见，多数是因为外伤、劳损后又复感风寒湿邪而引起。

（2）劳损伤害　慢性劳损也是引起筋骨关节疾病的主要原因。慢性劳损引起的筋伤多因久行、久坐、久卧、久立或长期不正确姿势的劳动、工作或生活习惯而使人体某一部位长时间过度用力，造成积累性损伤。如长期的弯腰工作而致的腰肌劳损、反复的伸腕用力而致的网球肘等疾病，就属于这一类筋伤。

2. 内因　内因是指从内部影响于人体的致病因素。在研究病因时不能忽视机体本身对疾病的影响。

（1）年龄　不同的年龄，其筋骨关节疾病的好发部位和发生率不一样。这是因为在不同的年龄段各有其不同的生理特点。如急性血源性骨髓炎儿童多见，而颈椎病在中老年人中的发病率远远高于青壮年人。

（2）先天禀赋及体质　先天性筋骨关节疾病的发生多因先天禀赋不足，或胎儿发育过程中出现异常。体质与筋骨关节疾病有密切的关系。体质强壮，气血旺盛，肝肾充实，筋骨则强盛，筋骨关节不易发生疾病；而体弱多病，气血虚弱，肝肾不足，则筋骨萎软，易发生筋骨关节疾病。

（3）解剖结构   解剖结构对筋骨关节疾病的影响有两个方面。一是解剖结构的正常与否对筋骨关节疾病的影响。解剖结构正常，承受外力的能力就强，反之解剖结构异常，承受外力的能力也就相应减弱，因而也就比解剖结构正常者容易发生筋骨关节疾病。例如腰骶部如果有先天性的畸形，更容易发生腰部扭伤。二是人体解剖结构本身的特点对筋骨关节疾病的影响。如股骨颈、距骨、腕舟骨等骨折后，由于血供的破坏，容易造成股骨头、距骨、腕舟骨等的坏死。

（4）职业工种   职业工种虽然不属于人体本身的内在因素，但它对内因的影响及与筋骨关节疾病的关系都较密切。如长期弯腰负重工作的人容易引起腰部慢性筋伤；长期从事低头劳动或伏案工作的人容易发生颈部肌肉劳损和颈椎病。因此从某种意义上讲，职业、工种也是一种致病的因素。

（二）病机

筋骨关节疾病的种类很多，因此，其病机表现也是十分复杂的。具体疾病的病机在各论中予以介绍，在此不再赘述。

第三章 诊 断

中西医结合骨伤科学的诊断，是通过望、闻、问、切四诊，骨关节检查，结合影像学及实验室等检查，将所收集的临床资料用中医学的理论作为指导，结合现代骨科诊断特点，加以综合分析而做出判断的过程。在辨证诊断中，既要有整体观念，重视全面的检查，又要注意结合骨伤科的特点，进行细致的局部检查，并充分利用现代医学技术，相互补充，彼此印证，才能全面而系统地了解病情，做出正确的判断。

第一节 四 诊

一、望诊

对骨伤患者进行诊察时，望诊是必不可少的步骤，除观察患者的全身情况，除神色、形态、舌象外，对损伤局部及其邻近部位应特别注意察看。如《伤科补要·跌打损伤内治证》中就明确指出"凡视重伤，先解开衣服，遍观伤之轻重"，以初步确定损伤的部位、性质和轻重。

（一）望全身

1. 望神色 神是人体生命活动的体现，亦是对人体精神意识、思维活动以及气血、脏腑功能外在表现的高度概括。《素问·移精变气论》指出："得神者昌，失神者亡。"说明察神可判断正气的盛衰和损伤过程中的转化情况。一般来说，精神爽朗，面色清润者，正气未伤；精神萎靡，面色晦暗者，正气已伤。若损伤后出现神昏谵语、面色苍白、目暗睛迷、瞳孔散大或缩小、四肢厥冷、汗出如油、形羸色败者，则为危候，多见于重度创伤、严重感染或大失血等。

2. 望姿态 注意观察姿态，可初步了解损伤的部位和病情轻重。因骨折、脱位以及严重伤筋，常可出现形态的改变。如肩、肘部损伤，患者多以健手扶托患侧前臂（图 3-1）；颞颌关节脱位时，多用手托住下颌；腰部急性扭伤，身体多向患侧倾斜，且扶腰慢行；下肢骨折，大多不能直立行走；下肢骨关节疾患则常出现步态的改变。

3. 望舌 亦称为舌诊，是中医学诊断的特色之一，包括观察舌质及舌苔。舌为心之苗，又为脾胃之外候，连于肝、肾、肺之脉络，与各脏腑均有密切联系。《辨舌指南》说："辨舌质，可辨五脏之虚实；视舌苔，可察六淫之深浅。"舌能反映人体气血的盛衰、津液的盈亏、病情的进退、病邪的性质、病位的深浅以及伤后机体的变化。因此望舌是伤科辨证的重要部分。

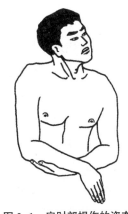

图 3-1 肩肘部损伤的姿态

舌质和舌苔都可以诊察人体内部的寒热、虚实等变化，两者既有密切的关系，又各有侧重。正如《医门棒喝》所言："观舌本可验其阴阳虚实，审苔垢即知其邪之寒热深浅也。"大体上，反映在舌质上的，以气血的变化为重点；反映在舌苔上的，以脾胃的变化为重点。所以望舌质和舌苔可以得到相互印证、相得益彰的效果。正常人一般舌体柔软，质淡红，苔薄白。若舌质白，苔少或者光剥无苔，多提示气血虚弱、阳气不足，常见于大失血、老年人骨折等；若舌质红绛，苔黄，多提示里热实证，常见于感染发热、创伤及大手术后等；若舌体青紫或有紫斑，苔色青黑，提示血瘀或者阴寒凝重，多见于创伤、骨病晚期等；若舌质绛紫，苔灰黑，提示病邪较盛，多见于严重创伤伴感染或恶性骨肿瘤患者。

（二）望局部

1. 望畸形　可通过观察肢体标志线或标志点的异常改变，判断有无畸形，如突起、凹陷、成角、倾斜、旋转、缩短或增长等。畸形往往标志有骨折或脱位的存在。某些特征性畸形可对诊断有决定性意义，如桡骨远端骨折的餐叉状畸形、肩关节前脱位的方肩畸形、髋关节后脱位的髋屈曲内收内旋畸形、股骨颈骨折和粗隆间骨折的下肢外旋短缩畸形、强直性脊柱炎的驼背强直畸形等。

2. 望肿胀、瘀斑　人体损伤，多伤及气血，以致气滞血凝，瘀积不散，瘀血滞于肌表，则为肿胀、瘀斑。通过观察肿胀的程度，以及色泽的变化，判断损伤性质。肿胀严重，瘀斑青紫明显者，可能有骨折或伤筋存在；肿胀较轻，稍有青紫或无青紫者多属轻伤。早期损伤有明显的局限性肿胀，可能有骨裂或撕脱性骨折的存在；肿胀较重，肤色青紫者，为新鲜损伤；肿胀较轻，青紫带黄者，为陈旧损伤；大面积肿胀，青紫伴有黑色者，为严重的挤压伤；肿胀紫黑者应考虑组织坏死。

3. 望创口　若局部有创口，需注意创口的大小、深浅，创缘是否整齐，创面污染程度，色泽鲜红还是紫暗，以及出血多少等。对感染的创口，应注意引流是否通畅，肉芽组织和脓液的情况。肉芽组织红活柔润，说明脓毒已尽，苍白晦暗则为脓毒未尽。脓液稠厚，为阳证、热证；脓液清稀则为阴证、逆证。若伤口周边紫黑，臭味特殊，有气逆出者，可能为气性坏疽，应特别提高警惕。

4. 望肢体功能　肢体功能的观察，对骨与关节的损伤和疾患有重要意义。除观察上肢能否上举、下肢能否行走外，应进一步检查关节各方向的活动是否正常。

二、闻诊

闻诊是通过听声音和嗅气味来诊察疾病的方法。人体的各种声音和气味，都是在脏腑的生理活动和病理变化过程中产生的，所以通过鉴别声音和气味的变化可以为疾病的诊断提供依据。如《素问·脉要精微论》中就以声音、语言、呼吸等来判断疾病过程中的正邪盛衰状态。在骨伤科临床，还可以借助听诊器等现代仪器以提高闻诊水平。

（一）一般闻诊

1. 听声音　正常人的语言，声音柔和而圆润，发音高亢洪亮，说明元气和肺气充沛；如果发音低弱则为气血不足。在病中发音高亢洪亮为阳证、实证、热证，发音低弱为阴证、虚证、寒证。严重创伤或手术患者，失血过多，出现声低语少，言语无力而断续，呼吸微弱，此为虚脱或休克表现。

2. 嗅气味　口气臭秽者多属热，或消化不良、口腔疾患等。二便、痰液、脓液等气味恶臭、质稠厚者，多属湿热或热毒。脓液稀薄、无臭，多为气血两亏或寒性脓肿。

（二）局部闻诊

1. 听骨擦音　骨擦音是骨折的主要体征之一。无嵌插的完全性骨折，当摆动或触摸骨折的肢体时，两断端互相摩擦可发生音响或摩擦感，称骨擦音或骨擦感，不仅可以帮助辨明是否存在骨折，而且还可以进一步分析骨折属于何种性质。如《伤科补要·接骨论治》中有根据骨擦音推测骨折的性质和程度的记载："骨若全断，动则辘辘有声。如骨损未断，动则无声。或有零星败骨在内，动则淅淅之声。"骨擦音经治疗后消失，表示骨折已接续。但应注意，检查不宜主动去寻找骨擦音，只能在检查中偶得，以免增加患者的痛苦和损伤。

2. 听骨传导音　主要用于检查某些不易发现的长骨骨折，如股骨颈骨折、粗隆间骨折等。检查时将听诊器置于伤肢近端的适当部位，或置于耻骨联合部上，或放在伤肢近端的骨突起上，用手指或叩诊锤轻轻叩击远端骨突起部，可听到骨传导音。骨传导音减弱或消失说明骨的连续性遭到破坏。但应注意与健侧对比、伤肢应不附有外固定物、与健侧位置对称、叩诊时用力大小相同等。

3. 听入臼声　关节脱位在整复成功时，常能听到"咯噔"一声，《伤科补要·骨骱失》说："凡上骱时，骱内必有响声活动，其骱已上；若无响声活动者，其骱未上也。"当复位时听到此响声，应立刻停止增加拔伸牵引力，以免肌肉、韧带、关节囊等软组织被拔牵太过而增加损伤。

4. 听伤筋或关节声　部分伤筋或关节病在检查时可有特殊的摩擦音或弹响声。如关节摩擦音、肌腱弹跳声及关节弹响声等。

5. 听啼哭声　应用于小儿患者，以辨别其是否受伤。小儿不能准确诉说伤部病情，家属有时也不能提供可靠病史。检查患儿时，若摸到患肢某一部位，小儿啼哭或哭声加剧，则往往提示该处可能有损伤。

6. 听创伤皮下气肿音　当创伤后发现皮下组织有大小不相称的弥漫性肿起时，应检查有无皮下气肿。检查时把手指分开呈扇形，轻轻揉按患部，当皮下组织中有气体存在时，就有一种特殊的捻发音或捻发感。

7. 嗅气味　若局部可闻及血腥味，多见于开放性出血；若创口散有腐肉气味，多见细菌感染和局部坏死；若创口周边发黑，臭味特殊，有气逆出者，多考虑气性坏疽。

三、问诊

问诊是疾病诊断过程中的一个重要环节，在四诊中占有重要地位，历代医家都非常重视问诊。《素问·征四失论》云："诊病不问其始，忧患饮食之失节，起居之过度，或伤于毒，不先言此，卒持寸口，何病能中？"明·张景岳则认为问诊是"诊治之要领，临证之首务"。问诊时应首先抓住主要矛盾，为判定病位、掌握病性及辨证治疗提供可靠的依据。骨伤科问诊除按诊断学的一般原则和注意事项外，还需要结合骨伤科的特点，重点询问以下几个方面：

（一）一般情况

了解患者的一般情况，如详细询问患者姓名、性别、年龄、职业、婚姻、籍贯、住址、就诊日期、节气、病历陈述者，建立完整的病案记录，以利于查阅、联系和随访。对交通意外、涉及刑事纠纷的伤者，这些记录尤为重要。

（二）发病情况

1. 主诉　即患者主要症状及发生时间。主诉是促使患者前来就医的原因，可以提示病变的性质。骨伤科患者的主诉有疼痛、肿胀、功能障碍、畸形及挛缩等。记录主诉应简明扼要。

2. 发病过程　应详细询问患者的发病情况和变化的急缓，受伤的过程，有无昏厥，昏厥持续的时间，以及醒后有无再昏迷，经过何种方法治疗，效果如何，目前症状怎样，是否减轻或加重。生活损伤一般较轻，工业损伤、农业损伤、交通事故或战伤往往比较严重，常为复合性创伤或严重的挤压伤等。应尽可能问清受伤的原因，如跌仆、闪挫、扭戾、坠堕等，询问打击物的大小、重量、硬度，暴力的性质、方向和强度，以及损伤时患者所处的体位、情绪等。

3. 伤情　问损伤的部位和各种症状，包括创口情况。

（1）疼痛　详细询问疼痛的起始日期、部位、性质、程度。应问清患者是剧痛、酸痛还是麻木；疼痛是持续性还是间歇性；麻木的范围是在扩大还是缩小；痛点固定不移或游走，有无放射痛，放射到何处；服止痛药后能否减轻；各种不同的动作（负重、咳嗽、喷嚏等）对疼痛有无影响；劳累、休息、昼夜及气候变化对疼痛程度有无影响等。

（2）肿胀　应询问肿胀出现的时间、部位、范围、程度。如系增生性肿物，应了解先出现肿物还是先有疼痛，以及肿物出现的时间和增长速度等。

（3）肢体功能　如有功能障碍，应问明是受伤后立即发生的，还是受伤后经过一段时间才发生的。一般骨折或脱位后，功能大部分立即出现障碍或丧失，骨病则往往是得病后经过一段时间才影响到肢体的功能。如果病情许可，应在询问的同时，由患者以动作显示其肢体的功能。

（4）畸形　应询问畸形发生的时间及演变过程。外伤引起的肢体畸形，可在伤后立即出现，亦可经过若干年后才出现。与生俱来或无外伤者应考虑为先天性畸形或发育畸形。

（5）创口　应询问创口的形成时间、污染的情况、处理经过、出血情况，以及是否使用过破伤风抗毒血清等。

（三）全身情况

1. 问寒热　恶寒与发热是骨伤科临床上的常见症状。除体温的高低外，还有患者的主观感觉。

2. 问汗　问汗液的排泄情况，可了解脏腑气血津液的状况。严重损伤或严重感染，可出现四肢厥冷、汗出如油的险象；邪毒感染可出现大热大汗；自汗常见于损伤初期或手术后；盗汗常见于慢性骨关节疾病、阴疽等证。

3. 问饮食　应询问饮食时间、食欲、食量、味觉、饮水情况等。

4. 问二便　伤后便秘或大便燥结，为瘀血内热。老年患者伤后可有阴液不足，失于濡润而致便秘。大便溏薄为阳气不足，或伤后机体失调。对脊柱、骨盆、腹部损伤者尤应注意询问二便的次数、量、颜色。

5. 问睡眠　伤后不能入睡，或彻底不寐，多见于严重创伤，心烦内热；昏沉而嗜睡，呼之即醒，闭眼又睡，多属气衰神疲；昏睡不醒或醒后再度昏睡，不省人事，为颅内损伤。

（四）其他情况

1. 过去史 应自出生起详细追询，按发病的年月顺序记录。对过去的疾病可能与目前的损伤有关的内容，应记录主要的病情经过，当时诊断、治疗的情况，以及有无并发症或后遗症。例如，对先天性斜颈、新生儿臂丛神经损伤要了解有无难产或产伤史；对骨关节结核要了解有无肺结核史。

2. 个人史 应询问患者从事的职业或工种的年限，劳动的性质、条件和常处体位，以及家务劳动、个人嗜好等。对妇女要询问月经、妊娠、哺乳史等。

3. 家族史 询问家族内成员的健康状况。如已死亡，则应追询其死亡原因、年龄，以及有无可能影响后代的疾病。这对骨肿瘤、先天性畸形的诊断尤有参考价值。

四、切诊

伤科的切诊包括脉诊和摸诊两个方面。脉诊主要是掌握内部气血、虚实、寒热等变化；摸诊主要是鉴别外伤轻重深浅和性质的不同。

（一）脉诊

脉诊也称切脉，是指医生用手指对患者身体某些部位的动脉（桡动脉最常见）进行切按，依据血脉搏动的特点来了解病情的一种诊察方法。常见的脉象有浮脉、沉脉、迟脉、数脉、滑脉、涩脉、弦脉、濡脉、洪脉、细脉、芤脉、结脉、代脉等。

（二）摸诊

也称触诊，是伤科诊断中的重要方法之一。关于摸法的重要性及其使用方法，历代医学文献中有许多记载，如《医宗金鉴·正骨心法要旨》说："摸者，用手细细摸其所伤之处，或骨断、骨碎、骨歪、骨软、骨硬、筋强、筋柔、筋歪、筋正、筋断、筋走……以及表里虚实，并所患之新旧也。"通过医者的手对损伤局部的认真触摸，可帮助了解损伤的性质，有无骨折、脱位，以及骨折、脱位的移位方向等。

1. 意义

（1）摸压痛 根据压痛的部位、范围、程度来鉴别损伤的性质种类，直接压痛可能是局部有骨折或伤筋，而间接压痛（如纵轴叩击痛）常提示骨折的存在。

（2）摸畸形 当望诊发现畸形时，结合触摸体表骨突变化，可以判断骨折和脱位的性质、移位方向以及呈现重叠、成角或旋转畸形等变化。

（3）摸肤温 从局部皮肤冷热的程度，可以辨别是热证或是寒证，了解患肢血运情况。热肿一般提示新伤或局部瘀热和感染；冷肿，提示寒性疾患；伤肢远端冰凉、麻木、动脉搏动减弱或消失，则提示血运障碍。摸肤温时一般用手背测试，并要与健侧对比。

（4）摸异常活动 在肢体没有关节处出现了类似关节的活动，或关节原来不能活动的方向出现了活动，多见于骨折和韧带断裂。但检查时，不要主动寻找异常活动，以免增加患者的痛苦和加重局部的损伤。

（5）摸弹性固定 脱位的关节保持特殊的畸形位置，在摸诊时手中有弹力感。这是关节脱位的特征之一。

（6）摸肿块　首先应区别肿块的解剖层次，是骨性的或囊性的，是在骨骼还是在肌腱、肌肉等组织中，还需触摸其大小、形态、硬度，边界是否清楚，推之是否可以移动及其表面光滑度等。

2. 常用手法

（1）触摸法　以拇、食、中三指置于伤处，稍加按压之力，细细触摸（图3-2①）。范围先由远端开始，逐渐移向伤处，用力大小视部位而定。触摸时仔细体验指下感觉，古人有"手摸心会"的要领。通过触摸可了解损伤和病变的确切部位，病损处有无畸形、摩擦征，皮肤温度、软硬度有无改变，有无波动感等。触摸法往往检查时最先使用，然后在此基础上根据情况选用其他手法。

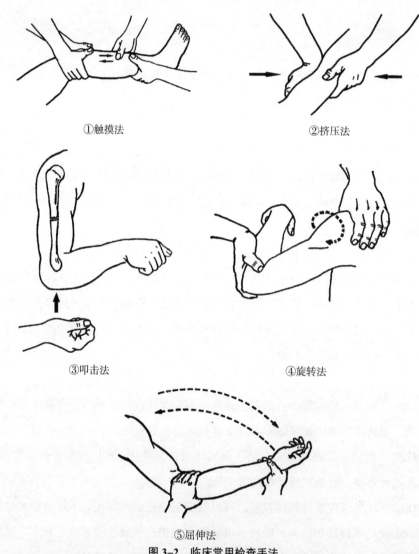

①触摸法　　　　　　　　　　　②挤压法

③叩击法　　　　　　　　　　　④旋转法

⑤屈伸法

图3-2　临床常用检查手法

（2）挤压法　用手掌或手指挤压患处上下、左右、前后，根据力的传导作用来诊断骨骼是否折断（图3-2②）。如检查肋骨骨折时，常用手掌挤按胸骨及相应的脊肋，进行前后挤压；检查骨盆骨折时，常用两手挤压两侧髂骨翼；检查四肢骨折，常用手指挤捏骨干。此法有助于鉴别是骨折还是挫伤。但检查骨肿瘤或感染患者，不宜在局部过多或用力挤压。

（3）叩击法　本法是以掌根或拳头对肢体远端的纵向叩击所产生的冲击力，来检查有无骨折的一种方法（图3-2③）。检查股骨、胫腓骨骨折，有时采用叩击足跟的方法；检查脊椎损伤时可采用叩击头顶的方法；检查四肢骨折是否愈合，亦常用纵向叩击法。

（4）旋转法 用手握住伤肢下端，做轻轻的旋转动作，以观察伤处有无疼痛、活动障碍及特殊的响声（图3-2④）。旋转法常与屈伸关节的手法配合应用。

（5）屈伸法 一手握关节部，另一手握伤肢远端，做缓慢的屈伸活动（图3-2⑤）。若关节部出现剧痛，说明有骨关节损伤。关节内骨折者，可出现骨摩擦音。此外，患者主动的屈伸与旋转活动常与被动活动进行对比，以此作为测量关节活动功能的依据。

（6）摇晃法 一手握于伤处，另一手握伤肢远端，做轻轻摇晃，结合问诊与望诊，根据患部疼痛的性质、异常活动、摩擦音的有无，判断是否有骨与关节损伤。

临床运用摸诊时非常重视对比，并注意"望、比、摸"的综合应用。只有这样，才能正确分析通过摸诊所获资料的临床意义。

第二节 骨与关节检查

一、测量

（一）测量的常用方法（图3-3）

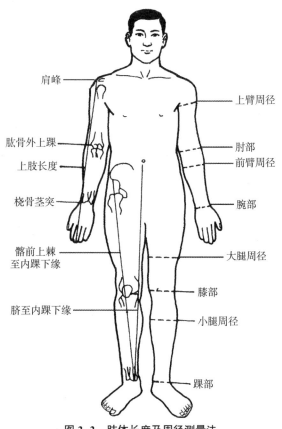

肩峰

上臂周径

肱骨外上踝

肘部

上肢长度

前臂周径

桡骨茎突

腕部

髂前上棘
至内踝下缘

大腿周径

膝部

脐至内踝下缘

小腿周径

踝部

图3-3 肢体长度及周径测量法

1. 肢体长短测量方法

（1）上肢长度　从肩峰至桡骨茎突（或中指尖）。

（2）上臂长度　肩峰至肱骨外上髁。

（3）前臂长度　肱骨外上髁至桡骨茎突。

（4）下肢长度　髂前上棘至内踝下缘；或脐至内踝下缘（骨盆骨折或髋部病变时用之）。

（5）大腿长度　髂前上棘至膝关节内缘。

（6）小腿长度　膝关节内缘至内踝。

2. 肢体周径测量方法　两肢体取相应的同一水平测量，测量肿胀时取最肿处，测量肌萎缩时取肌腹部。如下肢常在髌上 10～15cm 处测量大腿周径，在小腿最粗处测定小腿周径等。通过肢体周径的测量，以了解其肿胀程度或有无肌肉萎缩等。

（二）临床意义

1. 长于健侧　伤肢明显增长者，常为脱位的标志，多见于肩、髋等关节向前或向下脱位，亦可见于骨折过度牵引等。

2. 短于健侧　伤在肢体，多系有短缩畸形之骨折；伤在关节，则因脱位而引起，如髋关节、肘关节之向后脱位等。

3. 粗于健侧　有畸形且量之较健侧显著增粗者，多属骨折、关节脱位等重证。如无畸形而量之较健侧粗者，多系伤筋肿胀等。

4. 细于健侧　可为陈伤误治而成筋肉萎缩，或有神经疾患而致肢体瘫痪。

二、理学检查法

（一）骨关节运动检查法

1. 关节功能活动范围检查法　关节的功能活动范围是指各关节从中立位运动到各方位最大角度的范围。目前临床上常用的关节活动度的记录方法有中立位 0°法（即以每个关节的中立位为 0°计算）和邻肢夹角法（以关节相邻肢段所构成的夹角计算）两种。国际上通用的方法为中立位 0°法，本教材亦采用中立位 0°法记录。全身各关节都有其正常的生理活动范围，在肢体发生疾病或损伤时，其活动范围可发生变化，活动度减小或增大，也可出现超越生理活动范围的异常活动度。在测量时应注意除外关节周围的附加活动。如测量肱盂关节活动，应固定肩胛骨；测量髋关节活动时，应固定骨盆等。还应注意正常人关节活动的范围差异，必要时要进行双侧关节活动的对比。

人体各关节活动的正常范围如下：

（1）脊柱关节

①颈部：中立位为面向前，眼平视。活动范围（图 3-4）：前屈、后伸各 35°～45°，左右侧屈各 45°，左右旋转各 60°～80°。

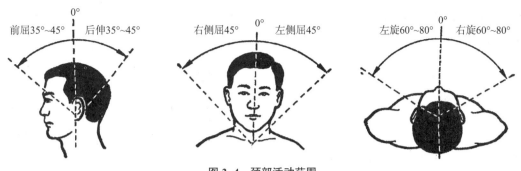

图 3-4 颈部活动范围

②腰部：中立位为直立，腰伸直自然体位。活动范围（图 3-5）：前屈 90°，后伸 30°，左右侧屈各 20°～30°，左右旋转各 30°（固定骨盆，以两肩连线与骨盆横径的角度计算）。

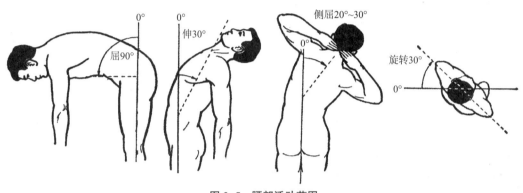

图 3-5 腰部活动范围

（2）上肢关节

①肩关节：中立位为上肢下垂。活动范围（图 3-6）：前屈 90°，后伸 45°，外展 90°，内收 20°～40°，肘尖达腹中线，内旋 80°，外旋 30°，上举 90°。

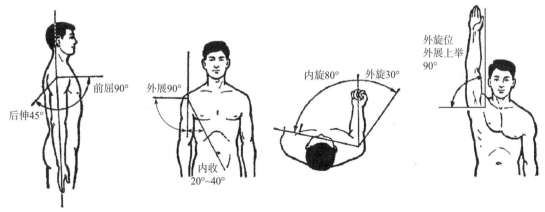

图 3-6 肩关节活动范围

②肘关节：中立位为肘关节伸直。活动范围（图 3-7）：屈曲 140°，过伸 5°～10°，旋前（掌心向下）80°～90°，旋后（掌心向上）80°～90°。

③腕关节：中立位为手与前臂成直线，掌心向下。活动范围（图 3-8①）：背伸 35°～60°，掌屈 50°～60°，桡偏 25°～30°，尺偏 30°～40°。

④手部关节：掌指关节屈曲 60°～90°，近侧指间关节屈曲 90°，远侧指间关节屈曲

NOTE

60°～90°；手指外展或内收≥20°，拇指外展活动约50°～70°，拇指屈曲活动度可达20°～50°（图3-8②）。

（3）下肢关节

①髋关节：中立位为髋关节伸直，髌骨向上。活动范围（图3-9）：屈曲145°，后伸40°，外展30°～45°，内收20°～30°，外旋、内旋各40°～50°。

②膝关节：中立位为膝关节伸直。活动范围（图3-10）：屈曲120°～150°，过伸5°～10°。

③踝关节：中立位为足与小腿成90°角。活动范围（图3-11）：背伸20°～30°，跖屈40°～50°，外翻30°～35°，内翻30°。

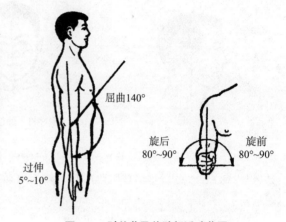

图3-7　肘关节及前臂部活动范围

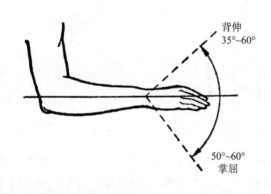

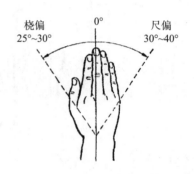

①腕关节

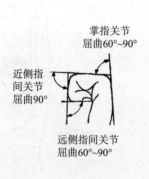

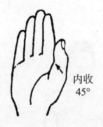

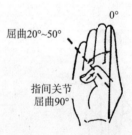

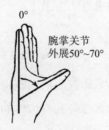

②手部关节

图3-8　腕关节和手部活动范围

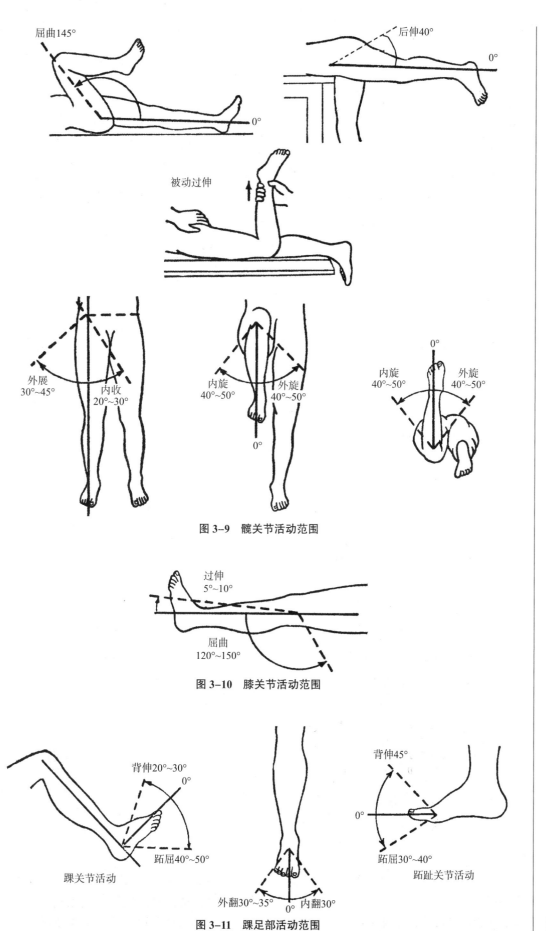

图 3-9 髋关节活动范围

图 3-10 膝关节活动范围

图 3-11 踝足部活动范围

NOTE

2. 特殊检查法

（1）颈部特殊检查

①前屈旋颈试验（Fenz 征）：先令患者头颈部前屈，再左右旋转活动，若颈椎处出现疼痛即为阳性，提示有颈椎骨关节病，表明颈椎有退行性变。

②头顶叩击试验：患者正坐，医生以一手平置于患者头部，掌心朝下，另一手握拳叩击头顶部的手背。若患者感觉颈部疼痛，或疼痛向上肢放射，则为阳性。多用于颈椎病或颈部损伤的检查。

③椎间孔挤压试验（Spurling 征）：将患者的头转向患侧并略屈曲，检查者双手手指互相嵌夹相扣，以手掌面压于患者头顶部（图 3-12）。当出现肢体放射性疼痛或麻木感时，即为阳性。阳性者提示有神经性损害，常见于神经根型颈椎病。

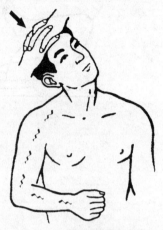
图 3-12　椎间孔挤压试验

④屏气收腹实验：患者取平卧位，屏住呼吸，持续用力收缩腹部肌肉，若颈部出现疼痛或者原有症状加重则为阳性，提示有椎管内压增高，如椎管内占位性病变等。

⑤臂丛神经牵拉试验（Eaten 征）：患者端坐，医生一手握住患者病侧手腕，另一手放在患者病侧头部，双手向相反方向推拉（图 3-13）。若患者感到疼痛并向上肢放射，即为阳性。用于颈椎病检查。但应注意，除颈椎病根性压迫外，臂丛损伤、前斜角肌综合征者均可阳性。

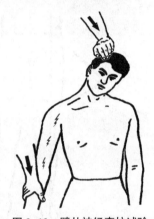
图 3-13　臂丛神经牵拉试验

⑥深呼吸试验（Adson 征）：患者坐位，昂首转向患侧，深呼吸后屏住呼吸，检查者一手抵患侧下颌，给以阻力，一手摸患侧桡动脉。动脉搏动减弱或消失，则为阳性。提示血管受挤压，常见于前斜角肌综合征等。

（2）腰骶部特殊检查

①托马斯征（Thomas 征）：患者仰卧，大腿伸直，则腰部前凸；屈曲健侧髋关节，迫使脊椎代偿性前凸消失，则患侧大腿被迫抬起，不能接触床面。常见于腰椎疾病和髋关节疾病等。

②直腿抬高及加强试验：患者仰卧、伸膝，检查者一手压患膝，一手托足跟，抬高肢体致患者疼痛不能继续抬高为止，记录角度，30°～70°为直腿抬高试验阳性。直腿抬高至痛时，下降5°左右，再突然使足背伸，若引起大腿后侧疼痛则为加强试验阳性，均提示腰椎间盘突出症（图 3-14）。若突出物较大或者中央型腰椎间盘突出，对侧直腿抬高试验也可出现阳性。

③拾物实验：患儿取坐位，将一物置于地面，嘱患儿拾起，观察其姿势，如直立弯腰则为正常，若患儿屈髋、屈膝，腰部挺直，一手扶膝，一手拾物则为阳性，提示小儿脊柱病变。

④屈髋伸膝试验（Laseque 征）：患者仰卧，屈髋、膝，于屈髋位伸膝时，引起患肢痛或肌肉痉挛者为阳性。这也是腰椎间盘突出症的表现之一。

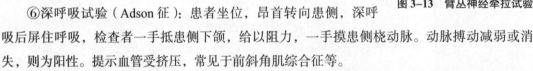
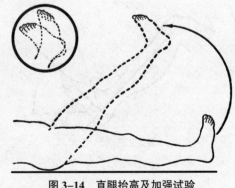
图 3-14　直腿抬高及加强试验

⑤屈颈试验（又称 Linder 试验）：患者仰卧，检查者一手按其胸前，一手按其枕后，屈其颈部，若出现腰部及患肢后侧放射性疼痛则为阳性。提示坐骨神经受压。

⑥股神经牵拉试验：患者俯卧、屈膝，检查者将其小腿上提或尽力屈膝，出现大腿前侧放射性疼痛者为阳性。见于股神经受压，多为腰3、4椎间盘突出症。

⑦骨盆回旋摇摆试验：患者仰卧，双手抱膝，极度屈髋屈膝。检查者一手扶膝，一手托臀，使臀部离开床面，腰部极度屈曲，摇摆膝部，腰痛者则为阳性。多见于腰部软组织劳损或腰椎结核。

（3）骨盆部特殊检查

①骨盆挤压及分离试验：患者仰卧位，检查者双手将两侧髂嵴用力向外下方挤压，称骨盆分离试验；反之，双手将两髂骨翼向中心相对挤压，称为骨盆挤压试验。能诱发疼痛者为阳性，多见于骨盆环骨折（图3-15）。

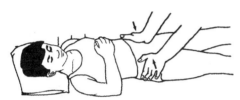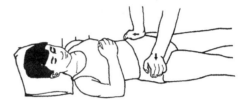

图3-15 骨盆挤压及分离试验

②"4"字试验（又称 Fabere 或 Patrick 征）：患者仰卧，患肢屈髋屈膝，并外展外旋，外踝置对侧大腿上，两腿相交成"4"字，检查者一手固定骨盆，一手于膝内侧向下压（图3-16）。若骶髂关节痛，则为阳性。阳性者提示骶髂关节劳损、类风湿关节炎、结核、致密性骨炎等。

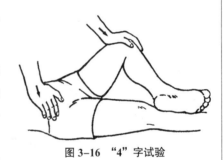

图3-16 "4"字试验

③床边试验（又称 Gaenslen 征）：患者仰卧位，患侧靠床边使臀部能稍突出，大腿能垂下为宜。对侧下肢屈髋、屈膝，双手抱于膝前。检查者一手扶住髂嵴，固定骨盆，另一手将垂下床旁的大腿向地面方向加压（图3-17）。如能诱发骶髂关节处疼痛则为阳性，说明骶髂关节有疾患。

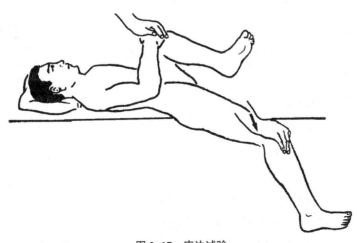

图3-17 床边试验

④伸髋试验（又称 Yeoman 试验）：患者俯卧位，屈膝至 90°，检查者一手压住患侧骶髂关节，一手向上提起患侧小腿。如能诱发骶髂关节部位疼痛，则为阳性，其意义同"4"字试验。

（4）肩部特殊检查

①杜加征（Dugas 征）：又称搭肩试验。患肢肘关节屈曲，手放在对侧肩关节前方，如肘关节不能与胸壁贴紧为阳性，表示肩关节脱位（图 3-18）。

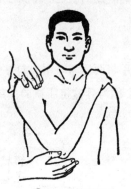 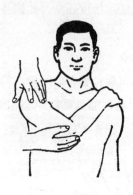

① Dugas 征阴性　　　② Dugas 征阳性，右肘不能贴住胸壁

图 3-18　搭肩试验

②落臂实验：患者取站立位，患肢被动充分外展，然后嘱其慢慢放下，若患肢从外展 90°的位置直落体侧，则为阳性，多提示肩袖撕裂损伤。

③肱二头肌长头紧张试验（Yergason 征）：患者屈肘，前臂旋后，检查者给以阻力，结节间沟区有疼痛感为阳性，提示肱二头肌长头肌腱炎。

④肩关节外展上举试验（又称"疼痛弧"试验）：患者上肢外展 0°～60°不痛，60°～120°疼痛，再上举 120°～180°反而不痛，即为阳性，提示冈上肌肌腱炎（图 3-19）。

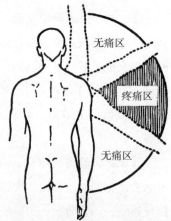

图 3-19　肩关节外展上举试验

⑤冈上肌腱断裂试验：当肩外展开始的 30°～60°时，可以看到三角肌用力收缩，但不能外展举起上臂，越用力，肩越高耸，但如果帮助患者外展到此范围以外，三角肌便能单独完成其余的外展幅度（图 3-20）。30°～60°范围内的主动外展障碍，为阳性征，提示冈上肌腱断裂。

（5）肘部特殊检查

①腕伸肌紧张试验（又称 Mill 征）：患者伸直患侧肘关节，前臂旋前，检查者将患侧腕关节屈曲，若患者肱骨外上髁区疼痛，则为阳性，提示肱骨外上髁炎。

②肘三角（又称 Hüter 线与 Hüter 三角）：正常情况下，肘关节伸直时，肱骨外上髁、肱骨内上髁和尺骨鹰嘴在一条直线上；肘关节屈曲时，三者成一等腰三角形。肱骨髁上骨折时，三者关系不变；肘关节后脱位时，三者关系改变。

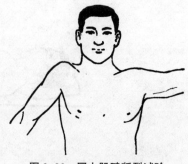

图 3-20　冈上肌腱断裂试验

③肘关节外展内收试验：患者肘关节置伸直位。检查者一手握住肘关节上方，一手握前臂外展，或内收前臂。若肘关节被动外展内收，出现异常侧方运动，提示侧副韧带撕裂、外髁骨

折、内上髁骨折或桡骨小头骨折。

（6）腕部特殊检查

①握拳尺偏试验（Finkel-Stein 试验）：患者握拳（拇指埋于拳内），使腕部尺偏，若桡骨茎突处出现疼痛为阳性（图3-21）。阳性者提示桡骨茎突狭窄性腱鞘炎。

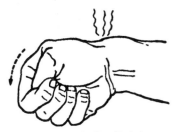

图 3-21　握拳尺偏试验

②腕关节尺侧挤压试验：患者腕关节置于中立位，检查者将其尺偏并挤压，若下尺桡关节处疼痛为阳性（图3-22）。提示三角软骨盘损伤、尺骨茎突骨折。

（7）髋部特殊检查

①大腿滚动试验（Gavain 征）：患者取仰卧位，双下肢自然伸直，用手掌轻搓大腿，使大腿来回滚动。若髋关节周围肌肉痉挛，活动受限，疼痛，则为阳性，常见于髋关节脱位、股骨颈骨折、股骨粗隆间骨折、髋关节炎症、结核等。

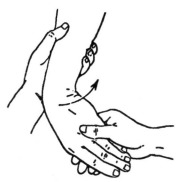

图 3-22　腕关节尺侧挤压试验

②髋关节承重机能试验（Trendelenburg 试验）：裸露臀部，两下肢交替持重和抬高，注意骨盆的动作，抬腿侧骨盆不上升反下降，为阳性（图3-23）。轻度时只能看出上身摇摆。阳性者提示：持重侧不稳定，臀中肌、臀小肌麻痹和松弛，如小儿麻痹后遗症或高度髋内翻；骨盆与股骨之间的支持性不稳，如先天性不稳（先天性髋关节脱位）、股骨颈骨折。

③下肢短缩试验（Allis 征）：患者仰卧，屈髋屈膝，两足平行置于床面，比较两膝高度，不等高为阳性（图3-24）。提示较低一侧股骨或胫骨短缩，或髋关节后脱位。

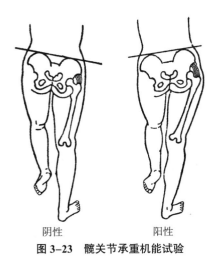

阴性　　　阳性
图 3-23　髋关节承重机能试验　　　**图 3-24　下肢短缩试验**

④望远镜试验（Dupuytren 征）：患者仰卧，检查者一手握膝，一手固定骨盆，上下推动股骨干，若察觉有抽动和音响即为阳性，提示小儿先天性髋关节脱位。

⑤髂胫束试验（Ober 征）：患者健侧卧位，健侧屈髋屈膝。检查者一手固定骨盆，一手握踝，屈患髋膝达90°后，外展大腿并伸直患膝，大腿不能自然下落，并可于大腿外侧触及条索样物；或患侧主动内收，足尖不能触及床面，则为阳性，提示髂胫束挛缩（图3-25）。

⑥蛙式试验（Ortolani 征）：见于小儿先天性髋关节脱位。小儿仰卧，双髋外展，两腿分开，患侧膝关节不能接触床面；如能，则先有一滑动声响，此为暂时复位标志（图3-26）。

⑦髂坐线（Nelaton线）：患者仰卧，髂前上棘到坐骨结节的连线正通过大转子的最高点。否则为阳性，提示髋关节脱位或股骨颈骨折（图3-27）。

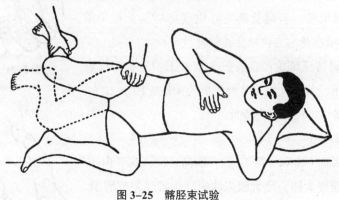

图 3-25   髂胫束试验

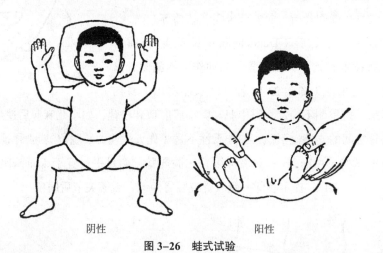

阴性   阳性

图 3-26   蛙式试验

⑧髂股三角（Bryant三角）：患者仰卧位，自髂前上棘向床面作垂线，测大转子与此垂线的最短距离。比较两侧这一距离，正常时应相等。连接大转子与髂前上棘，构成直角三角形（图3-27）。

⑨大转子髂前上棘连线（Shoemaker线）：左右大转子的顶点与同侧的髂前上棘作连线，其延长线相交于腹正中线上。若患侧大转子上移，则两线交于中线旁的健侧（图3-28）。

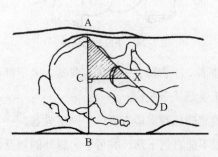

A.髂前上棘；D.坐骨结节；X.股骨大转子；
AB线垂直于床面；CX线垂直于AB线

图 3-27   髂坐连线与髂股三角

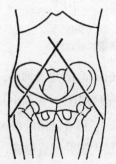

正常   左侧股骨颈骨折，大转子
                升高，两线在右侧交叉

图 3-28   大转子髂前上棘连线

（8）膝部特殊检查

①浮髌试验：患者仰卧，伸膝，放松股四头肌，检查者一手虎口对着髌上囊，压迫膝部，将膝内液体压入髌骨下，一手轻压髌骨后快速松开，可察觉到髌骨浮起，此为阳性（图3-29）。正常膝内液体约5mL，当膝内液体达50mL时，方为阳性。

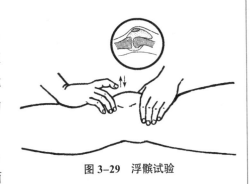

图3-29 浮髌试验

②髌骨摩擦试验（Soto-hon征）：患者仰卧位，伸膝，检查者一手按压髌骨，使其在股骨髁关节面上下活动，出现摩擦音或疼痛者为阳性，见于髌骨软化症。

③回旋挤压试验（Me Murray试验）：患者仰卧，检查者一手拇指及其余四指分别按住膝内外间隙，一手握住足跟部，极度屈膝。在伸屈膝的过程中，当小腿内收、外旋时有弹响或合并疼痛，说明内侧半月板有病变；当小腿外展、内旋时有弹响或合并疼痛，说明外侧半月板有病变（图3-30）。

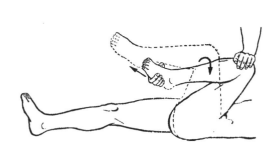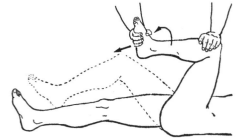

检查内侧半月板，于膝屈曲位将小腿内收外旋，然后徐徐伸直膝关节

检查外侧半月板，于膝屈曲位将小腿外展内旋，然后徐徐伸直膝关节

图3-30 回旋挤压试验

④旋转提拉或旋转挤压试验（Apley征）：患者俯卧，屈膝90°，检查者双手握患肢足部，左腿压住患腿，旋转提起患膝，若出现疼痛，则为侧副韧带损伤；将膝下压，再旋转，若出现疼痛，则为半月板损伤；轻微屈曲时痛，则为半月板前角损伤（图3-31）。

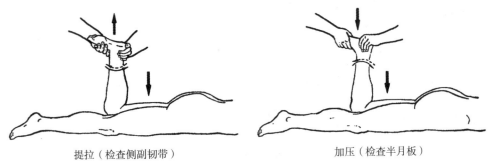

提拉（检查侧副韧带）　　　　　　　　　　加压（检查半月板）

图3-31 旋转提拉或旋转挤压试验

⑤膝关节侧向挤压试验（Bochler征）：患者仰卧，膝伸直，肌肉放松，检查者一手握住踝关节向外拉，一手按住股骨下端外侧，若内侧副韧带承受外展张力，有疼痛或有侧方活动，说明内侧副韧带损伤；若使膝关节外侧副韧带承受内收张力有疼痛或有侧方活动，说明外侧副韧带损伤（图3-32）。

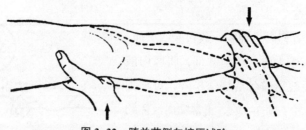

图 3-32 膝关节侧向挤压试验

⑥抽屉试验：患者仰卧，屈膝，固定踝部，检查者双手握住膝部之胫骨上端，向后施压，胫骨后移，则提示后十字韧带断裂；向前施压，胫骨前移，则提示前十字韧带断裂（图3-33）。

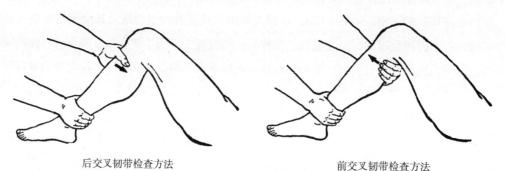

后交叉韧带检查方法　　　　　　　　　　前交叉韧带检查方法

图 3-33 抽屉试验

⑦过伸试验（又称Jones试验）：患者仰卧，伸膝，检查者一手固定膝部，一手托起小腿，使膝过伸，出现疼痛者可能是半月板前角损伤、髌下脂肪垫肥厚或损伤、股骨髁软骨损伤。

⑧挺髌实验：患者取仰卧位，伸直下肢，检查者一手拇指、食指置于髌骨上方紧推髌骨，嘱患者伸直抬膝，若出现疼痛则为阳性，多提示髌上囊病变、髌骨软化症等。

（9）足踝部特殊检查

①前足横向挤压试验：检查者双手自两侧挤压前足引起疼痛，提示跖骨骨折、跖间肌损伤。趾底总神经卡压综合征（Morton病）除了放射痛外，还有足趾麻木。

②捏小腿三头肌试验（Thompson征）：患者仰卧，检查者以手捏其三角肌腹，如有足屈曲，为正常；反之，则提示跟腱断裂。

（二）肌肉检查法

1.肌容积　观察肌肉有无萎缩及肥大，测量肢体周径，判断肌肉营养状况。

2.肌张力　指静息状态下肌肉紧张度。检查方法是嘱患者肌肉放松，用手触摸肌肉硬度，并测定其被动运动时的阻力及关节运动幅度。亦可叩击肌腱听声音，声音高者肌张力高，声音低者肌张力低。

3.肌力　指肌肉主动收缩的力量。

（1）肌力评级标准　目前通用的是Code六级分法：

0级：肌力完全消失，无活动。

Ⅰ级：肌肉能收缩，关节不活动。

Ⅱ级：肌肉能收缩，关节稍有活动，但不能对抗肢体重力。

Ⅲ级：能对抗肢体重力使关节活动，但不能抗拒外来阻力。

Ⅳ级：能对抗外来阻力使关节活动，但肌力较弱。

Ⅴ级：肌力正常。

（2）肌力检查法　在关节主动运动时施加阻力与之对抗，测量其肌力，并进行双侧对比。

（三）神经检查法

骨伤科疾病常常合并神经系统的损伤。神经功能的检查在骨伤科疾病诊断中具有相当重要的作用。神经系统检查对伤病的诊断、治疗、疗效观察等具有重要意义。

1.感觉检查　检查患者时应在安静的室内进行，温度适宜，检查部位要充分暴露，说服患者耐心合作。检查内容有浅感觉、深感觉、综合感觉。

感觉检查的临床意义：

①神经干损伤：受损伤的神经感觉分布区浅、深感觉均有障碍。常伴有该神经支配的肌肉瘫痪、萎缩和自主神经功能障碍。

②神经丛损伤：该神经丛分布区的浅、深感觉均受影响，感觉减弱或消失，常伴有疼痛。感觉障碍的分布范围较神经干型的要大，包括受损神经丛在各神经干内感觉纤维所支配的皮肤区域。

③神经根损伤：浅、深感觉均受影响，其范围与脊髓神经节段分布相一致，并伴有损伤部位的疼痛，称"根性疼痛"。

④半侧脊髓损伤：损伤节段以下同侧运动障碍及深感觉障碍，对侧痛觉、温度觉障碍，双侧触觉往往不受影响，称为半侧脊髓损伤综合征，又称 Brown-Sequard 综合征。

⑤脊髓横断性损伤：损伤节段以下浅、深感觉均受影响。

2.反射检查　反射检查有助于判断神经系统损害的部位和性质。检查时必须两侧对比，一侧反射增强或减弱、消失，是神经系统损害的重要体征。若两侧反射为对称性的减弱或增强，其诊断意义不大。

（1）深反射　是刺激肌腱、骨膜和关节内的本体感受器所引起的反射。一般常用下列方法表示反射程度：消失（－）、减退（＋）、正常（＋＋）、增强（＋＋＋）、亢进甚至出现阵挛（＋＋＋＋）。常检查的深反射有：肱二头肌腱反射、肱三头肌腱反射、桡骨膜反射、膝腱反射及跟腱反射。

（2）浅反射　是刺激体表感受器所引起的反射。一般的记录方法为：消失（－）、迟钝（＋）、活跃（＋＋）、亢进（＋＋＋）。常检查的浅反射有：腹壁反射、提睾反射、肛门反射。

3.病理反射　病理反射是中枢神经损害时才出现的异常反射，正常人不能引出。常检查的病理反射有：霍夫曼（Hoffmann）征、巴宾斯基（Babinski）征、夏道克（Chaddock）征、奥本海姆（Oppenheim）征、戈登（Gordon）征、髌阵挛及踝阵挛。

第三节　辅助检查

一、影像学检查

（一）X 线检查

X 线检查是骨伤科临床检查、诊断疾病的重要手段之一，为其临床提供重要的依据。常规

X线检查在骨伤科疾病的应用最为广泛，且具有快速、简便的特点。通过X线检查，不仅可以了解骨与关节伤病的部位、范围、性质、程度及与周围软组织的关系，为治疗提供可靠的参考，还可在治疗过程中指导骨折、脱位的手法整复、牵引、固定和观察治疗效果、病变的发展以及预后的判断等。此外，还可利用X线检查观察骨骼生长发育的情况，以及观察某些营养和代谢性疾病对骨骼的影响。由于X线检查对骨与关节伤病的诊断作用很重要，所以骨伤科医师必须熟练掌握X线检查的理论知识和X线片阅读方法，更好地为骨伤科临床和研究服务。

X线检查虽有不少优点及重要的使用价值，但并不是完美无缺的。X线投照部位不准或X线投照的影像质量不高、看不清时，常影响临床医生的判断。因此，对X线检查不可单纯依赖，它仅是辅助诊断手段之一而已。

投照X线片位置正确，能够及时获得正确的诊断，防止误诊及漏诊。除确定检查部位外，还应选择准确的投照体位。常用的投照体位一般有常规摄影及特殊摄影两种。常规摄影位置有正位、侧位、斜位；特殊摄影位置有轴位、斜位、双侧对比X线片、开口位、脊椎运动X线检查、断层摄影检查等。

1. 常规X线摄影

（1）X线透视　X线透视有荧光透视和X线电视两种。透视主要应用于：检查火器伤，异物的寻找、定位和摘除；外伤性骨折、脱位的整复和复查；某些结构复杂部位的轻度骨折、脱位，需要先经透视选择适当的投照位置，再摄片，才能使病变在X线片上正确地显示出来。

（2）平片摄影　适用于骨、关节的所有部位。对四肢长骨、关节和脊柱的摄片，一般采用正、侧两个相互垂直的投照位置；除了正、侧位以外，脊柱和手可加摄斜位片；骨骼轮廓呈弧形弯曲的部位，如头颅、面部和肋骨可加摄切线片；颅底、髌骨、跟骨可加摄轴位片；某些部位还可加摄外展、外旋、内收、内旋、过屈、过伸及张口等位置X线片。各部位的摄片必须包括骨与关节周围的软组织，以及邻近的关节。有的需照健侧X线片来对比。X线片的观察既要重视骨、关节的形态，又要注意软组织的变化。

2. 特殊X线摄影　是指在普通X线摄片的基础上，通过某些特殊装置或特殊摄影技术，使骨、关节及其周围的软组织能显示出一般摄影所不能显示的征象。

（1）体层摄影　又称断层或分层摄影。投照时，将X线片和球管向相反的方向移动，相当于运动轴心平面的组织显影特别清晰，而在此平面的浅层或深层组织，由于在投照时移动而变得模糊。因此，可以显示出小的病灶，正确地确定病变的深度，从而达到诊断的目的。头颅、脊柱、胸骨、骨盆、四肢等各部位均可应用。常用于骨关节结核、骨髓炎、骨肿瘤等疾病的诊断。

（2）立体摄影　可显示某一局部组织或结构的立体图像，从而获得一立体概念，并可观察较厚部位病变的深度及范围。立体摄影主要应用于结构复杂或体积较厚的部位的检查，如头颅、胸部、脊柱、骨盆等处，对判断上述部位的异物或钙斑等的具体位置及其与邻近组织的相互关系最为适用。

（3）应力摄影　用于常规X线摄片不能显示的骨关节松弛（膝、踝部等）或软骨、韧带损伤等。一般采取强迫位检查，患者有一定的痛苦，故应慎用。

（4）放大摄影　需采用高性能X线诊断机。主要用于观察骨组织的较微细改变、骨小梁改变、骨皮质吸收及裂纹骨折。

（二）CT 检查

CT（Computed Tomography）即电子计算机放射线断层扫描的简称，它是一项比较先进的诊断技术。它的显像原理不同于一般的 X 线照相。CT 扫描是以一束细窄的 X 线对患者的受检部位进行扫描，由于各组织对 X 线吸收程度的不同，借用高敏感度的检出器将微小的差别检示出来，通过信号转换与贮存装置及电子计算机转换，并以完全不同于 X 线照片的方式，构成被检查部位的横断层面图像，在电视荧幕上显示，可供直接阅读，也可拍片保存。CT 扫描检查方便、迅速。虽然也有 X 线辐射问题，但只要使用合理，一般照射量不会超过允许量。CT 扫描所获得的图像的空间分辨率和密度分辨率都很高，可直接显示许多密度近似的、普通 X 线不能显示的器官组织和病变，从而使躯干部和四肢的软组织（如肌肉、脊髓、神经、血管和椎间盘等）也能很好地显示。

在骨伤科疾病的检查、诊断中，CT 能从横断面、三维重建了解脊椎、骨盆、四肢骨关节的病变，而不受骨阴影重叠或肠内容物遮盖的影响。通过 CT 横断扫描，可发现椎体、椎管侧隐窝、小关节突、骨盆、长管骨髓腔等处的微小改变。可直接观察到椎管内腔情况，对腰椎间盘突出症、腰椎椎管狭窄症等疾病能作出更为确切的诊断。对原发性骨肿瘤，CT 扫描可显示定位、测定病变范围，可确定肿瘤和重要脏器之间的关系。但 CT 的检查也有其缺点和局限性，要注意掌握其适应证。

（三）MRI 检查

磁共振成像（Magnetic Resonance Imaging，MRI）在医学诊断中的应用，是继 CT 后在放射学领域中的又一重大成就。MRI 在骨伤科疾病中对软组织损伤、脊椎、关节病变的诊断效果较好，能很好地显示肌肉和脂肪组织结构，对肌肉、肌腱的断裂、血肿、肿胀以及血管吻合后通过情况能清晰地显现，并能显示病变部位、形态和范围等。对四肢关节软组织损伤性疾患的诊断亦较精确。MRI 较之 CT 更易获得脊柱的三维结构，可以同时以矢状面、冠状面及横断面观察椎管内外的结构有无改变。MRI 检查可以早期发现脊髓组织本身的病理及生化改变，这是其他任何诊断技术尚不能取代的。但 MRI 亦有其局限性，不能完全代替 X 线及其他成像技术。

（四）放射性核素骨显像

放射性核素骨显像是将能被骨质和关节浓聚的放射性核素或标记化合物注入人体内，由扫描仪或 γ 照相仪探测，使骨骼和关节在体外显影成像的一种诊断新技术。常根据核素 γ 能量大小、半衰期长短、血清除快慢，选择合适的显像剂。目前临床上常用的骨显像剂为 ^{99m} 锝（^{99m}Tc）的磷酸化合物（MDD）。影响骨骼中放射性核素聚集的主要因素：一是局部骨骼供血量，供血丰富时，放射性物质增加，该处骨的显像增强；二是骨骼生长活跃或新生骨形成时，局部放射性核素增加。此外，软组织坏死的程度加重，也可吸收较多的骨显像剂。显像剂进入骨骼后，骨骼有病变时，只要有血供代谢和成骨旺盛或低下，即可在病变处表现为影像异常。溶骨区呈现冷区，显像剂减少；骨质修复、新骨形成则出现热区，显像剂沉积增多。检查时应双侧对比，或与周围上下骨骼对比，观察有无异常。

放射性核素骨显像在骨与关节疾病早期诊断上具有重要价值，其最主要的优点是对发现骨、关节病变有很高的灵敏性，能在 X 线检查或酶试验出现异常前，早期显示病变的存在。骨、关节显像的假阴性率比较低。放射性核素骨显像既能显示骨关节的形态，又能反映出局部骨关节的代谢和血供状况，定出病变部位，早期发现骨、关节疾病。对于各种骨肿瘤，尤其是

NOTE

骨转移瘤，具有早期诊断价值。

（五）超声波检查

声波高于 2000Hz 的称为超声。超声在传播的过程中，遇到不同声抗的界面，声能发生放射折回。超声仪将这种声的机械能转变为电能，再将这种电信号处理放大，在荧光屏上显示出来。超声检查可分为：A 型超声诊断法，即将回声转换成电信号，显示为振幅高低不同的波（A 超声示波）；M 型超声诊断法，即显示为光点扫描（M 超声光点扫描）；B 型超声诊断法，即显示为灰度不同的光点，进而组成图像（B 超声显像）；D 型超声诊断法，即显示超声的多普勒（Doppler）效应所产生的差频时（D 超声频移）。

超声诊断是一个无损伤的检查法，用于各科的多种疾病的检查。在骨伤科疾病的诊断方面，主要用于四肢骨和软组织的肿瘤、脓肿、血肿、积液等的检查诊断。

二、实验室检查

（一）血液学检查的临床意义

通过血液学的检查，可帮助了解创伤引起出血的程度、有无感染，并可推测感染的预后等情况。

1. 失血　红细胞及血红蛋白明显减少，网织红细胞增多，白细胞可增高。若两次检查结果显示血液成分有明显的降低，则提示活动性出血。

2. 感染　白细胞数明显增高，中性粒细胞比例增高，血沉增快，多提示急性感染，尤其是化脓性感染，白细胞计数可达 $20 \times 10^9/L$ 以上，但在重度感染时，白细胞数也可正常或降低。白细胞数降低则多见于革兰氏阴性菌或病毒、原虫等感染，也可见于骨髓转移癌。

3. 创伤、应激　在严重创伤或者应激状态下，白细胞可增高，如在严重外伤或者较大的手术后白细胞可升高。应激状态下还可见血沉增快，嗜酸性粒细胞减少。

4. 慢性消耗　因骨折长期卧床或患骨关节结核、慢性骨髓炎，可使红细胞、血红蛋白量明显减少。

（二）血栓及止血检测的临床意义

1. 凝血时间（CT）延长　因凝血酶原减少所致。常见于严重的肝功能损害、阻塞性黄疸。

2. 活化的部分凝血酶时间（APTT）异常　APTT 延长多见于凝血因子的缺乏等；APTT 缩短多见于血栓性疾病和血栓前状态。

3. 凝血酶原时间（PT）异常　PT 延长多见于凝血因子的缺乏；PT 缩短多见于血液高凝状态，如骨髓瘤、缺血性股骨头坏死等。

4. 血浆黏度增高　多见于血浆球蛋白和（或）血脂增高的疾病，如糖尿病、多发性骨髓瘤、骨坏死等。

（三）生化检查的临床意义

运用化学、物理的原理对血液等标本进行科学的、有目的地检查，以了解疾病的发生、发展情况，为诊断和治疗提供依据。

1. 血尿酸（UA）异常　血尿酸浓度升高，多见于肾小球滤过功能损害；体内尿酸异常增多，常见于痛风性关节炎等；血尿酸浓度降低，多见于各种原因致肾小管重吸收尿酸功能损伤。

2. 血钙异常 血钙增高见于多发性骨髓瘤、维生素 D 用量过多、自发性高钙血症、甲状旁腺功能亢进等；血钙减低见于骨软化症、恶性肿瘤骨转移、佝偻病、婴儿手足抽搐症、维生素 D 缺乏症、甲状旁腺功能减低等。

3. 血磷异常 血磷增高见于维生素 D 摄入过量、甲状旁腺功能减退、骨折愈合期、肾衰竭等；血磷减低见于磷摄入不足、甲状旁腺功能亢进、肾小管性酸中毒、过度换气综合征、碱中毒、急性心肌梗死等。

4. 碱性磷酸酶（ALP）升高 多见于肝胆系统疾病、纤维性骨炎、佝偻病、骨软化症、成骨细胞瘤以及骨折愈合期等。

5. 酸性磷酸酶（ACP）升高 多见于前列腺癌、肝硬化、血小板减少症、原发性骨肿瘤、恶性肿瘤骨转移、代谢性骨病等。

（四）其他实验室检查的临床意义

1. 抗溶血性链球菌"O"测定（ASO）阳性 多见于活动性风湿热、风湿性关节炎、急性肾小球肾炎、急性上呼吸道感染等。

2. 类风湿因子（RF）阳性 多提示类风湿性疾病，如类风湿关节炎等。

3. C– 反应蛋白（CRP）增高 多提示化脓性感染、组织坏死、恶性肿瘤、结缔组织病等。

4. 人类白细胞抗原 –B27（HLA–B27）阳性 多提示强直性脊柱炎等。

三、其他检查

（一）肌电图

肌电图检查法是一种临床电生理学检查法。神经肌肉兴奋时可发生生物电位变化，用同心轴单、双心针电极插入肌肉，用电极把肌肉所产生的生物电位引导出来，经过检识、放大，可显示出一定的波形，这种波形称为肌电图。肌电图主要用于检查神经与肌肉疾患，对下运动神经元疾病及肌原性疾病的诊断价值较大，并可作为评定肌肉功能的指标，对治疗亦有一定的参考价值。

（二）神经传导功能检测

神经传导功能检测是对神经病变进行准确定位和对周围神经的功能特征进行准确评价的方法。神经传导功能检测方法有：感觉神经传导速度的测定（SCV）与运动神经传导速度的测定（MCV）用于周围神经损伤、周围神经炎、肌炎疾病的检查；F 波的传导速度用于评估运动神经近髓段的传导功能及运动神经元的兴奋性；H 反射用于周围神经病变的诊断。

（三）体感诱发电位

体感诱发电位（Somatosensory Evoked Potential，SEP），是电流刺激周围神经干时，通过向心传导引起中枢神经的电活动，在脑皮质的相应感觉区出现可被测定、放大及记录的感觉诱发电位。依据诱发电位的有无及波形、潜时等不同，为脊髓伤病的诊断及预后提供依据。它属于专门检查技术，要求具有丰富的电生理知识方可对其较全面地掌握。体感诱发电位的检测目的是：观察神经损伤的程度，神经损伤点的定位，客观反映感觉神经功能状态，观察神经恢复的进展情况。常用于判断脊髓损伤的程度和预后、各种脊柱伤病（如脊髓内或脊髓外肿瘤及结核压迫）的检测、判断周围神经损伤的程度和预后以及脊柱手术的监护等。

检查前应向患者讲清该项检查是怎样进行的，检查中有什么感觉及该检查是安全无害的，

NOTE

以消除患者的疑虑。检测前应让患者排尽大小便，以免影响检测结果。患者卧位或半卧位，要舒适，肌肉保持完全松弛状态，特别是颈部肌肉，非松弛状态对颈部、头部诱发电位的影响极大。检查过程中患者不要思考问题，有些患者随每次刺激而心中计数，这样对检测结果影响最大。为避免影响检测结果，检查前一般不用镇静剂。

（四）骨密度测定

骨密度（Bone Mineral Density，BMD）全称是骨骼矿物质密度，是骨骼强度的一个重要指标，以克/每平方厘米表示，是一个绝对值。在临床使用骨密度值时由于不同的骨密度检测仪的绝对值不同，通常使用 T 值判断骨密度是否正常。T 值是一个相对值，正常参考值在 –1 和 +1 之间。当 T 值低于 –2.5 时为不正常。骨密度是反映骨质疏松程度、预测骨折危险性的重要依据。由于测量仪器的日益改进和先进软件的开发，使该方法可用于不同部位，测量的精度显著提高。除可诊断骨质疏松外，尚可用于临床药效观察和流行病学调查，在预测骨质疏松性骨折方面也有重要的价值。目前，在我国主要运用于调查国人不同人群的骨密度值、确定国人骨质疏松症诊断标准上，通过大量的流行病学调查，合理地选择可靠、无创性、易操作、价廉的方法显得尤为重要。

目前临床上常用双能量 X 线骨密度分析法检测骨密度的变化，双能量 X 线骨密度测量仪（DEXA）建立在 20 世纪 70 年代发展的 X 线分光光度测定法的基础上，并作为双光子骨密度仪（DPA）的延续产品进入市场。DEXA 与 DPA 均采用相似的检测原理，只是 DEXA 的照射源为 X 线。DEXA 优于 DPA 主要在于，X 线球管能产生更多的光子流而使扫描时间缩短，并使图像更清晰，因此测量结果的准确性与精确性均得以提高。DEXA 在临床上的应用主要为：对代谢性骨病的评价；建立骨质疏松的诊断并预测其严重性；观察治疗效果或疾病的过程。

（五）关节镜检查

关节镜检查是对关节内部使用关节内窥镜进行检查的一种诊疗方法。目前主要用于肩、肘、腕、髋、膝、踝关节等的诊治。

关节镜的用途，除可直视关节腔内部结构的损伤和病变外，并可把镜下所见的情况拍照，或拍摄成电视片、录像带等，也可用专用的活检钳采取组织标本送活检。此外，尚可进行某些治疗，如关节腔冲洗、电灼、切断粘连、松解滑膜皱襞、搔刮关节软骨面、摘除关节内游离体、切除损伤的半月板和修复前交叉韧带等。

关节镜检查的主要并发症有关节软骨损伤、关节血肿、皮下水肿及感染等。因此，施行关节镜检查应在手术室内按无菌手术原则要求，严格按照操作规程进行检查或施行关节内手术。

第四节　诊断原则

中西医结合骨伤科学的诊断，既要遵循中医学的理论原则，又要利用现代医学诊断技术，因此应具备如下几个要素：

一、局部与整体结合

整体观念是中医学诊断中的重要内容之一，也是中医骨伤科学诊断的基础。中医学认为人是一个有机的整体，内在的脏腑与体表的形体关窍是密切相关的，而每一个人又都会受到社会和自然环境的影响。损伤所致骨折，不仅会影响局部肌肉、神经、血管等组织，也可通过多系统影响患者的全身状况，正如《正体类要》所说："肢体损于外，则气血伤于内，营卫有所不贯，脏腑由之不和。"

中西医结合骨伤科学的整体观，其一是指通过诊法收集患者资料时，必须从整体上多方面进行考虑，不仅要了解局部有无疼痛、肿胀、畸形、异常活动、血液循环障碍，有无创口以及创面污染的程度等局部情况，还要了解患者神智、精神状况、面色以及脉搏、舌象等全身情况。四肢损伤的患者，还需排除头颅、胸腹等部位的器官有无损伤。再者要详细地了解受伤的全过程，包括患者受伤的时间、地点、部位、姿势、伤后有无再次损伤以及救治经过等情况。整体观念还要求对疾病进行全面的分析、综合判断，既要抓住主要症状，又不能忽视其他症状，只有全面广泛完整地收集资料，认真详细地分析，才能得出正确的判断。

二、静态与动态结合

动态观是指在中西医结合骨伤科学的诊断中，要从疾病、损伤的目前症状分析其最可能的原因以及可能出现的各种预后和结果。古代哲学认为世间万物都是在随时随地运动着，没有绝对的静止，疾病、损伤的发生发展也是如此。

在骨伤科学的诊断中，动态观主要表现为以下几点：①疾病、损伤发生发展的过程是一个动态的过程，医生在接诊患者时看到的只是其中某一阶段，只有通过详细采集病史、全面了解其全过程，才能作出准确的判断；②对患者的预后也只有通过对病情动态的了解才能准确的估计；③在骨伤科学的诊断中，动态观还表现为对关节的活动功能的检查及评估。

三、各种信息合参

在骨伤科的诊断中，要四诊并重，结合骨关节专科检查以及现代辅助检查，综合收集分析病情资料。疾病是一个复杂多变的过程，其每一个阶段的临床表现既有共同点，又有不同之处，必须多种诊法合参，总结四诊和骨关节检查以及辅助检查的结果，尽可能详尽地收集所需的临床资料，才能作出正确的判断。

望、闻、问、切是中医诊断学的重要组成部分，从不同的角度检查病情和收集资料，各具其独特的方法和意义，不能互相更替，故中医学历来重视四诊合参，正如《医门法律》所言："望闻问切，医之不可缺一。"

在骨伤科的诊断中，既要四诊合参，还要结合骨关节检查以及辅助检查，如某些骨折、肌肉等深部组织的损伤，只凭借望闻问切是不能快速准确作出判断的，必须结合全面的骨关节检查和影像学检查。但同时也应注意，辅助检查也存在漏诊或假象，切勿盲目依赖。

四、与正常相对比

在骨伤科疾病的诊断中，要全面掌握骨关节的生理状况，方能早期发现骨关节的异常病理状态。《素问·玉机真脏论》说："五色脉变，揆度奇恒。"疾病与健康、正常与异常，脉象的虚实、沉浮、洪细都是相对的，是通过观察比较得出结论的。因此在诊断疾病时，一定要在对比中发现异常，找出差别，而对比在骨伤科诊断中的应用有着非常重要的意义。

第四章 治 疗

中西医结合治疗骨伤科疾病，融合了中医学、西医学中的治疗体系，遵循整体观念，体现传统中医骨伤科和现代西医骨科的长处，针对患者的具体情况，选择性地采用能给患者带来最大利益的治疗方法。它遵循动静结合、筋骨并重、内外兼治、医患合作的原则。既注重患者的整体状态，又重点处理受伤局部的状况；既注重肢体形态的修复，更强调肢体功能的康复；所用方法，往往内外合用，中西并用，以中为先，择优而用，达到外治筋骨，内调气血，平衡阴阳的功效。

第一节 外治法

中西医结合骨伤科外治法是指运用手法、手术或配合一定的器械以及药物等，通过体表对损伤局部进行治疗的方法。外治法是和内治法相对而言的法则，在骨伤科临床上占有重要的地位。清·吴师机在《理瀹骈文》中说："外治之理，即内治之理，外治之药，即内治之药，所异者法耳。"骨伤科临床外治法大致可分为手法、牵引、固定、手术、理疗和药物等。临床上根据辨证论治的原则和病情可正确地选用，必要时需采用综合疗法。

一、手法

手法是术者直接用手作用于患者体表特定的部位，用来治疗疾病的一种技术操作。常用于骨折、脱位、伤筋、内伤、骨关节疾病的整复、理筋、调理气血、恢复肢体功能以及保健按摩等。古代就有手法治疗，集手法大成之清代著作《医宗金鉴·正骨心法要旨》说："夫手法者，谓以两手安置所伤之筋骨，使仍复于旧也。"中医把手法视为恢复所伤之筋骨原有的形态和功能的重要方法，是骨伤科学最突出的外治法。手法在骨伤科临床上应用十分广泛，如骨折、脱位的损伤，用手法起到纠正骨折错位和恢复关节对位的作用；急性伤筋、骨错缝，常用手法进行理筋、纠正关节错缝；对于慢性筋骨病，则常用手法进行摸比检查，然后进行理筋按摩、松解粘连、调正关节，恢复关节的力学平衡；内伤患者，也有手法进行治疗，通过刺激经络穴位，达到舒通经气、调和气血的作用。

临床上根据手法的用途和作用，将手法分为理筋手法、正骨手法、上髎手法、通络手法四大类。对骨折进行整复的手法，称之为正骨手法；在整复骨折之时，处理软组织损伤的手法，称为理筋手法；现代治疗慢性筋骨病，如退变性脊柱病、骨关节病等，对软组织和关节进行治疗的手法，亦统称为理筋手法。历代名家所言的理筋手法之中，部分已经包含了调节关节位置和纠正小关节错位的手法，一些是复合手法，则是同时兼有对软组织的治疗和对小关节复位的治疗作用。关节脱位又称"脱臼""脱骱""出髎"，整复关节脱位的手法称之为上骱手法。而专用于循经导气、远离伤处进行按摩的治疗手法，则被一些医家用于骨折、筋伤、内伤之疾病，此类手法，称之为通络手法。理筋手法和通络手法，也常用于内伤和康复保健医疗。临床应用之时，根据需要常将三类手法混合使用。

（一）理筋手法

理筋手法，是对筋（软组织）的急慢性损伤进行治疗的手法的统称。

1. 理筋手法的作用

（1）放松身心 术者的手，轻巧柔和地施于体表的抚摩、轻揉等手法，可起到放松精神、神经和肌肉的作用。

（2）解除痉挛 采用搓、擦、拿、按压、揉按、扳拉等手法，可以解除肌肉的痉挛。

（3）通络镇痛 对于外伤引起的肢体疼痛，用指针按压、震法、揉法等手法，或点按远离伤处的特定穴位，可以缓急止痛。

（4）消除肿胀 按、揉、推、摩、活动关节等手法，可以促进受伤局部的血液循环，促进静脉回流和淋巴回流；又能够通过身体调节抑制炎症反应，减少炎症渗出，从而起到消除肿胀的作用。

（5）松粘散结 急性损伤后遗肌筋膜和肌纤维的粘连、结节，或者慢性的肌筋膜损伤，如颈项肌筋膜和肩胛提肌的痛性结节，膝关节髌腱周围的劳损性结节，都可以通过揉按等手法，达到松解粘连、消除结节的作用。

（6）增加血供 对于慢性损伤，或急性损伤的缓解期，或慢性筋骨病的部位，通过特定手法的推按、揉搓等，可起到增加局部血液循环的作用。

（7）兴奋肌肉 一定节奏和力量的揉搓、滚法、拿捏、叩击等手法，可兴奋肌肉和肌筋膜内的感觉器，起到兴奋肌肉、提高肌肉活动的敏感度等作用。

（8）调节神经 各种手法，如抚摸、揉搓、滚法、拿捏等手法，都能够刺激肌肉、肌筋膜、韧带、关节囊等组织的神经感受器，起到增进神经调节的作用，使组织器官的神经调节功能增强，并增进肢体与中枢神经间的神经调节。

（9）活动关节 尤其是摇、搬、拔伸等手法，可松解关节周围的筋的粘连，恢复筋之柔韧性，从而增加关节的活动度；或帮助失用的关节进行活动。

2. 理筋手法的适应证

（1）慢性筋骨病之筋伤骨痹；

（2）急性损伤之慢性期；

（3）急性损伤局部肿胀者，可适当使用；

（4）四肢骨折伴有的筋伤，可适当使用；

（5）骨折和脱位后遗关节粘连僵硬者；

（6）运动员比赛前后；

（7）养生保健。

3. 理筋手法的禁忌证

（1）急性脊髓损伤；

（2）急性软组织损伤，疑有肌肉或韧带完全断裂者；

（3）可疑或已明确诊断有骨与关节及软组织恶性肿瘤；

（4）骨髓炎、化脓性关节炎、骨关节结核等感染性疾病；

（5）局部严重皮肤损伤；

（6）局部的血管损伤；

（7）精神病患者或其他因素不能合作的患者；

（8）妊娠3个月以内的孕妇；

（9）严重心、肺、脑以及有出血倾向的血液病患者；

4. 常用理筋手法

（1）**摆动类手法**　是指以指、掌或腕关节做协调连续摆动的手法。包括一指禅推法、滚法和揉法。

1）**一指禅推法**　用拇指的指端或指腹部，在选定的部位或穴位上，由前臂、腕部和第一掌指关节的带动下，做按压和揉压的活动。术者沉肩、坠肘、腕部放松，力透拇指指尖，压力可深可浅，频率、摆动幅度要均匀，手法频率根据需要可快可慢（图4-1）。

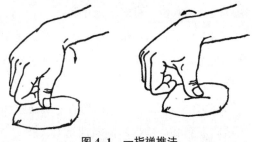

图4-1　一指禅推法

本法着力点与患者的接触面积小，劲力可深透。可适用于全身各部的穴位，使用时或结合点穴进行，或运用在其他手法中。对肢体各部位的损伤、各种慢性劳损、风湿痹痛等，具有解除痉挛、松粘散结的作用，可有效地减轻伤处疼痛，使粘连的肌腱、韧带松解，僵硬的组织得以软化。

2）**滚法**　滚法是术者利用小鱼际和第3～5掌指关节背侧的滚动，对患者局部组织进行滚动按压的手法。术者沉肩坠肘，肘关节微屈，手呈半握拳状，手腕放松，五指自然弯曲，用掌背尺侧部紧贴体表，利用前臂的来回旋后旋前动作带动腕部、手部背侧和小鱼际的滚动，对患者的局部进行滚压。手部滚动幅度控制约在90°左右，压力要均匀，动作节律约每分钟60次左右。其着力点较宽，作用于浅层组织为主，具有放松身心、消除肿胀、兴奋肌肉、调节神经等作用。适用于肩、背、腰、臀及四肢肌肉较丰厚和较开阔的部位（图4-2）。

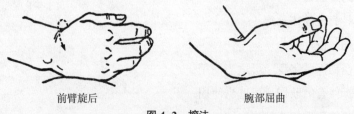

前臂旋后　　　　　　　　　腕部屈曲

图4-2　滚法

3）**揉法**　是理筋手法的重要代表之一，根据术者的发力部位不同，分为指揉、掌揉、肘揉等。术者用指或掌根、小鱼际、肘尖等部位按压在患部皮肤上，做近似圆形的旋转动作。动作节律有快有慢（图4-3）。指揉接触面小，作用力可浅可深，指臂合力可达筋骨部位；掌揉与皮肤接触面大，作用力可浅也可以达到肌肉，适用于全身肌肉丰富的部位；肘揉的力点在肘尖，作用力最大，适用于腰臀、肩胛等肌肉较丰厚而且需要深按的部位。

轻柔的揉法，可放松身心，消除疲劳，增加血供，调节神经；较重的揉法，可兴奋肌肉、解除痉挛、松粘散结、消肿镇痛。广泛应用于对肢体各部位的伤损痹痛。

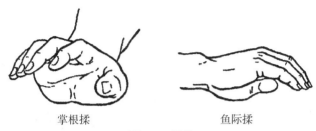

掌根揉　　　　　　　　　鱼际揉

图4-3　揉法

（2）摩擦类手法　是指术者以掌、指或肘部贴附在患者的体表做直线或环旋移动的手法。包括摩法、擦法、推法、搓法、抹法等。

1）摩法　术者用单手或双手的手掌，或用指腹，或用食、中、环指并拢贴附于患处，缓慢地做环旋移动的抚摩动作（图4-4）。手掌的摩法，适用于腰背部、腹部；指腹的摩法，适用于头面部，用力也随之有大小之分。具有放松身心、解除痉挛、消除肿胀、调节神经的作用。

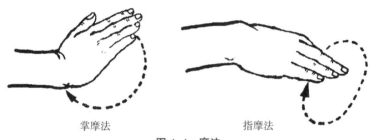

掌摩法　　　　　　　　　指摩法

图4-4　摩法

2）擦法　术者用手掌的大鱼际、掌根或小鱼际贴附于患者的皮肤，进行直线来回摩擦。操作时，腕关节伸直，使前臂与手接近相平，手指自然分开，整个指掌要贴在患者体表的治疗部位，以肩关节为支点，上臂带动手掌做前后、上下、左右的往返移动，使皮肤有红热舒适感（图4-5）。操作时用力要稳，动作要均匀连续。可配合使用润滑剂，以防擦破皮肤。擦法作用于皮肤和皮下组织，作用于患者的表浅位置，主要有消除肿胀、增加血供、调节神经的作用。

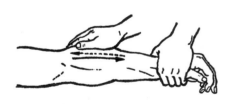

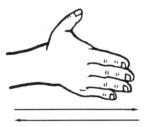

图4-5　擦法

3）推法　术者用指腹、指间关节、手掌或肘部，按压在患者一定的部位上，紧贴皮肤，保持一定的压力情况下进行单向的直线运动操作。操作时指、掌或肘用力要稳，速度要缓慢均匀，保持一定的压力作用于深部组织（图4-6）。具有放松身心、解除痉挛、消除肿胀、增

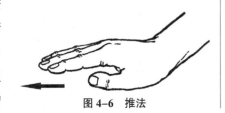

图4-6　推法

加血供、兴奋肌肉、调节神经的作用。一般操作 5 ~ 10 遍即可。用指称指推法，用掌称掌推法，用肘称肘推法。

　　4）搓法　术者用双手掌置于患者肢体相对应的两侧，用力做方向相反的来回快速搓动，同时做上下往返移动。操作时双手用力要对称，前后搓动要快，上下移动要慢（图 4-7）。搓法适用于四肢部位，作用力在表层，主要是搓动的过程带动肢体做来回地活动，具有放松肢体、增加血供的作用。

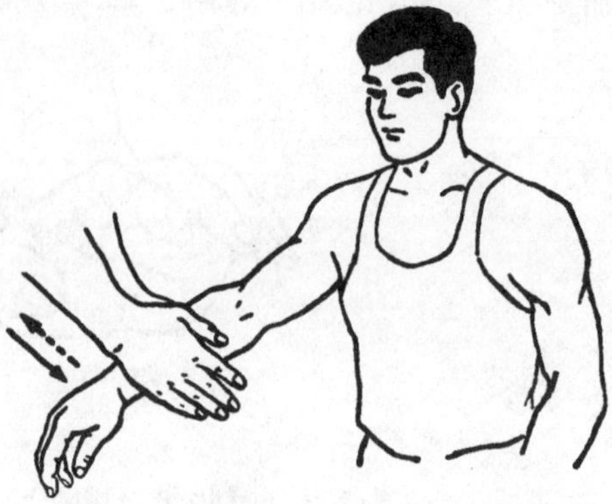

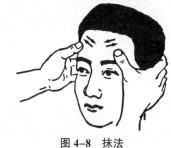

图 4-7　搓法

　　5）抹法　术者用单手或双手指腹部紧贴患者皮肤，微微用力，仅在皮层或皮下表层做上下或右往返移动（图 4-8）。本法用于头面及颈项部，可缓解头晕、头痛及颈项强痛等症状，具有放松精神，调节神经的作用。在太阳穴、头维穴及眼眶周围用抹法按摩，有镇静安神、疏风明目等作用。

　　（3）振动类手法　是指以较高频率、节律性、轻重交替刺激的手法持续作用于人体的一类手法。包括抖法和振法。

图 4-8　抹法

　　1）抖法　用双手握住患者的上肢或下肢远端，用力做连续的小幅度的上下抖动。操作时在患者充分放松肌肉的状态下进行，抖动幅度要小、频率要快，能放松肢体，活动肢节（图 4-9）。

　　2）振法　术者的手指或手掌，压于患者的某一部位，并固定不移动，由前臂和手部肌肉发力形成持久的颤动，带动着力部位的振动。振动时频率快速、劲力均匀透于深处（图 4-10）。此法对术者的要求较高，能使被按摩的部位肌肉放松，消除痉挛和肿胀，兴奋肌肉和调节神经。

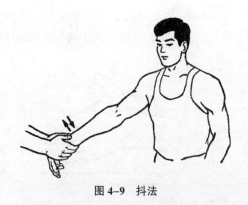

图 4-9　抖法

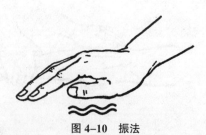

图 4-10　振法

　　（4）挤压类手法　是指用指、掌或肢体其他部位按压或对称性挤压体表的手法，包括按、点、捏、拿、捻和踩跷等法。

　　1）按法　用手指、手掌、肘部或足部着力于体表某部位用力按压。以手指按压称指按法，以手掌按压称掌按法。操作时着力部位要紧贴体表，按压方向要垂直，用力由轻到重，稳而持续，渗透至深部，不可用暴力猛然按压（图 4-11）。

按法在临床上常与揉法结合应用，组成按揉复合手法。指按法适用于全身各部穴位，掌按法常用于腰背和下肢腿部。具有放松肌肉、解除痉挛、消除肿胀、兴奋肌肉、调节神经等作用。如用于背部的胸椎小关节，有调整关节紊乱的作用。

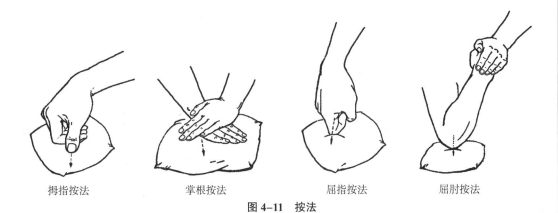

拇指按法　　　　　　掌根按法　　　　　　屈指按法　　　　　　屈肘按法

图 4-11　按法

2）点法　是以手指着力于某一穴位，逐渐用力下压的手法。施术的用力部位以拇指、食指的指尖最常用，食指的第一指间关节屈曲后，其关节的背侧也常用于点穴。本法对施术者手指的强度有一定的要求，操作时力透指端，透入可浅可深，可强可柔。如以指代针来刺激穴位，又称为指针。点法的用力、施术的穴位不同，产生的功效亦不同。总体来说具有放松身心、解除痉挛、松粘散结、兴奋肌肉、调节神经、通络镇痛等作用。常与按、揉法配合组成点按、点揉复合手法。

3）捏法　是用拇指和其他手指夹住肢体的皮下或肌肉组织，相对用力挤压的手法。如捏肩部，常用拇指、大鱼际和其他四指；捏背则常用拇指与食指。操作时节律较慢，用力均匀透到所捏组织的内部。具有放松肌肉、解除痉挛、增加血供、兴奋肌肉、调节神经的作用。

4）拿法　是用拇指和其他各指相对用力，将肌肉或肌腱进行拿捏的手法。与捏法的差别，是在捏的同时将所捏的组织提起（图 4-12）。具有放松肌肉、解除痉挛、兴奋肌肉、调节神经、通络镇痛的作用。

5）捻法　用拇、食指指腹部，捏住一定部位相对搓揉的手法。一般用于四肢的小关节，具有活血通络、松解关节粘连的作用（图 4-13）。

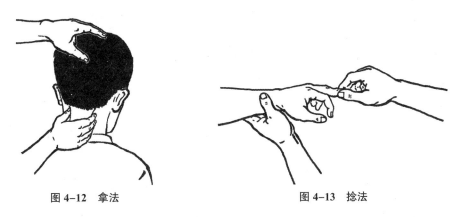

图 4-12　拿法　　　　　　　　　　　图 4-13　捻法

6）踩跷法　是指施术者用足部踩踏患者的某一部位进行治疗的方法。患者俯卧，躯体下垫以枕头，以防硌伤。术者双手扶于床上方预先设置好的横木架上，在控制好自身重力的前提下，用足跟、足掌、足前掌和足大指对腰背和下肢的部位进行踩踏、按压、推揉等动作，操作过程中，患者随着压力变化需配合呼吸，踩踏时呼气，撤力时吸气。用力较轻时仅达软组织，起理筋作用；如果力量较大时，常深达骨骼关节，对腰背部的小关节有一定的整合作用。此法对施术者有较高的要求，用力需有所控制。受术者仅限于青壮年，体质良好者，以免出现力量过大引起的各种损伤（图4-14）。

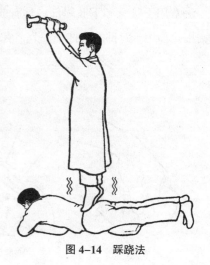

图4-14　踩跷法

（5）叩击类手法　是指用手指或手掌、拳背叩打患者体表的一类手法。包括拍法、击法。具有放松肌肉、解除痉挛、增加血供、兴奋肌肉、调节神经等作用。

1）拍法　五指自然并拢，掌指关节微屈，用虚掌平稳而有节奏地拍打患者的体表（图4-15）。

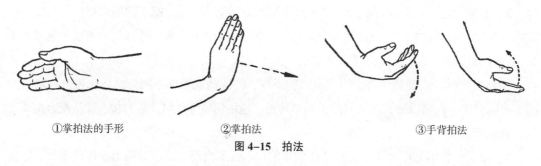

①掌拍法的手形　　　　②掌拍法　　　　③手背拍法

图4-15　拍法

2）击法　是用拳背、掌根、掌侧小鱼际、指尖（多指并拢）等叩击体表的手法（图4-16）。有拳击法、掌根击法、侧击法、指击法等。操作时，垂直叩击体表，速度均匀而有节奏。击打时，手腕放松，用力轻巧而有反弹感，力透可深可浅。

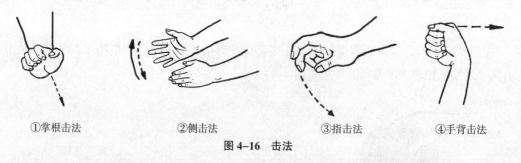

①掌根击法　　　②侧击法　　　③指击法　　　④手背击法

图4-16　击法

（6）运动关节类手法　是指对患者的关节做被动性活动的一类手法。包括摇法、背法、扳法和拔伸法。

1）摇法　是使患者的关节环转运动的手法。常包括：

①颈项部摇法：一手扶住患者头顶后部，另一手托住下颏，做左右环转摇动（图4-17）。

②腰部摇法：令患者取坐位，腰部放松，助手固定患者下肢，术者抱住患者躯干，做回旋环转运动（图4-18）。

③肩关节摇法：一手扶患者肩部，另一手握住腕部或托住肘部，做环转摇动（图4-19）。

④髋关节摇法：患者仰卧位，髋膝屈曲，术者一手托住患者足跟，另一手扶住膝部，做髋关节环转摇动（图4-20）。

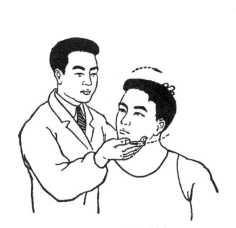

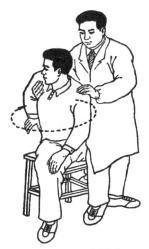

图4-17 颈项部摇法　　　　　图4-18 腰部摇法

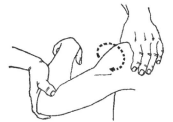

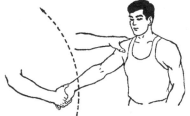

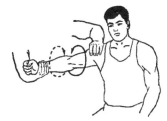

①肩关节托肘摇法　　　　　②肩关节大幅度摇法　　　　　③肩关节握臂摇法

图4-19 肩关节摇法

⑤踝关节摇法：一手托住患者足跟，另一手握住足前掌，做踝关节环转摇动。

操作时动作要缓和，用力要稳，摇动方向和幅度需在各关节正常活动范围内进行，由小到大，循序渐进。

本法适用于四肢关节及颈项、腰部等，对关节强硬、屈伸不利等症，具有滑利关节、增强关节活动功能的作用。

2）背法　术者的背部紧贴患者的背部而立，两肘分别套住患者肘弯部，然后弯腰屈膝挺臀，将患者背起双脚离地，形成背伸，再做快速伸膝挺臀动作，对患者的脊柱产生牵拉和背伸的力量，然后轻轻将患者放回地面站立（图4-21）。

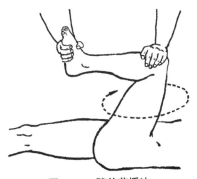

图4-20 髋关节摇法

3）扳法　是双手用力做相反方向或同一方向扳动患者肢体的方法。

①项部扳法

侧扳法：患者头部略向前屈，术者一手抵住患者枕部，另一手抵住下颏部，使头向一侧至最大限度时再轻轻加力向侧向扳动（图4-22）。

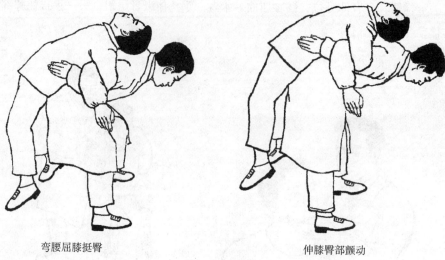

弯腰屈膝挺臀   伸膝臀部颤动

图 4-21 背法

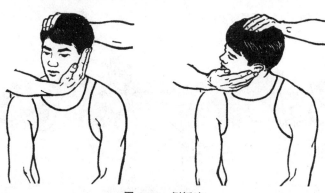

图 4-22 侧扳法

旋转斜扳法：患者坐位，颈前屈到某一需要的角度后，术者立其背后，用一肘部托住其下颌部，另一手扶住其枕部，让患者尽可能向患侧旋转，术者双手固定患者的头部，先做顺势向上牵引，在患者旋转到最大幅度的基础上轻轻加大旋转（图 4-23）。

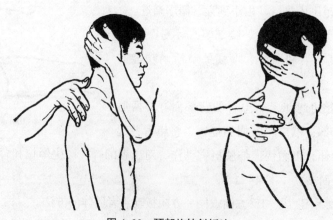

图 4-23 颈部旋转斜扳法

②背部扳法

扩胸牵引扳法：患者坐位，两手置于项后交指扣住，术者一侧膝部（或用胸骨）顶住患者背部正中，上肢绕向患者的腋前，上提并向后扳动患者的双侧肩部，使患者产生扩胸的力量，以活动胸肋关节（图4-24）。

③腰部扳法：常用的有斜扳法、旋转扳法、后伸扳法等3种。

斜扳法：患者侧卧位（以右侧卧位为例），右腿伸直，左腿屈髋屈膝，左上肢置于身后。术者站在患者前方，左手抵住患者左肩前部维持上半身向后，右手或肘部抵住患者的左侧髂部用力向前，轻轻将患者的腰部被动旋转至最大限度后，两手同时用力快速做相反方向扳动（图4-25）。

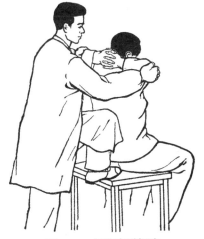

图4-24 扩胸牵引扳法

旋转扳法：患者坐位，腰前屈到一定角度后，一助手帮助固定患者下肢及骨盆。术者用一手拇指按住需要扳动的脊椎脊突，另一手勾扶住患者肩部，使其腰部在前屈位向患侧旋转，当旋转到最大限度后，再使腰部向健侧方向扳动（图4-26）。

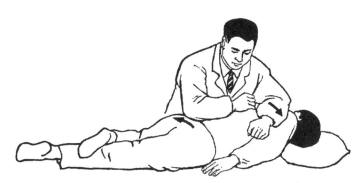

图4-25 腰部斜扳法

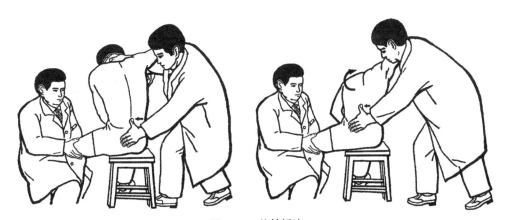

图4-26 旋转扳法

腰部后伸扳法：患者俯卧，术者一手按压在腰部，另一手托住患者两下肢，使之髋部离床，腰部后伸，当腰后伸到最大限度时，用力扳动（图4-27）。

扳法操作时，动作必须果断而快速，用力要稳，两手动作要协调，扳动幅度一般不能超过各关节正常活动范围。扳法属于理筋手法中的特殊手法，主要有牵伸。具有放松肌肉、解除痉挛、调节神经和使关节韧带恢复正常位置关系的作用。主要用于脊柱关节错位、四肢关节肌筋膜挛缩等。

NOTE

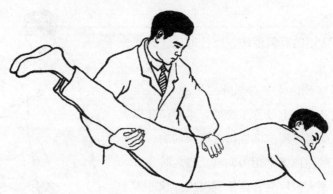

图 4-27   腰部后伸扳法

4）拔伸法   是握住患者关节的一端，利用患者自身的体重做牵引的手法。少数手法需握住患者四肢关节的两端进行牵引。

①颈部拔伸法：患者正坐或仰卧位，术者用双手牵引头颈部。有坐位拔伸牵引和卧位拔伸牵引。对颈部的肌筋膜痉挛、曲度改变、小关节错位有良好的调整作用。

②四肢关节拔伸法：术者用双手握住患者四肢关节的远端进行对抗牵引，如膝关节拔伸牵引、髋关节拔伸牵引、腕关节拔伸牵引、踝关节拔伸牵引等，使横跨关节的肌肉和韧带受到适度的牵拉，具有缓解肌肉痉挛和关节挛缩，减少关节内压，减少间隙狭窄，解除关节滑膜嵌顿等作用。

（二）正骨手法

正骨手法又称整骨手法、接骨手法，主要用于骨折的复位。中医正骨手法历史悠久，流派众多。唐代蔺道人《仙授理伤续断秘方》曾将唐以前各种正骨手法归纳总结为相度、忖度、拔伸、搏捺、捺正五法；清代吴谦《医宗金鉴·正骨心法要旨》将正骨手法总结为摸、接、端、提、推、拿、按、摩八法。现经过对古代文献的整理，结合现代西医学，通过中西医结合临床实践，已总结成一套较为完整、操作性强的十大正骨方法。

1. 正骨手法的使用原则

（1）明确：正骨手法实施之前，需经过详细的临床检查及必要的影像等辅助检查，明确诊断，明确骨折的移位情况和类型，明确导致骨折的暴力方向，明确所伤部位的解剖和功能特点，以便做到"心中了了"，便于采用相对应的复位方法。

（2）及时：伤后六小时内肢体肿胀相对较轻，是施行正骨手法的最好时机。如延长时间过长，则肿胀加重，会影响手法的操作，同时加大患者的痛苦。

（3）稳妥：正骨手法实施时应稳妥有力，避免造成骨折断端及周围软组织新的损伤，以保证手法的正确实施。

（4）准确：实施正骨手法用力大小要恰到好处，使骨折端按设计要求移动，使复位准确有效，避免不必要的动作。

（5）轻巧：施行正骨手法时要充分运用各种力学原理，掌握技巧，动作轻巧，切忌鲁莽粗暴。

2. 实施正骨手法的注意事项

（1）处理险情   首先要重视处理可能出现的创伤性休克、心脑血管意外、内脏严重损伤等重症，把抢救生命、避免风险放在首位。如有上述险象，可将骨折肢体临时固定，等险情过后再图整复。

（2）明确骨折诊断　复位之前，充分了解病史、受伤机制和X线检查，复杂骨折视情况做CT检查。分析骨折发生移位的机制，选择有效的整复手法。

（3）把握整复时机　只要周身情况允许，整复时间越早越好。骨折后半小时内，局部疼痛、肿胀较轻，肌肉尚未发生痉挛，最易整复。伤后4~6小时内局部瘀血尚未凝结，整复也相对较易。一般成人伤后7~10天内可考虑整复，时间越久复位困难越大。

（4）做好整复准备　整复前准备包括人员与器材准备：①确定术者与助手，并作好分工。②准备固定所需要的物品，如夹板、石膏绷带、纸壳、、扎带、棉垫、压垫以及牵引装置等。

（5）选择麻醉方式　伤后时间不长，上肢的简单骨折，估计整复较易者，选择骨折端的血肿浸润麻醉；如果伤后时间较长，或者是复杂骨折，估计复位有一定困难者，选择神经阻滞麻醉，也可采用全身麻醉。

（6）手法要娴熟　对骨折的复位，要求术者双手有良好的劲力，在需要的时候能应用暴发寸劲，同时又需要较长时间力量较大的拔伸牵引力，更需要心灵手巧，训练有素。

（7）精神集中　整复骨折时全神贯注，体会手下感觉，并随之调整动作和力度，做到"手随心转，巧从手出"。

（8）注重保护　整复时要关注患者的全身状态，必要时调整好全身状况才予整复。使用适当的麻醉，减少整复过程的疼痛和紧张。对于伤处的整复，用劲需恰到好处，既能快速整复，又不会引起局部软组织的损伤加重。处理不当，可能引起骨折部位旁边的神经、肌肉、血管损伤，需加以注意。

（9）减少X线伤害　手法复位过程，使用C臂机透视，有助于提高手法复位的准确性。操作过程中，在满足复位的情况下，尽可能减少使用C臂机的次数，同时，对患者和医务人员进行专项的保护，如穿戴铅衣等。

3. 正骨手法的适应证和禁忌证

正骨手法是将骨折移位进行复位的手法。适用于各种骨折。具体的正骨手法，在整复时作用机制不一样，需视骨折移位的具体情况灵活选用。

应用正骨手法的时候，也可能会出现整复失败的可能，也可能引起血管神经和肌肉的损伤。与骨折的类型和整复的技巧等多因素有关。不适合使用整骨手法的情况，如：对某一些部位骨折，并发血管神经损伤时，闭合的手法整复，很可能加重血管神经损伤；对于重大的创伤，出现出血性休克，或重要的内脏损伤；特殊部位的骨折，需要切开复位内固定，手法整复难以取效，等等，具体可参照骨折各论。

4. 常用正骨手法

（1）手摸心会　在整复骨折前，术者用手仔细在骨折局部触摸，结合X线片，明确骨折断端在肢体上的确切位置和移位，如有隆起或陷下之感时，常提示为骨折断端；骨干有弯曲畸形，提示有成角移位；骨折处增粗，两折端在同一平面则为侧方移位，两折端不在同一平面则为重叠移位；若骨折端凹陷，提示有分离移位；肢体位置不正，提示有旋转移位。整复过程中，要反复进行"手摸心会"，了解对位情况。这是施用手法前的首要步骤，且贯穿于正骨过程的始终。

（2）拔伸牵引　是正骨手法的基础，能纠正骨折后的短缩移位，恢复肢体的长度，以便进一步整复。有时需要数毫米的分离，才能进行侧方移位的矫正，即所谓"欲合先离，离而复合"。

施行拔伸牵引手法时，应注意：①握持部位：牵引的助手应尽可能直接拔伸该骨骨折的远近端，以便有直接的拔伸力量。如骨折发生在关节附近，不易握持，亦可越过关节拔伸。②拔伸牵引力量：拔伸时手法要由轻到重，以稳为主，持续数分钟，力量的大小，根据患处部位的粗细、肌肉的丰满与瘦弱、年龄的大小、骨折后的时间等进行调节。③拔伸牵引方向：一是根据骨折近端纵轴所指方向牵引；二是先按骨折远端纵轴方向牵引，而后缓慢地回到近端所指方向，即所谓"顺势牵引"；三是根据复位时的特殊要求，及时变换方向，配合复位。④拔伸牵引时间：一般需牵引3～5分钟，即可实施下步手法。⑤有分离移位的骨折，不能用力拔伸，只需扶持伤肢即可；在施行其他手法时仍应始终维持一定的牵引力，直至固定妥善（图4-28）。

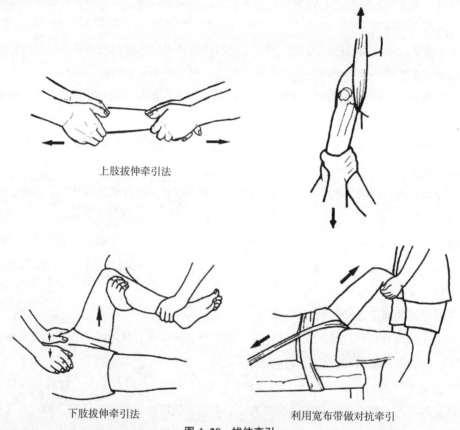

上肢拔伸牵引法

下肢拔伸牵引法　　　　　　　利用宽布带做对抗牵引

图4-28　拔伸牵引

（3）绕轴旋转　用来矫正骨折断端旋转移位。骨折有旋转畸形时，可由术者在拔伸下围绕肢体纵轴施行向左或向右的旋转手法，使骨折轴线相应对位，恢复肢体的正常轴线。绕轴旋转手法要在拔伸牵引的基础上实施，旋转的方向与骨折移位的方向相反。如骨折近端由于受旋转肌牵拉而向某一方向旋转移位，术者握持远端肢体将骨折远端向

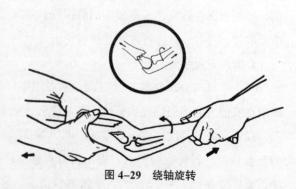

图4-29　绕轴旋转

近端旋转方向一致的方向旋转，使骨干轴线相应对位，旋转移位即被纠正；如骨折远端仅是受肢体重力和位置影响而发生旋转，则将远端肢体在牵引下逐步摆正即可。使用此手法时，应遵守"以子求母"原则，即用骨折远端去对骨折近端（图4-29）。

（4）屈伸收展　用来矫正骨折断端成角移位。关节附近的骨折，容易发生成角畸形，这是因为短小的近关节侧的骨折端，受单一方向的肌肉牵拉过紧所致。对此类骨折，单靠牵引不但不能矫正畸形，甚至牵引力量越大成角也越大，只有将远侧骨折端连同与之形成一个整体的关节远端肢体共同牵向近侧骨折端所指的方向，成角才能矫正。如伸直型的肱骨髁上骨折，需在牵引下屈曲，而屈曲型则需伸直（图4-30）。

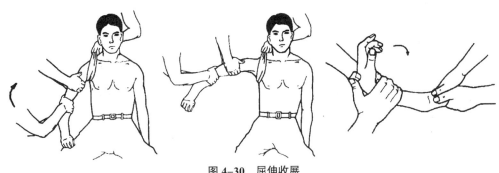

图4-30　屈伸收展

（5）成角折顶　用来矫正肌肉丰厚部位横断或锯齿形骨折的重叠移位。某些重叠移位骨折，仅靠拔伸牵引仍不能完全纠正时，可采用折顶手法。即以两拇指并列按压在突起的骨折端，其余四指环扣抵于下陷的骨折端，两手拇指用力下压，使骨折端成角加大；估计骨折两端的骨皮质已经对顶相接时，其余四指骤然上提反折，使之复位（图4-31）。在上提反折时，双拇指仍然维持一定的下压力，使得拇指和其余四指之间形成一种剪力，这样不但可以纠正重叠移位，侧方移位也可一起得到矫正。

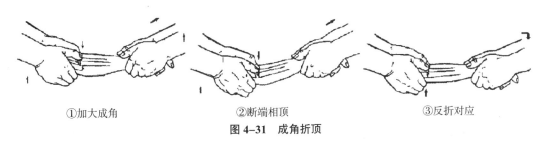

①加大成角　　　　　　　②断端相顶　　　　　　　③反折对应

图4-31　成角折顶

（6）反向回旋　是用于矫正斜形或螺旋形背对背骨折以及骨折断端间嵌有软组织的骨折。大斜形或螺旋形骨折，经拔伸牵引后重叠移位虽已纠正，但由于骨折尖端部分相互抵触，仍阻碍复位。此时在助手牵引维持下，术者一手握骨折近端，一手握远端，做反方向回绕动作，使背对背变成面对面（图4-32）。骨折断端间有软组织嵌入时，常会影响复位，必须解除之。一般经拔伸牵引使周围软组织紧张，断端间隙增大后，软组织嵌入即可解除；如果仍未解除，就可用回旋手法使之解除，操作时可根据骨擦音的有无、强弱来判断断面是否接触。

使用此手法时应注意：①回旋时，两骨应相互贴紧，不可幅度太大，以免损伤周围血管、神经。②回旋应按原来骨折移位的反方向进行，在回旋时如阻力较大，应及时改变方向。③使用此手法时，应适当减轻牵引力，使骨折周围软组织稍松弛，以减小回旋时的阻力。

（7）端挤提按　用来矫正侧方移位的骨折。当骨折重叠、旋转、成角畸形矫正后，侧方移位就成为骨折的主要畸形。根据骨折远端移位的方向，可分为内、外侧移位和前、后侧移位，端挤法用于纠正内外侧移位，提按法用于纠正前后侧移位。操作时，端挤是以两手掌或拇指分别按压在骨折远端和近端，按骨折移位的相反方向做横向夹挤，使其复位（图4-33）；提按是以两拇指按压突起的骨端，同时其余四指环扣陷下的骨端上提，即可纠正前后侧移位，即所谓"陷者复起，突者复平"（图4-34）。

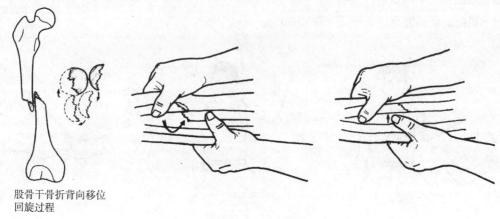

股骨干骨折背向移位
回旋过程

图4-32　反向回旋

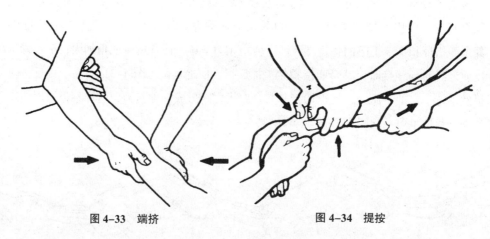

图4-33　端挤 　　　　　　　　　图4-34　提按

（8）夹挤分骨　用于矫正并列部位的多骨或双骨折移位。如尺桡骨、掌骨及胫腓骨、跖骨骨折，这些部位骨折由于受到骨间膜的牵拉致使骨间隙狭窄，因成角移位或侧方移位而使骨折端相互靠拢。操作时，在牵引的基础上术者用两拇指和食、中、环三指分别在骨折部的前后面或掌背侧对向夹挤骨间隙，使骨间膜张开，骨折断端承受分力向两侧分开，成角及侧方移位随即纠正。由于骨间膜的张力，而使骨折断端更加稳定，此时并列的双骨折就会像单骨折一样容易复位。此外，骨间膜拉紧后，旋转移位同时纠正（图4-35）。

（9）摇摆纵压　用于检查横形或锯齿形骨折经整复后的复位效果。横断或锯齿形骨折断端之间经整复后可能仍有间隙，此手法可使骨折面紧密接触，有利于骨折复位后的稳定。操作时可由术者用双手固定骨折部，让助手在拔伸牵引下，沿骨干纵轴方向挤压或左右、上下方向摇摆晃动骨折远端，一般摇摆幅度在10°～30°以内为宜。横断骨折发生在干骺端松、

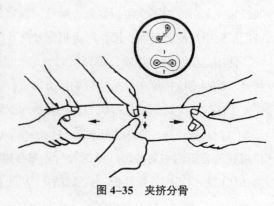

图4-35　夹挤分骨

密质骨交界处时，骨折整复固定后可用
一手固定骨折部的夹板，另一手轻轻叩
击骨折远端，使骨折断面紧密嵌插，整
复可更加稳定（图4-36）。

（10）顺骨捋筋 用于骨折整复后理
顺软组织的手法。"伤骨必伤筋"，骨折
周围部分肌肉和肌腱的移位、歪曲、反
折，在整复骨折后仍有部分不能完全纠
正。此时，施以轻柔的顺骨捋筋手法，

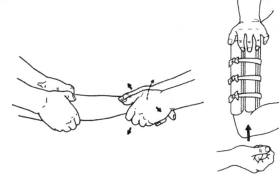

图4-36 摇摆纵压

用拇指及食、中指沿骨干周围上下轻轻推理数次，使骨折周围扭转曲折的
肌肉、肌腱等软组织归位并舒展条顺（图4-37）。

以上十大基本正骨手法，可根据骨折不同的部位、类型和移位等情况
选择使用。

（三）上髃手法

上髃手法是指整复关节脱位的手法。关节脱位又称"脱臼""脱
骱""出髎"。因此，整复关节脱位的手法亦称"上髃""上髎"。中医上髃
手法历史久远，丰富多彩。晋·葛洪著《肘后备急方》在世界上最早记载
了下颌关节脱位口腔内整复的方法："令人两手牵其颐已，暂推之，急出大
指，或咋伤也。"唐·蔺道人所创手牵足蹬法、椅背复位法等至今仍为临
床所用。

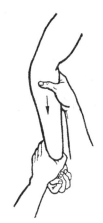

图4-37 顺骨捋筋

1. 上髃手法的使用原则

上髃手法总的使用原则与正骨手法相一致，但亦有所不同。上髃手
法使用时，应根据各关节的不同结构、骨端脱出的方向和位置，灵活地选用各种手法，本着欲合先离、原路返回的原
则，利用杠杆原理，将脱位的骨端轻巧地通过关节囊破口返回原来的位置。清·胡廷光在《伤
科汇纂·上髎歌诀》中说："上髎不与接骨同，全凭手法及身功，宜轻宜重为高手，兼吓兼骗
是上工，法使骤然人不觉，患如知也骨已拢。"突出强调了拔伸牵引力量与手法灵巧的重要性。

2. 上髃手法的要求和适应证

上髃手法的要求和注意事项也和正骨手法相似。对急性外伤性脱位，应争取早期手法复
位。绝大多数关节脱位的患者都可以通过闭合手法复位而获得满意的效果，即使某些合并骨折
的脱位，在关节脱位整复后也会随之复位。对陈旧性脱位在两个月以内者，如无外伤性骨化性
肌炎、骨折、明显的骨质疏松等并发症，也可试行手法复位，或先行按摩推拿、持续牵引后再
行手法复位。

对于大关节的脱位，在麻醉下进行复位，可提高复位的效率和减少患者的痛苦。

3. 常用上髃手法

下述基本上髃手法可根据脱位的部位、类型、程度以及方向，分别或综合选择使用。

（1）手摸心会 在阅读X光照片后，用手仔细触摸脱位部位，进一步辨明脱位的程度、
方向和位置，了解局部软组织的张力，做到心中有数。

（2）拔伸牵引 操作时助手固定脱位关节的近端，术者握住伤肢的远端做对抗牵引，牵引

的方向和力量要根据脱位的部位、类型、方向、程度以及患肢肌肉丰厚和紧张程度而定。必要时可用布带协助牵引，也可采用手拉足蹬同时进行。

（3）屈伸收展　在适当的拔伸牵引下，若能根据脱位的部位、类型，使用屈曲、伸直、内收、外展等手法，缓解某部肌肉和关节囊的紧张，就可促使脱位的骨端循原路返回而复位。屈伸收展手法可联合应用，亦可单独运用，或联合旋转回绕手法。如肘关节脱位，复位时在牵引下，只需采用屈肘手法，脱位即可整复；又如髋关节后脱位，复位时应在屈髋屈膝位牵引患肢，然后内收、屈曲大腿，再外展、外旋、伸直患肢，需联合运用屈伸收展、旋转回绕手法。

（4）端提挤按　是指在拔伸牵引的配合下采用端提挤按的手法，将脱出的骨端推送至原来的位置。如肩关节脱位时，在助手的牵引配合下，术者两拇指挤按肩峰，其余四指端提肱骨头入臼即可复位。

（5）摇晃松解　是用于陈旧性脱位的手法。对陈旧性脱位，因关节囊及关节周围软组织粘连挛缩，手法复位应在适当的麻醉下持续牵引，反复旋转摇晃脱位关节，然后再进行受伤关节的屈伸、收展等被动活动。活动范围由小至大，力度由轻至重，动作缓慢而稳健，直至脱位关节周围软组织的粘连得以充分松解。这是整复陈旧性脱位的关键步骤。

（6）手拉足蹬　是用于肩关节脱位及髋关节前脱位的单人操作的整复方法。以左肩关节脱位为例：患者仰卧床上，术者立于患者的左侧，双手握住腕部，用左足蹬于腋下，足蹬手拉，顺势缓慢用力拔伸牵引，然后外展牵引，足跟轻轻用力向外顶住肱骨头的同时，在牵引下使患肢外旋、内收，术者手足并施，即可复位（图4-38）。

（7）手拉杠抬　是用于难以整复的肩关节脱位的一种手法。可采用一长1m，直径为4～5cm的圆木棒，中间裹以棉垫，置于伤侧腋窝，两助手上抬，同时术者双手握住腕部，并外展40°向下徐徐用力拔伸牵引，解除肌肉痉挛，使肱骨头摆脱盂下的阻挡，则容易复位。

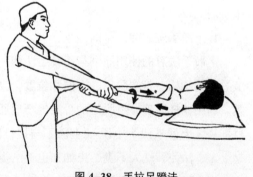

图4-38　手拉足蹬法

（8）理顺筋络　当脱位整复成功后，要施以轻柔的理筋手法，理顺筋络，并向关节稳定的方向做适当的被动活动，以达到解剖复位。

（四）通络手法

通络手法，是指在伤处之外的穴位、经络进行按摩的手法，旨在疏通经气、调和气血、平衡阴阳，从而达到内外兼治的目的。具体的操作，多根据脏腑经络和气血辨证，采用点穴、推穴、揉按、拍打等手法，按一定的顺序进行操作。用于外伤骨折、筋伤，以及内伤之疾病。

二、牵引

牵引，是从手法的拔伸而来。这里讲的牵引，指通过牵引装置进行的持续牵引，是利用沿肢体纵轴的牵引力，对抗肌肉的张力和痉挛，预防和矫正软组织挛缩以及骨与关节的畸形，辅助治疗骨折、脱位和筋伤的一种方法。

（一）牵引的临床应用

1.急救时用牵引，可缓解肢体骨折移位，并使之相对稳定，保护肢体，缓急止痛，并便于转运。

2.治疗骨折时的牵引，可以帮助整复骨折，并维持骨折的对位。如不稳定性的骨折，手法复位不易成功，复位后不易维持对位；或伤后肿胀严重，危及循环，不宜立即手法整复，也不宜石膏或夹板固定者，常应用牵引治疗。治疗关节脱位时，一般用于缓慢复位并维持复位后的位置。如髋关节后脱位并髋臼骨折，往往先进行持续牵引，进行关节和骨折块的复位，如果复位满意，可持续牵引至骨折愈合，也可以先牵引复位之后，再手术内固定以缩短卧床时间。

3.颈椎的骨折脱位，常用颅骨牵引进行复位和维持相对稳定。

4.对于感染性骨与关节疾病，牵引具有相对的固定作用，使之充分休息，防止感染扩散，并避免发生关节挛缩畸形或病理性骨折。

5.牵引常用于纠正关节畸形。

6.牵引常用于术前准备和术后处理。在骨折、脱位切开复位或某些矫形手术之前，牵引可以松解粘连，消除肌肉痉挛，纠正肢体短缩，改善挛缩畸形，有助于手术的成功；骨科手术后，为维持对位的稳定性，或有利于护理和功能恢复等，均可根据需要配合牵引治疗。

7.治疗慢性筋骨病。如颈椎病常用枕颌带牵引；腰椎间盘突出症常用骨盆牵引等。

（二）牵引的种类

在治疗骨折脱位方面，有皮肤牵引、牵引带牵引、骨牵引。在治疗慢性筋骨病时，有枕颌带牵引和其他专用的牵引装置。

1.皮肤牵引

是指用医用胶布条粘贴于伤肢皮肤上，利用扩张板（方形木板），通过滑车连接牵引重锤，对皮肤产生牵引拉力，从而对患肢进行牵引的方法。

（1）适应证 需要持续牵引，但又不需要强力牵引的骨折，或不适于骨骼牵引、布带牵引的病例。主要用于小儿下肢骨折。

（2）禁忌证 皮肤牵引的牵引力通过皮肤的张力，有较大的局限性。主要禁忌证：①皮肤对胶布过敏者；②皮肤有损伤或炎症者；③肢体有血管病变者，如静脉曲张、慢性溃疡、血管硬化及栓塞等；④骨折严重错位需要重力牵引才能矫正畸形者。

（3）操作方法

1）术前准备

①皮肤准备：在牵引部位剃毛、洗净、擦干，以免影响胶布的黏合力，并用酒精消毒。

②材料准备：备宽的医用卷胶布，按照被牵引肢体周径约1/3左右的宽度剪取适当长度，其长度应根据骨折平面而定，即骨折线以下肢体长度与扩张板长度两倍之和（为绕过足底贴在扩张板上和留出空隙的长度），在胶布的中段贴上扩张板，并将胶布末端按两等分撕成叉状，其长度约为10cm。扩张板的宽度约较内外踝稍宽，中间有一圆孔，并穿入牵引绳于板之内侧面打结，防止牵引绳滑脱。

③其他用品：复方苯甲酸酊1瓶，绷带数卷，牵引支架1个，牵引重锤若干。复方苯甲酸酊可增加皮肤黏性并可防止皮肤发生水疱。

2）操作步骤：在伤肢两侧皮肤上涂一层复方苯甲酸酊，在骨突起处放置纱布，不使胶布直接接触该处，先持胶布较长的一端平整地贴于大腿或小腿外侧，并使扩张板与足底保持两横指的距离，然后将胶布的另一端贴于内侧，注意两端长度相一致，以保证扩张板处于水平位置；胶布外面自上而下地用绷带缠绕。将胶布平整地固定于肢体上，勿过紧以防影响血液循环；将肢体置于牵引架上，根据骨折对位要求调整滑车的位置及牵引方向（图 4-39）。牵引重量根据患者年龄、体重和骨折类型、移位程度及肌肉丰厚情况而定，但一般不能超过 3kg。腘窝和跟腱处应垫以棉垫，勿使悬空。

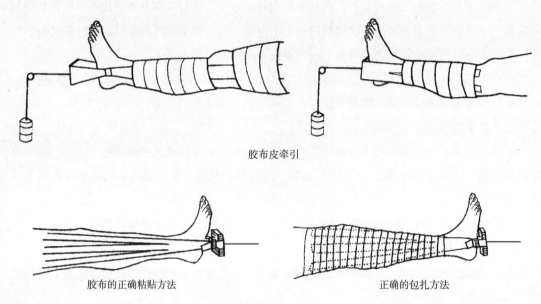

胶布皮牵引

胶布的正确粘贴方法　　　　　　　　　正确的包扎方法

胶布皮牵引的粘贴及包扎方法

图 4-39　皮肤牵引

（4）注意事项

①注意牵引重量是否合适，太轻不起作用，过重则易伤及皮肤或起水疱，影响继续牵引。其对患肢无侵入性损伤，无穿针感染之危险，但皮肤本身所承受力量有限，只能适当用轻重量（少于 3kg）牵引。

②牵引时间一般为 2 ~ 3 周，时间过长，因皮肤上皮脱落影响胶布黏着力，如需继续牵引应更换新胶布维持牵引。

③牵引期间应定时检查伤肢长度及牵引的胶布粘贴情况，及时调整重量和体位，防止过度牵引。

④注意有无皮炎发生，小儿皮肤柔嫩，对胶布反应较大，若有不良反应，应及时停止牵引；注意检查患肢末梢血运及足趾（指）感觉活动情况。

2. 骨牵引

将骨圆针或牵引钳穿入骨骼内，通过牵引装置，使牵引力直接作用于骨骼进行牵引，称为骨牵引。在四肢骨折脱位中常用，穿针部位在骨折的远端，或者穿在骨折处的关节远端，如股骨干骨折，牵引针穿在胫骨近端。如为颈椎骨折脱位，则牵引钳固定于颅骨外板上。牵引力直接作用于骨骼（或通过关节再传导于骨骼），而到达损伤部位，起到复位和固定的作用，可以承受较大的牵引重量。

（1）适应证　骨牵引多用于肌肉发达的成年人和需要较长时间或较大重量牵引的病例。

临床上常用于：①成人肌力较强部位的骨折，尤其是不稳定性骨折、开放性骨折、骨盆骨折、髋臼骨折及髋关节中心性脱位等；②颈椎骨折与脱位；③学龄前儿童股骨干不稳定性骨折，如需要骨牵引，骨圆针的进针处应避开骨骺，以免影响骨的生长发育；④皮肤牵引无法实施的短小管状骨骨折，如掌骨、指（趾）骨骨折；⑤某些手术前准备，如关节挛缩畸形矫形术前准备等。

（2）禁忌证 牵引处有感染或开放性伤口，创伤污染严重者不宜做骨牵引。

（3）常用牵引与操作方法

1）颅骨牵引

①适应证：用于颈椎骨折脱位，尤其是合并有颈髓损伤者。

②操作方法

头部备皮：剃光头发，用肥皂水洗净，擦干。患者仰卧，头下枕一沙袋。

牵引点定位：用甲紫在两侧乳突之间画一条冠状线，再沿鼻尖到枕外粗隆画一条矢状线。将颅骨牵引弓的交叉部支点对准两线的交点，两端钩尖放在横线上，充分撑开牵引弓，钩尖所在横线上的落点即为进针点。另一方法是由两侧眉外端向颅顶画两条平行的矢状线，两线与上述冠状线相交的两点，即为进针点（图4-40①）。

牵引方法：以甲紫标记两进针点。常规消毒，铺无菌巾，局部麻醉后，用尖刀在两点处各作一长约1cm小横切口，深达骨膜，止血，用带安全隔板的钻头在颅骨表面斜向内侧约45°角，以手摇钻钻穿颅骨外板（成人约4mm，儿童为3mm）。注意防止穿过颅骨内板伤及脑组织。然后将牵引弓两钉齿插入骨孔内，拧紧牵引弓螺丝钮，使牵引弓钉齿固定牢固，缝合切口并用酒精纱布覆盖伤口。牵引弓系牵引绳并通过滑车，抬高床头20cm左右作为对抗牵引（图4-40②）。

牵引重量：一般第1~2颈椎用4kg，以后每下一椎体增加1kg。复位后其维持重量一般为3~4kg。为了防止牵引弓滑脱，于牵引后第1、第2天内，每天将牵引弓的螺丝加紧一扣。

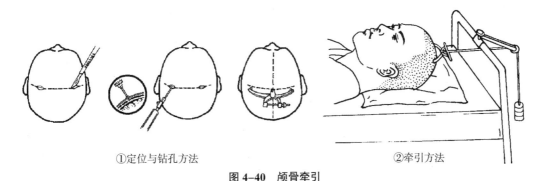

①定位与钻孔方法　　　　②牵引方法

图4-40 颅骨牵引

2）尺骨鹰嘴牵引

①适应证：用于肱骨外科颈、肱骨干、肱骨髁上及髁间粉碎性骨折，移位和局部肿胀严重，不能立即复位固定者，也可用于陈旧性肩关节脱位拟进行手法复位者。

②操作方法

穿针部位：自尺骨鹰嘴尖端向远端2cm处作一尺骨背侧缘的垂直线，再在尺骨背侧缘的两侧各2cm处，画两条与尺骨背侧缘平行的直线，三条直线相交的两点即为牵引针的进出针点。

牵引方法：定位后用甲紫做好标记。患者仰卧位，助手将患者伤肢提起，屈肘90°，前臂中立位。常规皮肤消毒、铺巾，局麻生效后，术者将固定在手摇钻上的骨圆针从内侧标记点刺入皮肤至骨，转动手摇钻将骨圆针穿过尺骨鹰嘴，从外侧标记点穿出。穿针时应始终保持针与尺骨干垂直，不能钻入关节腔或损伤尺神经，以免造成不良后果。穿好针后去除手摇钻，使牵引针两端外露部分等长，安装牵引弓并拧紧固定以免滑脱，针眼部用酒精纱布保护，针之两端用青霉素瓶套入，连接牵引绳及牵引装置，沿上臂纵轴线方向进行牵引，同时将伤肢前臂用布带吊起，保持肘关节屈曲90°（图4-41）。

牵引重量：一般牵引重量为2～5kg。

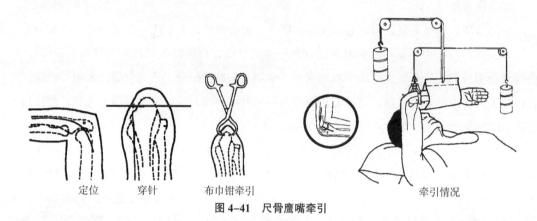

定位　穿针　布巾钳牵引　牵引情况

图4-41　尺骨鹰嘴牵引

3）股骨髁上牵引

①适应证：用于股骨干骨折、粗隆间骨折、髋关节中心性脱位、骶髂关节脱位、骨盆骨折向上移位、髋关节挛缩畸形手术前需要松解粘连者；也可用于胫骨结节牵引的替代牵引。

②操作方法

穿针部位：膝伸直位，自髌骨上缘作一与股骨干垂直的横线，再沿腓骨小头前缘与股骨内髁隆起最高点各作一条与髌骨上缘横线相交的垂直线，相交的两点即为克氏针的进出针点，同时以甲紫做好标记点。也可以内收肌结节上方2cm处作为进针点。

牵引方法：患者仰卧位，伤肢置于布朗架上，使膝关节屈曲40°，常规消毒铺巾，局部麻醉后，以克氏针在大腿内侧标记点穿入皮肤，直达骨质，掌握骨钻进针方向，徐徐转动手摇钻，当穿过对侧骨皮质时，以手指压迫针眼处周围皮肤，穿出钢针，使两侧钢针相等，酒精纱布覆盖针孔，安装牵引弓，进行牵引（图4-42）。穿针的方向应呈水平位与股骨干纵轴垂直，否则钢针两侧负重不平衡，易造成骨折断端成角畸形。

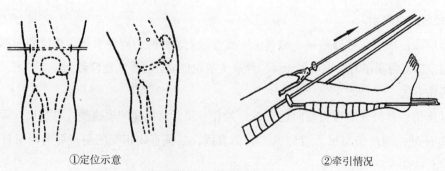

①定位示意　②牵引情况

图4-42　股骨髁上牵引

牵引重量：股骨髁上牵引的重量应根据患者的体重和损伤情况决定，如骨盆骨折、股骨骨折和髋关节脱位的牵引重量，成人一般为体重的 1/8 ~ 1/6，年老体弱者为体重的 1/9，维持牵引的重量为体重的 1/10。牵引时，应将床脚抬高 20cm 左右，以作为对抗牵引。

4）胫骨结节牵引

①适应证：用于股骨干骨折、伸直型股骨髁上骨折、髋关节中心性脱位及陈旧性髋关节脱位等。临床上胫骨结节牵引较股骨髁上牵引常用。

②操作方法

牵引部位：自胫骨结节向下 2cm，画一条与胫骨结节纵轴垂直的横线，在纵轴两侧各 3cm 左右处，画两条与纵轴平行的纵线，与横线相交的两点，即为克氏针进出针点，同时做好标记点。也可以胫骨结节最高点向下 2cm 再向后 2cm 处外侧作为进针点。

牵引方法：患者仰卧位，将伤肢置于布朗架上。常规消毒，铺无菌巾，局部浸润麻醉后，助手牵引踝部维持固定，以防止继发损伤和减少患者痛苦。将克氏针自标记点从外向内刺入皮肤，直达骨质，摇动手摇钻穿透骨质，自内侧标记点处穿出。钢针穿出皮肤后，使针之两端等长后，酒精纱布保护针孔，安装牵引弓，连结牵引装置（图 4-43）。

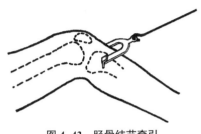

图 4-43　胫骨结节牵引

牵引重量：成人一般为体重的 1/10 ~ 1/8，维持重量为 3 ~ 5kg。

5）跟骨牵引

①适应证：用于胫腓骨不稳定性骨折、踝部粉碎性骨折、跟骨向后上方移位的骨折等。也可用于髋关节、膝关节轻度挛缩畸形的早期治疗。

②操作方法

牵引部位：自内踝尖到足跟后下方连线中点，或自内踝尖垂直向下 3cm，再水平向后 3cm，即为内侧进针点。

牵引方法：将伤肢置于牵引架上，在小腿下方垫一沙袋使足跟抬高，助手一手握住前足，一手握住小腿下段，维持踝关节中立位。常规消毒足跟周围皮肤，局麻后，用手摇钻或骨锤将克氏针自内侧标记点刺入，直达骨骼，使针贯穿跟骨至对侧皮外，酒精纱布覆盖针孔，安装牵引弓，进行牵引即可（图 4-44）。牵引针用骨圆针，穿针时应注意针的方向，胫腓骨干骨折时，针与踝关节面呈倾斜 15°，即针的内侧进口处低，外侧出口处高，有利于恢复胫骨向内的正常生理弧度。

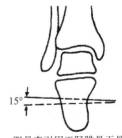

跟骨牵引用于胫腓骨干骨折时，穿针方向应与踝关节平面呈15°左右的角，即内侧低、外侧高

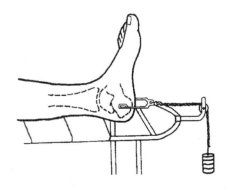

图 4-44　跟骨牵引

牵引重量：跟骨牵引重量一般为 4~6kg，维持重量为 2kg。

6）肋骨牵引   用于多根多段肋骨骨折造成浮动胸壁，出现反常呼吸时。患者仰卧位，常规消毒铺巾，选择浮动胸壁中央的一根肋骨。局部浸润麻醉后，用无菌巾钳将肋骨夹住，钳子的另一端系于牵引绳，进行滑动牵引（图 4–45）。牵引重量一般为 2~3kg。

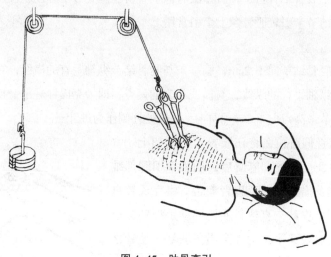

图 4–45   肋骨牵引

（4）注意事项

①经常检查牵引针处有无不适，如皮肤绷得过紧，可适当切开少许减张，穿针处如有感染，应设法使之引流通畅，保持皮肤干燥，感染严重时应拔出钢针改换牵引位置。

②牵引重量应根据患者的年龄、体质、肌肉发达情况以及骨折的部位、类型、移位程度，并结合 X 线等来确定和调整。切勿过重，一旦复位或肢体肿胀消退后，应酌情减轻牵引重量，防止过度牵引。

③牵引开始数日，应透视骨折端对位矫正情况，及时调整体位或加小夹板等矫正。

④骨牵引治疗骨折，牵引时间一般为 4~8 周，以临床愈合为准。

⑤牵引过程中应本着动静结合、筋骨并重的原则，鼓励伤员进行功能锻炼，防止伤肢及未牵引肢体发生失用性肌肉萎缩、关节僵硬等。

⑥每日检查牵引装置 1~2 次，保持牵引绳与肢体长轴方向一致。注意牵引绳有无断裂，在牵引装置上滑动有无障碍，骨圆针是否松动，伤肢血运是否正常。如发现问题，及时处理。

3. 牵引带牵引

这类牵引是利用牵引带系于患者肢体某一部位，再用牵引绳通过滑轮连接牵引带和重量进行牵引的方法。临床上对骨折和脱位有一定的复位固定作用；还可用于缓解和治疗筋伤的痉挛、挛缩和疼痛。根据病变部位的不同，常用的有以下几种牵引方法：

（1）颌枕带牵引

利用枕颌带系于颌下与枕部，连接牵引装置牵引颈椎的一种方法。其目的是利用牵引维持固定，头颈于休息位，使颈椎间隙压力减低，缓解肌肉痉挛，恢复颈椎的动静态平衡，促使神经根水肿吸收等，从而缓解症状，达到治疗目的。

1）适应证   用于轻度脊髓损伤的颈椎骨折或脱位、颈椎病、颈椎间盘突出症的治疗。

2）牵引方法

①坐位牵引：每日 1~2 次，每次 20~30 分钟，间接牵引，重量为 5~10kg。根据患者的具体情况，可增加到 12kg 左右（图 4-46）。

②卧床持续牵引：患者仰卧位，牵引重量一般为 3~8kg。

3）注意事项

坐位牵引时，应选择高低合适的座椅，坐垫松软并带有靠背，务必保持端坐体位。卧位牵引时，应选择合适的床铺，便于连接牵引装置。牵引角度是牵引治疗的关键因素之一。一般对颈型、神经根型颈椎病患者进行牵引时，头颈宜前屈 15°~30°位；椎动脉型颈椎病患者宜采用垂直或略前屈牵引；无关节交锁的颈椎骨折，多采

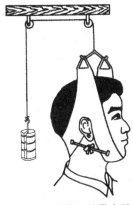

图 4-46　坐位颌枕带牵引

用头颈略后伸的卧位牵引；伸直型颈椎骨折多采用卧位牵引。开始牵引时，有少数患者出现头痛、恶心、颈部不适等不良反应时，通过调整枕颌带的位置，减轻重量、调整牵引角度多能缓解。牵引重量要根据病变节段、颈部的粗细、牵引角度等因素调节，最终不引起患者明显不适为参照，力量过小不能起效果，过大则可能引起损伤。持续牵引期间需休息，每 20 分钟左右要暂时解开，按摩下颌部，张嘴活动下颌关节，以减少皮肤压疮和下颌关节损伤，同时也缓解颈部肌肉的牵引力。

脊髓型颈椎病不合适牵引治疗。

（2）骨盆悬吊牵引

利用骨盆悬吊兜将臀部抬离床面，利用体重使悬吊兜侧面拉紧向骨盆产生挤压力，对骨盆骨折和耻骨联合分离进行整复固定的方法。

1）适应证　用于骨盆环骨折分离、耻骨联合分离、髂骨翼骨折向外移位以及骶髂关节分离等。

2）操作方法

患者仰卧位，以长方形厚布制成的骨盆悬吊布兜，其两端各穿一木棍，用布兜托住骨盆，以牵引绳分别系住横棍的两端，通过滑轮进行牵引（图 4-47）。牵引重量能使臀部稍离开床面即可。牵引时间为 4~6 周。

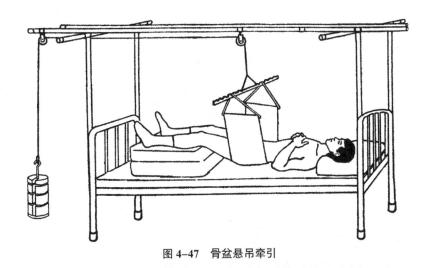

图 4-47　骨盆悬吊牵引

3）注意事项

牵引时两横木棍尽可能向中央收紧，以增加对骨盆两侧的挤压力，既可稳定骨折减少疼痛，又便于护理，同时患者感觉舒适。有骨盆环断裂的骨折，必要时同时进行两下肢的骨牵引，经4～6周悬吊牵引后可改为骨盆弹力夹板或石膏短裤固定，一般需要7～8周才能扶拐下地活动。

（3）骨盆牵引带牵引

是让患者仰卧于骨盆牵引床上，用束带分别捆绑于胸部和骨盆部，在束带上连接一定的重量或施加一定的力量进行牵引的方法。目前，电脑程控骨盆牵引床已经得到普遍应用。

1）适应证　用于腰椎间盘突出症、腰椎小关节紊乱症、急性腰扭伤以及慢性腰肌劳损等症。

2）操作方法

①持续牵引：是用骨盆牵引带包托于骨盆，两侧各系一条牵引带，每侧重量均等，约为10kg，床脚抬高20～25cm，便于对抗牵引（图4-48）。并结合加强腰背肌功能锻炼，使腰腿痛的症状逐渐消退。

②间断牵引：利用机械进行大重量牵引，即用固定带将两侧腋部向上固定，做对抗牵引，另用骨盆牵引带包托进行牵引，每天牵引1次，每次牵引20～30分钟。牵引重量先从体重的1/3开始，逐渐加重，可使腰腿痛症状逐渐减轻。

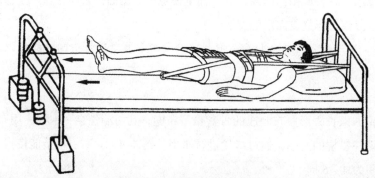

图4-48　骨盆牵引带牵引

3）注意事项　对腰椎不稳定者不宜用较大重量牵引，以免加重症状。患者若在牵引中出现症状加重，或胸闷不适者，应调整牵引的重量、体位以及牵引带的松紧。部分患者可采取双小腿用枕垫高，或屈膝60°～90°，更能有效地松弛腰背肌，使腰椎间隙后缘加宽，有利于减轻神经根刺激症状。经骨盆牵引后，疼痛减轻，应配合积极的腰背肌功能锻炼。合并腰椎椎管狭窄的患者禁用牵引。

三、固定

固定是治疗损伤的重要措施之一。其主要目的是维持损伤整复后的良好位置，防止骨折和脱位整复后再移位，保证损伤组织正常愈合和修复。对于脊柱的骨折还需要固定来保护脊髓。现代骨伤科临床固定技术在材料和方法等方面有了长足的发展，目前常用的固定方法有外固定与内固定两大类。外固定除牵引技术外，还有夹板、石膏、绷带和外固定架等；内固定有各种接骨钢板、螺钉、髓内针、椎弓根钉系统等。

（一）固定的作用

治疗不同类型的疾病，所需的固定不一样。不同的固定，固定的强度有差异，所起的作用也有所差别。总而言之，固定在以下几方面起作用。

1.创伤后外固定，可相对维持损伤组织整复后的位置，减少进一步的伤损。如脊柱损伤，在急救现场就需要临床的外固定，以保护伤处，同时保护可能出现的脊髓损伤。

2.治疗骨折用有外固定和内固定。小平板、石膏、外固定支架等外固定，用于维持骨折的位置，以利于骨折愈合。内固定则维持位置更可靠。

3.治疗关节脱位时，复位时有时需要外固定，以减少再脱位，并保持关节囊等组织的修复。

4.颈椎间盘症或颈椎病，常用颈围短时间相对固定头颈部，以减少活动，或解痉止痛。

5.脊柱骨折脱位，伴有脊髓神经损伤者，一般需要内固定，除维持脊柱的形态有利于骨折愈合外，更重要的是减少脊髓伤的再损伤，为其修复提供稳定的外部环境。

（二）固定的分类

目前，临床上常用的固定分外固定和内固定两大类。外固定包括夹板固定、石膏固定和外固定支架固定；内固定包括切开复位内固定和闭合复位内固定。

1.夹板固定

骨折复位后选用不同的材料，如柳木板、竹板、杉树皮、纸板等，根据肢体的形态加以塑形，制成适用于各部位的夹板，并用扎带系缚，以固定垫配合保持复位后的位置，这种固定方法称为夹板固定。

（1）材料与性能

1）夹板 是根据伤肢的部位、长度及外形，做成的不同规格及塑形的薄板（图4-49），是外固定的主要用具。夹板的性能要具备：①可塑性，根据肢体外形可塑形，以适应肢体生理性弯曲和弧度；②韧性，要有足够的支持力，能承受肢体的张力而不变形、不折断；③弹性，能适应肢体肌肉收缩和舒张时所产生的压力变化，保持持续固定复位作用；④吸附性和通透性，有利于肢体表面散热，避免发生皮炎和毛囊炎；⑤X线穿透性，能被X线穿透，便于及时检查。

2）压垫 又叫固定垫，可使夹板的固定力集中放大，产生压力或杠杆力，作用于骨折断端可起到固定和复位作用。一般安放在夹板与皮肤之间。其形状、厚薄、大小应根据骨折的部位、类型、移位情况而定。其形状必须与肢体外形相吻合，以维持压力平衡。压垫的放置必须准确，否则会起相反作用，加大骨折端移位。压垫必须质地柔软，有一定的弹性和韧性，能吸水，可散热，对皮肤无刺激。可用绷带、棉絮或毛毡等材料制作。常用的压垫有以下几种（图4-50）：

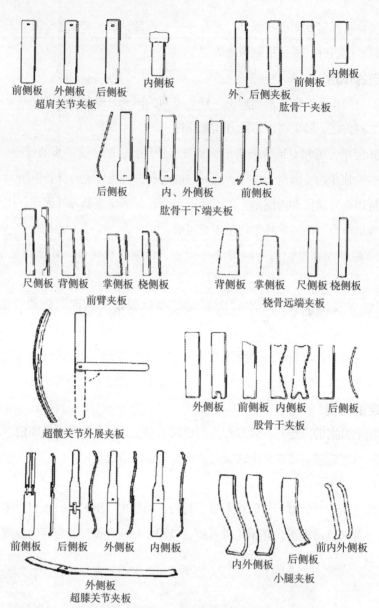

前侧板　外侧板　后侧板　内侧板
超肩关节夹板

外、后侧夹板　前侧板　内侧板
肱骨干夹板

后侧板　内、外侧板　前侧板
肱骨干下端夹板

尺侧板　背侧板　掌侧板　桡侧板
前臂夹板

背侧板　掌侧板　尺侧板　桡侧板
桡骨远端夹板

超髋关节外展夹板

外侧板　前侧板　内侧板　后侧板
股骨干夹板

前侧板　后侧板　外侧板　内侧板

外侧板
超膝关节夹板

内外侧板　后侧板　前内外侧板
小腿夹板

图 4-49　各种类型及形状的夹板

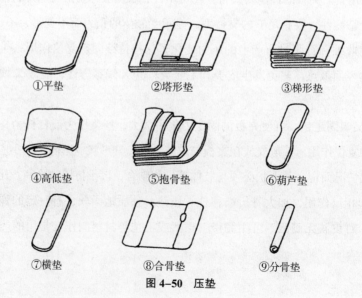

①平垫　　②塔形垫　　③梯形垫

④高低垫　　⑤抱骨垫　　⑥葫芦垫

⑦横垫　　⑧合骨垫　　⑨分骨垫

图 4-50　压垫

①平垫：适用于肢体平坦部位，多用于四肢骨干骨折。呈方形或长方形，其宽度可稍宽于该侧夹板，以增加与肢体的接触面；其长度根据部位而定，一般 4 ~ 8cm；其厚度根据局部软组织厚薄而定，约为 1.5 ~ 4cm。

②塔形垫：适用于肢体关节凹陷处，如肘、踝关节处。中间厚、两头薄，状如塔形。

③梯形垫：适用于肢体斜坡处，如肘后、足踝部。一边厚、一边薄，状如阶梯。

④高低垫：适用于锁骨骨折或复位后固定不稳的尺桡骨骨折。一头厚，一头薄。

⑤抱骨垫：适用于髌骨骨折。可用毛毡剪成半月状压垫。

⑥葫芦垫：适用于桡骨头骨折与脱位。两头大、中间小，状如葫芦。

⑦横垫：适用于桡骨远端骨折，一般为长约 6 ~ 7cm，宽 1.5 ~ 2cm，厚约 0.3 ~ 0.5cm 的长条形厚薄一致的压垫。

⑧合骨垫：适用于下尺桡关节分离。呈中间薄、两头厚的纸压垫。

⑨分骨垫：适用于尺桡骨骨折，掌、跖骨骨折。可以铅丝为中心，外用棉花或绷带卷成，形如烟卷状，置于两骨间隙的掌、背侧。

⑩大头垫：适用于肱骨外科颈骨折，可用棉垫或绒毡包扎于夹板的一头，做成蘑菇状的固定垫。

3）压垫的放置方法　应根据骨折的类型、移位情况决定，常用的有一垫、两垫、三垫固定法。

一垫固定法：直接压迫骨折片或骨折部位。多用于移位倾向较强的撕脱性骨折分离移位，或较大的骨折片，如肱骨内上髁骨折、外髁骨折（空心垫）、桡骨头脱位（葫芦垫）等（图4-51①）。

两垫固定法：适用于有侧方移位的骨折，骨折复位后，两垫分别置于两骨折端原有移位的一侧，以骨折线为界，两垫均不能超过骨折线，以防止骨折再发生侧方移位（图 4-51②）。

三垫固定法：适用于成角移位的骨折。骨折复位后，一垫置于骨折成角的角顶处骨折线上，另两垫分别置于靠近骨干两端的对侧，三垫形成杠杆力，以防止骨折再发生成角移位（图 4-51③）。

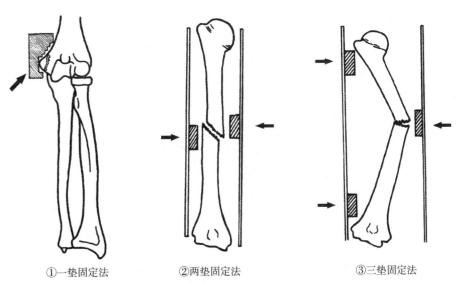

①一垫固定法　　　　②两垫固定法　　　　③三垫固定法

图 4-51　固定垫使用方法

NOTE

4）扎带　扎带的约束力是夹板外固定力的来源。取材绷带、布带等，要求布带结实，没有弹性，便于打结，不易松动。扎缚的方法是：上肢骨折扎3条扎带，下肢扎4条扎带，依次捆扎中间、远端、近端，缠绕两周后打活结扎在前侧或外侧夹板上。捆扎时其松紧度要适宜，捆扎后要求能提起扎带在夹板上下移动1cm。

（2）适应证与禁忌证

1）适应证　①四肢闭合性骨折经手法整复成功者。股骨干骨折因肌肉发达、收缩力大，需配合持续牵引。②关节内及近关节内骨折经手法整复成功者。③四肢开放性骨折，创面小或经处理闭合伤口者。④陈旧性四肢骨折运用手法整复者。

2）禁忌证　①较严重的开放性骨折。②难以整复的关节内骨折和难以固定的骨折，如髌骨、股骨颈、骨盆骨折等。③肿胀严重伴有水疱者。④伤肢远端脉搏微弱，末梢血运较差或伴有血管损伤者。

（3）固定方法

1）选用合适的夹板和压垫　夹板有不同的种类和型号，使用时，应根据骨折的部位、类型，按照患者肢体的长短、粗细，选用适合的夹板和压垫。

2）外敷药物　骨折复位后，两助手仍需把持肢体，以防骨折端再移位，术者将事先准备好的消肿止痛药膏敷在骨折部，外用绷带缠绕1～2圈，或以棉垫包裹患肢后用绷带缠绕固定，以防皮肤压伤，若皮肤有擦伤或已形成水疱，应在消毒后用消毒针头放空水疱，外敷消毒矾纱。

3）放置压垫　将做好的压垫准确地放在肢体的适当部位，用胶布固定在绷带外面。

4）安放夹板　根据各部骨折的具体要求，按照先前后、再两侧的顺序放置夹板。

5）捆绑扎带　最后术者用3～4条扎带按中间、远端、近端的顺序依次绕夹板外面缠绑2圈后扎紧，并检查松紧度。除简单包扎法外，临床常用续增包扎法，其优点是夹板不易移动，肢体受压均匀，固定较为牢靠。固定时放置固定垫后，先放置两块起主要作用的夹板，以绷带包扎两周，再放置其他夹板，亦用绷带包扎，最后绑缚扎带3～4条（图4-52）。

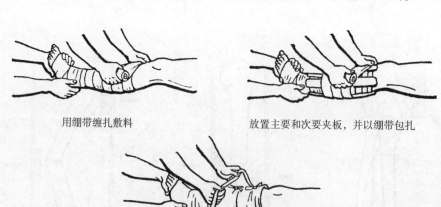

用绷带缠扎敷料　　　　　　　　放置主要和次要夹板，并以绷带包扎

绑缚扎带

图4-52　夹板续增包扎法

（4）固定形式　常用的有以下几种形式：

1）局部外固定　适用于四肢骨干骨折，如肱骨干骨折、桡尺骨干骨折、桡骨远端骨折、胫腓骨干骨折。

2）超关节夹板固定 适用于关节内或关节附近骨折，如肱骨外科颈骨折、肱骨髁上骨折、股骨髁上骨折、胫骨上端骨折、踝部骨折等。

3）持续骨牵引配合夹板固定 适用于骨折部软组织丰富、肌肉拉力强的股骨干骨折、不稳定的胫腓骨骨折等。

4）其他 活动夹板弹性抱膝带或抱膝环固定，适用于髌骨骨折；木板分骨垫固定，适用于掌、跖骨骨折；小竹片或小木板或铝板固定，适用于指、趾骨骨折等。

（5）夹板固定的注意事项

1）抬高患肢，以利肢体肿胀消退。

2）观察患肢的血运，特别在固定后 3 天内更应注意观察肢端皮肤色泽、温度、感觉、肿胀、动脉搏动及被动活动情况。如发现肢端肿胀、疼痛、发凉、麻木、活动障碍和脉搏减弱或消失等，应及时处理，不要误认为是骨折引起的疼痛，否则，肢体有发生缺血性肌挛缩，甚至坏疽的危险。

3）调整扎带的松紧度，一般在固定后 4 天内，因复位的继发性损伤、部分浅静脉回流受阻、局部损伤性反应等，夹板内压力有上升趋势，应将布带及时放松一些；以后随着肿胀消退，夹板内压力日趋下降，扎带会变松，应及时调整，保持 1cm 左右的正常移动度。两周后夹板内压力趋向平稳。

4）定期做 X 线检查，了解骨折是否再移位。特别在固定后 2 周内要勤于复查，如再发生移位，应及时重新复位和固定。

5）若在压垫骨突起处出现固定性疼痛时，应及时拆开夹板进行检查，以防止发生压迫性溃疡。

6）固定后及时指导患者进行正确的功能锻炼，并医嘱注意事项，取得患者的合作。

2. 石膏固定

石膏绷带是由俄国杰出的外科医师彼洛戈夫在 1851 年发明的，至今已有百余年的历史，至今仍是临床常用的外固定方法。有塑形好、固定可靠、便于护理、方便更换等特点。近代材料学的发展，出现了因冷热可变形高分子聚酯材料，用于骨折外伤的固定，因其比传统的石膏坚强、耐用、不怕水，可加热后调整形状，因而可以部分替代传统石膏应用，名之为"热塑石膏""聚酯石膏"等。在做腰围、胸围方面，比传统石膏有优势。而传统的石膏，用之得法则效果仍佳，简便而价廉，仍然被广泛使用。

（1）石膏绷带的应用

石膏绷带的用法，根据衬垫的多少，可分为有衬垫石膏和无衬垫石膏，无衬垫石膏，并非完全无衬垫，只是在骨突处放置衬垫（图 4-53），其他部位可不放，固定效果较好，多用于骨折早期手法复位后，估计伤肢不致发生严重肿胀者。

1）骨折与脱位的石膏固定，可作为紧急临时固定，防止增加新的损伤；用于复位后维持固定，

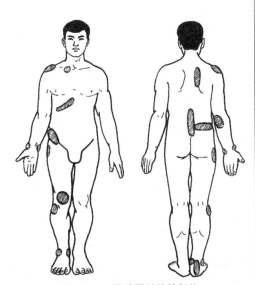

图 4-53 需放置衬垫的部位

防止再移位，保持稳定，促进愈合。

2）骨与关节结核的石膏固定，可使病变部位受力减轻，保持功能位，促进痊愈。

3）骨与关节炎症的石膏固定，可保护骨与关节，减轻炎症对关节的破坏。

4）矫形手术后，如截骨术，关节固定术，成形术，植骨术，肌腱、神经及血管吻合术，骨髓炎的病灶清除术等手术后采用，可承托伤肢在有利于修复和愈合的位置。

5）治疗某些骨病，需用石膏将肢体固定于某一体位，如小儿的先天性髋关节脱位用髋人字石膏固定；腰椎脆性骨折，用聚酯石膏固定等。

（2）常用石膏类型（图4-54）

1）石膏托　将石膏绷带按需要长度折叠成石膏条，即石膏托。一般上肢石膏托需用石膏绷带12～14层左右，下肢石膏托需用石膏绷带14～16层左右。石膏托的宽度一般以能包围肢体周径的2/3左右为宜。将做好的石膏条叠好放入水桶中，直至没有气泡，完全浸透，取出轻挤两端，放在石膏台上铺开抹平后，加衬垫置于伤肢的背侧或后侧，用湿绷带卷包缠两层固定，再继续用干绷带卷包缠即可。

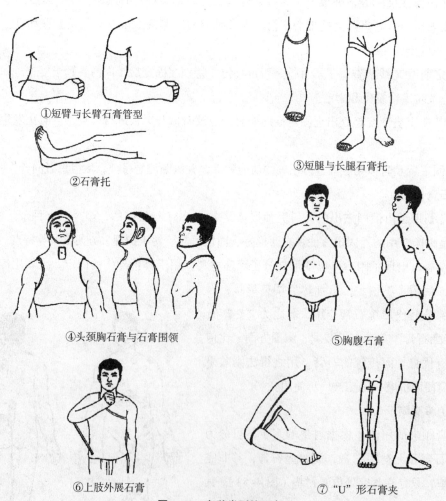

①短臂与长臂石膏管型

②石膏托

③短腿与长腿石膏托

④头颈胸石膏与石膏围领

⑤胸腹石膏

⑥上肢外展石膏

⑦"U"形石膏夹

图4-54　各种类型的石膏

2）石膏夹　按照做石膏托的方法制作石膏条，将两条石膏条带加衬垫分别置于被固定肢体骨的伸侧及屈侧，或者内侧和外侧，再用绷带继续包缠而成。

3）石膏管型　指用石膏绷带和石膏夹结合包缠固定肢体的方法，即在石膏夹板的基础上再用石膏绷带缠绕固定，使前后石膏条成为一个整体。适用于四肢不稳定性骨折整复后的固定等，常用的有前臂石膏管型、上肢石膏管型、小腿石膏管型和下肢石膏管型。

4）躯干石膏 指采用石膏条带与石膏绷带相结合包缠固定躯干的方法，常用的躯干石膏有头胸石膏、颈胸石膏、石膏围领、肩"人"字石膏、石膏背心、石膏围腰及髋"人"字石膏等。

5）其他类型 根据伤情或病情的需要，制成各种类型的石膏以达到外固定目的，如蛙式石膏、"U"形石膏等。

（3）固定方法

1）术前准备 石膏绷带浸泡水中约10～15分钟后即开始凝结，因此，术前应做好准备工作，以免延误时间，影响固定效果。

①材料准备：石膏台应收拾整齐干净，需用多少石膏绷带要预先估计好，拣出放在托盘内，用桶或盆盛40℃左右温水备用，其他用具如石膏剪、石膏刀、剪刀、衬垫、绷带、胶布及有色铅笔等准备齐全，在固定的地方排放整齐，以方便应用。

②患者肢体准备：将拟固定肢体用肥皂清洗干净，有伤口者应清洁换药，摆好伤肢关节功能位或特殊体位，并由专人扶持或置于石膏牵引架上。

③人员分工：石膏固定是一个集体操作过程，要有明确的分工，还要密切配合。大型石膏固定包扎要一人负责体位，一人制作石膏条并浸泡石膏，一至二人包缠及抹制石膏。一般包扎石膏人数的多少根据石膏固定部位的大小情况而定。

2）制作石膏条带 根据不同需要用石膏绷带来回反复折叠成不同长度、宽度和厚度的石膏条带，叠好后放入已准备好的温水中浸泡，待气泡冒净后取出，两手握住其两端，轻轻对挤，除去多余水分后，铺开抹平即可使用（图4-55）。

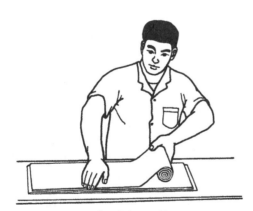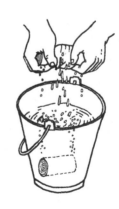

①石膏条的制作　　　　　　　　②石膏的浸泡及去水

图4-55 石膏条的制作及浸泡去水

3）制作石膏衬垫 石膏固定前应在石膏固定部位，根据需要制作相应的石膏衬垫或在骨骼隆起部、关节部垫以棉垫，以免影响血运或致皮肤受压坏死而形成压迫性溃疡。

4）石膏包扎手法 由于部位不同，一般于固定部位由上向下或由下向上缠绕，且以滚动方式进行，松紧要适度，每一圈石膏绷带应盖住前一圈绷带的1/2或1/3。由于肢体粗细不等，当需要向上或向下移动绷带时，要提起绷带的松弛部并向肢体的后方折叠（图4-56①），切不可翻转绷带（图4-56②）。操作要迅速、敏捷、准确，两手要互相配合，即用一手缠绕石膏绷带，另一手同时朝相反方向抹平（图4-56③）。然后将石膏绷带表面抹光滑平整，使每层石膏紧密贴合，以增强其坚固性。并按肢体的外形或骨折复位的要求加以塑形和修剪。因石膏易于成形，必须在成形前数分钟内完成。

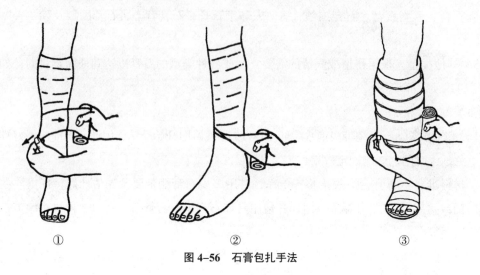

①　　　　　　　②　　　　　　　③

图4-56　石膏包扎手法

石膏包扎完毕在没有凝固以前，应由助手用手掌托扶患肢在功能位或特殊位置，切忌不能用手指托扶，否则会使初步凝固的石膏断裂，或在关节的屈侧产生皱折，引起皮肤压伤。最后用色笔在石膏显著位置标记诊断及日期。有创面者应将创面的位置标明，以备开窗。

（4）范围和时间　石膏固定的范围和时间，是根据其所治疗的病种和具体情况而定的。如临床固定，一般超关节活动仅在二周以内。如果是完全石膏固定骨折，则需固定至临床愈合以上，需6~8周，需超上下关节固定。有些固定仅是肌腱缝合后的固定以限制关节活动，固定范围和时间就相对小而短。具体的范围和时间，需参照各种损伤的具体内容，这里不做叙述。

（5）并发症

1）缺血性肌挛缩　石膏固定过紧，影响静脉回流和动脉供血，使肢体严重缺血，导致肌肉坏死、挛缩，甚至肢体坏疽。因神经受压和缺血可造成神经损伤，而发生肢体感觉和运动障碍。因而固定松紧应适当，术后应严密观察，及时处理。

2）压迫性溃疡　多因石膏凹凸不平或关节处塑形不良压迫所致。一般患者表现为持续性局部疼痛不适，以致石膏局部有臭味及分泌物，应及时开窗检查进行处理。

3）皮炎　石膏固定范围肢体的皮肤被长时间覆盖，或汗液浸渍，常引起皮炎。有些因瘙痒而抓破皮肤引起感染。

4）失用性萎缩、关节僵直　长时间的关节固定，必定引起关节不同程度的僵硬，并引起肌肉的萎缩。

5）卧床并发症　骨折后石膏固定的时间相对较长，常需要长时间在床上活动，可能引起长时间卧床带来的并发症，如老人的坠积性肺炎、尿道结石和感染、骨质疏松、肌肉萎缩等。

（6）注意事项

1）维持石膏固定的位置至石膏完全凝固。为了加速石膏的干固，可用电吹风或其他办法烘干。

2）在石膏未干以前搬动运送患者时，避免折断石膏或变形，常用手托起石膏，忌用手指捏压。

3）患者回病房后，必须用软枕垫好，应抬高患肢，防止肿胀，石膏干后即开始未固定关节的功能锻炼。

4）要密切观察肢体远端血运、感觉和运动情况，如有剧痛、麻木或血循环障碍等不适情况，应及时将石膏纵行全层剖开松解，继续观察伤肢远端血循环情况；若伤肢远端血循环仍有障碍，应立即拆除石膏完全松解，紧急处理伤肢血运障碍。

5）肢体肿胀消退后，如石膏固定过松，失去固定作用时，应及时更换石膏。

6）注意保持石膏的清洁，勿使尿、便或食物浸湿污染，影响固定效果。

7）注意冷暖变化，天冷时，要注意石膏固定部位的保暖，以防因受冷致伤肢远端肿胀；天热时，要注意通风和降温，防止中暑，减少出汗。

（7）石膏的修整　石膏固定完毕，必须做适当的修整和其他必要的处理，以求舒适合用，且能满足需要。

1）修整　石膏绷带包扎后，需切去多余的部分，充分露出不包括在固定范围内的关节，以不妨碍功能锻炼为宜，并应将石膏边缘修齐，以免损伤皮肤。修整时最好以石膏刀为主，操作宜小心，刀刃由石膏内向外切取，以免伤及患者及术者，衬垫的边缘需反转向外，以石膏绷带盖住。

2）分开　施用石膏后，一般不需分开，然而在管型石膏，当发现有循环或神经障碍时，或为便于恢复期中Ｘ线检查，或需理疗等，可考虑将石膏分开，待循环恢复，或理疗完毕，再行盖合。一般分开方法有两种，一为正中切开，一为侧面分开。后者可将整个石膏劈为前后两半，便于再用，较为节省及便利。正中切开亦有用作术后常规，以防循环障碍发生者。

3）开窗　石膏管型固定时，为便于继续更换敷料或拆除缝线，或妨碍石膏背心内的胸腹部、颈部的呼吸和饮食动作，或形成压疮时，均应开窗。开窗可于石膏干固前或干固以后进行，若为解除局部压迫而开窗时，则应在开窗后，以棉垫或其他衬垫填塞开窗处，另以石膏绷带缠绕修补，否则将会使局部软组织膨出，引起开窗性肿胀，发生组织坏死或压疮。

4）楔形修整　骨折经固定后，仍有成角畸形，或为纠正关节挛缩，可做楔形切除石膏处理，不必重换石膏。其法可用刀在石膏管型上需纠正角度处做楔形切除，然后加压矫正畸形，再以石膏绷带固定于所需要的位置（图4-57）。

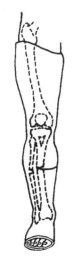 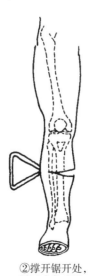 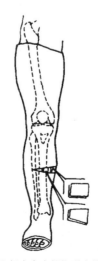 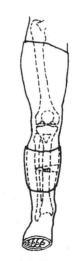

①于骨折成角的凹侧　②撑开锯开处，　　③填入相应大小的楔形木块　④用石膏绷带封闭裂隙
锯开石膏周径的2/3　矫正成角畸形

图4-57　石膏的楔形修整

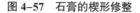

5）拆除　石膏的拆除可用石膏剪由石膏绷带的近心端剪开达关节部；由于壳内缝隙较小，可改用石膏刀，在预定切线上，滴少量水将石膏润湿，用钩形石膏刀切割，为了避免切伤皮肤，可用金属片垫于石膏与皮肤之间。拆除时，可用撑开器将石膏壳撑开。若用电动石膏锯则更为方便，电动石膏锯只对硬性的石膏壳起到切割作用，而对较软的皮肤，即使与其接触，一般也不会造成损害。

3. 外固定器固定　指将骨圆针或螺钉钻入骨折两断端后，在皮外固定于外固定架上，利用物理调节使骨折两断端达到良好对位和固定的方法，又称外固定架固定。

（1）**类型与特点**

1）单边架　在骨折的一侧上下端各穿一组钢针，穿过两侧骨皮质，但不穿越对侧的软组织。理想的单侧骨外固定装置，架子需轻巧而结实，装卸方便，固定稳靠，两端有加压和牵引设计；固定针的直径、长短合适可调，钻入骨质后咬合力强，与架子联成一体，固定力强，并有较好的抗旋转及抗屈伸剪力。

2）半环、全环与三角式外固定架　都属于多平面外固定架。是多平面穿针，属于较稳定的一种。它不会发生旋转与成角畸形，但结构复杂，安装较烦琐，体积也较大，因其连杆与针数较多，固定过于牢固，产生过大的应力遮挡效应，可能影响骨折愈合。国内孟和设计的全环式固定架除穿针较少外，还受到小夹板治疗骨折的启发，设计了几个能随意调整位置的压垫，以纠正其成角及侧方移位（图4-58）。国内李起鸿设计的半环式槽式固定架使用很方便，肢体完全可以平放在床上，便于处理开放伤口及护理。三角式外固定架为AO派所首创，可供2～3个方向的穿针，全针和半针相结合，以达到多向性固定，在欧洲广泛使用。

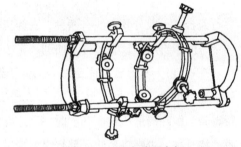

图4-58　孟和外固定架

3）平衡固定牵引架　属于单针双边外固定架。是把单根斯氏针穿过股骨髁上，在大腿根部套一固定环，内外侧连接伸缩杆，治疗股骨干骨折。其特点是稳定性差，常需配合小夹板固定。

（2）**使用方法**

1）基本要求　①严格无菌操作技术，预防针孔感染。由于针尾露在皮外、固定时间较长，如有不慎就会导致严重感染，造成治疗失败。②要熟悉局部的解剖位置，避免损伤大血管与神经。③正确选择穿针部位，既不能靠近骨折端，又不能远离骨折端，后者固定力不足。对开放骨折，进针处应尽量偏离创面。④穿针最好用电钻，或手摇式骨钻。使用电钻时保护好皮肤，速度用中低速，减少高速钻孔形成的局部高温。⑤骨针粗细要适当。

2）操作方法　①常规消毒皮肤，铺无菌巾。②进针处用局麻，并做与肢体纵轴平行的0.5cm切口，深及筋膜下，这样避免针对皮肤造成压迫坏死。③穿刺孔应经过骨干的中间部，使针在骨端的作用力均匀。④穿针时应符合不同外固定架对针之角度和方向的要求，以便较为容易地和外固定架连接起来。

（3）**骨外固定架的适应证**

1）严重的开放性骨折伴广泛的软组织损伤或合并感染者，应用骨外固定架能使骨折得到固定，同时便于对软组织损伤进行修复、创面换药、引流和控制感染等处理。

2）四肢各种不稳定性新鲜骨折和软组织损伤、肿胀严重的骨折。

3）骨折延迟愈合或不愈合：外固定架可以使骨折端得到较好的制动，又可在骨折断端产生加压作用，使断端紧密接触，有利于骨折愈合。

4）下肢短缩需要延长者：外固定架不仅有加压的作用，还具有延长、牵开的作用，利用这一特点可以使肢体延长。

5）多发性骨折或骨折后需要多次搬动的患者。

6）关节融合术、畸形矫正术后均可用外固定器加压固定，可使关节融合速度更快。

（4）注意事项

1）每天应检查钢针在固定处有无松动，松动的钢针易于滑出，也没有加压与牵拉作用，容易发生针孔感染。

2）经常检查并保护好针口，用酒精纱布包扎，以防止感染。

3）早日下地做负重或不负重行走。要根据骨折和固定情况决定，并开始关节活动锻炼。

4）若已有感染，先不要急于拔针，应先扩大针孔引流，加大抗生素剂量。为了预防感染，在穿针1周内，应酌情使用抗生素。

4. 内固定术 内固定是在骨折复位后，通过置入金属固定物用来维持复位的一种方法。临床有两种置入方法：一是切开复位后置入；二是闭合复位后，在X线机等影像设备的监视下插入。

（1）材料与性能 内固定是将固定所需的材料长时间植入人体之内，在体内可能发生一系列的化学和物理变化，对所用的材料和产品有极高的要求：

1）有足够的力学强度和抗疲劳性能。

2）有极好的耐蚀性能，与人体组织相容，抗酸抗碱，在生物环境中不起电解作用，亦无磁性，不因长期使用而发生疲劳性断裂。

3）必须无毒，无致癌性与过敏反应。

4）有良好的光洁度。

目前常用的内固定材料有不锈钢材料和高分子聚乙烯材料。用于骨折及矫形的通常用钢质材料，有镍钼不锈钢、钴合金钢、钛合金钢、钴铬钼合金钢等，以钛合金的生物相溶性为佳。少数的骨折部位，如胫骨内踝骨折可用可降解的聚乙烯材料。

（2）器材与应用 根据手术部位、骨折类型和内固定术式的不同，需要相应的内固定器材。常用的有螺钉、接骨板、髓内针、不锈钢丝、骨圆针、空心钉以及脊柱前后路内固定器材等。手术所用的特殊器械也需准备，如骨折内固定手术时所用的电钻、螺丝刀、固定器、持钉器、测钉器、持骨器、骨撬等，脊柱骨折内固定手术所用的一般为成套的脊柱复位和内固定器械。

1）螺钉 螺钉可以单独使用，也可与接骨板一同使用。一般分普通螺钉和加压螺钉两种。少数骨折单独应用螺钉就能达到较稳定的固定，如内踝骨折、肱骨内髁骨折、股骨颈骨折、下胫腓关节分离等。在骨干，只有长斜形和螺旋形骨折，可用2～3枚螺钉固定；而横形和短斜形骨折需配合接骨板固定。

2）接骨板　需与螺钉联合使用。

①常用种类

普通接骨板：多由钴基合金或不锈钢制成，一般为直板、圆孔式，使用目的仅将骨折固定，无加压作用，其长度有8孔、6孔、4孔等不同规格。固定骨干骨折时，应选择其长度大于所固定骨干直径4～5倍的接骨板。如钢板过短，则固定不牢，常导致固定失败。

加压接骨板：多由较高强度的钛基合金和钴基合金制成，其形式和普通接骨板基本相同，仅在一端的洞壁上有一可供加压器钩住的孔洞。使用时，先用螺钉将接骨板固定于一侧骨折端上，再将加压器固定于另一骨折端上，钩住接骨板；拧紧加压器，使骨折断端紧紧压缩后，再拧上螺钉固定接骨板，使断端之间维持压缩力（图4-59）。

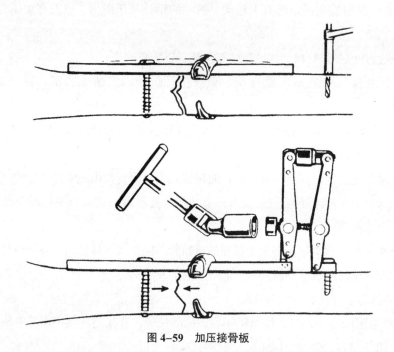

图4-59　加压接骨板

动力型加压接骨板：这种自动加压接骨板主要依靠改变它的螺钉孔和螺钉帽的形状，利用螺钉帽下的斜面和接骨板钉孔的"错配"关系，使其在螺钉旋入过程中自动产生压缩力（图4-60）。这种自身加压作用，可使骨折间隙缩小2～3mm，并且可以不用加压器，手术切口也较带加压器之接骨板之切口小得多，是目前比较常用的一种接骨板。

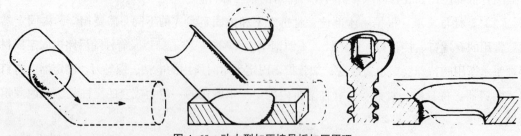

图4-60　动力型加压接骨板加压原理

锁定钢板：锁定钢板的螺孔带有螺纹，螺钉的钉尾部有相对应的螺纹，在螺钉旋入钢板的螺孔时，钉尾与钢板间形成锁定，不会出现摇摆，增加了固定的效果，这种配套的螺钉钢板，称之为锁定钢板。常用于四肢各部位的骨折。

②接骨板应用注意事项　遵循张力带固定原则，将接骨板安放在骨折端的张力侧，以便最大限度发挥内固定效能。根据这一原则，在尺桡骨骨折时，接骨板应放在骨的背侧，肱骨和股骨骨折应将接骨板放在骨的外侧，胫骨骨折应放在前外侧。

接骨板与螺钉的材料必须相同，以免发生电解腐蚀。

接骨板的长度应是固定骨干直径的 4~5 倍，不可太短。钻头钻孔应根据需要，可在接骨板螺孔中央，也可不在中央，但应与骨干垂直旋入，以免断钉。加压钢板两端螺钉仅可穿过一侧皮质骨，以减缓应力集中现象，其余螺钉均应穿过双侧皮质骨 2~3mm。

加压钢板固定牢靠，术后可早期功能锻炼，但其存在着"应力遮挡"现象，长期高压固定易发生局部骨质松变，去除接骨板后需外固定保护一段时间，以免再发生骨折。

3）髓内针　是用金属长针在髓腔内固定管状骨干骨折的一种方法。髓内针需有足够强度，在长期使用中不弯曲、不折断。如器材选择合适，操作方法正确，可牢固地固定骨折，维持对位（图 4-61），术后可不用外固定，早日进行功能锻炼，从而促进骨折愈合，早日恢复伤肢功能和避免长期外固定所引起的并发症。

①常用种类　早期临床应用较为广泛的有 V 形、梅花形髓内针两种，目前广泛发展，各部位骨干，有专用的符合骨干曲度和髓腔形态特点的髓内针，形态多以梅花形和圆柱形为主。按照固定后的稳定性，分为：

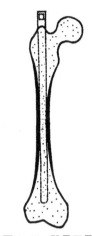

图 4-61　股骨干骨折髓内针固定示意图

带锁髓内针：常用于不适于常规髓内针治疗的股骨和胫骨骨折。

弹性髓内针：属于闭合穿针，具有非手术疗法的优点，但易出现并发症，近年应用有减少的趋势。

加压髓内针：利用一螺钉横向穿过骨折远端及髓内针，然后在近端通过螺丝、螺帽及加垫圈进行加压固定，使骨折两端紧密接触，有利于骨折愈合，是目前临床应用较好的一种。

②临床应用　髓内针固定是利用针的一端卡在骨端，而针干卡在髓腔峡部，从而使骨端与峡部之间的骨折获得固定。如为骨干狭部骨折，则固定点主要在峡部。骨折固定后，要求能防止骨折的旋转、侧向和成角活动，但仍能有断端间的嵌压活动。因此，髓内针固定的最佳指征是发生于髓腔峡部的横形、短斜形或短螺旋形以及多处骨折。对于此类骨折，髓内针固定可以发挥最好的内固定作用，不仅能控制旋转，也能消除剪性应力。在髓腔较宽处的各类骨折，以及峡部粉碎性、长斜形和长螺旋形骨折，髓内针也被酌情应用，但稳定性下降，需要依靠锁定钉的固定力。髓内针固定方法有闭合插针和切开插针两种方法。闭合插针法其特点为不切开暴露骨折部，而在 X 线透视下进行闭合复位后，将针自骨端沿髓腔插入，其优点为不增加骨外膜的损伤，对骨折愈合有利。切开插针法其特点为切开显露骨折部，在直视下从一侧骨折端的髓腔内逆行插入髓内针，在骨端部穿出，待针端和骨折端平齐时，进行复位，然后将露在骨端外的髓内针顺行插入骨折另一端髓腔，以固定骨折。其优点为复位与插针较易，但损伤骨外膜，对愈合不利。

③注意事项　严格掌握髓内针固定适应证。选择合适的髓内针。在施行髓内针固定之前，先精确地测定被固定骨髓腔的宽度和长度。髓内针太细，固定不牢靠；太粗易卡在髓腔不易通

过；太短固定力不够；太长易在体外留得过多，影响活动或可能进入过多，打入关节腔。一般针的粗细，可比 X 线照片上的髓腔宽度窄 2mm；针的长度，应比被固定骨长度短 4 ~ 5cm。

年老和年幼患者需谨慎使用。老年人因骨质疏松，髓内针固定后易松动，或在操作中易发生劈裂；儿童则会因髓内针损伤骨骺而影响骨骼发育或由于儿童骨骺生长快，术后一旦未及时拔针，针端缩至骨内，造成拔针困难。以上两种情况，在必要时都可采用髓内针固定，如老人的股骨大转子骨折，采用专用的 PFNA 系统固定。

尽可能采用闭合穿针。髓内针插入髓腔会造成内 2/3 皮质骨血供障碍，影响内骨痂的形成，如再采用切开复位穿针，又会损伤骨外膜，影响骨折的正常愈合。

开放性骨折不宜髓内针固定，以免发生感染。髓内针的拔除一般要在术后 12 个月后，下肢骨折最好在 18 个月后。

4）不锈钢丝　临床上髌骨、尺骨鹰嘴、股骨大转子等处骨折可用钢丝行张力带固定（图 4-62），也与克氏针联合应用。应用张力带原则是使造成骨折片分离的力转变为骨折端的压缩力，有利于早期愈合，允许较早地进行关节功能锻炼。对粉碎性长骨干骨折，在髓内针固定后，也有用钢丝捆扎较大的骨片（图 4-63），但对断端的骨质血运的影响大，一般不使用。

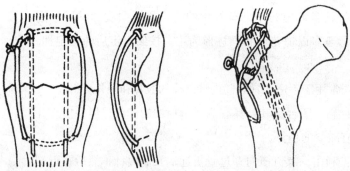

图 4-62　应用钢丝张力带固定骨折

5）骨圆针　有粗细长短很多规格。细的针可以做掌骨、指骨以及髁部骨折的固定；粗的针可做股骨颈骨折、肱骨颈骨折及骨牵引用。一般直径小于 15mm 的骨圆针称为克氏（Kirschner）针，大于此者称为斯氏（Steinmann）针。其他内固定器材可根据骨折部位、类型、术式及临床需要的不同分别选择。

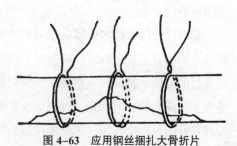

图 4-63　应用钢丝捆扎大骨折片

（3）内固定的优缺点及适应证　骨折术后内固定，即刻给骨折端带来较牢固的固定，为骨折端的修复提供了良好的生物力学环境，并提供早期功能锻炼的条件。然而，手术本身是一种较大的创伤，有些手术，需进行包括骨膜和软组织剥离、髓腔扩大、高速钻孔等，这些操作不同程度地破坏了骨骼本身的血液供应，因而影响骨折的愈合。现代的微创手术，如闭合穿针技术等减少了组织的剥离，减少了血运破坏的缺点，但应用髓内针技术的扩髓，对骨质的破坏仍不可忽视。另外，由于内固定材料本身的缺点及设计、使用不当等因素，使任何内固定都可能出现弯曲或断裂。若内固定过于坚硬，则出现应力遮挡，导致出断端的不愈合和骨质松变。此外，任何手术，都有可能发生感染、栓塞等并发症。

手术内固定的适应证：

①有移位的骨折，估计经手法闭合复位与外固定，难以达到功能复位的标准者。

②已经应用闭合复位不能达到功能复位的标准而影响肢体功能者。

③骨不连接或骨折畸形愈合造成功能障碍者。

④多发骨折和同一肢体多处骨折，可优先采用内固定。

⑤无移位的骨折，为了减少卧床并发症，可考虑手术内固定。

⑥断肢（指）再植术时，需先行固定骨折，以利于血管、神经的吻合。

⑦其他骨折：如病理性骨折，切开复位内固定有利于对原发病灶的治疗。

⑧骨折延迟愈合需植骨时，应同时做内固定。

⑨合并颅脑损伤，不能耐受石膏固定或牵引治疗不合作的骨折，为便于护理，应行内固定治疗。

⑩矫形手术。

四、手术

手术治疗骨伤科疾病在我国有着悠久的历史，曾有过辉煌的成绩，但由于历史的原因，中医骨伤科手术疗法未能达到应有的水平。随着现代骨科临床手术疗法的发展，手术疗法已成为中西医结合骨伤科学治疗骨伤科疾病的重要方法之一。

中西医结合骨伤科学对于手术的应用，遵循这样的原则：采用非手术治疗能解决的问题不主张手术；非手术方法不能解决或解决不够好，而手术方法可以解决的问题，采用手术；手术需选择最有利于患者功能恢复和生命安全的方法；以最小的创伤为代价完成手术。根据患者的具体情况，掌握好手术的适应证和禁忌证，谨慎研究手术方案。在具体实施时，需要精准、低创或微创，尽可能减少手术并发症。并且从整体出发，应把手术当作重要的治疗步骤而不是治疗的全部，做好围手术期和康复期的各项工作，手术的目的需明确。下面介绍手术的方式。

（一）清创术

开放损伤的伤口，需要及时清创处理，以减少创口感染的机会，促进伤口愈合。清创术就是处理新鲜污染创口的一种手术方法。

清创术的内容包括止血、清除异物及污染、切除失去活力的组织、清洗伤口和消毒、修复损伤的组织和器官、及早关闭伤口，以达到防止感染、修复组织、覆盖创面的目的。

清创术的过程：

（1）开放性损伤，应争取在伤后 6 小时以内尽快实施清创术。

（2）对于创伤较重的患者，清创前要稳定全身状态，开通静脉通道，使用有效的麻醉。

（3）保护好患肢，尤其有骨折的肢体，不能加重原有的创伤。

（4）先用肥皂水擦洗除伤口周围外的整个肢体，清除伤口周围皮肤的污垢，然后用安尔碘消毒伤口周围。

（5）用过氧化氢和生理盐水冲洗伤口三次。

（6）辅消毒巾。

（7）由浅及深，从皮肤、皮下组织、筋膜，应按组织层次有序地深入，清除异物、血凝块、已损毁的坏死组织，止血。先清创，并观察创口的污染情况、组织损伤程度，以及重要的血管神经和肌腱、肌肉、骨骼等组织器官的损伤情况。

（8）污染较重者，再次清毒创面，然后进一步扩创。

（9）对挫伤皮肤，边缘苍白又不出血的可切除 1~2mm，但不宜切除过多。手掌及手指掌面的皮肤应尽量保留。

（10）对挫伤严重、无活力的肌肉应予以切除；但手部的每条肌肉都很重要，对于仍有活性的肌肉应尽量保留观察。

（11）对神经、肌肉的断裂，彻底清创后应尽量缝合；不能一期缝合者，可先用黑丝线将神经两端按原位置悬缝在一起，待伤口愈合后再行二期缝合。

（12）对无碍于肢体血液供应的小血管破裂可予以结扎，主要的血管破裂应修补或吻合，有缺损时可做自体静脉移植。

（13）对受伤严重的关节囊可切除，但清创完毕后应关闭关节腔。若关节囊丧失过多，可利用邻近的软组织拼凑缝合，设法关闭关节腔，引流物应放置于关节囊外。

（14）对污染严重的开放性骨折，应用骨刮匙清除髓腔污物，游离的小骨片可清除。

（15）污染不严重的创口，彻底清创后可做一期缝合；污染严重者，或皮肤缺损多，不能勉强一期缝合，宜先放置引流条后覆盖伤口，以便二期修复创面。

（16）对于骨折者，如估计创口干净，皮肤可覆盖，可一期进行内固定。

（17）对于骨折者，如污染严重，或皮肤缺损多，不可勉强进行内固定，需用外固定支架固定骨折。

（二）植骨术

植骨术，是利用患者自身的骨质（自体骨）或经过特殊处理的同种异体骨，移植于患者身体上指定部位的手术。主要适用于治疗骨折不连接、骨缺损或关节植骨融合等。

对于治疗骨折不连接者，植骨术一般与固定术同时进行。首先需进行植骨床的准备：清除骨折端间和植骨面上的软组织、瘢痕、软骨，并铲除最外层皮质骨，认真凿成粗糙面。如果骨折两端的髓腔已闭塞，需加以打通。然后在端面间及两端的骨面植入足够数量的松质骨条或颗粒。这些植骨材料，最好来自患者自身的松质骨，如髂骨。还有来自特制的异体松质骨。混合自体骨，对异体骨植入生长有帮助。带有骨形态发生蛋白（BMP）的同种异体骨，相对于普通的同种异体骨，有较好的促进骨愈合作用。

（三）截骨术（切骨术）

截骨术是将肢体的骨折通过手术的方法截断，重新调整骨骼的位置、力线及固定，以达到改变力线、改变长度、矫正畸形等目的的手术。截骨术有楔形截骨术、旋转截骨术、移位截骨术、肢体延长术等。

截骨术一般与内固定术一起，用于骨折畸形愈合，或用于肢体的先天畸形。

行截骨术前，应根据 X 线、螺旋 CT 片，准确地测定畸形的位置和角度，以及相应的截骨位置、方向和角度。截骨位置应尽量选择在血液供给好、断面宽、容易愈合、含松质骨较多的部位（如干骺端），或选择在畸形最明显的部位。截骨面应平整，两端吻合密切，并采用有效可靠的内固定和外固定，或施行骨外固定器固定，确保断端的骨愈合。

（四）截肢术

将一个病废的肢体，在骨干切断的手术，称为截肢术；如果从关节软组织处切断称为关节离断术。两者均系肢体遭受严重损毁而永久丧失功能或危及生命之时，为了保全生命、加快机体康复而采取的治疗措施。

但前者易于日后装配义肢，应用较多。因此，截肢术的平面选择、手术设计，既要照顾病情，也要考虑保留残肢的功能恢复。

1. 适应证

（1）肢体遭受严重的损伤，如无法修复的血管损伤，且伴有广泛的软组织碾挫伤。

（2）肢体有严重感染危及患者的生命时，并且估计难以控制者，如感染严重的气性坏疽。

（3）无法修复功能的残肢，尤其是伴有神经或血液循环障碍，以及肢体有明显的坏死者。

（4）部分肢体的恶性肿瘤宜行肢体离断或截肢术。

（5）先天性多指（趾）畸形。

2. 注意事项

（1）标准截肢平面

①上肢：上臂的标准平面自肱骨髁以上，尽可能保存上臂长度。最短的截肢平面为自肩峰下 12～15cm 或自腋前皱襞以下 10cm。前臂的标准截肢平面为前臂下端 1/4 以上。手部截肢时应尽可能保护掌骨与拇指，第 2 及第 3 指经掌指关节截肢时可将掌骨头切除，第 3 和第 5 指经掌指关节截肢时应保留掌骨头，以免影响手的握力。

②下肢：大腿的标准截肢平面在股骨大转子下 25～30cm，最短平面在股骨大转子下 15cm 或耻骨弓以下 10cm。小腿的标准截肢平面在胫骨上端以下 20cm 或自膝后面皱襞以下 15cm，腓骨应比胫骨短 2.5cm。最短而又有用的残肢为膝后皱襞以下 7cm。

③踝及足部：Syme 截肢术经两踝稍上的平面；Lisfrare 截肢术经跗跖关节；跖趾关节离断术应保留跖骨，以便持重；Chopart 截骨术经跗骨关节离断。

（2）皮瓣的设计　根据截肢的部位和装义肢的条件，术前必须合理地设计皮瓣的长度和大小，使缝合的瘢痕在非负重部位，以防止磨损和疼痛，并将所设计皮瓣形式，用亚甲蓝描绘在切肢部位的皮肤上。上肢适用前后等长皮瓣，切口瘢痕落在肢体残端的中部。手指和腕部截肢时，应保留掌侧长肌、背侧短肌的皮瓣，利用掌侧皮瓣遮盖断端，使瘢痕落在手背侧。下肢不宜把切口安排在残端的末端，故常用前长后短的皮瓣；足部的截肢，应尽量采用跖侧长的皮瓣，使瘢痕落在足部的背侧。

（3）残端缝合或敞开的选择　根据病情而定。一般对无菌切口，患肢无感染病灶和能够控制现有或潜伏感染者，采用残端缝合式截肢。当切口部位或患肢已有严重的感染和厌氧菌感染者，在截肢后不宜行断端伤口早期缝合，应暂时敞开，待炎症控制后行二期缝合。

（4）截肢术操作　按皮瓣设计画线，全层切开皮肤直达筋膜下，在筋膜下层进行游离。在皮瓣收缩的平面，一组一组地将肌肉切断，对较大的血管应做双重结扎，再行切断，对神经首先用 1%～2% 利多卡因做神经干封闭，再轻轻游离，适当向远端牵引后，用锋利刀片快速切断，使近侧段自然回缩。然后锯断骨骼，缝合前可斜形切除部分肌肉，使残端呈圆锥状，将前后侧或内外侧对应的肌肉用丝线缝合牵引以包住骨端；冲洗术口，放置引流胶片，缝合皮肤。如为感染伤口，则不做一期缝合，先敞开引流。

（五）人工关节置换术

人工关节置换术是用一些生物材料或非生物材料制成的关节假体，用以替代病变的关节结构，恢复关节功能的手术。目前，人工关节置换术是治疗关节强直、严重的骨关节炎、因外伤或肿瘤切除后形成关节骨端大块骨缺损等的一种有效方法。用于制作人工关节的生物医学工程材料有金属材料（如钴铬钼合金）、高分子聚乙烯、陶瓷材料、炭质材料等。人工关节置换早在半个世纪以前国外已有临床报道，我国自 20 世纪 70 年代以来开始用于临床。最早为人工股骨头置换术之应用，随之相继出现人工全髋关节置换术，膝、肩、肘、腕、踝等关节的置换术。下面仅介绍人工股骨头置换术和全膝关节置换术的适应证和注意事项。

人工股骨头置换术，一般用于高龄移位的股骨颈骨折。将骨折的股骨颈锯除，在股骨近端插入金属做的股骨柄假体，然后在近端嵌金属的股骨头（双动头），将人工的股骨头送入髋臼内，人工股骨头与患者本身的髋臼形成髋关节。具有关节活动较好、可早期下地活动等优点，但也存在感染、栓塞、并发心脑血管疾病的风险。

全膝关节置换术，常用于严重的骨关节炎、膝关节畸形、膝关节肿瘤、膝关节感染等疾病，上述疾病常导致原有的关节功能严重障碍，并出现疼痛，严重影响患者生活。在以往的手术中，治疗这些疾病，常做关节融合术，融合术虽解除了关节间的疼痛，但关节毫无活动度，同时也给患者带来了生活上的不便。膝关节置换术，在解除膝关节疼痛的同时，还保留膝关节一定的活动度，受到广大患者的欢迎。当然，人工膝关节置换术、髋关节置换术等，都存在一定的风险，同时也有一定的使用年限。必须严格掌握好手术适应证，严格按手术操作规范进行手术。

五、物理疗法

物理疗法是利用各种物理因子（如电、磁、声、光、冷与热等）作用于机体，引起机体内一系列生物学效应，从而调节、增强或恢复各种生理机能，影响病理过程，以达到康复目的的一种疗法。

（一）物理疗法的作用

物理疗法在骨伤科疾病的治疗和康复中具有十分重要的作用，以物理因子引起局部组织的生物物理和生物化学变化的直接作用，以及因物理因子作用于人体后而引起体液改变，或通过神经反射，或通过经络穴位而发挥的间接作用。物理疗法对骨伤科疾病治疗的主要作用可概括为：

1.消炎　物理疗法对肌肉、关节、皮肤、筋膜、韧带、神经、器官和内脏的急慢性炎症，可以改善局部组织的血液循环，消除组织水肿，促进血肿吸收，改善组织缺氧和营养状态，进而消除炎症反应。

2.镇痛　炎症刺激、缺血、代谢产物、致痛介质及精神因素等都可产生疼痛。不论是神经痛、肌肉痉挛性疼痛、肢体缺血性疼痛、炎症性疼痛等，都可以根据疼痛的部位和性质，选用合适的物理疗法，以提高痛阈，消除各种致痛原因，从而起到镇痛的作用。

3.减少瘢痕和粘连的形成　瘢痕组织是一种血液循环不良、结构不正常、神经分布错乱的修复性组织；粘连是因炎症渗出后组织纤维化而形成的病理性结缔组织。物理疗法通过减轻瘢痕组织水肿，改善局部组织的血供和营养，从而减少瘢痕和粘连的形成。同时，也可缓解或消除瘢痕瘙痒、瘢痕疼痛等症状。

4.避免或减轻并发症和后遗症　因外伤、手术、瘫痪等导致关节制动以及关节炎症所致的关节功能障碍和肌肉萎缩，应用物理疗法可以镇痛和改善局部的血液循环，有利于肌肉得到较充分的活动和血液的濡养，可避免关节僵硬、肌肉萎缩等后遗症。

（二）物理疗法的种类

1. 电疗法 包括直流电疗、低频电疗、中频电疗和高频电疗。

（1）直流电疗法 是指应用方向恒定不变的电流来治疗疾病的方法。直流电疗法具有镇静、止痛、消炎、促进神经再生和骨折愈合、调整神经系统和内脏功能、提高肌张力等作用。利用直流电将药物离子导入人体以治疗疾病的方法，称直流电离子导入疗法。用这一疗法将中药导入损伤局部，是骨伤科常用的电疗方法之一。

（2）低频电疗法 是指应用频率每秒低于1000Hz的各种波形的脉冲电流治疗疾病的方法。低频电疗法疗效确切，应用广泛，具有促进神经系统功能恢复、调整内脏器官的功能、镇痛、引起骨骼肌节律性收缩、防止失用性肌萎缩、训练肌肉做新的动作、改善局部血液循环的作用。临床应用的低频电疗法包括电刺激疗法、感应电疗法、间动电疗法等。

（3）中频电疗法 是指应用频率为1000Hz～100kHz的正弦电流治疗疾病的方法。中频电疗法的主要治疗作用为镇痛、促进局部血液循环与淋巴回流、锻炼骨骼肌与提高平滑肌紧张度、松解粘连与促进瘢痕组织的吸收。目前临床应用的中频电疗法包括等幅中频正弦电疗法、调制中频电疗法和干扰电疗法等3种。

（4）高频电疗法 是指应用频率为100kHz以上的高频电磁振荡电流治疗疾病的方法。高频电疗法包括长波疗法、中波疗法、短波疗法、超短波疗法、微波疗法、射频疗法等，其生理和治疗作用主要基于热效应和非热效应。热效应具有消炎、止痛作用；非热效应可使急性炎症的发展受到控制并逐渐吸收消散。

2. 光疗法 是指应用日光或人工光源治疗疾病的方法。现代应用的人工光源有可见光、红外线、紫外线和激光等。用于消炎、镇痛多选用红外线、紫外线。

（1）红外线 利用红外线治疗疾病的方法称为红外线疗法。红外线治疗作用主要为改善局部血液循环，缓解肌肉痉挛和镇痛，适用于较浅表组织的慢性劳损、扭伤和炎症等。红外线还有使表层组织干燥的作用，对于渗出严重的伤口与溃疡，能使渗出物在表皮结成防护性痂膜，制止渗出。治疗时一般照射在裸露的局部，温度以患者感到舒适为佳。

（2）紫外线 根据其波长可分A、B、C三波段。A波段波长为320～400nm，其生物作用弱，但可造成明显的色素沉着，能产生荧光反应，适用于过敏及佝偻病。B波段波长为280～320nm，能调节机体代谢，增强免疫，刺激组织再生和上皮愈合过程。C波段波长为180～280nm，对病毒和细菌具有明显的杀灭或抑制其生长繁殖的作用，因此，紫外线在临床上常用于杀菌、抗炎、镇痛和促进伤口愈合等。

3. 超声波疗法 应用超声波治疗疾病的方法称超声波疗法。超声波是一种机械弹性振动波，振动频率超过20kHz，不能为人的听觉器官所接收。超声波治疗作用为加速炎症的消散与损伤组织的修复及瘢痕组织的软化，小剂量与中等量的超声波还具有镇痛作用。

4. 磁疗法 是利用磁性材料或电动生磁原理所产生的磁场，作用于机体一定部位或穴位来治疗疾病的方法，主要治疗作用是镇痛、消肿、消炎和镇静。使用的方法也较多，临床应随症选用。

5. 温热疗法 是利用各种热源为介体，将热传至机体而达到预防和治疗疾病目的的方法。常用的传热介质有：醋、泥类、水、沙、蒸汽等。临床上常用的热疗法有：温泉热疗法、石蜡疗法、蒸汽浴疗法、沙浴疗法等。它们具有温热和机械的综合作用。中药热熨法亦是一种热疗法，除具有温热作用外，还具有药物的治疗作用。

6.冷疗法　是应用比人体皮肤温度低的物理因子（冷水、冰块等）刺激来作为治疗和康复的一种手段。冷疗可减轻疼痛、降低肌张力及减轻炎症的反应。冷疗可直接使用冰块按摩，或用冰冻毛巾、冰水袋冷敷。患有周围血管疾患及皮肤感觉障碍者不宜做冷疗。

六、功能锻炼

功能锻炼又称练功疗法，古称导引，它是通过肢体运动的方法来防治某些伤病，促使肢体功能加速恢复的一种方法。张介宾在《类经》注解中说："导引，谓摇筋骨，动肢节，以行气血也"，"病在肢节，故用此法"。张隐庵的注解认为："气血之不能疏通者宜按跷导引。"后世医家又在临床实践中不断积累经验，逐步将导引发展成为一种独特的功能锻炼疗法。

（一）功能锻炼的分类

1.徒手锻炼

（1）局部锻炼　指患者在医生的指导下，进行患肢的自主锻炼，以促使功能尽快恢复，防治关节僵硬、肌肉萎缩等并发症。其主要形式有：患肢肌肉的等长收缩、伤病早期未固定关节的活动以及后期受累关节的锻炼等。

（2）全身锻炼　指患者在医生的指导下，进行全身锻炼，可促进血液循环，气血运行，提高整体脏腑组织器官的功能，增强抗病能力，促进伤病恢复。其主要形式有：气功、太极拳、医疗体操等。

2.器械锻炼　即采用器械辅助锻炼，其主要目的是加强伤肢的负荷（刺激量），弥补徒手锻炼之不足，以尽快恢复伤肢的肌肉力量和关节功能。其主要形式有：蹬车、手拉滑车、握搓健身球、足蹬滚棒等。

（二）功能锻炼的作用

1.活血化瘀、消肿定痛　局部锻炼与全身锻炼能起到推动气血流通、促进血液循环的作用，以达到活血化瘀、消肿定痛的目的。

2.濡养筋络、滑利关节　功能锻炼后血行通畅，化瘀生新，舒筋活络，筋络得到濡养，关节滑利，屈伸自如。

3.防治肌肉萎缩　积极练功，如肌肉的收缩、舒张活动可以使肌肉始终处于大脑的支配之下并受生理性刺激，因而可以减轻或防止肌肉萎缩。

4.防治关节粘连和骨质疏松　积极进行功能锻炼可以使气血宣畅，关节滑利，筋骨健壮，避免或减轻关节粘连和骨质疏松。

5.促进骨折愈合　功能锻炼能促进气血循环，起祛瘀生新之效而有利于接骨续损。

6.促进功能恢复　练功能调节机体功能，促使气血充盈、肝血肾精旺盛、筋骨强劲，从而加速整体与局部功能的恢复。

（三）功能锻炼的应用原则及注意事项

1.督促患者进行有针对性的锻炼　根据患肢损伤的具体情况及不同阶段指导患者进行针对性锻炼，并督促患者执行。

2. 向患者说明功能锻炼的目的、意义及必要性 充分发挥患者的主观作用，增强其信心和耐心。上肢练功的主要目标是恢复手的运用功能，下肢练功的主要目标是恢复负重和行走功能。

3. 以主动锻炼为主，辅以被动活动 骨关节损伤的治疗目的主要是恢复患肢功能，而功能的恢复必须通过患者的主动锻炼才能取得，任何治疗都无法代替而只能辅助或促进主动锻炼。

4. 加强有利的活动，避免不利的活动 在骨折的功能锻炼中，凡与骨折原始移位方向相反的活动，因其有助于维持骨折的对位，防止再移位，故属于有利的活动，应得到加强；反之，与骨折移位方向一致的活动，可造成骨折的再移位或不利于骨折的愈合，故应避免。应经常检查患者的锻炼方式是否得当，锻炼效果是否良好，并及时纠正错误，肯定成绩。

5. 循序渐进，持之以恒 功能锻炼不可急于求成，而应严格掌握循序渐进的原则，只要不出现意外和异常反应，功能锻炼就必须坚持不懈，持之以恒，如此才能获得预期的效果。

（四）各部位主要功能锻炼方法

1. 颈部锻炼方法

（1）前屈后伸法 坐位或站立位，双足分开与肩等宽，吸气时头部后仰，使颈部充分后伸，呼气时颈部尽量前屈（图4-64）。

（2）左右侧屈法 吸气时头部向左侧屈，呼气时头部回归正中位，随后再如法做右侧屈及回归动作（图4-65）。

（3）左右旋转法 吸气时，头颈向右后转，眼看右后方，呼气时回归中位；随后如法向左后转及回归动作（图4-66）。

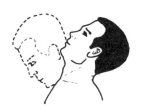 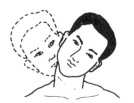 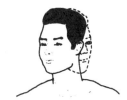

图4-64 颈部前屈后伸法　　　　**图4-65 颈部左右侧屈法**　　　　**图4-66 颈部左右旋转法**

（4）前伸旋转法 吸气时头部前伸并侧转向右前下方，眼看右前下方，呼气时头颈回归正中位；随后如法做头颈前伸向左前下方及回归动作（图4-67）。

（5）后伸旋转法 吸气时头颈尽力转向右后上方，眼看右后上方，呼气时回归正中位；随后如法做头颈部向左后上方转及回归动作（图4-68）。

（6）环转法 头颈部向左右各环转数次，此法实为上述活动的综合（图4-69）。

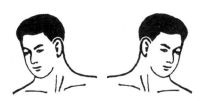 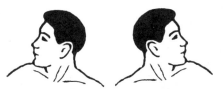 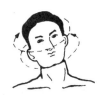

图4-67 颈部前伸旋转法　　　　**图4-68 颈部后伸旋转法**　　　　**图4-69 颈部环转法**

2. 腰部锻炼方法

（1）前屈后伸法　站立位，两足分开与肩等宽，双下肢保持伸直，腰部前屈，手掌尽量着地；后仰时双下肢仍保持伸直位，腰部尽量过伸，上半身后仰（图4-70）。

（2）侧屈法　姿势同前，腰部向左或向右做充分侧屈活动，每次均应达到最大限度（图4-71）。

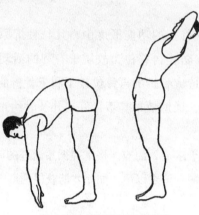
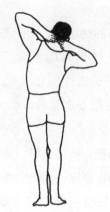

图4-70　腰部前屈后伸法　　　　　图4-71　腰部侧屈法

（3）旋转法　姿势同前，两肩外展，双手指交叉置于脑后，上半身向左或向右做转身活动，每次均应达到最大限度，视线亦应随之转向左后方或右后方（图4-72）。

（4）回旋法　姿势同前，两腿伸直，上身正直，两手托护腰部，腰部向左或向右做大回旋运动（自左向前、右后做回旋动作及自右向前、左后回旋）。此法实为上述三法动作的综合（图4-73）。

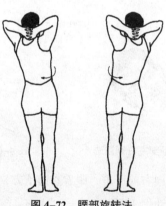
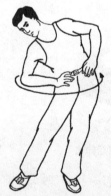

图4-72　腰部旋转法　　　　　图4-73　腰部回旋法

（5）仰卧起坐法　患者仰卧于硬板床上，两上肢向前伸直的同时逐渐坐起，弯腰直至两手触及足尖（图4-74）。

（6）仰卧位腰背肌锻炼

①五点支撑法：患者仰卧，先屈肘伸肩，后屈膝伸髋，同时收缩腰背肌，以两肘、两足和头枕部五点支撑，使身体背腰部离开床面，维持一定时间然后恢复原位（图4-75）。抬起及复原时均应缓慢，下同。

②三点支撑法：患者仰卧，两肘屈曲贴胸，以两足、头顶三点支撑，使整个身体离开床面（图4-76）。

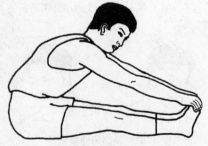

图4-74　仰卧起坐法

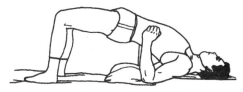

图 4-75 五点支撑法

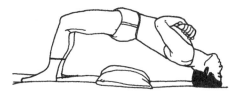

图 4-76 三点支撑法

③拱桥式支撑法：患者仰卧，两臂后伸，两腕极度背伸，两脚和两手用力将身体完全撑起，呈拱桥式悬空（图 4-77）。

（7）俯卧位腰背肌锻炼法（飞燕点水法） 第一步准备姿势，患者俯卧，头转向一侧；第二步，两腿交替向后做过伸动作；第三步，两下肢同时向后做过伸动作；第四步，两腿不动，两上肢后伸，头颅抬起，使胸部离开床面；最后，头胸和两下肢同时离开床面，仅腹部与床面接触（图 4-78）。

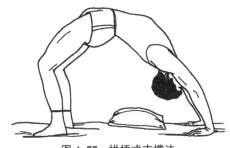

图 4-77 拱桥式支撑法

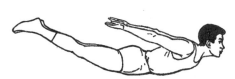

图 4-78 俯卧位腰背肌锻炼法

（8）摇椅活动法 仰卧，两髋、两膝极度屈曲，双手抱腿，使背部做摇椅式活动（图 4-79）。

3. 上肢锻炼方法

（1）前后摆臂法 站立，两足分开与肩同宽，弯腰，两上肢交替前后摆动，幅度由小至大，直至最大幅度（图4-80）。

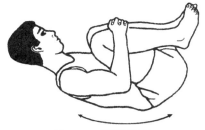

图 4-79 摇椅活动法

（2）弯腰划圈法 站立，两足分开，与肩同宽，向前弯腰90°，患侧上肢下垂，做顺、逆时针画圈回环动作，幅度由小至大，速度由慢到快（4-81）。

（3）肩臂回旋法 站立，姿势同上，健手叉腰，患肢外展90°握拳，先向前做回环旋转，再向后做回环旋转，速度由慢到快，幅度由小至大（图4-82）。

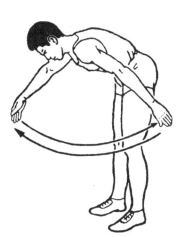

图 4-80 前后摆臂法

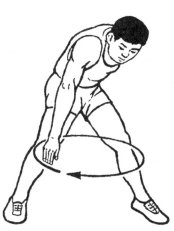

图 4-81 弯腰画圈法

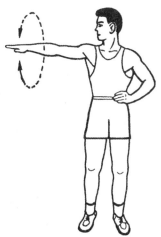

图 4-82 肩臂回旋法

（4）手指爬墙法　面对或侧身向墙站立，用患侧手指沿墙徐徐向上爬行，使上肢高举到最大限度，然后沿墙下移回归原位（图4-83）。

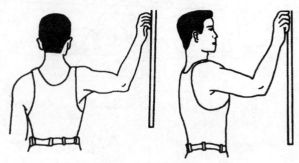

图 4-83　手指爬墙法

（5）推肘收肩法　患肘屈曲，腕部尽可能搭在健肩上，健手托住患肘，将患臂尽量内收向健侧，然后回归原位（图 4-84）。

（6）反臂拉手法　患肩后伸内旋，腕背贴于腰部，然后健手从背后将患手拉向健侧肩胛骨。随着功能的恢复，健手握患手的部位应逐渐向肘部靠近，患手力争摸到健侧肩胛骨（图 4-85）。

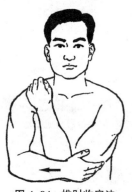

图 4-84　推肘收肩法

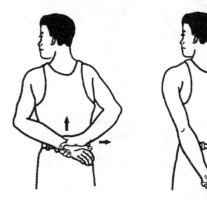

图 4-85　反臂拉手法

（7）手拉滑车法　坐或站立于滑车下，两手持绳之两端。健手用力牵拉带动患肢来回拉动，幅度可逐渐增大（图 4-86）。

（8）反掌上举法　站立，两足分开与肩同宽，两手放在胸前，手指交叉，掌心向上，反掌向上抬举上肢，同时眼看手指，然后还原。可由健肢用力帮助患臂上举，高度逐渐增加（图4-87）。

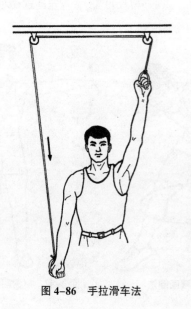

图 4-86　手拉滑车法

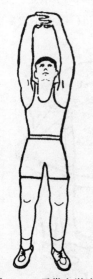

图 4-87　反掌上举法

（9）肘部屈伸法　坐位，患肢上臂平放于台面，前臂旋后，握拳，健手握患肢前臂，并带动患肘做屈曲伸直锻炼，尽力活动至最大范围（图 4-88）。

（10）前臂旋转法　坐或立位，屈肘 90°，做前臂旋前、旋后活动，旋前时握拳，旋后时还原变掌；或旋后时握拳，旋前时还原变掌。亦可用健手协助患肢前臂做旋转活动（图 4-89）。

（11）腕屈伸法　患肢腕关节用力做背伸、掌屈的动作（图 4-90）；或采用合掌压腕法：屈肘、前臂贴于胸前，两手掌或手背相贴，然后用力压腕。

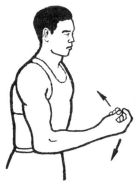

图 4-88　肘部屈伸法

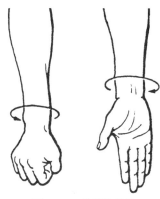

图 4-89　前臂旋转法

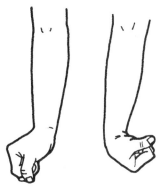

图 4-90　腕屈伸法

（12）腕侧偏法　坐或立位，屈肘，前臂中立位，患肢腕关节用力做尺偏及桡偏运动，尽力达到最大限度（图 4-91）。

（13）腕部回旋法　体位同前，患腕做回旋运动，或两侧手指交叉，用健手带动患腕做回旋运动（图 4-92）。

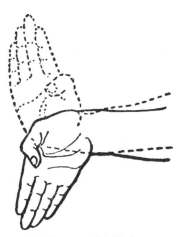

图 4-91　腕侧偏法

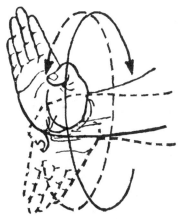

图 4-92　腕部回旋法

（14）抓空握拳法　体位同上，手指尽量张开，然后用力屈曲握拳，左右交替进行（图 4-93）。

（15）手捻双球法　体位同上，患手握两个大小适中的钢球或核桃，使球在手心中做交替滚动，以练习手指的活动（图 4-94）。

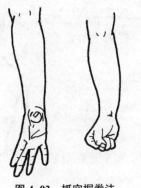

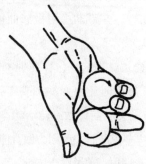

图 4-93　抓空握拳法　　　　　　　　图 4-94　手捻双球法

4. 下肢锻炼方法

（1）直腿抬高法　仰卧位，两下肢伸直，患肢用力伸直后慢慢屈髋，将整个下肢抬高，然后再逐渐放回原位。两下肢可交替进行，反复多次（图 4-95）。

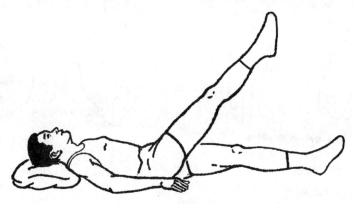

图 4-95　直腿抬高法

（2）举屈蹬空法　体位同上，将患肢直腿抬高 45°时，屈髋、屈膝，然后用力伸直向外上方蹬出，反复多次（图 4-96）。

（3）箭步压腿法　站立位，患腿向前迈出一大步，呈屈曲前弓态，健腿在后伸直，双手扶住患侧大腿做压腿动作，尽量使膝关节屈曲，踝关节背伸，同法练习健腿，两腿交替练习多次（图 4-97）。

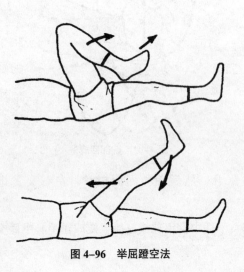

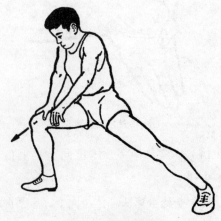

图 4-96　举屈蹬空法　　　　　　　　图 4-97　箭步压腿法

（4）侧卧展腿法 向健侧卧位，下肢伸直，将患侧大腿尽力外展，然后还原；继之向患侧卧位做健侧下肢外展运动（图4-98）。

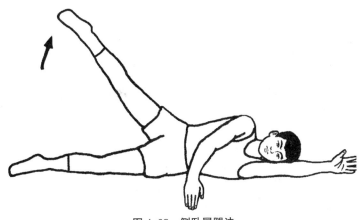

图 4-98 侧卧展腿法

（5）半蹲转膝法 两脚立正，足跟并拢，两膝微屈，两手扶于膝部，使两膝做顺、逆时针方向回旋动作（图4-99）。

（6）屈膝下蹲法 两足开立，与肩同宽，足尖着地，足跟轻提，两臂伸直平举，或两手扶住固定物，随后两腿下蹲，尽可能使臀部触及足跟（图4-100）。

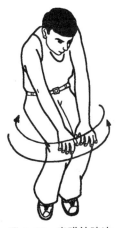
图 4-99 半蹲转膝法

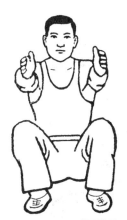
图 4-100 屈膝下蹲法

（7）四面摆踢法 双下肢并立，两手叉腰，四指在前，然后做下列动作：①患肢大腿保持原位，小腿向后提起，然后患足向前踢出，足部尽量跖屈，还原；②患侧小腿向后踢，尽量使足跟触及臀部，还原；③患侧下肢抬起屈膝，患足向里横踢（髋外旋），似踢毽子一样，还原；④患侧下肢抬起屈膝，患腿向外横踢（髋内旋）。继之换健侧下肢做同样动作，必要时，双手可扶住床架稳定身体，然后练习（图4-101）。

（8）踝部屈伸法 仰卧或坐位，足做背伸、跖屈活动，反复交替进行（图4-102）。

（9）踝部旋转法 体位同前，踝关节做顺、逆时针方向的旋转活动，反复交替进行（图4-103）。

（10）蹬滚木棒法 坐位，患足踏于竹管或圆棒上，做前后来回滚动圆棒的动作（图4-104）。

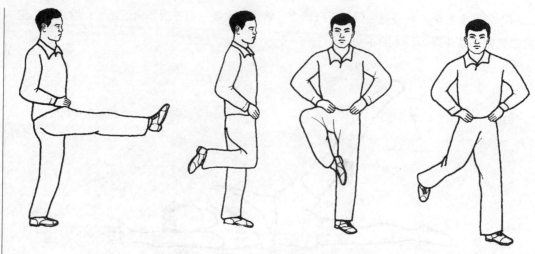

图 4-101　四面摆踢法

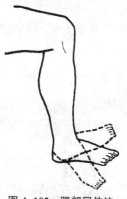

图 4-102　踝部屈伸法

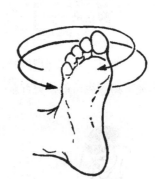

图 4-103　踝部旋转法

（11）蹬车运动法　坐于一特制的练功车上，做蹬车运动，模拟踏自行车（图 4-105）。

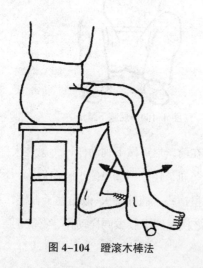

图 4-104　蹬滚木棒法

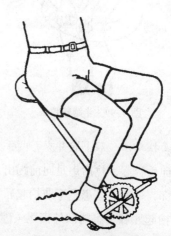

图 4-105　蹬车运动法

（12）上下台阶法　借助于台阶高低的特点，练习下肢的活动。对髋、膝、踝关节的功能恢复均有帮助（图 4-106）。

（13）负重伸膝法　坐位，患肢足部负一小沙袋，然后慢慢伸直膝关节，再慢慢屈膝，反复多次（图 4-107）。

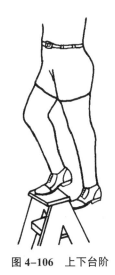

图 4-106 上下台阶

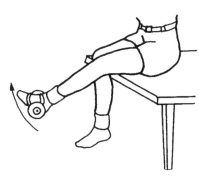

图 4-107 负重伸膝法

七、支具

支具是用来矫正畸形或维持已矫正的畸形，在一定时间内给肢体以支撑的工具，是骨伤科临床常用的治疗措施。其最基本的功能是控制肢体某些部位的活动。一个理想的支具，不但能控制异常或不合理的运动，且能允许正常活动以发挥功能。支具合理的选择是基于对需要矫正的肢体某部位生物力学缺陷的正确判断。

（一）支具的作用

1. 保护作用 如在骨折治疗期间骨折愈合的后期，不需要坚强外固定时，可佩戴支具保护。

2. 支撑作用 是应用支具的生物力学原理来纠正柔软的畸形，如马蹄内翻足用支具矫正。

3. 增加肢体的功能 如对脊髓损伤和神经损伤的患者，可增加膝关节在站立时的稳定作用。

（二）支具的分类

1. 固定性支具 只有固定作用。

2. 动力性支具 允许有限的活动。

3. 功能性支具 可代偿已麻痹的肌肉功能，活动关节。

（三）支具的应用

1. 脊柱支具

（1）颈椎 用于颈椎的支具基本的类型有两种：围领式和后托式，如临床常用的颈托、石膏围领、Halob 背心等。

（2）胸腰椎 胸腰椎的支具具有 3 种功能，即增加体腔内压力、减少躯干运动、改善骨骼的对线。如用于肋骨骨折的固定带、矫正脊柱侧凸的 Milwaukee 支架和 Boston 支架、用于腰椎间盘突出症的腰围、维持先天性髋关节脱位复位后位置的各种外展支架等。

2. 上肢支具

（1）肩、肘支具 主要起到保护和固定作用。如用于锁骨骨折的固定带，用于复发性肩关节脱位的护肩支架，用于肩袖损伤修复术后的肩外展减荷支架，用于Ⅱ、Ⅲ度肩锁关节分离的Kenny Howard 支具，以及背侧屈肘或伸肘型支具等。

（2）手、腕支具　属于动力性支具，主要用来增加运动的动力，也有部分固定和矫正作用。临床分为功能性固定夹板和矫正夹板，一般用于部分性瘫痪的患者，使其完成日常生活。固定性夹板包括上翘夹板、近侧指间关节及指间夹板；矫正夹板包括正向指间关节屈曲器、反向指间关节屈曲器及可调试腕支具等。

3. 下肢支具

（1）特殊鞋　主要起到矫形和保护作用，如用于纠正小儿马蹄内翻足和跖骨内收的矫形鞋，用于矫正成人足部畸形的超高、超宽鞋；木质底鞋适用足部手术后及糖尿病足部溃疡的治疗，具有保护作用。

（2）矫形鞋　是指有特殊鞋跟（SACH、Thomas 鞋跟）及鞋底（楔形、横条形）的鞋。SACH 鞋跟主要应用于踝关节功能受限的患者（如退行性关节炎及踝关节融合），并常辅以摇椅鞋底；Thomas 鞋底（鞋跟内缘较外缘高 3～5mm，呈楔形）用以治疗跖筋膜炎及平足症；跖骨垫可用于籽骨炎和跖骨痛的患者。摇椅鞋底及跖颈下横条也可用以治疗跖痛、顽固性溃疡及足部分截肢，适用于腓总神经损伤者。鞋跟及鞋底的补高，可用于双下肢不等长的患者，具体的高度因人而异，其他装置可以改变足的负重方式。

（3）鞋垫　可以改善足跖侧压力分布，有多种制作材料，且有多种形式。UCBL（University of California Biomechanics　Lab）鞋垫用来帮助松弛型后足外翻、扁平足和足外侧韧带松弛，UCBL 鞋垫还有助于治疗跖侧筋膜炎和胫后肌腱炎。内侧鞋垫有助于治疗膝内侧痛及足旋前的患者，其他鞋垫辅以各种踝关节支架，可用于治疗踝关节扭伤和不稳。僵硬性鞋支具可以激惹神经痛、诱发籽骨炎及导致疲劳骨折，且较难于调整及穿带。

．（4）踝－足支具　可以控制足、踝关节的对线和运动，常用于踝背屈肌无力，内、外侧不稳及踝关节疼痛的患者。踝－足支具可以是金属和塑料材料制成，在踝－足支具的踝关节铰链经常用弹簧片，以控制踝关节活动。

（5）膝－踝－足支具　是从大腿到足的支具，常用于膝关节不稳和膝反张的患者，也可用于股骨和胫骨需支撑的患者。如 KAFO 支具可用来改善患者的平衡，使其重心线位于髋关节的后侧及膝关节的前方。

（6）膝关节支具　用于髌骨病变的支具，可用来帮助控制膝关节活动时的髌骨运动轨迹。髌下固定带，环形固定于髌下膝关节来稳定髌腱。髁上膝关节支具可以限制膝关节过伸，侧方稳定可通过标准的膝关节支具的支条完成。许多膝关节支具可以用来保护成角及旋转稳定性。

4. 助行器　包括步行器、拐杖、手杖及轮椅等，对某些骨伤科疾病也有辅助治疗作用。

八、药物

外用药物治疗骨伤科疾病是中西医结合骨伤科重要的疗法之一，它是在辨证论治的基础上，具体贯彻内外兼治，即局部与整体兼顾的主要手段。骨伤科外治法和方药相当丰富，按剂型可分为敷贴药、搽擦药、熏洗湿敷药与热熨药。

（一）敷贴药

外用药应用最多的是膏药、药膏和药粉 3 种。使用时将药物制剂直接敷贴在损伤局部，使药力发挥作用，可收到较好的疗效。

1. 药膏（又称敷药或软膏）

（1）药膏的配制 将药碾成细末，然后选加饴糖、蜜、油、水、鲜草药汁、酒、醋或医用凡士林等，调匀如糊状，涂敷伤处。近代伤科各家的药膏用饴糖较多，主要是取其硬结后药物本身的作用和固定、保护伤处的作用。饴糖与药物的比例为 3∶1。对于有创面的创伤，都用药物与油类熬炼或拌匀制成的油膏，因其柔软，并有滋润创面的作用。

（2）药膏的种类

①祛瘀消肿止痛类：适用于骨折、筋伤初期肿胀疼痛剧烈者，可选用消瘀止痛药膏、定痛膏、双柏膏、消肿散等药膏外敷。

②舒筋活血类：适用于扭挫伤筋、肿痛逐步减退的中期患者。可选用三色敷药、舒筋活络药膏、活血散等药膏外敷。

③接骨续筋类：适用于骨折整复后，位置良好，肿痛消退之中期患者。可选用接骨续筋药膏，外用接骨散、驳骨散等药膏外敷。

④温经通络、祛风散寒除湿类：适用于损伤日久，复感风寒湿邪，肿痛加剧者。可用温经通络药膏外敷；或用舒筋活络类药膏，酌加祛风散寒、除湿的药物外敷。

⑤清热解毒类：适用于伤后感染邪毒，局部红、肿、热、痛者。可选用金黄膏、四黄膏等药膏外敷。

⑥生肌拔毒长肉类：适用于伤后创面感染者，可选用橡皮膏、生肌玉红膏、红油膏等药膏外敷。

（3）临床应用注意事项

①临床应用时，将药膏摊在棉垫或 4~8 层的桑皮纸上，大小根据敷贴范围决定。摊妥后还可在敷药上加盖一张极薄的绵纸（绵纸极薄，药力可渗透，不影响药效的发挥，又可减少对皮肤的刺激，也便于换药。摊涂时四周要留边，以防药膏烊化玷污衣服），然后敷于患处。

②换药时间要根据伤情、肿胀的消退程度和天气的冷热变化来决定，一般 2~4 天换 1 次，后期患者也可酌情延长。凡用水、酒、鲜药汁调敷药时，需随调随用勤换。生肌拔毒类药物也应根据创面情况而勤换药，以免脓水浸淫皮肤。

③随调随用，凡用饴糖调敷的药膏，室温高容易发酵，梅雨季节易发霉，故一般不主张一次调制太多，或将饴糖煮过后再调制。寒冬气温低时可酌加开水稀释，以便于调制拌匀。

④少数过敏而产生接触性皮炎，皮肤奇痒及有丘疹、水疱出现的患者，应注意及时停药，给予脱敏药膏和对症治疗。

2. 膏药 膏药古称为薄贴，是中医学外用药中的一种特有剂型。《肘后备急方》中就有关于膏药治法的记载，后世广泛地应用于内、外各科的治疗上，骨伤科临床应用更为普遍。

（1）膏药的配制 是将药物碾成细末，配以香油、黄丹或蜂蜡等基质炼制而成。

①熬膏药肉：将药物浸于植物油中，主要用香油，即芝麻油加热熬炼后，再加入铅丹，又称黄丹或东丹，下丹收膏，制成的一种富有黏性，烊化后能固定于伤处的成药，称为膏或膏药肉。

②摊膏药：将已熬成的膏药肉置于小锅中用文火加热烊化，然后将膏药摊在牛皮纸或布上备用，摊时应注意四面留边。

③掺药法：膏药内药料掺合方法有 3 种：第一是熬膏药时将药料浸在油中，使有效成分溶

于油中；第二是将小部分具有挥发性又不耐高温的药物，如乳香、没药、樟脑、冰片、丁香、肉桂等先研成细粉末，在摊膏药时将膏药肉在小锅中烊化后加入，搅拌均匀，使之融合于膏药中；第三是将贵重的芳香开窍药物，或特殊需要增加的药物，临用时加在膏药上。

（2）膏药的种类　按其功能可分为两类。

①治损伤与寒湿类：适用于损伤的有坚骨壮筋膏；适用于风湿的有狗皮膏、伤湿宝珍膏等；适用于损伤与风湿兼顾者有万灵膏、损伤风湿膏等；适用于陈伤气血凝滞、筋膜粘连的有化坚膏。

②提腐拔毒生肌类：适用于创伤而有创面溃疡的有太乙膏、陀僧膏，一般常在创面另加药粉，如九一丹、生肌散等。

（3）临床使用注意事项

①膏药有较多的药物组成，适用于多种疾患。一般较多应用于筋伤、骨折的后期，若新伤初期有明显肿胀者，不宜使用。

②对含有丹类药物的膏药，由于含四氧化三铅或一氧化铅，X线不能穿透，所以做X线检查时应取下。

3. 药粉　药粉即散剂，又称掺药。

（1）药粉的配制　是将药物碾成极细的粉末，收贮瓶内备用。使用时或将药粉直接掺于伤口处，或置于膏药上，将膏药烘热后贴于患处。

（2）药粉的分类　按其功用可分6类。

①止血收口类：适用于一般创伤出血敷用，常用的有桃花散、花蕊石散、金花铁扇散、如意金刀散、云南白药等。

②祛腐拔毒类：适用于创面腐脓未净，腐肉未去，或肉芽过长的患者。常用的有九一丹、七三丹以及红升丹、白降丹。

③生肌长肉类：适用于脓水稀少，新肉难长的疮面。常用的有生肌八宝丹等，也可与祛腐拔毒类散剂掺合在一起应用。

④温经散寒类：适用于损伤后期，气血凝滞，风寒湿邪痹阻疼痛的患者。常用的有丁桂散、桂麝散等。其他如《疡科纲要》之四温丹等都可掺在膏药内贴之。

⑤活血止痛类：适用于损伤后局部瘀血阻滞肿痛者。常用的有四生散、代痛散等，具有活血止痛的作用。

⑥取嚏通经类：适用于坠堕，不省人事，气塞不通者。常用的有通关散等，吹鼻中取嚏。

（二）搽擦药

始见于《素问·血气形志》："经络不通，病生于不仁，治之以按摩醪药。"醪药是配合按摩而涂擦的药酒。搽擦药可直接涂擦于伤处，或在施行理筋手法时配合推擦等手法使用，或在热敷熏洗后进行自我按摩时涂搽。

1. 酊剂　又称为外用药酒或外用药水，是用药与白酒、醋浸制而成，一般酒醋之比为8:2，也有单用酒浸者。近年来还有用乙醇溶液浸泡加工炼制的，常用的有活血酒、伤筋药水、息伤乐酊、正骨水等，具有活血止痛、舒筋活络、追风祛寒的作用。

2. 油膏与油剂　用香油把药物熬煎去渣后制成油剂，或加黄醋、白醋收膏炼制而成油膏。具有温经通络、消散瘀血的作用。适用于关节筋络寒湿冷痛等证，也可配合手法及练功前后做局部搽擦，常用的有跌打万花油、活络油膏、伤油膏等。

（三）熏洗湿敷药

1. 热敷熏洗 唐·蔺道人《仙授理伤续断秘方》中就有论述，热敷熏洗的方法古称"淋拓""淋渫""淋洗"或"淋浴"，是将药物置于锅或盆中煮沸后熏洗患处的一种方法。具有舒松关节筋络、疏导腠理、流通气血、活血止痛的作用，用于关节强直拘挛、疼痛麻木或损伤兼夹风湿者均有卓效。多用于四肢关节的损伤，腰背部如有条件也可熏洗。常用的方药可分新伤瘀血积聚熏洗方及陈伤风湿冷痛熏洗方等两种。

（1）新伤瘀血积聚熏洗方 散瘀和伤汤、海桐皮汤、舒筋活血洗方。

（2）陈伤风湿冷痛熏洗方 陈伤风湿冷痛，及瘀血已初步消散者，用八仙逍遥汤、上肢损伤洗方、下肢损伤洗方等。

2. 湿敷洗涤 湿敷洗涤古称"溻渍""洗伤"等。现临床上把药制成水溶液，供创伤溃破伤口湿敷洗涤用，常用的有甘葱煎水、野菊花煎水、2%~20%黄柏溶液，以及蒲公英等鲜药煎汁。

（四）热熨药

热熨法是一种热疗方法。临床多选用温经祛寒、行气活血止痛的药物，用布包裹，加热后熨患处，借助其热力作用于局部，适用于腰背躯体熏洗不便之处的新伤、陈伤。主要有下列几种：

1. 坎离砂 又称风寒砂。适用于陈伤兼有风湿证者。

2. 熨药 俗称"腾药"。适用于各种风寒湿肿痛。常用的有正骨烫药等。

3. 其他 如用粗盐、黄沙、米糠、麸皮、吴茱萸等炒热后装入布袋中加热后熨患处，民间也用葱姜豉盐炒热，布包掩脐上治风寒。这些方法简便有效，适用于各种风寒湿型筋骨痹痛、腹胀痛、尿潴留等证。

九、封闭疗法

封闭疗法是根据不同疾病，将药物注射于某一特定部位或压痛点的一种治疗方法，具有抑制炎症渗出、改善局部血运和营养状况、消肿止痛等作用。此法操作简单，起效迅捷，副作用少，只要诊断明确，掌握适应证合适，注射部位准确，可取得明显疗效。

（一）适应证和禁忌证

全身各部位的肌肉、韧带、筋膜、腱鞘、滑膜等急慢性损伤或退行性变所引起的局部疼痛性疾病，都适合应用封闭疗法。有时也可用于疾病的诊断与鉴别诊断。封闭疗法对于骨关节结核、化脓性关节炎及骨髓炎、骨肿瘤禁忌使用；全身状况不佳，特别是心血管系统有严重病变者应慎用，因封闭的刺激可导致意外的发生。

（二）常用药物

1. 局部麻醉药物

（1）1%~2% 普鲁卡因 3~5mL。使用前必须做皮试，皮试阴性为首选药物。

（2）0.5%~1% 利多卡因 2~6mL，普鲁卡因过敏者可选用。

2. 类固醇类药物

（1）醋酸泼尼松龙 12.5mg，每周 1 次。

（2）地塞米松 5～10mg，3 天 1 次，每周 1 次。

（3）曲安奈德 5～40mg，每周 1 次。

3. 其他药物

（1）中药制剂　如复方当归注射液 2～6mL，隔日 1 次，10 次为 1 个疗程。复方丹参注射液 2～6mL，隔日 1 次，10 次为 1 个疗程等。常单独使用。

（2）维生素类药物　如维生素 B_1 每次 50～100mg，维生素 B_{12} 每次 250～500μg。

（三）作用机制

疼痛使有关肌肉痉挛收缩，造成局部组织的代谢障碍，进一步加重疼痛，而疼痛又使肌痉挛加重，如此形成恶性循环，使病情加重。封闭疗法可以阻止以上恶性循环，达到治疗目的。局部麻醉药物可麻醉止痛，阻断疼痛刺激的传导，而使得肌肉痉挛得到缓解，局部循环得到改善。类固醇药物则可促进无菌性炎症的吸收，松解粘连，软化瘢痕。中药制剂类药物则可活血化瘀，解痉止痛。维生素类药物可改善神经的营养状况，从而达到治疗的作用。

（四）封闭部位

封闭疗法的注射部位应根据不同疾患而决定，常用的有：

1. 痛点封闭　在体表压痛最明显部位注射。

2. 穴位封闭　是根据中医经络腧穴之理论作为指导，选取特定穴位，按照针刺方法将注射针头刺入穴位，得气后，将药物注入。治疗各种疼痛性疾病。

3. 鞘内封闭　将药物注入腱鞘内，有消炎、松解粘连、止痛的作用，用于屈指肌腱炎、桡骨茎突狭窄性腱鞘炎等。

4. 囊肿内封闭　将囊肿内滑液抽净后，将药物注射入囊肿内。有消炎止痛、促进囊肿吸收之作用，用于治疗腱鞘囊肿。

5. 硬膜外封闭　将药物注射到椎管内硬膜外腔中，可减轻局部炎症反应，松解粘连，缓解疼痛。常用于腰椎间盘突出症、椎管狭窄等椎管内因素引致的腰腿疼痛性疾病。

6. 神经根封闭　将药物注入神经根部，以缓解疼痛。用于颈椎病等。

7. 骶管封闭　将药物自骶管裂孔注入骶管，治疗腰骶部疼痛性疾病。

8. 关节腔封闭　将药物注入关节腔内，有消炎止痛的作用，用于治疗退行性关节炎或滑膜炎等疾病。

（五）封闭方法

封闭疗法的关键是注射部位要准确，而压痛点常是病灶之所在，因此寻找压痛点是非常重要的。一般较小、较表浅部位的封闭，如屈指肌腱鞘炎、肱骨外上髁炎等疾病，常用 5mL 注射器，7 号针头抽好药物，找准压痛点后，以痛点为圆心，常规消毒后，于圆心进针，注入药物，然后拔出针头用消毒棉签压迫针孔 1 分钟，用消毒敷料覆盖 1 天即可。

较深部位的封闭，如坐骨神经出口、第 3 腰椎横突综合征的部位，应行较大面积的皮肤消毒，铺无菌巾，术者戴消毒手套，用 10～20mL 注射器，9 号长针头，抽好药物，找准部位，刺入皮肤，直达病变部位，经抽吸无回血后，将药物注入。拔出针头后处理同前。

（六）注意事项

1. 诊断必须明确，掌握适应证和禁忌证　对于有高血压、溃疡病、活动性肺结核的患者禁用类固醇类药物，以防加重病情。

2. 封闭部位要准确 腱鞘炎封闭时，应将药物注入鞘管内；肌腱炎时封闭压痛区的肌腱及其在骨骼的附着处；筋膜炎只封闭有压痛的筋膜；滑囊炎应将药物注入囊内。

3. 严格无菌操作，防止感染 因封闭部位大多在肌肉、肌腱、韧带附着于骨骼处，位置较深，一旦感染，后果极为严重。

4. 规范合理用药 只要注射部位准确，少量药物就可生效。类固醇用量过多，疗程过长，可引起严重的并发症，如骨质疏松、缺血性骨坏死、肌腱变性或断裂等。关节内封闭还可能引起夏科关节。

5. 密切观察反应 一般如果封闭的部位准确，压痛及疼痛即刻消失。如果封闭在张力大的区域，或者封闭区出血，麻药吸收后，封闭部位可再疼痛，特别是当天夜间，待消肿后，疼痛才逐渐消失。

十、其他疗法

（一）针灸疗法

针灸疗法是运用针刺或艾灸人体相应的穴位，从而达到治疗疾病目的的一种方法。针灸具有调和阴阳、舒筋通络、活血祛瘀、行气止痛、祛风除湿等作用。常用的针法有毫针法、电针法、水针法和耳针法等，灸法有艾炷灸、艾条灸和温针灸等，在应用时应根据临床病证的不同选择使用。针刺操作过程中要注意无菌操作，对胸、胁、背、腰等脏腑所居之处的腧穴，不宜直刺、深刺，以防损伤脏器。有继发性出血倾向的患者和损伤后出血不止的患者等不宜针刺。

（二）小针刀疗法

小针刀疗法是以中医针刺疗法和西医学的局部解剖、病理生理学知识为基础，与现代外科手术和软组织外科松解理论相结合而形成的一种新的治疗方法。这种治疗方法"以痛为腧"，用小针刀刺入病所，以治疗肌肉、筋膜、韧带、关节滑膜等软组织损伤性疾病。

1. 特点和性能 小针刀疗法有方法简、痛苦小、见效快、花钱少，以及变不治为可治、变复杂为简单、变难治为速愈等特点，较为临床医生和患者所欢迎。

2. 作用机理 小针刀刺入病变部位后，可以切开或剥离病变组织。具有松解肌肉、剥离粘连、解痉止痛、疏通气血的作用。

3. 适应证与禁忌证 主要适用于肌肉、筋膜、韧带等软组织损伤后因粘连而引起的固定性疼痛，韧带积累性损伤，各种腱鞘炎、滑囊炎以及跟痛症等。

发热证的患者，有严重心脏病、血液性疾病的患者以及年老体弱或高血压病患者，施术部位有皮肤感染、疖肿的患者，施术部位有重要的神经、血管、器官而无法避开者，均为禁用或慎用小针刀治疗的指征。

4. 进针方法

（1）定点 先确定病变部位和弄清局部解剖结构，在进针部位用甲紫药水做一记号，常规消毒铺巾。

（2）定向 使针刀的刀口线与大血管、神经及肌纤维走向平行；若肌纤维方向不与神经、血管平行，以神经、血管方向为准。

（3）加压分离 以右手拇、食指捏住针柄，其余三指托住针体，稍加压力，使进针点形成一长形凹陷，使刀口下的神经、血管分离到刀口两侧。

NOTE

（4）刺入　继续加压，感到坚韧感时，说明刀口下组织已接近骨质，稍加压即可刺透皮肤。刺到需要深度，再施行各种手术。

5. 手术八法　有纵行疏通剥离法、横行剥离法、切开剥离法、铲磨削平法、瘢痕刮除法、骨痂凿开法、通透剥离法和切割肌纤维法。

6. 注意事项

（1）严格掌握无菌操作规程，术后针孔立即用无菌敷料包扎，术后 3 天不要洗澡，以免污染针孔，引起感染。

（2）特别注意不可损伤血管、神经，在腰背部不可进针太深，以免损伤内脏。

（3）严格掌握适应证及禁忌证。

（4）对思想紧张和体弱患者，应防止晕针休克。

（5）防止针体折断。小针刀一般使用两年后就要更换，不能继续使用。

（三）关节穿刺术

关节穿刺术是以空心针刺入关节腔，达到吸出关节内容物、注入药物或造影对比剂等目的的诊断或治疗方法。其对于关节病的诊断和治疗具有双重意义。

1. 诊断需要　关节有病变时，常需吸出关节液做化验、细菌培养或细菌学检查，以明确诊断。

2. 治疗需要　为治疗关节病变，常需吸出关节液做引流，并同时注入药物进行治疗。

3. 摄片需要　为明确诊断，需行关节造影者，常在关节穿刺后注入造影对比剂，并摄片检查。

4. 操作方法

（1）穿刺前准备　常规准备皮肤，操作必须在严格无菌条件下进行。先用甲紫标志穿刺点后，术者及助手均戴帽子、口罩及手套，再常规消毒、铺巾。

（2）操作过程　注意在距离关节腔最近的皮肤表面处穿刺，切勿损伤周围重要器官、血管及神经。先在穿刺点注入 1% 普鲁卡因 2～10mL，再用备好的无菌注射器和 16～18 号针头刺入关节腔，进入关节腔时，术者有阻力消失的感觉，并可见关节内液体流入注射器。如关节内液体量较少而欲尽量吸出积液，可由助手按压关节周围，以使更多积液抽吸入针管内。吸完积液后，应迅速拔出针头。如欲行关节内药物治疗，则应在注入药物后，再拔出针头。

（3）穿刺标本　将穿刺所得材料，根据穿刺目的和需要妥善予以处理（涂片、固定、送培等），并送交实验室进行进一步检查。

（4）术后包扎　对渗出性积液或关节内积血，穿刺后应行无菌敷料加压包扎。

5. 穿刺途径　因关节不同，则穿刺途径各异。

（1）肩关节　穿刺途径可在肩关节前方或侧方。因积液（脓）的波动在前方较明显，易触到，故最常取三角肌前缘穿刺途径穿刺吸引。

（2）肘关节　置肘关节于屈曲位，由肘后侧鹰嘴与肱骨外髁之间刺入；亦可轻屈肘关节，在桡骨头与肱骨小头之间刺入。

（3）腕关节　在尺骨茎突外侧或拇长伸肌腱与食指固有伸肌腱之间穿入。

（4）髋关节　侧方穿刺途径：自大粗隆的最下方沿股骨颈方向向内上方刺入关节腔。前方穿刺途径：自腹股沟韧带的中点向下和向外侧各 2.5cm 处，即股动脉稍向外侧垂直刺入。

（5）膝关节 自髌骨外上角或内上角向下方刺入。如积液不多，穿刺前可将髌骨尽量推向穿刺的一侧，以便于确定髌骨和股骨髁间的间隙。

（6）踝关节 从胫前肌与内踝之间或趾长伸肌腱与外踝之间刺入。

（四）关节引流术

化脓性关节炎当经过穿刺抽液并注入抗菌药物治疗后，患者全身及局部情况仍不见好转，或关节液已成为稠厚的脓液，应及时行关节引流术。

1. 操作方法

（1）患者仰卧或侧卧，常规消毒、铺巾，一般采用局麻，亦可用臂丛、硬膜外阻滞麻醉或全麻。

（2）按一定手术入路进入关节腔，用大量生理盐水冲洗，去除脓液、纤维块和坏死脱落组织，注入抗生素，一期缝合滑膜和皮肤。

（3）若脓液黏稠，关节有明显破坏，关节囊外亦有炎症或脓肿时，可在关节切开后，放入橡皮条或软橡皮管引流。

（4）亦可用套管针做关节穿刺，套管针进入关节腔后拔出针芯，经套管插入直径约 3mm 的塑料或硅胶管，然后抽出套管，用丝线将引流管固定于穿刺孔皮缘。共置入两管，一根作滴入管，每日滴入抗生素液或无菌生理盐水 2000～3000mL；另一根用负压吸出，连接于持续吸引装置。

2. 注意事项

（1）严格无菌操作。

（2）防止损伤重要组织。关节引流术切开的方向和部位，应从关节最表浅而直接的径路进入，这样做较容易抽出积液，又利于引流。

（3）切开后保持引流通畅。用肠线将滑膜与皮肤缝合数针，以利引流。

（4）术后用石膏托固定或皮肤牵引，保持关节功能位。在炎症得到控制的情况下，早期开始关节活动，以防关节粘连僵硬。

3. 引流部位及方法

（1）髋关节引流切口 常取前侧切口。由髂前上棘稍下，沿缝匠肌与阔筋膜张肌之间向下，做长约 6～8cm 的切口，分别将两肌向内侧和外侧牵开，显露出股直肌并将其向内牵开，显露和切开关节囊。

（2）膝关节引流切口 在髌韧带及髌骨两侧各约 1cm 处做长约 4cm 的纵切口，切开皮肤、筋膜、关节囊和滑膜，进入关节腔。

（3）踝关节引流切口 在外踝与趾长伸肌腱之间，以关节为中心，做长约 4cm 的纵切口，切开皮肤、十字韧带，牵开趾长伸肌腱，再切开关节囊。

（4）肩关节引流切口 常用前切口，即沿三角肌胸大肌间沟做长约 5cm 的弧形切口，切开关节囊。

（5）肘关节引流切口 于尺骨鹰嘴两侧做纵向切口约长 4～6cm，同时切开皮下组织和筋膜，再切开肱三头肌两侧腱膜，纵向切开关节囊进入关节腔。

（6）腕关节引流切口 在桡骨远端背侧之拇长、短伸肌腱之间，即"鼻烟窝"部位，做一纵向切口长约 5cm，同时切开皮下组织及筋膜，再纵行切开桡侧副韧带及关节囊，进入关节腔。

第二节 内治法

中西医结合骨伤科内治法是指在辨病和辨证相结合的原则指导下，分别应用中药和西药治疗骨伤科疾病的方法，是骨伤科临床重要的治疗措施。根据辨证的原则，应用中药治疗创伤与骨病，是中西医结合骨伤科临床治疗特色之一；根据对症治疗的原则，应用西药治疗骨伤科疾病，尤其是在抗感染、镇痛等方面有许多优势。应认真领会和掌握，临床上正确地运用。

一、中药

中药的辨证施治是在中医学整体观念的指导下，贯彻内外兼治，即局部与整体兼顾的重要方法，是中西医结合骨伤科临床治疗特色之一。

（一）创伤内治法

人体是一个统一的整体，其正常生命活动依赖于气血、营卫、脏腑、经络等维持。若机体遭受损伤，则其正常活动必然受到影响，产生功能紊乱，出现一系列的病理改变和临床表现。因此，治疗损伤，必须从机体的整体观念出发，才能取得良好的效果。

根据中医学"损伤一证，专从血论""气伤痛，形伤肿""瘀血不去则新血不生""恶血必归于肝"，以及"肝主筋""肾主骨""脾主肌肉"等有关气血经络、筋与脏腑内在联系的整体观念等理论，临床可分别采用活血化瘀、消肿止痛、舒筋活络、祛瘀生新以及补益肝肾、强筋壮骨和滋脾长肉等治法。

损伤虽同属瘀血，但由于损伤的部位不同，治疗的方药也有所不同。《活法机要·坠损》提出："治登高坠下，重物撞打……心腹胸中停积瘀血不散，以上、中、下三焦分之，别其部位，上部犀角地黄汤，中部桃仁承气汤，下部抵当汤之类下之，亦可以小便、酒同煎治之。"临床应用可根据损伤部位选方用药：头面部损伤用通窍活血汤、清上瘀血汤；四肢损伤用桃红四物汤；胸胁部伤可用复元活血汤；腹部损伤可用膈下逐瘀汤；腰及小腹部损伤可用少腹逐瘀汤、大成汤、桃核承气汤；全身多处损伤可用血府逐瘀汤或身痛逐瘀汤加味。此外，根据不同损伤的性质、时间，以及患者的年龄、体质选方用药时，可因损伤的部位不同加入引经药，使药力更好地作用于损伤部位，加强治疗效果。如头部损伤，若伤在巅顶加藁本、细辛，伤在两侧加白芷，后枕部损伤加羌活；胸部损伤加柴胡、郁金、制香附、紫苏子；胁肋部损伤加青皮、陈皮、延胡索；腰部损伤加杜仲、补骨脂、续断、狗脊等；腹部损伤加枳壳、槟榔、厚朴、木香、小茴香、乌药；上肢损伤酌加姜黄、桑枝、桂枝、羌活、防风；下肢损伤加牛膝、木瓜、独活、千年健、防己等。

根据损伤性疾病的发展过程，一般分为初、中、后三期。损伤初期，由于气滞血瘀，肿痛较重，则以活血化瘀、消肿止痛为主；若瘀积化热，或邪毒感染，迫血妄行，则以清热凉血、解毒化瘀为法；若气闭昏厥或瘀血攻心，宜急则治其标，以开窍醒神为法。损伤中期，肿胀渐趋消退，疼痛逐步减轻，但瘀阻未尽，仍应以活血化瘀、和营生新、接骨续筋为主。损伤后期，瘀肿已消，但筋骨尚未坚实，功能尚未恢复，则以补养气血、肝肾、脾胃，坚骨壮筋为主；而经络阻滞、筋肉拘挛、风寒湿痹、关节不利者，则以舒筋活络、温经散寒、祛风除湿为原则。

1. 初期治法 清·陈士铎在《辨证录》中说："血不活者瘀不去，瘀不去则骨不能接也。"所以伤科在治疗上必须活血化瘀与理气止痛兼顾，调阴与和阳并重。损伤早期常用治法有攻下逐瘀法、行气消瘀法、清热凉血法、开窍通关法等。

（1）攻下逐瘀法 创伤初期络破血溢，气滞血瘀，脉络阻塞，瘀血不去，新血不生，变证多端。《素问·缪刺论》说："人有所堕坠，恶血留内，腹中胀满，不得前后，先饮利药。"根据《素问·至真要大论》"留者攻之"的原则，需及时应用攻下逐瘀法。本法适用于损伤早期蓄瘀，大便不通，腹胀，苔黄，脉滑数的体实患者。常用的方剂有桃核承气汤、大成汤、鸡鸣散、黎洞丸等加减。

攻下逐瘀法属下法，常用苦寒泻下药物以攻逐瘀血、通泄大便、排除积滞的治法，药效峻猛，临床不可滥用。对年老体弱、气血虚衰、妇女妊娠、经期及产后失血过多者，应当禁用或慎用该法。

（2）行气消瘀法 即行气活血法。为骨伤科常用的内治法。根据《素问·至真要大论》"结者散之"的原则，创伤后有气滞血瘀者，宜采用行气消瘀法。本法适用于气滞血瘀，肿胀疼痛，无里实热证，或宿伤而有瘀血内结，或有某种禁忌而不能用猛攻急下之患者。常用的方剂：以活血消瘀为主的有复元活血汤、活血止痛汤、活血化瘀汤；以行气为主的有柴胡疏肝散、加味乌药汤、金铃子散；行气活血并重的有膈下逐瘀汤、顺气活血汤、血府逐瘀汤等。临证可根据损伤的不同，或重于活血化瘀，或重于行气，或活血与行气并重而灵活选用。

行气消瘀法属于消法，具有消散瘀血的作用。行气消瘀方剂一般并不峻猛，如需逐瘀通下，可与攻下法配合。对于素体虚弱或年老体虚、妊娠产后、月经期间、幼儿等不宜猛攻破散者，可遵王好古"虚人不宜下者，宜四物汤加穿山甲"治之。

（3）开窍通关法 开窍通关法是以辛香走窜、开窍通关、镇心安神的药物来急救的一种方法，以治疗创伤后气血逆乱、气滞血瘀、瘀血攻心、神昏窍闭等危急重症。分别采用清心开窍法、豁痰开窍法、辟秽开窍法等治法，常用的方剂有苏合香丸、安宫牛黄丸、紫雪丹、玉枢丹、行军散等。

（4）清热凉血法 本法包括清热解毒、凉血活血两法。《素问·至真要大论》说："治热以寒"，"热者寒之，温者清之"。本法适用于损伤后引起的瘀积化热、瘀热互结，或创伤感染，火毒内攻、迫血妄行、热毒蕴结之变证。常用的清热解毒方剂有五味消毒饮、黄连解毒汤；凉血活血方剂有犀角地黄汤、清营汤等。

清热凉血法属清法，是用性味寒凉药物以清泄邪热而止血的一种治法。寓活血于其中以祛瘀止血，又防寒凉过度，血遇寒则凝。多用于身体壮实之人患实热之证。若身体素虚，脏腑本寒，肠胃虚滑，或产后等虽有热证者，不可过用本法，以防止寒凉太过，《疡科选粹》曰："盖血见寒则凝。"出血过多时，需辅以补气摄血之法，以防气随血脱，必要时还应当结合输血、补液等疗法。

2. 中期治法 损伤诸症经过初期治疗，肿痛减轻，但瘀肿尚未消尽，筋骨虽连而未坚，故损伤中期宜和营生新、接骨续损。其治疗以和、续法为基础，即活血化瘀的同时加补益气血药物，如当归、熟地黄、黄芪、何首乌、鹿角胶等，或加接骨续筋药物，如续断、补骨脂、骨碎补、煅狗骨、煅自然铜等。结合内伤气血、外伤筋骨的特点，损伤中期常用治法有和营止痛法、接骨续筋法。

（1）和营止痛法　适于损伤后，虽经消、下等法治疗，而气血瘀滞，肿痛未尽之证，常用方剂有和营止痛汤、定痛和血汤、正骨紫金丹、七厘散、和营通气散等。

（2）接骨续筋法　适用于损伤中期骨位已正，筋已理顺，筋骨已有连接但未坚实，尚有瘀血未去者。瘀血不去则新血不生，新血不生则骨不能合、筋不能续，故治宜接骨续筋药，佐以活血祛瘀。常用的方剂有接骨活血汤、新伤续断汤、接骨丹、接骨紫金丹等。

3. 后期治法　损伤后期，正气必虚。根据《素问》"损者益之""虚则补之"的治则，可分别采用补气养血、补养脾胃、补益肝肾的补法。由于损伤日久，病久入络，筋脉粘连，关节挛缩，复感风寒湿邪，以致关节酸痛、屈伸不利者颇为多见，故又当采用舒筋活络、温经除痹等治法。损伤后期常用治法有补气养血法、补养脾胃法、补益肝肾法、温经通络法等。

（1）补气养血法　本法是使用补气养血药物，使气血旺盛而濡养筋骨的治疗方法。凡外伤筋骨，内伤气血以及长期卧床，出现各种气血亏损、筋骨萎弱等证候者均可用本法。常用方剂有以补气为主的四君子汤，以补血为主的四物汤，以及气血双补的八珍汤、十全大补汤。对损伤大出血而引起血脱者，补气养血法要及早使用，以防气随血脱，方选当归补血汤，重用黄芪。

使用补气养血法应注意，补血药多滋腻，素体脾胃虚弱者易引起纳呆、便溏，补血方内宜兼用健脾和胃之药。阴虚内热、肝阳上亢者，忌用偏于辛温的补血药。此外，若跌仆损伤而瘀血未尽，体虚不任攻伐者，于补虚之中仍需酌用祛瘀药，以防留邪损正，积瘀为患。

（2）补养脾胃法　本法适用于损伤日久，耗伤正气，或由于长期卧床而导致脾胃气虚，运化失职者。治疗宜采用补养脾胃，以促进气血生化，使筋骨肌肉加速恢复。常用的方剂有补中益气汤、参苓白术散、健脾养胃汤、归脾丸等。

（3）补益肝肾法　本法又称强壮筋骨法。肝主筋，肾主骨，主腰脚。《素问·上古天真论》说："肝气衰，筋不能动。"《景岳全书·卷十五·腰痛》云："腰痛之虚证，十居八九。"本法适用于损伤后期，年老体虚，筋骨萎弱，肢体关节屈伸不利，骨折愈合迟缓，骨质疏松而肝肾虚弱者。

临床应用本法时，应注意肝肾之间的相互联系及肾的阴阳偏盛。肝为肾之子，《难经》云"虚则补其母"，故肝虚者也应注意补肾，以滋水涵木，常用的方剂有壮筋养血汤、生血补髓汤。肾阴虚用六味地黄汤或左归丸；肾阳虚用金匮肾气丸或右归丸；筋骨萎软、疲乏衰弱者用健步虎潜丸、壮筋续骨丹等。在补益肝肾法中参以补气养血药，可增强养肝益肾的功效，加速损伤筋骨的康复。损伤后期，病情复杂，若出现阴虚火旺，可用知柏地黄丸或大补阴丸，滋阴降火。

（4）温经通络法　温经通络法属温法。根据《素问·至真要大论》"劳者温之""损者益之"的治则，本法使用温性或热性的祛风、散寒、除湿药物，并佐以调和营卫或补益肝肾之药，以求达到驱除留注于骨与关节经络之风寒湿邪，使血活筋舒、关节滑利、经络畅通。适用于一般损伤后气血运行不畅，或因阳气不足，腠理空虚，风寒湿邪滞留或筋骨损伤日久，气血凝滞，经络不通之变证。常用方剂有麻桂温经汤、乌头汤、大红丸、大活络丹、小活络丹等。

需要说明的是，以上治法是临证应用时应遵循的一般原则。如骨折后肿胀不严重者，往往可直接用接骨续筋法，佐活血化瘀之药；开放性损伤，在止血以后，也应根据证候而运用上述疗法。如失血过多者，急需补气摄血法以急固其气，防止虚脱。临证时变化多端，错综复杂，必须灵活变通，审慎辨证，正确施治，不可拘泥和机械地分期。

（二）骨病内治法

骨病的发生与损伤可能有关，但其病理变化和临床表现与损伤显然不同，因此在治疗上有其特殊性，如骨髓炎、骨结核等症，必须外治与内治并重。在应用内治法时必须确定疾病的性质，明确患者的体质，辨明其阴阳、虚实、表里、寒热，分初起、成脓及溃后三期进行治疗。

一般来讲，疮疡初起未成脓者宜用内消法，控制毒邪，消散于早期；中期疮已形成，则用托毒透脓之内托法；后期溃疡，毒势已泄，则宜用补益之法，生肌长肉，强壮筋骨，才能顺利愈合，迅速康复。但在病情复杂之时，往往数法合用。其他如兼有痰结者加用祛痰法，湿阻者加利湿药物，气血凝滞者佐以行气活血和营等法。骨病常用的治法有清热解毒法、温阳散寒法、祛痰散结法、祛邪通络法等。

1.清热解毒法　适用于急性骨髓炎，热毒蕴结于筋骨或内攻营血诸证。骨髓炎早期可用五味消毒饮、黄连解毒汤或仙方活命饮合五神汤加减。如热毒重者加黄连、黄柏、生山栀，有损伤史者加桃仁、红花；热毒在血分的实证，疮疡兼见高热烦躁，口渴不多饮，舌绛，脉细数者，可加用生地黄、赤芍、牡丹皮等；热毒内陷或有走黄重急之征象，症见神昏谵语或昏沉不语者，当加用清心开窍之药，如安宫牛黄丸、紫雪丹等。本法是用寒凉的药物使内蕴之热毒清泄，因血喜温而恶寒，寒则气血凝滞不行，故不宜寒凉太过。

2.温阳散寒法　适用于阴寒内盛之骨痨（骨结核）或附骨疽（慢性骨髓炎）。本法是用温阳通络的药物，使阴寒凝滞之邪得以驱散。流痰初起，患处漫肿酸痛，不红不热，形体恶寒，口不作渴，小便清利，苔白，脉迟等内有虚寒现象者，可选用阳和汤加减。

3.祛痰散结法　适用于骨病见无名肿块，痰浊留滞于肌肉或经隧关节者。骨病的癥瘕积聚均为痰滞交阻、气血凝留所致。此外，外感六淫或内伤情志，以及体质虚弱等，亦能使气机阻滞，液聚成痰。本法在临床运用时要针对不同病因，与下法、消法、和法等配合使用，才能达到化痰、消肿、软坚之目的。常用方剂有二陈汤、温胆汤、苓桂术甘汤等。

4.祛邪通络法　适用于风寒湿邪侵袭而引起的各种痹证。祛风、散寒、除湿、宣痹止痛为治疗痹证的基本原则，但由于各种痹证感邪性质及病理特点不同，辨证时还应灵活变通。常用方剂有蠲痹汤、独活寄生汤、三痹汤等。

对骨病中的一些杂症则以发汗解表、养阴清热、固涩收敛、祛湿和络、镇静安神法施治为主。但在具体运用时，必须根据具体病情，在基本治法中参合变化，灵活应用，对特殊病例尤需审慎辨证，正确施治。

二、西药

西药具有缓解症状、起效迅速的特点。由于西药大都是化学合成药物，具有较明显的毒副作用和不良反应，因此，临床应用时要了解其作用机理、毒副作用，严格掌握其适应证、禁忌证以及注意事项。临床常用的有非甾体类止痛药、糖皮质激素、抗生素、抗结核药、抗骨质疏松药以及免疫抑制剂等。

（一）非甾体类抗炎止痛药

非甾体类抗炎止痛药属于解热镇痛药，是治疗疼痛最基本、最常用的方法。在药理作用上具有共同的特性，即有解热、镇痛、消炎和抗风湿作用。它们起作用的共同基础是抑制前列腺素（PG）的生物合成。根据化学结构的不同可以分为许多类，如乙酰水杨酸盐类、非乙酰基水杨酸盐类、非水杨酸盐类等。

1. 作用机理和临床应用

（1）镇痛作用　对钝痛有效，其止痛的作用部位主要在外周。主要是通过抑制炎症部位PG合成，阻抑致炎化学物质（组织胺、缓激肽、5-羟色胺）对痛觉感受器的致痛作用。临床多用于治疗各种关节炎和躯体各种轻至中度疼痛，如关节和肌肉疼痛、手术后疼痛等。

（2）抗炎、抗风湿作用　有较强的抗炎、抗风湿作用，与其抑制炎症组织PG合成减少有关。临床用于风湿和类风湿关节炎、骨关节炎、强直性脊柱炎等疾病，可缓解症状，但不能控制疾病过程的进展。

2. 毒副作用和注意事项　非甾体类抗炎止痛药对人体有不同程度而又相似的毒副作用。其毒副作用发生率为 30%～50%，其中 20% 的患者需要停药，有的甚至后果严重。

（1）胃肠道　恶心呕吐、消化不良、诱发和加重溃疡、穿孔和出血等。凡有消化道疾患者最好避免使用或慎用。在用药过程中均应禁酒。

（2）神经系统　有头痛头晕、嗜睡、精神障碍等，严重者可出现精神错乱、昏迷惊厥等。凡有抑郁、焦虑等精神障碍者均应慎用。

（3）血液系统　产生骨髓抑制、溶血性贫血、血小板减少性紫癜，严重者出现再生障碍性贫血。因此，对造血功能不全的患者应避免使用。

（4）长期使用可见不同程度的肝、肾毒性　如急性重型肝炎、急性肾衰等。长期用药应定期检查肝、肾功能。对肝肾功能不全者应慎用或禁用。

（二）糖皮质激素

糖皮质激素是许多结缔组织疾病的一线药物，但非根治药物。临床常用的有可的松、氢化可的松、泼尼松、泼尼松龙、地塞米松等。

1. 作用机理和临床应用　糖皮质激素通过受体发挥作用，其受体一个位于中枢神经，以调节激素的昼夜活动规律，另一个位于各种体细胞内，具有强大而快速的抗炎和调节代谢作用，小剂量对糖、蛋白质等代谢的影响属于生理效应，大剂量则产生多方面的药理作用，如"四抗"作用（抗炎、抗过敏、抗毒素、抗休克）等。由于激素具有免疫抑制和抗炎作用，是自身免疫性疾病的首选药物。骨科临床上常用于治疗类风湿关节炎；在足量的抗生素配伍下可用于严重的中毒性感染；在早期抗结核药物治疗的同时，短程的糖皮质激素可用于多种结核病的急性期；早期大量应用糖皮质激素抢救休克，均可取得明显效果。

2. 毒副作用和注意事项

（1）长期大量使用激素，可引起肌肉萎缩，并能增加钙磷代谢，导致骨质疏松、股骨头无菌性坏死，多见于儿童、绝经期妇女和老年人，甚至可产生自发性骨折。应注意补充钙剂和维生素 D 等。

（2）用药不当，可诱发或加重感染、溃疡出血、穿孔以及高血压、糖尿病、肥胖、精神障碍等。

（3）用药超过 7 天者，不可突然停药，应逐渐减量或在停药前给予促肾上腺皮质激素（ACTH）。

（4）应用激素时要注意有无禁忌证；凡能用其他疗法控制症状者，应避免使用激素。

（5）妊娠早期使用可影响胎儿发育或引起胎儿畸形，孕妇应慎用或禁用。

（6）在用法上，近年来多采用每日上午（8点）1次给药法。

（三）抗生素

抗生素的发明与应用在医学史上曾经有划时代的意义，对防止感染起到了不可磨灭的作用。但随着新抗生素的不断问世，滥用现象与招致的种种副作用已日渐严重。一味依赖抗生素，不但感染无法控制，还将招致耐药菌群的产生、微生物生态失衡以及其他毒副作用。抗菌药不能取代骨外科处理，更不能依赖药物而忽视无菌操作，这是必须遵循的原则。

1.临床常用抗生素及其作用　根据抗生素不同的作用机制，临床可分为干扰细菌细胞壁合成的抗生素、作用于细胞核糖体而影响蛋白质合成的抗生素、作用于细菌 RNA 和 DNA 的抗生素、抑制细菌代谢和合成的抗生素等。

（1）干扰细菌细胞壁合成的抗生素

①青霉素类：青霉素类抗生素经常应用于肌肉骨骼系统的感染。临床医生最常用的几类青霉素包括：天然青霉素、氨基青霉素、耐霉青霉素等。所有青霉素类抗生素主要的不良反应是过敏反应。

② β－内酰胺酶抑制剂：克拉维酸、舒巴坦、三唑巴坦是革兰氏阳性菌和革兰氏阴性菌产生 β－内酰胺酶的有效抑制剂，临床已被用于对抗许多重要的革兰氏阳性菌（如金黄色葡萄球菌、表皮葡萄球菌等）所产生的 β－内酰胺酶。目前临床上已经有克拉维酸与阿莫西林、舒巴坦与氨苄西林等联合制剂。

③头孢菌素：第一代头孢菌素包括头孢噻吩、头孢匹林、头孢拉定、头孢唑啉等，对革兰氏阳性菌有抗菌活性，是临床用于葡萄球菌感染（包括骨髓炎）的第一代头孢菌素；第二代头孢菌素主要有头孢西丁、头孢呋辛等，对革兰氏阴性菌的抗菌活性比第一代头孢菌素略强；第三代头孢菌素主要有头孢噻肟、头孢曲松、头孢哌酮、头孢他啶等，与第一代头孢菌素相比，第三代头孢菌素对革兰氏阳性菌的抗菌活性较弱，但对肠杆菌属抗菌活性较强；第四代头孢菌素以头孢吡肟为代表，对需氧革兰氏阳性菌以及包括铜绿假单胞菌在内的革兰氏阴性菌有很好的抗菌活性。

④万古霉素：万古霉素对金黄色葡萄球菌、表皮葡萄球菌、肠球菌属有很好的抗菌属性。

（2）作用于细菌核糖体的抗生素

①克林霉素：克林霉素对包括骨组织在内的许多组织有很好的穿透力，还可以进入到脓液中，尤其对脆弱拟杆菌属有很高的抗菌活性，对金黄色葡萄球菌、凝固酶阴性球菌和链球菌也有抗菌活性。

②大环内酯类：其代表药物是红霉素。这类药物作用于细菌核糖体，是细菌抑制剂，是非常安全的药物。新型大环内酯类抗生素如克拉霉素、阿奇霉素，在低浓度就可以抑制肺炎支原体、嗜肺军团菌和肺炎衣原体的感染。这两类抗生素对嗜血流感杆菌、细胞内鸟型分枝杆菌和其他典型的分枝杆菌有更强的作用。

③氨基糖苷类：氨基糖苷类抗生素包括庆大霉素、妥布霉素、阿米卡星、奈替米星，是治疗需氧革兰氏阴性菌的基本药物。

（3）作用于细菌 RNA 的抗生素　利福平对革兰氏阳性菌及革兰氏阴性菌有广泛的抗菌活

性，是已知的对葡萄球菌活性最强的药物，但是对大多数革兰氏阴性菌的抗菌作用逊于氨基糖苷类。联合使用其他敏感抗生素可降低细菌对利福平的耐药性。利福平和半合成青霉素联合使用已经用于治疗耐甲氧西林金黄色葡萄球菌所致骨髓炎等。

（4）作用于细菌 DNA 的抗生素　喹诺酮类抗生素已有四代。第一代用于尿路感染；第二、第三、第四代可以用于治疗包括骨髓炎在内的肌肉和骨骼系统的感染。第二代喹诺酮类抗生素包括环丙沙星、氧氟沙星，在血清、组织、尿路中有足够的浓度，可以有效地抑制革兰氏阴性菌；第三代喹诺酮类抗生素包括左氧氟沙星、司帕沙星，对链球菌属有很强的抗菌活性，还能有效地抑制多属革兰氏阴性菌；第四代喹诺酮类抗生素如曲伐沙星，与第三代喹诺酮类抗生素有相同的抗菌谱，但对厌氧菌也有很好的抗菌活性。需要说明的是青少年患者不应使用喹诺酮类抗生素，因为在研究中发现喹诺酮类抗生素可以改变小狗的骨组织发育。

（5）抑制细菌代谢的抗生素　甲氧苄啶 - 磺胺甲基异恶唑是氧苄嘧啶和磺胺甲基异恶唑的联合制剂，比任意一种单独使用都具有更高的抗菌活性。对需氧革兰氏阳性菌一直保持敏感，临床上可用于骨髓炎的抑制治疗。所有磺胺制剂均有多种副作用，包括胃肠道反应及过敏反应。

（6）抑制细菌合成的抗生素　甲硝唑是一种治疗厌氧菌感染的便宜而有效的药物。这种抗生素可被诱导形成一种有毒的氧基，从而抑制细菌的合成。甲硝唑对所有的厌氧菌都有效，而且吸收良好，可穿透组织和脓液。

2. 临床选择和使用依据

（1）根据细菌学检查和药敏试验　使用抗生素的目的是抗菌，其基本选择的药物需针对病原种类。因此，理想的方法是及时地收集有关体液、分泌物，进行微生物检查和药物敏感试验，以此来选择或调整抗菌药物品种。一旦病原菌被分离并行抗生素敏感试验，应根据结果对初始的抗生素使用方案进行调整。

（2）根据经验用药　药物敏感检查常需要一定的设备和时间，而药物的最佳疗效是在感染的早期，为此还需要经验性用药。经验来自对有关感染类型和医院内细菌敏感方式的认识。

①结合感染部位：临床医生应熟悉身体不同部位及其邻近组织的常驻细菌，皮肤、皮下组织的感染以革兰氏阳性球菌居多，如链球菌、葡萄球菌等；腹腔、大腿根部感染则以肠道菌群包括厌氧菌为多见。

②根据局部情况：如链球菌感染，炎症反应较明显，扩散快，易形成蜂窝织炎，脓液稀薄或为血性；葡萄球菌感染时化脓性反应较明显，脓液稠厚，易有灶性破坏；绿脓杆菌感染时，敷料易见绿染，与坏死组织共存时有霉腥味；厌氧菌感染时因蛋白分解、发酵，常有硫化氢、氨等特殊臭味，有些厌氧菌有产气作用，可致皮下气肿。

③结合病情：病情急剧，较快发展为低温、白细胞减少、低血压、休克者，以革兰阴性杆菌感染为多；病情较缓，以高热为主、有转移性脓肿者，以金黄色葡萄球菌感染居多；病程迁延，持续发热，口腔黏膜出现霉斑，对一般抗生素治疗反应差时，应考虑真菌感染。据此，分别选择各种对该细菌敏感的抗生素。

（3）根据组织分布　临床现用的药物敏感试验，都是以血清中的有效抑菌浓度为标准，并不反映不同组织中的有效浓度，所以，还应根据药物在组织中的分布能力进行选择。如头孢菌素在骨与软组织中的弥散作用较好，常用于骨与软组织的感染；浆膜腔、滑液囊等部位，抗生素浓度一般只为血浆浓度的一半，应用抗生素应适当增加用量；氨苄青霉素可进行"肝肠循环"，在胆道无阻塞的情况下，胆汁浓度可达到血清浓度的数倍，多用于胆道感染等；感染灶如在颅内，要选用穿透血脑屏障的药物。

（4）根据不良反应　各种抗生素均有不同程度的毒副作用和并发症，临床应用时也要根据抗生素的不良反应选择和使用。青霉素、头孢菌素和红霉素有着最安全的使用记录。其他抗生素可引起并发症和毒副作用，如氨基糖苷类抗生素可引起耳聋，使用磺胺类药物超过 6 个月可使胆红素与白蛋白分离而引起核黄疸症，四环素可引起小儿骨发育障碍并能造成孕妇胰腺炎和肝功能紊乱，甲硝唑是兔的致癌物，喹诺酮类抗生素可改变生长期动物的软骨生长等，因此，孕妇和哺乳期妇女应慎重选择抗生素。

此外，抗生素的应用剂量一般按体重计算，还要结合年龄和肾功能以及感染部位综合考虑。对危重和全身感染，应选择静脉给药；对多菌群感染还要联合用药，较好的组合是第三代头孢菌素加氨基糖苷类抗生素，必要时加抗厌氧菌的甲硝唑。一般情况下，可单用者不联合，可用窄谱者不用广谱，还应考虑到药源充足、价格低廉、有效。抗生素一经使用，就要密切注意其毒副作用，如过敏性休克、剥脱性皮炎、造血系统和肝、肾功能的障碍，特别要注意长期使用抗生素可引起的菌群失调，避免"敢用，不敢停"的弊端。

3. 抗生素的疗程　抗生素的疗程是根据肌肉骨骼系统感染的类型来确定的。在所有肌肉骨骼系统感染中，蜂窝织炎和丹毒需要抗生素治疗的时间最短，约 10 ~ 14 天，当患者临床症状稳定时可改为口服给药；化脓性关节炎通常是在穿刺、关节镜或切开术后肠外途径持续应用抗生素 2 ~ 3 周；对于骨髓炎一般是在最后一次彻底清创术后使用肠外途径抗生素治疗 3 周；糖尿病骨髓炎的抗生素疗程取决于骨科治疗的情况，当不能进行骨科治疗时，可给予长期口服抗生素来控制感染，如可进行骨科治疗可在清创术后给予 4 ~ 6 周的抗生素；如果整个受到感染的骨被完整切除，可在术后给予 2 周的抗生素治疗以消除残存的软组织感染，如部分切除受感染的骨，可给予抗生素治疗 4 ~ 6 周，如在远离感染部位进行截肢术可给予短期抗生素治疗，一般 3 天左右。

（四）抗结核药物

抗结核药物是针对结核杆菌感染的特殊抗生素，对控制结核病起决定性作用，合理化疗可消灭病灶内的细菌，最终达到痊愈。

1. 抗结核药物治疗的原则

（1）早期、联合、适量、规律和全程用药　所谓早期是指早期治疗患者，一旦发现和确诊后应立即给药治疗。对活动性病灶早期使用抗结核药物可发挥最大的杀菌或抑菌作用。联合是指根据病情和抗结核药物的作用特点，联合两种以上的药物可增强与确保疗效。联合用药比单一用药使耐药菌减少，效果较单药更佳。适量是指根据不同的病情和不同的个体，规定不同的给药剂量。药量不足，组织内药物难以达到有效浓度，且细菌易产生继发性耐药，药量过大则易产生不良反应。规律是指患者必须严格按照化疗方案规定的用药方法，有规律地坚持治疗，不可随意更改或无故随意停药，亦不可随意间断用药。全程是指患者必须按照方案所确定的疗程坚持治满全程，短程化疗通常为 6 ~ 9 个月。一般而言，按照上述原则规范治疗，疗效可达98% 以上，复发率低于 2%。

（2）抗结核药物与结核杆菌　常规用量的异烟肼和利福平在细胞内外均能达到杀菌作用，

被称为全杀菌剂。链霉素和吡嗪酰胺亦是杀菌剂，但链霉素在偏碱的环境中才能发挥最大作用，且很少渗入吞噬细胞，对细胞内结核杆菌无效，吡嗪酰胺虽可渗入吞噬细胞，但仅在偏酸的环境中才有杀菌作用，故两者只能作为半杀菌剂。乙胺丁醇、对氨基水杨酸钠等均为抑菌剂，常规剂量时药物浓度均不能达到最低抑菌浓度（MIC），加大剂量则容易发生不良反应。

2. 抗结核药物及其特点 理想的抗结核药物具有杀菌、灭菌或较强的抑菌作用，毒性低、不良反应少，价廉、使用方便、药源充足；经口服或注射后能在血液中达到有效浓度并能渗入吞噬细胞，疗效迅速而持久。

（1）异烟肼（isoniazid，H） 其作用主要是抑制结核杆菌 DNA 的合成并阻碍细菌细胞壁的合成。常用剂量为成人每日 300mg，一次口服；小儿每日 5~10mg/kg。具有杀菌力强、可以口服、不良反应少、价廉等优点。常规用量很少发生不良反应，偶见周围神经炎、兴奋或抑制、肝脏损害（血清丙氨酸氨基转氨酶升高）等。

（2）利福平（rifampin，R） 是广谱抗生素，其杀灭结核杆菌的作用机制是抑制菌体的 RNA 聚合酶，阻碍 mRNA 合成，常与异烟肼联合应用。成人每日 1 次，空腹口服 450~600mg。利福平不良反应较轻，除消化道不适、流感证候群外，偶有肝功能损害。

（3）链霉素（streptomycin，S） 为广谱氨基糖苷类抗生素，对结核杆菌有杀灭作用，能干扰结核杆菌的酶活性，阻碍蛋白合成。常用剂量为成人每日肌肉注射 1.0g（50 岁以上或肾功能减退者可用 0.5~0.75g），妊娠妇女慎用。链霉素的主要不良反应是对第 8 对颅神经损害，表现为眩晕、耳鸣、耳聋，严重者应及时停药，肾功能损害者不宜使用。其他过敏反应有皮疹、药物热等。

（4）吡嗪酰胺（pyrazinamide，Z） 能杀灭吞噬细胞内、酸性环境中的结核杆菌。常用剂量为每日 1.5g，分 3 次口服。偶见高尿酸血症、关节痛、胃肠不适及肝损害等不良反应。

（5）乙胺丁醇（ethambutol，E） 对结核杆菌有抑制作用，与其他抗结核药物连用时，可延缓细菌对其他药物产生的耐药性。常用剂量为 25mg/kg，每日 1 次，口服，8 周后改为 15mg/kg。其优点是不良反应甚少，偶有胃肠不适。

（6）对氨基水杨酸钠（sodium para-aminosalicylate，P） 为抑菌药，与链霉素、异烟肼等抗结核药联用，可延缓结核杆菌对其他药物发生耐药性。常用剂量为成人每日 8~12mg，分 2~3 次口服。不良反应有食欲减退、恶心、呕吐、腹泻等，饭后服用可减轻胃肠道反应。

3. 抗结核药物的疗程

（1）短程化疗方案 目前临床广泛采用，是必须包括两种杀菌药物，联合应用异烟肼和利福平或加用链霉素，连用 6~9 个月，具有较强的杀菌和灭菌作用。过去常规采用的 12~18 个月的所谓"标准"化疗，因疗程过长，许多患者不能完成，疗效反而受到影响。

（2）两阶段用药 在开始的 1~3 个月内，每天用药（强化阶段），以后每周 3 次间歇用药（巩固阶段），其效果与每日用药相同，并且有利于监督用药，保证完成全程化疗。两阶段用药仍应联合用药，每次异烟肼、利福平、乙胺丁醇等剂量可适当加大，但链霉素等不良反应较多，每次用药剂量不宜增加。

需要特别强调，在抗结核化疗全过程中督导用药非常重要。抗结核治疗用药至少半年，疗程较长，患者常难坚持。医护人员应按时督导用药，加强访视，取得患者合作以保证全程治疗和疗效。

（五）免疫抑制剂

免疫抑制剂对机体各种免疫反应具有非特异性抑制作用，现已广泛用于防止器官移植的排斥反应，效果比较肯定；也常用于变态反应和自身免疫性疾病，其疗效特别是远期疗效尚难肯定。目前临床常用的免疫抑制剂包括肾上腺皮质激素类的泼尼松（强的松）、泼尼松龙（氢化泼尼松）等，具有强大的免疫抑制和抗炎作用；抗代谢类的硫唑嘌呤、甲氨蝶呤等可抑制 T 淋巴细胞增殖；烷化剂环磷酰胺、苯丁酸氮芥以及雷公藤多苷等。

1. 作用特点

（1）多数免疫抑制剂对机体免疫系统的作用缺乏特异性和选择性，表现为既能抑制免疫病理反应，又能干扰正常的免疫应答反应，既能抑制细胞免疫又能抑制体液免疫。

（2）免疫抑制剂对初次免疫应答反应抑制作用较强，对再次免疫应答反应抑制作用较弱。

（3）免疫抑制剂的作用在很大程度上取决于给药时间与抗原刺激时间的关系。这可能与药物干扰免疫应答反应的感应期有关。

（4）不同类型的免疫病理损伤对免疫抑制剂的反应不同。

2. 临床应用原则

（1）自身免疫性疾病　多数免疫抑制剂尚不能有效地诱导抗原特异的免疫耐受性，只能控制疾病的症状，不能根治。加之此类药物毒性较大，长期应用易导致不良反应，故必须慎用。一般应首先采用其他防治措施，无效时再考虑应用免疫抑制剂。在各类免疫抑制剂中，应首先选择肾上腺皮质激素类制剂。对此类药物无效时再考虑改用其他免疫抑制剂。近年来为提高疗效和减轻毒性反应，多倾向于合并用药，常用的合并治疗方案是肾上腺皮质激素加细胞毒类免疫抑制剂。

（2）器官移植　器官移植者必须长期使用免疫抑制剂，以防止排斥反应。常用药物有肾上腺皮质激素、硫唑嘌呤、环磷酰胺及抗淋巴细胞球蛋白等。一般倾向于合并应用其中的 2～3 种。在出现明显排斥反应时，应短期应用大剂量，一旦控制即应减量维持，以防发生毒性反应。

3. 毒副作用和不良反应

（1）感染　由于长期应用免疫抑制剂，机体的免疫功能受到抑制，对感染的抵抗力降低，易发生细菌、病毒和真菌感染，器官移植患者更为明显。

（2）致癌　长期应用免疫抑制剂的患者肿瘤发生率较高。可能是机体对肿瘤的免疫监护功能被抑制的结果。

（3）致畸胎和不孕症　长期应用免疫抑制剂可致生殖功能障碍，表现为妇女卵巢功能降低及闭经、男性精子缺乏或无精子症。此种不良反应尤以烷化剂和抗代谢剂最为严重。

第三节　常见症状的辨证论治

一、疼痛

损伤疼痛是指由外力伤害的刺激而引起的疼痛症状，"不通则痛"准确地说明了发生疼痛

NOTE

的病机。不通多为实滞，如气滞、血瘀、热毒、痰湿等；也可见于虚怯，气血亏损、运化乏力而瘀滞不通，亦或称为"不荣则痛"。辨证论治时必须详细询问病史，对疼痛的部位、疼痛的性质应该细辨。

1. 气滞不畅

主症：常有闪伤、扭挫、岔气等外伤史。表现为胸胁、腰部胀痛不适，走窜不定，疼痛牵扯范围较广泛，甚者不能俯仰转侧，睡卧时翻身困难，呼吸、咳嗽、大便等增加腹内压力时疼痛加剧。

治法：活血理气，通络止痛。

方药：复元通气散加味。亦可针刺合谷、后溪，手针腰痛穴等。

2. 瘀血凝阻

主症：常因跌打、碰撞、压轧等损伤引起。疼痛的特点是痛处固定于患处，不走窜，刺痛拒按，局部多有青紫瘀斑或瘀血肿块。舌质紫暗，脉涩。局部包扎过紧，骨牵引针压迫皮肤及骨筋膜室综合征所致的疼痛也属此范畴。

治法：活血祛瘀，消肿止痛。

方药：桃红四物汤或和营止痛汤加味。外敷双柏散。

包扎过紧应解除包扎物，即刻解除难以忍受的疼痛，并调整治疗措施。骨牵引针受牵引力牵拉压迫皮肤引起的疼痛，应用小刀沿牵引方向稍切开皮肤以解除对皮肤的压迫。肢体长期不动，受压处的疼痛应加衬垫保护。骨筋膜室综合征应作相应的处理。

3. 寒凝气滞

主症：损伤之后，气血运行不畅，经络空虚，感受风寒，或居处潮湿，导致筋骨酸痛重着，固定不移，屈伸不利或肌肤麻木不仁，遇阴雨天加重，喜热畏冷，得热痛减。其疼痛的特点为起病缓慢，病程较长，常反复发作，局部多酸冷重着，苔白腻。

治法：祛风散寒，除湿通络。

方药：羌活胜湿汤或蠲痹汤加味。配合熨药或针灸、按摩。

4. 热毒内蕴

主症：发病较急，局部逐渐红肿、疼痛增剧，多为跳痛，呈持续性，并可见高热、恶寒，病变部皮肤灼热，口渴，便结。舌红，苔黄，脉滑数。

治法：清热解毒，化瘀通滞。

方药：仙方活命饮合桃红四物汤。

脓成者需手术切开排脓泄毒，并用托里消毒散内服，以托毒外出。若脓溃后反痛，则属气血两虚，宜服十全大补汤加味。

5. 瘀阻痰凝

主症：疼痛伴重着或骨节肿胀，活动牵掣作痛，症状久延不已。苔薄腻，脉弦滑。

治法：活血化瘀，化痰散结。

方药：活络效灵丹合二陈汤加减。

6. 气血两亏

主症：伤重瘀著或失血过多亦见于素体虚弱者，损伤早期患部作痛，青肿不退，或伤之日久，疼痛隐隐，缠绵不已。此外见面色无华，头昏眩晕，短气乏力，舌淡脉细等症。

治法：益气养血药物参入原治疗药中，后期则以益气养血为主。

方药：八珍汤加减，早中期可用黄芪、当归加入原治疗药中。外敷温经膏。

二、肿胀

肿胀与损伤相关者多，是损伤导致血管破裂或血循环受到阻碍而出现的症状。《仙授理伤续断秘方》认为"凡肿，是血作"。《内经·阴阳应象大论》即有"形伤肿"之说。离经之血，透过撕裂的肌膜与深筋膜，溢于皮下，血行之道不得宣通，一时不能消散，即形成瘀肿。伤后日久，少活动练功，血行不畅，一旦瘀滞加重，亦作肿胀。慢性劳损，气血失畅，津液难以随气血周流，失于宣畅，凝聚于骨节而为痰湿，亦见肿胀。因此临床上辨证常分为瘀血气滞、津失输布和气虚血滞三型。

1. 瘀阻气滞

主症：受损部位肿胀，痛处固定。如肿胀较重、肤色青紫者为新伤；肿胀较轻，青紫微黄色者，多为陈伤；大面积肿胀，青紫伴有黑色者，为严重的挤压伤，严重肿胀者可出现张力性水疱。舌质多紫暗，脉沉涩。

治法：活血消肿，理气止痛。

方药：续骨活血汤。同时可配合外敷消肿散或双柏散。

2. 津失输布

主症：伤部出现肿胀，且肿胀范围逐渐扩大，疼痛以局部为主，肿胀远端一般不出现明显疼痛，皮肤或稍红发热。舌质红，苔黄腻，脉滑数。

治法：活血止痛，凉血消肿。

方药：新伤续断汤合仙方活命饮加减。局部可用紫荆皮散外敷。

3. 气虚血滞

主症：患肢持续性肿胀，肢体下垂则皮肤瘀紫，肿胀加重，按之可有凹陷，抬高患肢则肿胀减轻。舌质淡，脉沉细。

治法：益气消肿，活血通络。

方药：防己黄芪汤加减。

同时在医生指导下练功；抬高患肢。

三、瘀斑

瘀斑是机体血液溢出脉外，渗透到肌肤的离经之血，是筋脉骨肉受损的直接反应。离经之血渗至皮下多需时日，故损伤初起可无瘀斑，而一二日后瘀斑渐显现扩散，此并非是病情进展的表现，气血旺盛或素体健康者，五七日后瘀斑转黄色而渐消退。有些损伤可从特定区域的瘀斑来判断内部的病情，故临床上常分为头面瘀斑和肢体瘀斑辨证治疗。

1. 头面瘀斑

主症：颅前窝骨折，如骨折线通过眶上壁，出血进入眶内，可见眼睑和结膜下瘀斑，称为"熊猫眼"；颅中窝骨折累及颞骨或岩部，临床上见颞部软组织青肿或耳后瘀血斑；颅后窝骨折可在枕下部或乳突区出现皮下瘀斑；面部挫伤则在相应部位出现瘀斑。凡见上述之症，应注意有无颅内损伤，若有，多出现神志改变征象。舌质暗，脉弦涩。

治法：活血通窍，化瘀消斑。

方药：通窍活血汤加味。局部可用正骨水或跌打万花油涂搽；颅内损伤参照相关内容。

2. 肢体瘀斑

主症：伤处肿胀，刺痛，有青紫或青中带黄瘀斑，局部压痛或无压痛。舌质红，脉涩。

治法：活血化瘀，行气消斑。

方药：血府逐瘀汤加味。局部用紫荆皮散外敷或跌打万花油涂搽。

四、出血

直接暴力或间接暴力作用于人体，均可导致经脉破损，血溢脉外，引起出血。出血是体表或九窍出血的证候，体内的某些部位损伤则血自耳、鼻、口腔或二阴而出。应指出的是：损伤出血或伏于体内而外无出血；若出血于颅内，量虽不多，病情凶险重笃，以昏厥为主症；若出血于体腔内、躯干者，如胸腹盆腔内、四肢者，如股骨干骨折及多发性骨折，则表现为脱证。临床按体表出血和九窍出血分类辨证治疗。

1. 体表出血

主症：多见于肢体，头面躯干较少，有破损伤口，该处出血，量多者持续不休，甚至汹涌不已，较多见的是浸溢且渐自止。

治法：局部止血。

处理及方药：局部急救止血的原则是立即压迫出血的血管或堵塞伤口。《血证论》说："创伤出血，无偏阴偏阳之病，故一味止血为要，止得一分血，保得一分命。"最常用而有效的方法，是用厚消毒纱布覆盖创面后加压包扎。若创面不大，宜先清洁创面，或覆盖消毒杀菌又有利于创面愈合的敷料或药膏，如生肌象皮膏、云南白药等。裂缝较长宜缝合。大动脉出血，压迫伤口近侧的动脉干，随后用厚敷料加压包扎，及时转运做进一步处理。四肢大出血的最有效止血方法是止血带，但止血带必须充分扎紧，若压力大于静脉压，却低于动脉压，则成了放血带。而且止血带一般在 1 小时左右定时放开，以防远侧肢体坏死。有重要脏器损伤时，以处理脏器损伤为主。

2. 九窍出血

主症：眼、耳、鼻、口及前后二阴出血。眼出血者多为白睛由白而变红，血出于外者少见。耳鼻出血或多或少，或鲜或淡，口中出血除口腔内破损及唇齿出血外，为咯血、吐血，多伴损伤胸腹之症。尿血或仅尿道口出血，或尿色鲜红，多伴腰部、少腹、会阴部损伤的证候。便血多非肉眼可见，而是由肛门指检所见血痕，或为黑便。

治法：探源止血，药治为活血止血。

方药：白睛呈红色，仅此症者，宜用凉血清肝之品，并适当休息；耳鼻出血，伴头面部损伤，局部由专科处理。内服仍宜活血化瘀，方用防风归芎汤加减。血色淡伴脑脊液外渗，仅颅底骨折者，应置于半卧位，出血不得填塞，多能渐停止，适当用抗菌药 2～3 天以防感染，若出血未止，需由专科手术修补处理。其他出血当辨明原因后做相应处理。药物治疗：咯血用鲜金斛汤；吐血用佛手散；便血用槐花散；尿血用少腹逐瘀汤合小蓟饮子。亦可在辨证用药时加参三七、蒲黄，或活血药炒炭等。

五、发热

伤后发热主要是指受伤积瘀或受邪毒而生热，体温超过正常范围者。自觉发热，五心烦热，手足心热和骨蒸潮热，而体温不升高者，也属发热范畴。损伤之后瘀血蕴积，郁而化热，或感受毒邪所致。损伤较重，气血大亏，瘀去则气血虚象呈现，或见畏风又自觉发热。中年以后，肝肾不足，筋骨失养，可见筋骨作痛而易汗、潮热等。依据病因病理及临床症状，以瘀血、邪毒、血虚、阴虚发热多见。

1. 瘀血发热

主症：由骨、关节、筋肉等损伤较重引起，伤后不久即现。体温一般不超过39℃，晨低，傍晚增高，无恶寒，肢体有固定痛处和肿胀，口干舌燥而欲饮，夜卧不宁等。舌质红，苔黄腻粗糙，脉多弦数或滑数。

治法：逐瘀化热。

方药：血府逐瘀汤或通窍活血汤加减。

2. 邪毒发热

主症：开始外邪初入，毒邪壅于肌肤，则见局部发红、肿胀、灼热、疼痛，热毒遏久，肉腐成脓，脓肿穿溃，则流出黄白色稠脓，伴有发热、畏寒、头痛、周身不适、苔白微黄、脉浮数等温热病征象。若毒邪内攻脏腑，除见有严重热病证候外，还可见烦躁不安，甚则痉挛抽风等。或见恶心呕吐，腹胀板硬，尿少尿闭，高热可达40℃以上。舌质红绛或紫暗，脉细数或滑数。

治法：清热解毒，凉血活血。

方药：邪毒初入者，用银翘散加减；热毒蕴盛者，用仙方活命饮或黄连解毒汤；热入营血者，用清营汤；脓肿溃破者，用透脓散或托里消毒散加减。外用黄连膏或拔毒膏。

3. 血虚发热

主症：患者多有伤后出血较多的病史，其热均为低热，或日晡发热，伴有头晕目眩，视物模糊，或时有眼发黑，面色无华，气短懒言，倦怠喜卧，肢体麻木，食少便溏。舌质淡白或舌尖红，脉虚数或芤。

治法：补气养血。

方药：八珍汤或当归补血汤加味。

4. 肝肾阴虚

主症：自觉身热，或潮热阵作，时有盗汗，筋脉板滞，活动牵强，胸胁胀满，口苦，咽干，目眩，心烦。舌质淡红，脉弦数。

治法：补益肝肾，滋阴清热。

方药：知柏地黄丸。

六、便秘

《素问·缪刺论》说："人有所堕坠，恶血留内，腹中满胀，不得前后。"不得前后即是便秘、尿少，可见于躯干损伤后出现的腹胀便秘。主要原因是伤后瘀血内蓄、肝脾气郁、脾胃虚弱、热盛津枯所致。腹胀与便秘，或并见或单见，是损伤后的一个单纯症状或并发症状，辨明虚实论治可使之缓解。临证时需辨明损伤的部位、程度，如腹腔或腹膜后大出血引起的腹胀，可危及生命，应争取时间，速请专科会诊。

1. 瘀血内蓄

主症：腹胀便秘，或腰脊疼痛，俯仰转侧不利，纳呆便结，身热。脉数，舌红，苔黄而干。伤后次日即见。

治法：攻下逐瘀。

方药：桃仁承气汤或黎洞丸加减。

2. 肝脾气郁

主症：伤后胸腹疼痛，胁腹胀满，走窜不定，嗳气频作，大便不畅。舌暗滞，苔薄白，脉弦。

治法：理气消滞，活血止痛。

方药：柴胡疏肝散加味。

3. 脾肾虚弱

主症：腹胀为主，大便或秘，面色萎黄，腰脊酸软，肢倦乏力，食欲不振。舌质淡或偏红，脉细弱。

治法：健脾益肾。

方药：香砂六君子汤合右归丸加味。

4. 热盛津枯

主症：伤后常有汗出过多，面红身热，大便秘结，小便短赤，口干唇燥。舌红苔黄燥，脉洪数或滑数。

治法：清热润肠，养阴生津。

方药：麻子仁丸。若津液已伤，加生地黄、玄参、麦冬之类以养阴生津。

七、眩晕

眩是目视昏花，晕是头觉旋转，二者常同时并见，故统称为"眩晕"。轻者闭目即止；重者如坐车船，旋转不定，不能站立，或伴恶心、呕吐、汗出，甚至昏倒等症状。历代医家有"风火"致眩、"无痰不作眩"和"无虚不作眩"的看法。损伤眩晕是因损伤而发生的眩晕之症，常见于颅脑损伤、颈椎病及重伤后体虚等。常因瘀、痰、火相互交阻，上扰清窍及脑失所养而致。

1. 瘀阻清窍

主症：头昏多伴头痛，或曾有短暂昏迷史，恶心呕吐，食欲不振，头面处青紫肿胀。舌苔薄，脉弦细或涩。

治法：活血祛瘀，升清降浊。

方药：通窍活血汤加味。

2. 肝阳上亢

主症：眩晕耳鸣，头痛目胀，易烦易怒，且每因烦劳或恼怒使头晕头痛增剧，面时潮红，少寐多梦，口苦。舌质红，苔黄，脉弦数。

治法：平肝潜阳，清火息风。

方药：天麻钩藤饮加减。

3. 痰瘀交阻

主症：眩晕而见头重如蒙，时轻时重，日久不愈，或有胸闷泛恶。舌苔白腻，脉濡滑。

治法：涤痰化瘀。

方药：礞石滚痰丸加味。

4. 气血亏虚

主症：眩晕动则加剧，劳累即发，面色苍白，唇甲无华，心悸失眠，神疲懒言，饮食减少。舌质淡，脉细弱。

治法：补养气血，健运脾胃。

方药：十全大补汤加味。

5. 肾精不足

主症：眩晕健忘，神疲乏力，腰膝酸软，耳鸣遗精。偏阴虚者，五心烦热，舌质红，脉弦细；偏阳虚者，四肢不温，舌质淡，脉沉细。

治法：偏阴虚者，治宜补肾滋阴；偏阳虚者，宜补肾助阳。

方药：补肾滋阴宜左归丸；补肾助阳用右归丸。

八、麻木

麻木是肢体或局部呈现感觉异常，或客观检查时痛觉、触觉和温度觉障碍。麻是指肌肤不仁，但犹觉气微流行；木则痛痒不知，真气不能运及。临床上往往麻木同称，但轻重程度不同。一般麻较轻，而木较重。《杂病源流犀烛·麻木源流》曰："麻木，风虚病亦兼痰血病也。麻非痒非痛，肌肉之内，如千万小虫乱行，或遍身淫淫如虫行有声之状，按之不止，搔之愈甚，有如麻之状。木不痒不痛，自己肌肉如人肌肉，按之不知，掐之不觉，有如木之厚。"麻木见于周围神经损伤或劳损性疾病，以颈、腰部疾患多见，发病原因常与瘀阻经脉、气血不足有关。

1. 瘀阻经脉

主症：损伤后患肢或局部麻木，常伴见于疼痛，局部可有肿胀，或肢体关节活动不利，遇寒冷麻木加重，得温则减。舌质紫暗，脉弦涩。

治法：逐瘀通络，祛风通痹。

方药：活络效灵丹加减。

2. 气虚麻木

主症：肌肤麻木，神疲乏力，气短懒言，麻木夜轻昼重，遇劳加剧。舌淡，脉细无力。

治法：益气温阳，祛风通络。

方药：补中益气汤合阳和汤加味。

3. 血虚麻木

主症：麻木时作时止，夜间尤甚，伴头晕目眩，视物昏花，面色苍白无华。舌淡，脉细。

治法：益气养血佐以通络。

方药：八珍汤加味。

九、肌萎

萎是指肢体萎软不用。损伤后筋脉弛缓，筋骨软弱失用，日久因不能随意运动则肌肉萎缩。本证常见于脊柱损伤引起的外伤性截瘫及其他损伤后期之失用性肌萎缩、关节拘挛等病变。常与经脉损伤瘀阻，气血不足，筋骨萎废有关。

1. 经脉损伤

主症：脊柱外伤，损伤平面以下肢体感觉、运动功能丧失，伴腹胀、发热、二便失禁等，周围神经断裂则出现相应的肢体萎软不仁。

治法：祛瘀续断，舒筋通督。

处理及方药：神经断裂，当予手术治疗，但治疗效果难以定论，宜在术后行针灸、推拿、药物等综合治疗，以防肌肉萎缩。药物可用新伤续断汤、骨科活络丸、大活络丹、小活络丹等。

2. 经脉瘀阻

主症：肢体损伤后，局部青紫肿胀明显，举臂握拳无力，关节屈伸不利，抬腿动脚不能，常伴有肢体麻木不仁。舌质或边尖瘀斑，脉弦涩。

治法：活血祛瘀，益气通络。

方药：补阳还五汤加味。

3. 气血亏虚

主症：肢体萎软无力、麻木、知觉减退，头昏眼花，气短懒言，神疲乏力，面白无华。舌质淡，脉细无力。

治法：补气养血，舒筋通络。

方药：十全大补汤加味。

4. 筋骨不用

主症：伤后长期卧床，或骨折固定日久，肢体肌肉萎缩，肌力减退，肌腱挛缩，关节拘挛，活动受限，甚则出现畸形。

治法：强筋壮骨，补益肝肾。

处理及方药：加强功能锻炼，筋骨并重，动静结合。配合针灸、推拿、药物熏洗，可使气血宣畅而筋骨强健，辅以内服壮筋养血汤加味。

中篇　损　伤

第五章　损伤急救

第一节　急救技术

创伤急救最重要的是维持生命，现场急救的第一步是检查患者的全身情况、神智、呼吸及脉搏。对于重伤的患者，还必须注意维持其呼吸道的通畅，如果有呼吸、心跳的异常，需要清除呼吸道异物、行人工呼吸和心外按压等。

进行正确的伤情判断，并在此基础上采取及时正确的抢救措施极为重要。抢救措施主要包括通气、止血、包扎、固定及转运五大技术。

一、正确判断伤情

正确判断伤者的伤情是现场急救的首要任务。其次是使开放性创面免受再污染、减少感染，以及防止损伤进一步加重。在伤情评估的过程中，主要注意以下几个方面：

1. 判断伤者有无颅脑损伤；

2. 判断伤者有无脊柱损伤；

3. 判断有无骨折；

4. 判断有无胸、腹部脏器损伤。

伤情评估可依 A、B、C、D、E 的顺序进行。

A. 气道情况（Airway）：判断气道是否通畅，查明呼吸道有无阻塞。

B. 呼吸情况（Breathing）：呼吸是否正常，有无张力性气胸或开放性气胸及连枷胸。

C. 循环情况（Circulation）：首先检查有无体表或肢体的活动性大出血，如有则立即处理；然后是血压的估计，专业医护人员可使用血压计准确计量。

D. 神经系统障碍情况（Disability）：观察瞳孔大小、对光反射、肢体有无瘫痪，尤其注意高位截瘫。

E. 充分暴露（Exposure）：充分暴露伤员的各部位，以免遗漏危及生命的重要损伤。

二、正确进行现场急救

（一）通气措施

1. 解开衣领，迅速清除伤员口、鼻、咽喉的异物、凝血块、痰液、呕吐物等。

2. 对可能有下颌骨骨折而无颈椎损伤的伤员，可将颈项部托起，头后仰，使气道开放。

3. 对于有颅脑损伤而深昏迷及舌后坠的伤员，可将舌拉出并固定，或放置口咽通气管。

4. 对喉部损伤所致呼吸不畅者，可作环甲膜穿刺或切开，紧急现场气管切开置管通气。

（二）止血

止血的方法主要有局部压迫止血、动脉压迫止血和止血带止血三种手段。

1. 局部压迫止血　方法是使用纱布、绷带、三角巾、急救包等对伤口进行加压包扎。如果在事故现场无上述材料，可以使用清洁的毛巾、衣物、围巾等覆盖伤口，包扎或用力压迫。也可采用加垫屈肢止血法进行止血。

2. 动脉压迫止血　对于局部压迫，仍然无法达到止血目的的伤者，可以采用动脉压迫止血的方法。即依靠压迫出血部位近端的大动脉，阻断出血部位的血液供应以达到止血目的。

3. 止血带止血　如果采用局部压迫止血无法达到目的，而压迫动脉不便于伤员的转运时，可以使用专用止血带进行止血。

（三）包扎

包扎的主要目的是：①压迫止血；②保护伤口，减轻疼痛；③固定。现场包扎使用的材料主要有绷带、三角巾、十字绷带等。如果没有这些急救用品，可以使用清洁的毛巾、围巾、衣物等作为替代品。在包扎过程中，如果发现伤口有骨折端外露，请勿将骨折断端还纳，否则可能导致深层感染。

（四）固定

固定的主要目的是防止骨折端移位导致二次损伤，同时缓解疼痛。在现场急救中，固定均为临时性的，因此一般以夹板固定为主。可以用木板、竹竿、树枝等替代。如果事故现场没有这些材料，可以利用伤者自身进行固定：上肢骨折者可将伤肢与躯干固定；下肢骨折者可将伤肢与健侧肢体固定。

（五）转运

转运是现场急救的最后一个环节。正确及时的转运可能挽救伤者的生命，不正确的转运可能导致在此之前的现场急救措施前功尽弃。

对于昏迷伤者，最重要的是保持伤者的呼吸道通畅。对于有脊柱损伤的伤者，搬动必须平稳，防止出现脊柱的弯曲及旋转扭曲。运送脊柱骨折伤者，应使用硬质担架。有颈椎损伤者，搬运过程中必须固定头部。对于使用止血带的伤者，必须在显著部位注明使用止血带的时间。如无条件，需向参与转运者说明止血带使用的时间。

三、开放性损伤清创技术

应用手术刀、剪、钳，遵循一定的程序，清除受污染和无活力的组织及异物，使污染的伤口变成基本无菌的创口的过程叫清创术。

（一）清创术的目的

清除伤口的异物、坏死组织及污染物，使污染伤口变成干净伤口，缝合伤口使之一期愈合，恢复皮肤黏膜完整性。

（二）清创术的原则

1. 一期缝合　伤后 6 ~ 8 小时以内的伤口经彻底清创后可一期缝合。

2. 二期缝合　伤后 8 ~ 24 小时（或超过 24 小时）的伤口，伤口未感染的仍可清创，缝合与否或延期缝合应视具体情况而定。

3. 开放处理　已经感染，不能清创或不能彻底清创的，予敞开伤口，清除坏死组织异物，冲洗引流，更换敷料，等待延期缝合。

（三）清创术的操作

1. 麻醉：根据情况采取创口局部麻醉、神经阻滞麻醉、全身麻醉等。

2. 创口清洗：①无菌软毛刷蘸无菌肥皂水或碘伏溶液，仔细刷洗伤口周围 15cm 以上的皮肤，生理盐水冲洗，重复 3 次以上。②剪除伤口内较大的异物，用无菌纱布覆盖伤口，用脱脂剂清除伤口周围的油脂。③取出覆盖纱布，压力水反复冲洗创面，用无菌纱布覆盖。

3. 消毒：包括创口内的冲洗及创口缘皮肤的消毒。清创后使用生理盐水冲两次，然后用 3% 过氧化氢溶液冲洗或浸泡，最后再用盐水冲两次，冲洗完毕后要更换手术台最上层敷料，换新器械及更换手术人员手套。手术视野用 1‰新洁尔灭酊涂擦三遍。

4. 铺置无菌巾。

5. 止血：彻底止血，可避免创腔积血及术后感染，或植皮坏死。

6. 清创：用刀子或剪子去除受污染和失去生机的组织，创口边缘可切除 0.1cm。清创应有顺序，按层次进行，要熟悉解剖结构，掌握判断组织的能力。要无创操作，须扩大切口时要考虑切口原则。

（四）术后处理

1. 根据全身情况输液或输血。

2. 合理应用抗生素，防止伤口感染，促使炎症消退。

3. 注射破伤风抗毒素；如伤口深，污染重，应同时肌肉注射气性坏疽抗毒血清。

4. 抬高伤肢，促使血液回流。

5. 观察伤肢血运、伤口包扎松紧是否合适、伤口有无出血等。

6. 伤口引流条，一般应根据引流物情况，在术后 24 ~ 48 小时内拔除。

7. 伤口出血或发生感染时，应立即拆除缝线，检查原因，进行处理。

第二节　创伤性休克

休克（shock）系各种强烈致病因素作用于机体，使循环功能急剧减退，组织器官微循环灌流严重不足，以致重要生命器官机能、代谢严重障碍的全身危重病理过程。创伤性休克是指机体遭受到严重创伤的刺激和组织损害，通过"血管 – 神经"反射所引起的以微循环障碍为特征的急性循环功能不全，以及由此导致组织器官血流灌注不足、缺氧和内脏损害的综合征。休克多属中医"脱证"和"厥证"范畴。

【病因病理】

1. 亡血失津　突然内外出血，如吐血、咯血、便血或外伤出血，或暴吐暴泻，均可使阴液亏耗，阳失所依，阴阳失衡，欲脱欲离。

2. 阳气耗散　喘证日久，耗伤肺肾，或肺脾肾久病不除，功能失司，或年迈体衰，过汗亡阳，致阳气耗散，神明失主而发为本证。

3.邪毒内陷 外感邪毒，正不胜邪，毒陷营血，脉络瘀滞，或邪毒内侵，脏气受损，致毒聚脉络，气血瘀结于内，清气难入，浊阴难除，脏腑升降失常，阴阳不相维系，欲脱欲离而成本病。

【临床监测】

1.观察临床表现

（1）精神状态 能够反应脑组织灌注情况。

（2）肢体温度、色泽 能反应体表灌流的情况。

（3）脉搏 休克时脉搏细速出现在血压下降之前。

2.血流动力学监测

（1）血压 血压是休克诊断及治疗中最重要的观察指标之一。

（2）心电监测

（3）中心静脉压 对于需长时间治疗的休克患者来说，中心静脉压测定非常重要。

（4）肺动脉楔压

3.肾功能监测 休克时，应动态监测尿量、尿比重、血肌酐、血尿素氮、血电解质等。

4.呼吸功能监测 监测指标包括呼吸的频率、幅度、节律、动脉血气指标等。

5.生化指标的监测 休克时，应监测血电解质、血糖、丙酮酸、乳酸、血清转氨酶、氨等血液生化指标。

6.微循环灌注的监测 监测体温与肛温差、红细胞比容、甲皱微循环等。

【治疗】

总的治疗原则：消除创伤的不利因素，弥补由于创伤所造成机体代谢的紊乱，调整机体的反应，动员机体的潜在功能以对抗休克。

1.一般处理

（1）患者平卧，保持安静，避免过多搬动，注意保温和防暑。

（2）对创口予以止血和简单清洁包扎，以防再污染，对骨折要做初步固定。

（3）适当给予止痛剂。

（4）保持呼吸道通畅。

2.有效止血和补充血容量

3.中医治疗

（1）中药内治 气脱宜补气固脱，急用独参汤；血脱宜补血益气固脱，用当归补血汤或人参养荣汤加减；亡阴宜益气养阴，用生脉散合增液汤加减；亡阳宜温阳固脱，用参附汤加减。现中医急诊，常用独参汤、参附汤、四逆散、生脉散，均已制成注射剂用于抢救休克。

（2）针灸 常选用涌泉、足三里、人中为主穴，内关、太冲、百会为配穴，亦可用电针间歇性加强刺激。艾灸选择大敦、隐白、百会、神阙、气海、关元等穴。

4.其他治疗

（1）纠正酸中毒，维持酸碱平衡。

（2）应用血管活性药物。

（3）维护心、肺、肾功能。

第三节　脂肪栓塞综合征

脂肪栓塞综合征（fat embolism syndrom，FES）是发生在严重创伤，特别是长管状骨骨折以后的，以进行性低氧血症、皮下及内脏有出血、意识障碍、呼吸困难为特征的一系列综合征。

【病因病理】

脂肪栓塞综合征其具体发病机理目前还未十分清楚，综合为机械性和化学性两种学说。机械学说认为损伤后的骨髓或软组织局部的游离脂肪滴，由破裂的静脉进入血液循环，机械栓塞小血管和毛细血管，造成脂肪栓塞。化学学说认为创伤后机体应激反应通过神经－体液效应，释放大量儿茶酚胺，使体内脂酶活性增加，产生甘油和游离脂肪酸，以致过多的脂肪酸在肺内积累，而游离脂肪酸的毒性作用造成一系列病理改变，导致呼吸困难综合征、低氧血症。近来有些学者认为，鉴于脂肪栓塞往往发生于长期低血压或休克的患者，因而认为脂肪球的产生，可能是由于肝脏的缺氧造成脂肪代谢的障碍所形成。

【临床表现】

1. 爆发型　伤后短时间清醒后迅速昏迷，或在长管状骨骨折复位时发生昏迷，有时出现痉挛，1～3天内死亡。临床诊断困难，往往在尸解后才能明确诊断。

2. 完全型或典型症候群　损伤后12～24小时后由意识完全清醒转向模糊不清，高热、脉搏快、呼吸急促、胸闷，甚至皮下点状出血，睑结膜及皮肤在外观上有特殊点状出血点，多在前胸及肩颈部，通常有心动过速和发烧。

3. 不完全型或部分症候群　临床症状轻微，有骨折创伤史，伤后1～6天，可出现轻度发热、心动过速、呼吸快等非特异症状，或仅有轻度至中度低氧血症，而缺少症状和相应的实验室检查依据，大多数患者数日后可自愈。

【诊断与鉴别诊断】

1. 诊断

（1）常见头、颈、胸部皮肤或黏膜部位的点状出血。

（2）呼吸急促，X线示肺部弥漫性阴影。

（3）非颅脑外伤引起的昏迷、惊厥、抽搐等脑部症状。

（4）辅助检查：①血氧分压下降，低于60mmHg（正常为95～100mmHg）；②无明显出血情况下血红蛋白迅速下降。

（5）其他临床体征及实验室检查：脉搏加快，血小板下降，尿中有脂肪滴，血沉加快（超过70mm/h），血清脂酶增加，血中游离脂肪酸增加。

2. 鉴别诊断

（1）休克　脂肪栓塞一般血压不下降，没有周围循环障碍，血液不但无休克时的浓缩，反而会出现稀释，但有血红蛋白下降、血小板减少、血细胞比容减少。晚期二者均有弥散性血管内凝血现象。

（2）颅脑损伤　有头部外伤史，可以表现为典型的"昏迷—清醒—再昏迷"病象，第二次昏迷往往逐渐发生，而且有颅内高压的表现；常有血压增高，心率缓慢，呼吸减慢，临终期才出现去大脑强直，腰椎穿刺、MRI、CT 等检查有阳性表现。昏迷期可检查出局部神经体征。

（3）挤压综合征　患者有受压和解除受压症状加重的特征，受压部位明显肿胀，出现休克，肾功能往往受累及。

（4）败血症　多见于开放性损伤，而脂肪栓塞综合征多见于闭合性骨折。可有弛张热，白细胞升高或降低，血培养可发现致病菌。

【治疗】

对骨折进行确实稳妥的固定，减少断端对组织的再损伤，以减少脂肪栓子的来源。

1. 呼吸支持

2. 药物治疗　目的是维持有效循环容量，预防肺水肿。

3. 骨折的治疗　需根据骨折的类型和患者的一般情况而定，对严重患者可做临时外固定，对病情许可者可早期行内固定。

4. 脑缺氧的预防　为保护脑功能，保证减少脑组织和全身耗氧量，降低颅内压，防止高温反应等作用，应给予头部降温或进行冬眠疗法。更重要的是纠正低氧血症。

5. 预防感染　可按常规用量，适当选用抗生素。

第四节　挤压综合征

挤压综合征（crush syndrome）是指四肢或躯干等肌肉丰富的部位遭受外界重物长时间（1小时以上）挤压，造成的肌肉组织的缺血坏死，出现以肢体肿胀、肌红蛋白尿、高血钾为特征的急性肾衰竭。

【病因病理】

躯干或肢体严重受压，致肌肉缺血性坏死；肌红蛋白、钾离子、酸性代谢产物等大量进入血液循环，导致肾功能障碍。

主要病理过程：

1. 低血容量休克，肾血流量减少。

2. 应激反应释放的大量血管活性物质导致肾微血管持续痉挛收缩，进一步导致肾小管缺血坏死。

3. 肌肉坏死产生大量肌红蛋白尿、钾、肌酸、磷、镁等有害的代谢产物沉积于肾小管，加重肾脏的损伤。

【临床表现】

1. 全身症状　患者出现头晕，胸闷，腹胀等症状。严重者可出现心悸，甚至发生面色苍白、四肢厥冷。

2. 主要特征表现

（1）休克　部分伤员早期可不出现休克，或休克期短而未发现。有些伤员因挤压伤强烈的神经刺激和广泛的组织破坏，以及大量的血容量丢失，可迅速产生休克，而且不断加重。

（2）肌红蛋白尿　是诊断挤压综合征的一个重要条件。

（3）高血钾症

（4）代谢性酸中毒

【诊断与鉴别】

对有肢体受压史的患者应注意：①详细采集病史：记载致伤原因和方式，肢体受压和肿胀时间，伤后有无"红棕色""深褐色"或"茶色"尿的历史，伤后尿量情况，相应的全身症状等。②体检和伤肢检查：测定血压、脉搏对判断有无失血、体液丢失以及休克极为重要，应对伤肢进行仔细检查。③尿液检查：包括常规、比重及尿潜血的检验。

凡①②③项检查是阳性结果的，可以诊断为挤压综合征，并应及时处理。如有条件，应做肌红蛋白测定，凡结果阳性者即可确定诊断。凡①②两项阳性而尿检阴性者，列为可疑诊断，或者诊断为筋膜间隔区综合征，继续密切观察。

挤压综合伤患者多有合并伤，而有时合并伤需紧急处理，且要注意合并伤能掩盖挤压综合征。应结合患者症状及病史进行鉴别诊断。

【治疗】

1. 现场急救处理　抢救人员应及时解除患肢肿物压迫，伤肢制动，降温，适当包扎，如现场不能处理者，应及时转运。

2. 早期预防措施　受压超过1小时以上的伤员，应碱化尿液，补充血容量。伤肢早期切开减张，避免肌肉缺血坏死持续加重，以减少肌肉坏死释放的有害物质进入血液循环，也有利于伤肢的功能恢复。

3. 伤肢处理

（1）早期切开减张　适应证为：①有明显挤压伤史。②有1个以上筋膜间隔区受累，局部张力高，明显肿胀，有水疱及相应的运动、感觉障碍者。③尿液肌红蛋白试验阳性（包括无血尿时潜血阳性）。

（2）截肢　适应证为：①患肢无血运或血运严重障碍，估计保留后无功能者。②全身中毒症状严重，经切开减张等处理，不见症状缓解，并危及患者生命。③伤肢并发特异性感染，如气性坏疽等。

4. 急性肾衰竭的治疗

（1）防治水中毒。

（2）预防高钾血症。

（3）纠正酸中毒。

（4）营养支持。

（5）选择既有效，对肾脏毒性又小的抗生素。

5. 中医治疗　挤压综合征应根据其临床特点，辨病与辨证相结合，予以中药治疗。

（1）瘀阻下焦型　多见于发病初期。治宜活血化瘀，通关开窍，清泄下焦。方用化瘀通淋汤，或桃仁四物汤加皂角通关散。

（2）水湿潴留型　多见于肾衰竭少尿期。治宜化湿利水，益气生津，兼以活血化瘀。方用大黄白茅根汤加味；或用经验方：黑白丑、冬瓜皮、大腹皮、生黄芪、石斛、天花粉、桃仁。

（3）气阴两虚型　多见于肾衰竭多尿期。治宜益气养阴固肾，方用：黄精、石斛、芡实、山茱萸、覆盆子、五味子、生黄芪、党参、甘草、广木香。

（4）气血不足型　见于尿毒症已解除的恢复期患者。治宜益气养血，通络活络。方用八珍汤加减，或用经验方：生黄芪、党参、木瓜、当归、川芎、鸡血藤、桃仁、广木香。

第五节　筋膜间隔区综合征

筋膜间隔区综合征（compartment syndrome，CS）是指在肢体骨和筋膜形成的间隔区内，因各种原因造成组织压上升，致血管受压，血液循环障碍，肌肉、神经组织严重供血不足，甚则发生缺血坏死，最终导致这些组织功能损害，由此而产生的一系列症候群。常见于前臂掌侧和小腿闭合性严重损伤。

【病因病理】

筋膜间隔是由骨、骨间膜、肌间隔和深筋膜等组织结构组成，间隔区内部有肌肉、血管、神经等通过。任何情况下间隔区内部的容积减少（外部受压）或内容物突然增大（组织肿胀或血肿），均可导致筋膜间隔内组织压力急剧升高，使肌肉、血管、神经等组织受到挤压。

临床分类：

1. 濒临缺血性肌挛缩　严重缺血的早期。经过积极处理及时恢复血液供应，可避免发生或少量发生肌肉坏死，不影响或较少影响患者肢体功能。

2. 缺血性肌挛缩　时间较短的完全缺血，或程度较重的不完全缺血，虽经过积极处理恢复血液供应后，仍有部分肌肉坏死，由纤维组织修复，形成瘢痕挛缩，出现特有的畸形，如爪形手、爪形足等。

3. 严重的完全缺血组织坏疽　大量的肌肉坏死，无法修复。

【临床表现及诊断】

1. 局部症状

（1）疼痛　剧烈疼痛可视为该综合征的最早而且可能是唯一的主诉。

（2）肤温升高　皮肤略红，肤温稍高。

（3）患肢远端脉搏和毛细血管充盈时间　发病时可在其远端摸清动脉的搏动，毛细血管充盈时间仍属正常。若任其发展，肌内压继续升高，远端脉搏也将逐渐微弱，肢体苍白或发绀，直至无脉。

（4）感觉异常　受累神经支配的区域出现感觉过敏或迟钝，晚期感觉消失。

（5）肌力变化　肌力初则减弱，进而功能逐渐消失。

上述表现可概括为"5P征"：Painless（疼痛转无疼），Paralysis（肌肉瘫痪），Pallor（潮红转苍白或发绀），Pulselessness（无脉），Paresthesia（感觉异常）。

2. 全身症状　发热、口渴、心烦、尿黄、脉搏增快、血压下降等，在已发生肌肉坏死的情况下才出现。筋膜间隔区综合征的发病一般均比较迅速，严重者大约24小时即可形成典型的症状和体征。

3. 局部症状　疼痛及活动障碍是主要症状。在筋膜间隔区综合征的早期，其疼痛是进行性的，不因肢体固定或其他处理而减轻疼痛，由于该肌肉损伤、肿胀，主动活动发生障碍。

4. 体征　肿胀、压痛及肌肉被动牵拉痛是本病的重要体征。肢体肿胀是筋膜间隔区综合征最早的体征，肌腹处明显压痛是筋膜间隙内肌肉缺血的重要体征。

【治疗】

1. 切开减压法　由于筋膜间隔区综合征是间隔区内压力上升所致，合理的治疗是早期减压，使间隔区内组织压下降，静脉血液回流，使动、静脉的压力差增大，有利于动脉的血运，并使小动脉开放，组织重新获得血流供应，从而消除缺血状态。

2. 中医治疗

（1）中药治疗　筋膜间隔区综合征可辨证分为以下类型：

①瘀阻脉络型　治宜活血化瘀，疏通脉络。方用圣愈汤加减。

②肝肾亏虚型　治宜补肝益肾，滋阴清热。方用虎潜丸加减。外治可选用八仙逍遥汤、舒筋活血洗方或旧伤洗剂，熏洗患肢。

（2）理筋手法　轻症用理筋手法治疗效果较好，重症则疗效欠佳。

（3）练功及牵引　上肢可用健手协助患手做伸指、伸腕、握拳动作，也可两手相交，掌心向下或向前做翻腕动作。下肢可练习伸趾、屈趾及踝关节背伸、跖屈活动。将患肢置于支架上牵引，亦有一定疗效。

第六节　儿童骨骺损伤

骨骺损伤系指累及骨骺生长板（骺板）的损伤，习惯称为骨骺损伤。骨骺损伤常同时波及骨骺或干骺端。

骨骺通常分为两大类：即位于长骨骨端的关节内骨骺，如股骨头、肱骨小头、桡骨小头等，为承受压力骨骺。这类骨骺对长骨纵向生长及关节形态发育生长十分重要，如损伤可引起畸形。另一类为关节外骨骺，是大肌肉、肌腱或肌群附着点，为承受拉力骨骺，如肱骨内、外上髁，股骨大、小粗隆等（图5-1）。

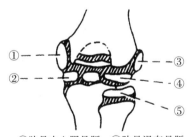
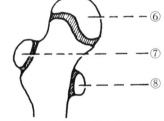

①肱骨内上髁骨骺；②肱骨滑车骨骺；
③肱骨外上髁骨骺；④肱骨小头骨骺；
⑤桡骨小头骨骺

⑥股骨头骨骺；⑦大粗隆骨骺；
⑧小粗隆骨骺

图5-1　骨骺类型

骨骺一般由骨骺、骺板及干骺端3部分（图5-2）组成：骨骺由关节软骨和继发骨化中心（化骨核）组成，是长骨两端关节形态和大小发育的主要部位，其数目各部位不尽相同。骺板是骨骺与骨干之间的骨骺生长板（骺板、骺板软骨）。骺板是长骨纵向生长和人体逐渐增高的关键部位。骨干两端与骺板连接处称为干骺端，其外观呈漏斗状，外周为薄层多孔隙的皮质，中间部分的松质骨为以钙化软骨基质为轴心的索状骨小梁组织。

骺板的组织结构可大致分为 3 层（图 5-3）：①生长层（软骨生长层）：又可分为静止区和柱状区。生长层细胞间有丰富的软骨基质和纵行的胶原纤维（犹如混凝土中的钢筋），因此，其强度在骺板各层中相对较坚韧。②成熟层（肥大细胞层）：成熟层软骨细胞已成熟并失去增殖能力，软骨细胞继续增大并仍呈圆柱状排列。该层细胞体积增大，各细胞柱靠近，软骨基质及胶原纤维减少，处于钙化与非钙化的交界处。③转化层（退化细胞层）：为软骨内骨化的预备钙化层，成熟的肥大细胞开始退化，胞膜破裂，细胞解体。转化层基质有钙化和骨化，故其坚韧度较肥大细胞层又有所增加。

骨骺及骺板的血液供应（图 5-4）：①骨骺的血液供应：骨骺血管（E- 血管）以两种形式进入骨骺，较常见的类型是骨骺周围有骨外膜包绕者，而骨骺完全位于关节内，外有关节软骨覆盖者较少见，如发生骨骺分离，血管易受损伤，可引起骨骺和骺板缺血。②骺板的血液供应有 3 个来源：骨骺系统、干骺系统（M- 血管）及软骨周围系统。

儿童骨骺、骺板及骨膜均有其特殊的血液供应系统。如某一部位血液来源受损中断，将影响该部位的生长能力。不同部位的血液供应受损，对生长的影响亦各不相同。

【病因病理】

1. 病因 造成骨骺损伤的外力有 4 种，即剪切力、牵拉力（撕脱力）、劈裂力和挤压力。上述暴力可以单独作用导致骨骺损伤，但多数综合作用。此外，某些疾病，如佝偻病、骨骺炎、坏血病以及内分泌失调等可使骺板结构破坏，强度下降，在遭受轻微外力甚至无外伤史的情况下，出现骨骺分离、滑脱，如股骨头骨骺滑脱。

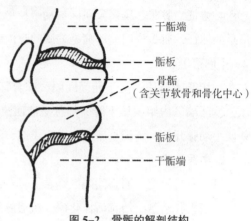

图 5-2　骨骺的解剖结构

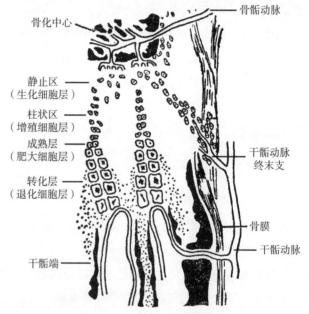

图 5-3　骺板的组织结构

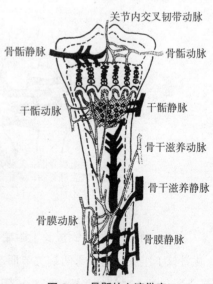

图 5-4　骨骺的血液供应

2. 骨骺损伤类型及临床特点（表 5–1、图 5–5）

表 5–1　骨骺损伤类型、损伤机理、X 线征象及预后

类型	损伤机理及特点	X 线征象	常见部位及发生率	预后
I 型（骨骺分离）	①损伤由剪切应力造成，分离发生在骺板的成熟层细胞肥大区或钙化区。软骨生长层留在骨骺一侧，故不引起生长障碍；②多见于幼小婴儿；③骺板周围骨膜肥厚，且多未受损，故骨骺移位轻	①骨核移位但程度轻；②骺板厚度有时可能增宽或为部分增宽（呈张开状）	股骨头、桡骨下端、桡骨上端、腓骨下端、肱骨上端，占 15.9%	骨骺及干骺端无骨折，周围骨膜大部分完好，手法复位容易，预后良好
II 型（骨骺分离伴干骺端骨折）	①损伤常由剪力和扭转力引起，整个骺端骨块从骨干分离，骨骺分离线亦经肥大区，干骺端骨块可呈三角形或薄片状；②多见于 10～16 岁的少儿；③骨块的骨膜往往保持完整（凹侧），而对侧骨膜则破裂	骨折线经骺板折向干骺端，骨骺连同小块骨向一侧移位，多有成角趋向（向骨膜断裂侧成角）	桡骨远端、肱骨近端、肱骨远端，占 48.2%	手法复位容易，预后良好
III 型（骨骺骨折）	①损伤由关节内剪力所致，属关节内骨折。骨折线自关节面穿过骨骺和骺板，再沿骺板的薄弱区（肥大区）延伸至骺板的边缘，造成部分骨骺及骺板脱离主骨。②患儿平均年龄 14～15 岁。③骨折较稳定，一般移位不大	骨折线纵向穿越骨骺，然后横穿骺板，骨骺骨折块轻度向伤侧移位	胫骨远端（内或外侧）、肱骨小头、胫骨上端，占 4%	对位良好，骨骺血供未受影响，患儿年龄较大者（生长潜力小），预后良好；反之则差
IV 型（骨骺及干骺端骨折）	①损伤由劈裂或牵拉暴力造成，亦属关节内骨折。骨折线涉及骨骺、骺板和干骺端；分离的骨折块包括部分骨骺、骺板及干骺端。②发生于肱骨外髁者多为 10 岁以下的儿童；如骨折发生在胫骨远端，则多为 13 岁以上的青少年。③骨折移位一般较明显	骨折线多呈斜形贯穿骨骺、骺板和干骺端；骨折块移位程度一般较明显	肱骨外髁、胫骨远端，占 30.2%	骨折波及骺板全层，影响生长带，故易引起生长发育障碍和关节畸形
V 型（骺板挤压伤）	由强大的挤压暴力造成，骺板软骨细胞严重损伤或骨骺营养血管广泛性损伤，相当于骺板的压缩性骨折	早期 X 线摄片常为阴性；往往至晚期出现畸形方能做出诊断	踝关节和膝关节	预后差，骺板生发层的损伤导致晚期骨骼变形和关节畸形。

【注】

［1］股骨头及桡骨头骨骺分离虽多属 I 型损伤，但由于其骺动脉多被破坏，故预后较差。I 型骨骺分离尚可见于内分泌紊乱、佝偻病、骨骺炎、维生素 C 缺乏病等引起的病理性损伤。

［2］V 型骨骺损伤因早期 X 线表现阴性，常误诊为关节扭伤，往往待畸形出现后，回忆既往外伤史，方做出"迟到的诊断"。因此，凡小儿关节骨骺附近的损伤肿痛持续一段时间，X 线片虽表现为阴性，即应怀疑有本型损伤的可能。患肢应避免负重 3 周，以免加重损伤。此外，尚需向家长说明病情及后果，建立定期随访，以便及时诊断，及时治疗。

【诊断与鉴别诊断】

1. 把握儿童骨骺损伤的规律

（1）儿童关节部位损伤应首先考虑骨骺损伤。

（2）好发年龄　骨骺损伤绝大多数发生在化骨核出现后，好发年龄为 13～15 岁的少年，其次为学龄儿童。

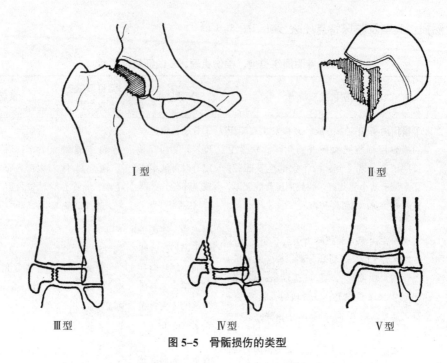

图 5-5　骨骺损伤的类型

（3）骨骺损伤类型与发病年龄有明显关系　其一，年龄小者易发生骨骺分离，年龄大者易发生骺端骨折。其二，年龄越大，骨骺分离的程度越小。

（4）Ⅱ型及Ⅳ型骨骺损伤发病率高　两者分别为48.2%和30.2%，共占全部骨骺损伤的78.4%。

（5）发病部位比较集中　以桡骨下端、肱骨下端、胫腓骨下端最为多见，大约占80%左右。

2.重视临床检查　大多数患者有不同程度的外伤史。骨骺损伤移位明显者，局部存在不同程度的肿胀和畸形。无移位或移位很少的骨骺损伤，一般肿胀较轻，亦无畸形。但骺板平面一定存在局限性压痛。化骨核尚未出现或刚出现的部位如发生骨骺损伤，即使行X线摄片检查，亦可能无明显征象，或只有很少的征象（图5-6）。

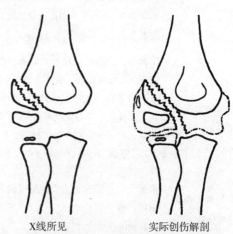

X线所见　　　　实际创伤解剖

图 5-6　骨化中心X线影像与实物差别

3.熟知骨骺损伤的X线表现及基本内容　X线检查是诊断骨骺损伤的重要手段。

【治疗原则】

治疗儿童骨骺损伤时，必须综合考虑下述问题：

1.损伤类型及复位要求　对Ⅰ、Ⅱ型损伤，因其生长层多无损伤，闭合复位容易，预后良好，故Ⅰ、Ⅱ型损伤复位如有困难，允许有轻、中度的前后或内外侧方移位（日后自行塑形的可能性大）。Ⅲ、Ⅳ型损伤属关节内骨折，并可能伤及骺板，整复要求恢复关节面的平整。骨折端对位不良会产生骺板早闭和骨桥形成，造成生长障碍而出现畸形。故应首选手法复位，尽可能达到解剖复位，否则应切开复位。而对于Ⅴ型或其他型疑合并Ⅴ型者，应避免负重3个月，并需将预后的真实情况向家长说明，建立长期定期随访，一般每6个月摄X线片检查一次，直至肯定患肢无生长障碍为止。

2.受伤年龄及部位　生长旺盛期的患者，即1～3岁和12～15岁两个年龄阶段的儿童骨骺损伤，以及生长能力强的部位，应避免反复整复，强求解剖对位。另一方面，15岁以上的青少年骨骺即将闭合，骨骺或生长能力弱的部位发生骨骺损伤，如桡骨上端、胫骨下端等，即使骺板损伤，一般不会引起严重的畸形，畸形的出现多由于整复不良引起。因此，对此部分患者应强调良好的复位。

3. 复位时间 骨骺损伤的最佳复位时间是1天之内，或1~3天，最迟不能超过10天。

4. 复位注意事项 施行手法复位时，操作必须轻柔、准确，禁用纵向挤压、扭转、撬拨手法，避免粗暴手法和反复复位。对Ⅱ型骨骺损伤应在充分牵引下解除嵌插挤压（可同时解脱软组织嵌夹）后再行复位，严禁在重叠未拉开之前强行推挤或施行过度折顶等粗暴手法。

行手术复位者，则必须避免用粗硬器械撬拨骺板，对Ⅲ、Ⅳ型骨骺损伤应力争恢复关节面的平整光滑。此外应避免剥离骺端表面的软组织，以免软骨膜损伤。内固定物最好置于干骺端，必要时可只用细克氏针穿过骺板，严禁用螺钉及粗钢针贯穿骺板。

【注】

［1］骨骺损伤手术治疗的指征是：疑有骨膜或关节囊等软组织嵌夹在骨折断端之间者；受伤时间超过4天以上的陈旧性骨骺损伤；移位大，复位困难且不稳定的Ⅲ、Ⅳ型损伤；开放性骨骺损伤。

［2］骨骺损伤手法复位后的固定时间为：Ⅰ、Ⅱ、Ⅲ型：固定时间为同龄儿童干骺端骨折的1/2；Ⅳ型：固定时间与同龄儿童干骺端骨折相同（3~6周）。

5. 骨骺损伤后期生长障碍的处理 儿童骨骺损伤后，如未得到及时正确的治疗，将可能造成骨骺生长发育的停滞或延缓，形成迟发性畸形。临床上往往需要手术矫形，其处理原则见表5-2。

表5-2 骨骺损伤后期生长障碍的处理

损伤特点	畸形	处理原则
骺板一侧损伤，该侧骨生长停止，或延迟生长；或在两骨并列部位，其中一骨骨骺生长停止	偏向患侧的成角畸形或合并短缩畸形	采用张开式切骨矫正术（年幼儿童可能需做多次）；患骨延长，健骨缩短或阻止健骨骨骺生长
单骨组成部位骨骺损伤，伤肢肢体骨骺生长停滞或延缓	两侧肢体不等长	肢体均衡术：伤侧肢体延长，健侧肢体缩短，或两者同时施行

第六章　头面颈项部损伤

第一节　头皮损伤

头皮有皮肤、皮下组织、帽状腱膜、腱膜下组织和骨膜5层，各有特点。腱膜组织疏松，一旦出血，可扩展到整个间隙，称为头皮损伤（trauma of scalp）。

【病因病理】

头皮损伤多因锐器或钝器伤，跌仆撞击，络脉破伤，瘀血内聚。

【临床表现】

1. 头皮血肿　头皮血肿多因钝器伤所致，按血肿出现于头皮内的具体层次可分为皮下血肿、帽状腱膜下血肿和骨膜下血肿3种。皮下血肿一般体积小，有时因血肿周围组织肿胀隆起，中央反而凹陷，易误认为凹陷性颅骨骨折，颅骨X线摄片可资鉴别。帽状腱膜下血肿因该层组织疏松，可蔓延至全头部，小儿及体弱者可导致休克或贫血。骨膜下血肿的特点是局限于某一颅骨范围之内，以骨缝为界，见于产伤等颅骨损伤。

2. 头皮裂伤　头皮裂伤可由锐器或钝器伤所致。头皮有不同程度破裂伤口，由于头皮血管丰富，出血较多，可引起失血性休克。

3. 头皮撕脱伤　头皮撕脱伤多因发辫受机械力牵扯，使大块头皮自帽状腱膜下层或连同颅骨骨膜被撕脱所致。可导致失血性或疼痛性休克。

【诊断】

头皮下血肿、头皮损伤，自局限至整个头部不等；X线片示无骨质损伤。

【治疗】

1. 外治　头皮血肿在剃发后，依略大于血肿范围贴消散膏或其他活血消肿药膏，加黑虎丹，加含有麝香的掺药效果更好。

较小的头皮血肿在1~2周左右可自行吸收，巨大的血肿可能需4~6周才能吸收。采用局部适当加压包扎，有利于防止血肿的扩大。

2. 内治　一般不需内服药物，症状较重且有头晕头痛者，用活血化瘀、升清降浊药。常用方药：柴胡、细辛、薄荷、当归尾、土鳖虫、丹参、泽兰、川芎、姜半夏。

第二节　颅骨骨折

颅骨骨折（fracture of skull）指颅骨受暴力作用所致颅骨结构改变。颅骨骨折的伤者，不一定都合并严重的脑损伤；没有颅骨骨折的伤者，也可能存在严重的脑损伤。颅骨骨折按骨折部位分为颅盖与颅底骨折，按骨折形态分为线形与凹陷性骨折，按骨折与外界是否相通分为开放性与闭合性骨折。开放性骨折和累及气窦的颅底骨折有可能合并骨髓炎或颅内感染。

【病因病理】

撞击、跌仆、打击、挤压等直接暴力使颅骨变形而折裂。间接暴力多引起颅底骨折。

【临床表现】

1. 线形骨折 颅盖部的线形骨折发生率最高，主要靠颅骨 X 线摄片确诊。单纯线形骨折本身不需特殊处理，但应警惕是否合并脑损伤；骨折线通过脑膜血管沟或静脉窦所在部位时，要警惕硬脑膜外血肿的发生，需严密观察或 CT 检查。骨折线通过气窦者可导致颅内积气，要注意预防颅内感染。颅底部的线形骨折多为颅盖骨折延伸到颅底，也可由间接暴力所致。根据发生部位可分为：

（1）颅前窝骨折 累及眶顶和筛骨，可有鼻出血、眶周广泛瘀血斑（"熊猫眼"征）以及广泛球结膜下瘀血斑等表现。若脑膜、骨膜均破裂，则合并脑脊液鼻漏，脑脊液经额窦或筛窦由鼻孔流出。若筛板或视神经管骨折，可合并嗅神经或视神经损伤。

（2）颅中窝骨折 可有鼻出血或合并脑脊液鼻漏、脑脊液耳漏；常合并第Ⅶ、Ⅷ脑神经损伤、垂体或第Ⅱ、Ⅲ、Ⅳ、Ⅴ、Ⅵ脑神经损伤；若骨折伤及颈动脉海绵窦段，可因动静脉瘘的形成而出现搏动性突眼及颅内杂音；破裂孔或颈内动脉管处的破裂，可发生致命性的鼻出血或耳出血。

（3）颅后窝骨折 累及颞骨岩部后外侧时，多在伤后 1~2 日出现乳突部皮下瘀血斑（Battle 征）；若累及枕骨基底部，可在伤后数小时出现枕下部肿胀及皮下瘀血斑；枕骨大孔或岩尖后缘附近的骨折，可合并后组脑神经（第Ⅸ~Ⅻ脑神经）损伤。

颅底骨折的诊断及定位，主要依靠上述临床表现来确定。

2. 凹陷性骨折 见于颅盖骨折，好发于额骨及顶骨。成人凹陷性骨折多为粉碎性骨折，婴幼儿可呈"乒乓球凹陷"样骨折。骨折部位的切线位 X 线片，可显示骨折陷入颅内的深度。CT 扫描则不仅了解骨折情况，还可了解有无合并脑损伤。

【诊断】

1. 外伤史。

2. 头痛，局部肿胀瘀斑，或在眼眶、乳突部、枕下等处出现瘀斑。

3. 鼻、耳或咽部出血或有脑脊液流出。有视神经、面神经、嗅神经或展神经损伤征象。

4. X 线片可显示骨折，但颅底骨折因骨折线较细或投照位置的影响，X 线片上或不能显示，因此，X 线片示无骨折时不能排除。CT 扫描更易发现骨折线。

【治疗】

1. 外治

（1）复位 多不需复位，如凹陷性骨折的深度超过 0.5cm 则必须复位，儿童"乒乓球凹陷"样骨折多需手术撬起整复或摘除。

（2）外用药 肿胀瘀斑处外敷活血消肿、续骨止痛药膏，如三色敷药。

（3）清创 开放性骨折应清创，颅底骨折应采取 45°的头高位，脑脊液漏严禁堵塞，也不可冲洗，尽可能避免打喷嚏和咳嗽，以防逆行感染和颅内积气。

（4）手术 适应证：①合并脑损伤或大面积的骨折片陷入颅腔，导致颅内压增高，CT 示中线结构移位，有脑疝可能者，应行急诊开颅去骨瓣减压术。②因骨折片压迫脑重要部位引起神经功能障碍，如偏瘫、癫痫等，应行骨折片复位或取除手术。③在非功能部位的小面积凹陷骨折，无颅内压增高，深度超过 1cm 者，为相对适应证，可考虑择期手术。④开放性骨折的碎骨片易致感染，需全部取除；硬脑膜如果破裂应予缝合或修补。

2. 内治　以活血化瘀、上清头面为原则。

常用方药：防风、荆芥、白芷、蔓荆子、细辛、当归、川芎、炙没药、苏木。

附：脑损伤

脑损伤（trauma of encephalon）亦称脑髓损伤，是头部内伤的重证，包括脑挫裂伤、颅内血肿、脑干损伤等。脑挫裂伤是暴力打击致脑组织的器质性损伤，由于损伤部位、范围和程度的差异，使轻者临床表现及预后同脑震荡，重者治疗则颇为棘手。脑干损伤是指中脑、脑桥和延髓损伤，涉及生命中枢，故预后极差。

【病因病理】

1. 病因

（1）直接暴力　头部直接受到暴力作用，如拳头、石块、木棒等打击，或头部碰撞在坚硬物体上，或子弹、骨折片贯穿所致。

（2）间接暴力　身体其他部位受到力的冲击，如高处坠下，足部、臀部着地，力量经脊柱传至颅底；或行驶中的车辆突然急刹车，脑由于惯性的冲力而受伤，使脑组织在一定范围内发生出血和损伤。

2. 病理　脑挫裂伤是脑组织的实质性损伤，按其病理形态改变可分为脑挫伤和脑裂伤。前者只有脑皮质表面散在出血点，局部静脉瘀血和水肿；后者在损伤部位还可见软脑膜和脑组织的断裂及严重的出血。因挫伤、裂伤可同时存在，故常称为脑挫裂伤。

由于脑组织的挫裂出血，故脑脊液内混有血液。由于脑挫裂伤是器质性损害，因此不论其损害的程度如何，随着时间的推移，在损伤部位将出现一系列的继发性病理过程，包括神经细胞的变性、坏死，脑组织出血、水肿、液化及神经胶质增生等，最后在脑内遗留固定的痕迹，甚者可出现神经损伤的定位症状。

颅内血肿形成的初期，人体有一定的代偿能力，早期表现为颅内血管的收缩，脑血流量减少，脑脊液产生的速度减慢，脑室排空，脑脊液经脑池、蛛网膜下腔的吸收速度加快，使脑的体积相应缩小，此时颅内压可无显著升高。若血肿进一步发展，必然导致代偿性功能失调，造成颅内压增高，脑静脉回流阻滞，严重时脑脊液循环通路梗阻，脑组织受压移位进入颅脑裂隙，形成脑疝，压迫脑干，并使颅内压进一步升高。这种恶性循环如不及时纠正，脑疝压迫脑干较久后，终致发生生命中枢衰竭而死亡。

脑干内有许多重要颅神经核、网状结构和运动、感觉神经的传导束，是生命中枢。原发性脑干损伤常可见到脑干不同部位的挫裂、出血、水肿、局部缺血坏死、软化等。继发损伤常见于颅内血肿、脑水肿。脑干损伤病情凶险，预后不佳。

【诊断与鉴别诊断】

（一）诊断

1.脑挫裂伤 损伤后患者昏迷，其程度要比脑震荡重些，时间也要长些，但两者并无明显的界线。损伤后患者的主要表现也与脑震荡相似，但脑挫裂伤患者还有颅内压增高的症状与神经损伤的定位症状等。

（1）颅内压增高的症状 主要是生命体征的变化，也就是有意识、瞳孔、血压、脉搏、呼吸等方面的变化。当颅内压增高还在代偿期时，患者的意识和瞳孔无多大的改变，只是血压逐渐上升，脉搏减慢，脉缓而无力，呼吸仍可正常。当颅内压继续上升，伤员逐渐昏迷，瞳孔对光反射消失，并开始散大，脉搏渐渐增快，心跳减弱，血压逐步下降，呼吸不规则或出现潮式呼吸，接着自主呼吸停止，称为中枢衰竭危象。

（2）神经损伤的定位症状 这类症状决定于脑损害的部位，因此比较复杂，但并不是每个伤员都有。临床如出现这类症状，对诊断和判定脑损伤的部位是很有意义的。常见的定位症状有：单瘫、偏瘫、抽搐、感觉障碍、失语症等。

（3）脑膜刺激征 蛛网膜下腔出血，血液混杂在脑脊液内而引起脑膜刺激征，主要表现为颈项强硬和屈髋屈膝试验阳性。

（4）脑脊液变化 脑挫裂伤伤员的脑脊液常带血性，其含血量多少不定，少者每立方毫米含红细胞数百个，多者可达 200 万～300 万个。色泽可自微红至完全血性。在陈旧的蛛网膜下腔出血中，因红细胞都已溶化，红细胞内的血红素都被释出，因此这时的脑脊液呈黄色至棕褐色。

2.颅内血肿 颅内血肿是一种严重的颅脑损伤，若抢救不及时可马上危及生命。基于颅内血肿有溢血不止的倾向，为继发形成，因此临床上有迟发性和进行性的变化，其主要症状是再昏迷和瘫痪进行性加重。

（1）意识障碍的特点 再昏迷有三种情况：昏迷逐渐至苏醒或好转，再昏迷；昏迷进行性加重，即开始感觉敏感，而后迟钝并加深；开始时清醒，以后逐渐进入昏迷。

（2）运动体征的改变 伤后逐渐出现肢体瘫痪，并有进行性加重，如伤后开始一侧肢体正常，逐渐出现不全瘫痪，最后出现偏瘫。同时伴有肌张力增高、腱反射亢进、病理反射阳性，说明偏瘫对侧的颅内有血肿。

（3）瞳孔变化 血肿侧瞳孔进行性散大，对光反射消失，若病情发展速度快，另一侧瞳孔亦随之扩大。

（4）颅内压增高 血肿引起颅内压增高发生较早，往往在 24 小时以内达到高峰，而脑水肿引起的颅内压增高常在伤后 2～3 天内达到高峰。

（5）脑疝 常见为颞叶疝，表现为再次昏迷，同侧的瞳孔散大，对侧肢体不全瘫痪，病理反射阳性，若进一步加重可危及生命。

3.脑干损伤 脑干损伤是指中脑、脑桥、小脑及延髓等处的损伤，是头部内伤中最为严重的损伤，损伤后症状严重，死亡率高。

（1）昏迷 时间长，恢复慢，轻者数周，重者数年，甚至终生昏迷。

（2）去大脑强直　多呈角弓反张状态，即四肢肌张力增高，过度伸直，颈项后伸。

（3）锥体束征　由于脑干内的锥体束损伤，可出现肢体瘫痪，肌张力增高，腱反射亢进，浅反射消失，或出现一侧或双侧病理反射。受伤后一切反射消失，肌张力由增高而变为松弛，常为死亡前兆。

此外，脑干损伤还可以出现高热、肺水肿、消化道出血、眼球和瞳孔的改变，如果出现一侧瞳孔散大，昏迷加深，对侧肢体瘫痪，血压升高，脉搏、呼吸减慢时，应考虑颅内血肿的存在。

（二）鉴别诊断

1. 脑挫裂伤与脑震荡　脑挫裂伤有脑的定位症状，有生命体征变化，有阳性神经系统体征，脑脊液混有血液。脑震荡无上述表现。

2. 脑挫裂伤与颅内血肿

（1）脑挫裂伤定位症状在伤后即出现，而且比较稳定；颅内血肿的定位症状需隔一定时间出现，呈进行性加重。

（2）颅内血肿多有清醒期，而脑挫裂伤很少出现清醒期。

（3）颅内血肿常可出现颞叶疝，脑挫裂伤则很少出现，而颅压增高两者均有。

（4）脑挫裂伤在伤后即出现偏瘫，无进行性加重，自主活动少，颅内血肿则不然。

【治疗】

1. 早期的一般治疗　对较严重的头部内伤，有生命危险的患者，必须及时抢救，必要时及时请脑外科会诊或转科，千万不可延误抢救时机，需严密观察，积极治疗。

（1）保持呼吸道通畅。

（2）处理头部伤口出血，及时处理休克。

（3）对呼吸循环不稳定的伤员，切忌远道转送，而应原地抢救，待病情稳定后再转送。

（4）及时观察。入院后 24 小时内，每 15～30 分钟测呼吸、脉搏、血压 1 次，随时检查意识、瞳孔变化，注意有无新症状、新体征出现，并做好术前准备。

（5）注意及时纠正水盐代谢紊乱，保持电解质的平衡，每日输液量为 1500～2000mL（可按病情增减），并予足够的维生素。

（6）对疑有颅内血肿者，可行脑血管造影、CT 或 MRI 检查，确诊后尽快手术。对严重对冲性脑挫裂伤并发颞叶沟回疝者，不易与颅内血肿鉴别，则应开颅检查，进行脑组织清创，并进行颅内减压术。

（7）除外颅内血肿后，应及早进行系统的非手术疗法。

（8）蛛网膜下腔出血严重者，可用止血剂，如 6- 氨基己酸、酚磺乙胺、对羧基苄胺等。合并脑脊液漏者，应使用抗生素，预防颅内感染。

（9）伴高热、肌张力增高或去大脑强直者，应尽早开始冬眠低温治疗。

（10）如伤员呕吐频繁，或有昏迷者应禁食，待病情好转后再给饮食，一般以高蛋白、高热量的流质或半流质为宜。

2. 昏迷期的治疗

（1）中药治疗　以开窍通闭为主。

①辛香开窍法：适用于气闭昏绝，两手握固，牙关紧闭，苔白，脉沉迟的血瘀气闭患者，用苏合香丸、黎洞丸磨汁灌服。

②清心开窍法：适用于高热、神昏窍闭、抽搐等症者，用安宫牛黄丸口服，醒脑静静脉或肌肉注射。

③清热豁痰开窍法：适用于昏迷痰热阻窍者，用至宝丹。

④清热镇痉开窍法：适用于高热昏迷惊厥者，用紫雪丹或神犀丹。

如伤后意识障碍，目合口开，鼻鼾息微，大汗淋漓，手撒尿遗，四肢厥冷，舌萎，脉微细或芤，治宜回阳救脱，用独参汤或参附汤。

（2）针灸治疗

①昏迷：针人中、十宣、涌泉等穴。

②呃逆：针天突，配内关、中脘。

③呕吐：针内关，配足三里、天突。

3. 苏醒期的治疗　患者经救治后由昏迷逐渐苏醒，但仍需严密观察，积极治疗。此期常表现为神志恍惚不清，头痛头晕，呕吐恶心不止，夜寐烦躁不宁，或醒后不省人事，感觉迟钝，昏沉嗜卧等症。治宜镇心安神、升清降浊，方用琥珀安神汤。应注意朱砂不能连续使用5天，以免尿潴留中毒。或用柴胡细辛汤或天麻钩藤饮，以平肝息风，升清降浊。

4. 中、后期的治疗　由于头部内伤之后，人体的元气大伤，主要是耗气伤肾而致脑气不足，同时亦影响脏腑的功能。由于脏腑、经络、气血失调，肝肾亏损，脑气虚衰，常用味厚补腻之品补肝肾、益脑髓，代表方剂为可保立苏汤。偏于头痛者，加川芎、蔓荆子、藁本、秦艽；偏于头晕目眩者，加明天麻、白蒺藜、双钩藤、牡蛎、龙骨；偏于失眠、多梦者，加炙远志、茯神、五味子。

5. 颅脑损伤手术指征

（1）开放性颅脑损伤。

（2）闭合性颅脑损伤中有下列情况者：经检查明确诊断为颅内血肿者（包括硬脑膜外、硬脑膜下或颅内血肿等）；有中间清醒期者；意识障碍逐渐加重者；一侧瞳孔进行性扩大者；凹陷或粉碎骨折引起一定症状者；36小时以后出现去大脑强直者；长期昏迷伴颅内压增高者；脑脊液鼻漏或耳漏经观察1个月而不自愈者。

【预后与康复】

脑损伤是伤科重症，一旦发病，应及时采取最有效的治疗手段，防止病情进一步恶化加重。本病昏迷日久，更需仔细护理，如口腔清洁，及时吸痰，保持床铺整洁与进食、进药、排尿等管道通畅，严防压疮发生等。

第三节　颞颌关节脱位

颞颌关节脱位（dislocation of temporomandibular joint）多发于老年人，尤以身体虚弱的女

性多见。构成颞颌关节的结构有下颌骨的髁状突、喙突和颞骨的下颌窝、关节结节。（图6-1）。

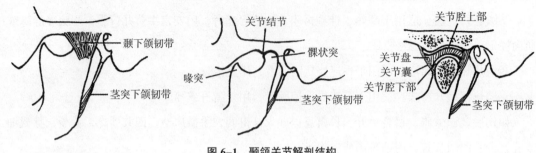

图 6-1　颞颌关节解剖结构

【病因病理】

当颞颌关节大幅度运动或受外力作用，使髁状突过度移动，超出了关节的正常运动范围，而脱离下颌窝，滑至关节结节前方。此时可发生咬肌的反射性痉挛和颞下颌韧带的紧张，使髁状突上移而嵌顿在关节结节的前方，关节盘被夹在髁状突与关节结节之间以致不能自行复位，此即为颞颌关节前脱位（图6-2）。脱位后关节囊常被拉长，偶尔也可被撕裂。

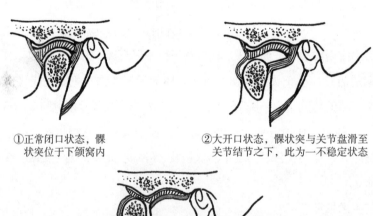

①正常闭口状态，髁
状突位于下颌窝内

②大开口状态，髁状突与关节盘滑至
关节结节之下，此为一不稳定状态

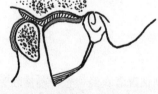

③髁状突脱至关节结节前方，关节
盘被夹在髁状突和关节结节之间

图 6-2　颞颌关节前脱位的机理与病理

1. 张口过度　大张口时，髁状突与关节盘滑至关节结节之下（此为一不稳定位），如过度张口，则髁状突有可能越过关节结节滑至其前方，导致双侧前脱位。

2. 暴力打击　在大张口的基础上，下颏部遭受外力打击（如拳击）则可造成颞颌关节双侧前脱位；如下颌体遭受侧方外力打击，则可能造成受打击侧单侧前脱位。

3. 咬食过硬较大的食物　当单侧上、下臼齿间咬食过硬较大的食物时，可导致双侧咬肌及颞下颌韧带不平衡，使下颌骨向一侧扭转，亦形成单侧前脱位。

【临床表现与诊断】

患者常以手托住下颌部就诊，功能障碍表现为语言不清、吞咽困难、流涎不止，口呈半开状，不能主动张合。单侧前脱位者，口半开程度较双侧前脱位为小。双侧前脱位者局部畸形为下颌骨下垂，颏部前突，下齿列位于上齿列之前，咬肌痉挛，呈块状突出，面颊扁平。单侧前脱位者则表现为口角歪斜，下颏部偏向健侧，患侧低于健侧。触诊时可在耳屏前扪及凹陷，可于颧弓下触及髁状突。

【治疗】

1. 手法复位

（1）口腔内复位法　首先应向患者说明复位动作，以取得患者的配合，使之尽量放松，并提示其在复位后不要用力咬合；然后令患者坐矮凳上，头靠墙。局部轻轻揉按颊车穴，以松弛局部肌肉的紧张。术者双拇指裹上数层纱布（防止复位时被患者咬伤），然后伸入患者口中，分别压在两侧下齿最后两个臼齿上；其余四指在外面托住下颌体。准备就绪后，术者两拇指用力向后下方按压；余指托住下颌骨向上、向前端托，成一弧形动作（图6-3）。复位成功时可感到一明显的弹响，此时迅速将两拇指滑向外侧，并退出口腔外，以免被咬伤。如为单侧前脱位，在进行复位时，健侧的手可不用力。如一次复位不成功，可于双侧咬肌内注入1%普鲁卡因2~5mL，使肌肉松弛后再行复位。

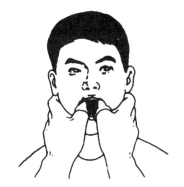 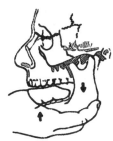

①手法复位示意　　　　　　　　②复位过程透视

图6-3　颞颌关节脱位的手法复位

（2）口腔外复位法　本法适用于年老齿落者。术者双拇指置下颌角前（患者往往感觉下颌部酸胀，口内流涎，咬肌松弛）由轻而重向下、向后按压；余指托住下颌体配合拇指动作。

（3）单侧口腔外复位法　患者头部偏向健侧45°，术者一手掌托颏部，另一手拇指按压下颌角前方，余指放于颈后，向后下方按压推送；托颏部的手以协同动作向后推挤下颌部。

2. 固定方法　固定的目的是保持复位的位置，使拉长的关节囊得以修复，以防止发生再脱位。具体方法是用绷带兜住下颌部，使关节固定于张口度≤1cm的位置上（图6-4）。固定时间一般为1周左右。固定期间嘱患者不要过度张口，应进软食或流食。

3. 药物疗法　外用舒筋药水，如舒筋止痛水、茴香酒涂擦患处关节周围。患者可内服舒筋活血汤加减。

【预后与康复】

新鲜脱位患者如能及时复位，妥善固定，一般预后良好。老年人因其体质虚弱，咬肌及颞下颌韧带松弛，故易发生颞颌关节脱位。且一旦发生脱位后，则又可由于修复不良而形成习惯性脱位。此外，青壮年患者亦可由于反复多次脱位而形成习惯性脱位。

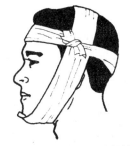 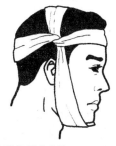

图6-4　颞颌关节脱位固定方法

第四节　颈部扭伤

因各种暴力使颈部过度牵拉或扭转，或暴力直接打击，引起颈部软组织损伤者，称为颈部扭伤（sprain of cervical part）。临床以胸锁乳突肌和斜方肌上部损伤多见，青壮年发病率较高。

【病因病理】

颈部扭伤，多因颈项在外力的作用下突然过度前屈、后伸或旋转而发生。如乘车时猝然减速所致头部猛烈前冲，球类运动员在快速奔跑时头部突然后仰，以及跌仆、嬉闹时颈部过度扭转等，均可使颈部突然扭转或过度屈伸，肌肉骤然收缩或过度牵拉，造成颈项部肌肉起止点或肌腹部分纤维撕裂伤而形成颈部扭伤。

【临床表现】

患者有明显的外伤史。伤后颈部疼痛，可向肩背部放射，颈部活动时疼痛加剧，常伴有酸胀感。多数患者为颈部一侧疼痛，头偏向患侧。部分患者因损伤波及颈神经根，可出现手臂麻木疼痛、局部沉重感，或伴有头痛、头胀等症状。

检查时在痛处可触及痉挛的肌肉，如条索状、板块状，局部有轻度肿胀或压痛，颈部活动受限。重者头歪向患侧，颈部活动受限，以旋转侧屈受限明显。X线检查可排除颈椎骨折和脱位。

【诊断与鉴别诊断】

根据患者的外伤史、临床表现及影像学检查等，可明确诊断。X线检查仅见颈椎生理弧度改变，无颈椎骨折脱位。但重症患者出现颈神经根刺激症状时，应做MRI或CT检查，以除外隐匿的颈椎骨折脱位或韧带等损伤。

颈部扭伤临床应与落枕和自发性寰枢关节半脱位鉴别：落枕在成年人发病率较高，颈部症状多发生于晨起之后。无明确的外伤史，但多有感受风寒的病史。自发性寰枢关节半脱位多见于儿童，常有咽炎史，颈部疼痛，活动受限，头颈偏斜，寰枢关节张口位可显示寰椎侧块与齿状突间隙不等宽。

【治疗】

主要是解除因外伤疼痛引起的颈项部肌肉痉挛。手法和牵引具有良好的疗效；使用药物、理疗等方法，能够加速缓解肌肉痉挛，消除症状。

1. 手法治疗　损伤较轻、肿胀不明显者，采用捏拿、点按、揉、摩擦、旋扳和拔伸等手法。每日1次，每次20～30分钟，7次为1个疗程。

2. 牵引与固定　急性颈项部扭伤，症状严重，头颈偏歪明显或伴有关节紊乱者，可用枕颌带牵引或以颈托固定。枕颌带牵引悬重2.5～3.5kg，每日1次，每次30分钟。

3. 药物治疗　损伤初期以祛瘀活血生新为主，兼有头痛头晕者酌用疏风祛邪药物，内服可用防风芎归汤加减。损伤中期，以舒筋活络止痛为主，可用舒筋活血汤加减。后期宜温经通络，如症状好转时可服小活络丸。外治药以祛瘀止痛为主，局部肿胀者可外敷祛瘀止痛类药膏，不肿胀者可外搽红花油或正骨水等。

4. 其他疗法 局部热敷、理疗或针灸可缓解症状。针灸治疗的常用穴位有风池、大椎、合谷、昆仑等。用泻法，不留针。

【预后与康复】

本病早期治疗，预后良好，多无后遗症。临床症状减轻后，即可做颈项部屈伸、旋转等功能锻炼。在治疗期间患者需有意识地放松颈部肌肉，尽量保持头部于正常位置，避免长时间伏案低头工作。睡眠姿势要正确，枕头不要过高、过低或过硬。要避免感受风寒湿邪。

第五节 颈椎骨折脱位

颈椎活动度大，稳定性较差，故各种形式的暴力均可引起颈椎骨折脱位（fracture dislocation of cervical spine），颈椎骨折脱位是脊柱损伤中较严重的一种，约占脊柱损伤的3.8%，多属不稳定性骨折，易并发脊髓神经损伤。颈椎骨折与脱位的好发部位为颈5～6和颈1～2。

颈椎共有7节，第3～6颈椎为普通颈椎（图6-5），其椎体呈横椭圆形，横径大于矢径。颈椎椎体上面在横径上凹陷，两侧呈唇样突起，形成钩突，恰好与上位椎体的下面嵌合，在增加颈椎稳定性的同时，构成了所谓的钩椎关节（Luschka关节）。颈椎关节突的特点是短粗而呈柱状，关节面呈卵圆形，呈前高后低约45°的倾斜位，故颈椎遭受屈曲暴力作用时，易发生半脱位或脱位。第7颈椎形态与普通颈椎的区别在于，其棘突特长而不分叉，近似水平位。横突变异较大，多数无椎动脉通过。

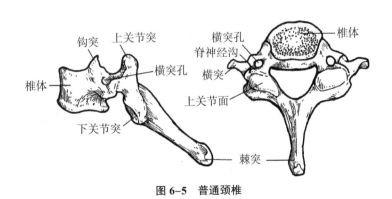

图6-5 普通颈椎

第1、2颈椎和其他椎体不同。第1颈椎又称寰椎，呈环状，无椎体和棘突。与横突相连接的两侧，其骨质较肥厚坚强，称为侧块。寰椎的前部与背部均比较细小，与侧块相连处尤为脆弱，为骨折的好发部位。第2颈椎亦称枢椎，椎体小而棘突特大，椎体上有一骨突称齿状突，它向寰椎的环内前部突起（图6-6）。寰枢关节由寰椎侧块的下关节面和枢椎两侧的上关节面，以及枢椎齿突和寰椎前弓后面的关节凹与寰椎横韧带组成，故后者又称寰齿关节（图6-7）。寰枢关节属联合关节，以齿突为轴，寰椎连同颅部做旋转运动。

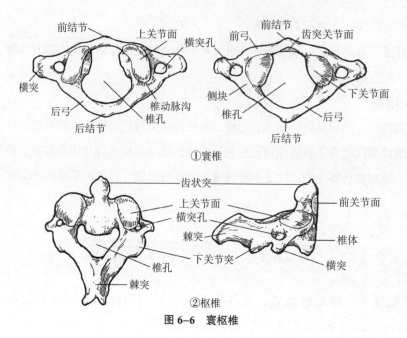

图 6-6　寰枢椎

颈椎的活动形式有旋转、前后屈伸和左右侧屈。旋转活动主要发生在寰椎和枢椎之间；颈 3~7 的活动形式主要为屈伸和侧屈。

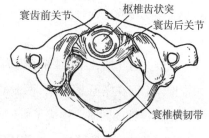

图 6-7　寰齿关节的构成

【病因病理】

1. 上颈椎（寰枢椎）骨折　脱位临床较少见（表 6-1），主要原因是寰枢椎骨折脱位易合并高位截瘫，使伤者因窒息而于院前死亡。

表 6-1　上颈椎骨折脱位损伤机制及类型

	损伤机制	合并损伤
寰椎骨折	高处坠下头顶冲击地面或重物由高处垂直下落打击头顶，暴力经枕骨髁传达至寰椎的两侧块上，分成向下的两个分力，使寰椎的骨环在其脆弱处被冲裂成为 2 块甚至数块（图 6-8）	常合并颅脑损伤，如横韧带完整则不会损伤脊髓
寰椎脱位或半脱位	暴力导致单纯横韧带断裂，致寰椎向前移位，形成半脱位甚至全脱位（图 6-9）	寰椎向前移位或齿状突向后移位，均可使脊髓受压，且损伤的概率非常大
齿状突骨折及寰枢椎脱位	过屈、过伸或旋转暴力均可造成，齿状突基底或上部撕脱骨折，连同寰椎向前或向后移位（图 6-10）。单纯性外伤性横韧带断裂及寰枢椎半脱位较少见	如寰椎向前移位，压迫脊髓，形成高位截瘫，甚至因窒息而立即死亡。极少数向后移位，但若寰椎同时骨折，且随之向后移位，脊髓损伤的机会较少

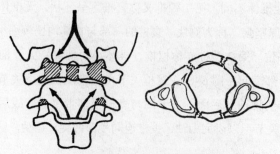

图 6-8　垂直暴力导致的典型的寰椎骨折

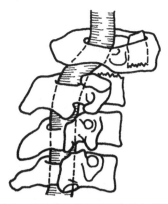

图 6-9　单纯横韧带断裂使寰椎向前移位

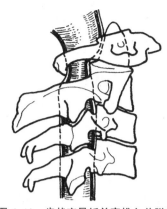

图 6-10　齿状突骨折并寰椎向前脱位

2. 下颈椎（第 3 ~ 7 颈椎）骨折脱位　临床常见，各种形式的暴力均可造成。骨折脱位同时存在者，多为严重暴力所致，常合并不同程度的脊髓和神经根损伤（表 6-2）。

表 6-2　下颈椎骨折脱位损伤机制及类型

		损伤机制	合并损伤
单纯骨折		受过屈暴力或侧屈暴力作用，冲击挤压椎体，导致椎体楔形骨折（图 6-11）、钩突骨折或椎板骨折，多见于颈 4 ~ 5 肌肉强力收缩牵拉棘突，可造成棘突撕脱骨折，如"铲土工"骨折。多发生于棘突较长的颈 6、7 及胸 1	可伴发椎间小关节骨折，后韧带组合亦可一并撕裂；如骨折仅涉及椎体前部，椎管形态未改变则脊髓多无损伤 不累及椎管和椎间孔，故不伴有神经损伤
单纯脱位	双侧关节突前脱位	由屈曲暴力作用引起，上位颈椎的下关节突及椎体向前滑移，可形成交锁状态（关节突跳跃征），颈 4 以下多见（图 6-12）	损伤平面的韧带包括前、后纵韧带及棘间韧带等均撕裂，椎间盘亦受损，受累椎体向前下方脱位的同时，可伴有关节突骨折。损伤节段的椎管变形、容量变小，脊髓受挤压，严重者可断裂
	前半脱位	下关节突向前滑动分离移位（图 6-13），外力终止后，关节回缩原位。损伤多半隐匿，易漏诊或误诊	损伤节段的后韧带组合全部撕裂，小关节松动不稳
	单侧关节突脱位	一侧上位颈椎下关节突向后旋转，另一侧下关节突向前方滑动，并可超越下位颈椎的上关节突至前方，形成"交锁"	上下关节突可在相互撞击时发生骨折；双侧关节突关节囊撕裂；前、后纵韧带、椎间盘及其他后韧带结构破坏；由于脱位的关节突位于上关节突的前方，使椎间孔变形或狭窄，易使神经根受压；椎管有时亦变形，造成脊髓受压
	后脱位	属过伸性损伤，如头额部遭直接打击和高处坠落伤（图 6-14），伸展暴力作用时，局部形成剪切力，二力共同作用致上位颈椎向后，下位颈椎向前移位，多发生于颈 4 ~ 6	后部的棘突和关节突互相挤压可引起骨折；严重者可导致前纵韧带和椎间盘撕裂，亦可累及后纵韧带，破裂的椎间盘如向后突入椎管，可压迫脊髓

续表

		损伤机制	合并损伤
骨折脱位	屈曲型	受力节段除椎体前缘压缩骨折外，后韧带组合撕裂，使上位椎体前移，上位椎体下关节突位于下位椎体上关节突之前，形成骨折脱位（图6-15）	常使椎间孔及椎管变形，压迫脊髓或神经根
	侧屈型	暴力迫使颈椎强力侧屈，造成受力节段椎体侧方压缩变扁	受累侧横突骨折或横突间韧带撕裂，椎间孔或椎管变形，压迫神经根或脊髓
	伸展型	过伸暴力使颈椎强力后伸，致小关节受压，前结构受张力作用，同时后侧受剪切力作用，使上位椎体向后移位，而下位椎体相对向前移位。亦可见于"挥鞭样"损伤（图6-16）	椎间盘及前纵韧带可被撕裂，或引起椎体前缘撕脱骨折
	垂直压缩型（爆裂性）	颈椎在中立位时，受垂直方向暴力打击，外力从头顶下传至枕寰和下颈椎，可造成寰椎爆裂性骨折，亦可引起下颈椎爆裂骨折（图6-17）	骨折片可向四周分离移位，同时前后纵韧带破裂。因椎体高度变低，使后结构相应发生骨折，骨折片挤入椎管和椎间孔，引起脊髓和神经根损伤

【注】颈椎过伸性损伤，如 X 线无异常征象者，易被疏漏，多见于中老年人。

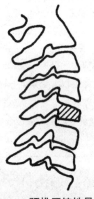 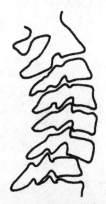 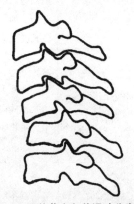

图 6-11　颈椎压缩性骨折　　　图 6-12　颈椎双侧关节突前脱位　　　图 6-13　下关节突向前滑动分离移位

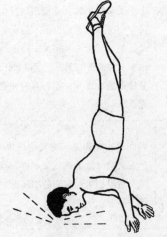 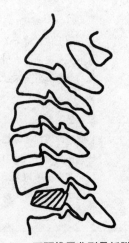

图 6-14　颈椎过伸性损伤机理示意图　　　图 6-15　下颈椎屈曲型骨折脱位

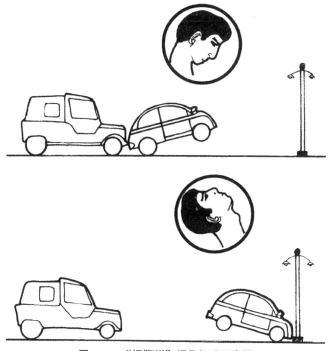

图 6-16 "挥鞭样"损伤机理示意图

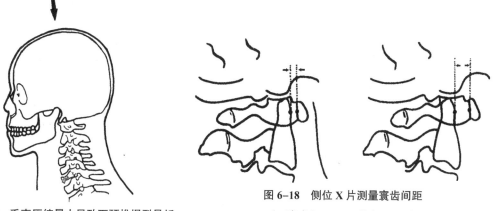

图 6-17 垂直压缩暴力导致下颈椎爆裂骨折

图 6-18 侧位 X 片测量寰齿间距
（正常成人 <3mm；儿童 <4mm）

【临床表现】

患者有明显的头或颈外伤史。伤后颈项部疼痛，肿胀可不明显，头颈部活动障碍，并可出现头部僵直偏歪、前屈僵硬、旋转或后凸畸形。X 线检查可明确损伤的部位、类型、程度及移位形式。常规拍摄正、侧及左右斜位片，寰枢椎骨折脱位需摄张口位，必要时尚需拍摄动力位片，以发现潜在的隐匿损伤。CT 扫描可清楚地观察骨折移位方向、椎管形态和颈髓有无受压的征象，可确定椎管内有无骨碎片，有利于估计颈髓损伤的平面及程度。MRI 可从冠状面、矢状面及横断面上三维观察椎管内外病理解剖征象。损伤早期，可明确分辨出脊髓水肿或血肿范围和脊髓内出血；损伤晚期，通过 MRI 可观察到有无脊髓萎缩、脊髓空洞形成。

1. 上颈椎骨折脱位 由于上颈椎的结构及位置特殊，故各类型损伤的临床表现、并发症及影像学检查特点亦相差较大。为便于学习掌握，特将其要点归纳于表 6-3。

NOTE

表 6-3　上颈椎骨折脱位的临床表现及影像学检查特点

类型	症状与体征	并发症	影像学检查
单纯寰椎骨折	颈部疼痛较局限，枕颈部压痛明显，旋转及屈曲活动受限，旋转颈椎时，需以双手托住头部，以保持头部与躯干一致	偶有咽后壁血肿，一般不引起呼吸困难和吞咽障碍；因该部椎管矢状径较大，加之骨折片呈离心分离移位，故脊髓或神经根受压较少见；约半数患者因颈2神经根受刺激或压迫，出现枕大神经放射痛或感觉障碍	正位片寰椎两侧块与齿状突间距离相等而对称，寰椎两侧块外缘与枢椎关节突侧块外缘在一直线上，如发生变化，特别是寰椎侧块向外滑动移位，即为寰椎骨折的重要征象；侧位片寰齿间距（寰椎前弓后缘与齿状突前缘的间距）大于3mm，常提示合并寰椎前弓骨折或横韧带断裂（图6-18）。CT及MRI检查能清楚显示寰椎骨折片移位情况及韧带损伤情况
寰枢椎半脱位及脱位	外伤造成者较少见，典型表现为头颈部倾斜。头部向健侧倾斜，伴有颈部疼痛和肌肉痉挛、枕大神经痛等	脊髓压迫症状极少发生	于侧位X片测量寰齿间距（图6-18）。如成人寰齿间距在3~5mm之间，提示横韧带断裂；寰齿间距为5~10mm，提示横韧带合并部分辅助韧带断裂。正位片显示寰椎两侧块与齿状突间距不相等
齿状突骨折并寰椎脱位	临床症状悬殊、轻重程度不一，典型患者多以双手托住头部惧怕转动，否则即加重疼痛。单纯无移位齿状突骨折，仅诉颈部疼痛、旋转受限，患者可自行就诊，故易被误诊；重症患者可因窒息而立即死亡	齿状突骨折移位并寰椎脱位时，常有不同程度脊髓损伤。早期神经症状主要有四肢无力、枕部感觉减退或疼痛；严重者出现四肢瘫痪、呼吸困难，可在短期内死亡	寰枢椎张口位X线片可显示齿状突骨折及骨折的类型；侧位片观察寰齿间距可判定寰椎有无脱位；齿状突骨折可能合并寰椎骨折，临床注意勿忽略

　　【注】若横韧带断裂而齿状突完整，寰椎向前脱位，除半脱位症状外，势必出现脊髓受压症状，高位截瘫，甚至窒息。单纯外伤性横韧带断裂比较少见，因为同样暴力更易造成齿状突骨折，如果两者都损伤，齿状突骨折容易发生在韧带损伤之前。

　　2. 下颈椎骨折与脱位　伤后颈部疼痛，屈伸和旋转活动困难。头颈部呈强迫性前倾畸形，颈部肌肉痉挛，压痛广泛，以损伤部位明显。合并脊髓损伤者则伴有不同程度的瘫痪或伴有神经根痛，损伤部位在颈4以上者常合并有呼吸困难。

　　下颈椎各类型损伤的影像学检查征象主要有：

　　单纯压缩性骨折侧位X线片显示伤椎椎体呈楔形变；爆裂性骨折CT扫描可观察骨折形态、移位情况及椎管内有无骨折片突入（图6-19）。双侧关节突脱位侧位X线片显示损伤节段椎体前移的距离至少是椎体矢径的1/2，上位椎体的下关节突位于下位椎体上关节突的顶部（驾迭）或前方（交锁），相邻棘突间隙增大。正位X线片显示钩椎关节关系紊乱或相邻椎体边缘相互重叠。动力位摄片可发现损伤节段不稳：相邻椎体成角>11°，或测量椎体后缘距离，如移位>3.5mm，均提示

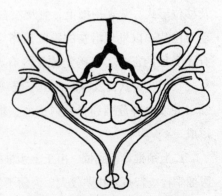

图 6-19　骨折块向后移位压迫脊髓

损伤节段颈椎失稳。颈椎过伸型脱位，就诊时多已自行恢复，疑诊者需拍摄动力侧位片确定，可见损伤节段明显不稳，尤其在过伸位片，上位椎体后移。前纵韧带断裂时，有时可见损伤节段椎体前下缘三角形撕脱骨折。

【诊断与鉴别诊断】

根据患者明确的外伤史、症状、体征及影像学特点，诊断一般即可确立。诊断时除应注意骨折或脱位本身的表现外，尚应密切观察颅脑、脊髓等神经系统症状和体征。

寰椎可在无外伤情况下发生自发性半脱位，常因咽部炎症浸润引起寰椎横韧带充血而变松弛，多见于儿童，又称继发性或自发性寰椎半脱位。因该部椎管矢状径较大，一般无脊髓受压。明确的外伤史、年龄及咽部炎症是鉴别诊断的要点。

枢椎齿状突骨折合并迟发性脊髓病者较多见，系伤后齿状突无移位或移位较小而未出现神经症状，未获治疗或治疗不当，寰枢椎逐渐移位慢性压迫脊髓所致。脊髓受压症状可表现为渐进性加重或间歇性发作，个别患者于伤后数年、十数年后方出现症状，亦可因一次轻微外伤而出现严重的脊髓压迫症状。因此，早期诊断十分重要。

【治疗】

1. 现场救护与搬运 急救和搬运不当可加重不稳定型骨折的错位，使脊髓损伤平面上升或由不全损伤变为完全性脊髓损伤。因此对颈椎损伤患者，要有专人托住头部并沿纵轴略加牵引，使之与躯干保持一致做平行移动（图6-20），严禁将患者头颈部屈曲或旋转。转运过程中要观察呼吸道有无阻塞并及时排除，检查呼吸、心率和血压等变化，以便及时处理。

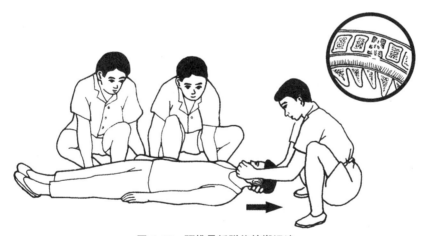

图6-20 颈椎骨折脱位的搬运法

2. 牵引复位与固定 枕颌带牵引，适用于单纯性骨折无移位者，牵引悬重一般为3～5kg。颅骨牵引是非手术治疗颈椎骨折脱位的主要措施。牵引悬重可根据需要而定，初始重量为5～15kg，牵引方向应根据损伤机制及骨折类型而定，骨折脱位一旦复位，即应用3～4kg悬重维持牵引。头颈胸外固定支架或头颈胸石膏背心固定，能有效地控制头颅和颈部的肌肉牵张力，稳定复位后的位置，有利于损伤的修复。牵引维持时间和头颈胸石膏固定的时间亦视损伤性质和类型而定。

3. 手术治疗 治疗的目的是恢复颈椎正常的解剖序列，重建颈椎的稳定性，恢复椎管容积，解除脊髓压迫，为早期康复创造条件；同时亦可减少卧床时间、护理工作量和并发症。常采用的手术方式有前路减压椎骨融合钢板内固定术、后路椎弓钢钉侧块内固定术、椎管扩大成形术等。

4. 上颈椎损伤（寰枢椎）骨折脱位的治疗　上颈椎损伤无论是否伴有脊髓损伤，均应按危重病例处理，并做好气管插管或切开等急救措施的准备。

（1）寰椎骨折　无神经症状者，用枕颌带牵引，悬重 3～5kg，1～2 周后再用头颈胸石膏背心固定 10～12 周；伴有神经症状多为不稳定型，宜用颅骨牵引（牵引早期应注意保持呼吸道通畅，并观察神经功能的恢复），或以头环支架制动至骨折愈合，通常需要 3～5 个月。手术应慎重，必要时做寰枢椎后方融合术。

（2）寰枢椎半脱位　用枕颌带将颈椎置于中立位进行牵引，牵引重量根据年龄而定，一般成人用 2.5～3kg，儿童用 1.5～2kg 即可。牵引期间应随时摄片检查，根据复位情况调整牵引重量及角度。一般 3～7 天即可复位，复位后应用颈部围领固定 2～3 个月。陈旧性脱位可用颅骨牵引，复位后行寰枢椎融合术。

（3）寰枢椎脱位　用枕颌带牵引 2～3 周，复位后以头颈胸石膏将头颅固定于伸展位 3 个月。对极度不稳定，寰齿间距超过 5mm 者，早期做颈椎 1～2 融合术。

（4）齿状突骨折　尖部撕脱骨折者，以枕颌带牵引（悬重 3～5kg），4～6 周后改用头颈胸石膏固定 3 个月，直至骨折完全愈合。腰部骨折无移位者，可用头颈胸石膏或头环支架制动 3 个月；有移位者做后路颈 1～2 融合术或齿状突前方螺钉固定。基底部骨折者，头颈胸石膏或头环支架制动 3 个月；对不稳定者或伤后 6 个月仍不愈合时，可考虑做颈 1～2 融合术。因齿状突的血供特殊，故其愈合时间较长，除小儿骨骺分离可在 8 周内愈合外，成人多需 3～4 个月左右。

（5）齿状突骨折伴寰枢椎脱位　尽量选用颅骨牵引复位，力争齿状突骨折尽早解剖复位，以利脊髓症状及颈椎功能的缓解与恢复。无移位骨折、轻度移位或复位后对位良好且稳定者持续颅骨牵引 4～6 周，待骨折局部纤维愈合后，再以头颈胸石膏固定。对移位明显、复位后不稳及陈旧者，需采用后路融合或前路齿状突骨折复位加螺钉内固定术，亦可行寰枢融合。

5. 下颈椎损伤（颈 3～7）骨折脱位的治疗

（1）椎体压缩骨折　轻度楔形变者用头颈胸石膏或颈托固定；中重度楔状变者宜用枕颌带牵引，牵引悬重 3～4kg；牵引力线使颈椎略向后仰 15°～30°，以有利于压缩性骨折的复位。牵引 3～4 周后改为头颈胸石膏固定 6～8 周。合并脊髓损伤者，或 CT 扫描见椎体后缘有骨性致压物者，可行前路切除致压物并植骨融合术。

（2）侧屈骨折　较少见，多为颈椎钩突骨折，严重者可合并椎体及椎弓根骨折，可能引起神经根受压。轻度骨折采用颈托或头颈胸石膏固定；有移位者先采用枕颌带牵引，以缓解移位骨块对脊神经根或椎动脉的压迫，复位后头颈胸石膏背心固定。对不稳定型损伤，可行颈前路融合术。

（3）椎体爆裂骨折　无脊髓损伤者，颅骨牵引 3～5 周，恢复了颈椎的正常排列后，头颈胸石膏固定 4～6 周；有脊髓损伤或椎管内有骨碎片者，宜早期手术治疗，采用前路减压椎骨融合钢板内固定术。

（4）棘突骨折　单纯棘突骨折比较少见。颈 6～7 及胸 1 棘突较长，较易发生骨折。无移位者，颈托固定 2～3 个月；移位者，枕颌带牵引，牵引悬重 2～3kg，时间 3 个月。

（5）前半脱位　无神经症状者，采用枕颌带于颈椎中立位牵引，悬重 3～4kg，复位后维持悬重 2~3kg，持续牵引 3 周后，以仰颈位颌 - 胸石膏固定 2~3 个月。合并脊髓损伤者，应酌情施以减压及内固定术。对后期表现为损伤节段不稳者，可行颈椎前路椎间盘摘除及植骨融合术。

（6）单纯性双侧小关节脱位　尽可能利用颅骨牵引。牵引时抬高床头做对抗牵引。以有关节突交锁者为例，初始牵引悬重 3~4kg，逐渐增加牵引悬重。每隔 20~30 分钟床边拍摄颈椎侧位片或床边 C 臂机透视，观察复位情况。并密切观察血压、脉搏，注意保持呼吸道通畅，密切观察患者截瘫平面有无改变。重量最大可加至 10~15kg。根据脱位机理，牵引体位初始时为颈椎轻度前屈约 20°，防止过伸。待脱位的关节突牵开后，即于患者肩背部垫一软枕，并将牵引方向改为中立位。一旦复位，应即减轻牵引重量至 2~3kg，取轻度后伸位维持牵引 3~4 周后，再用塑料颈托或头颈胸石膏固定 3 个月。少数未能复位者应行开放复位。

（7）单纯性单侧小关节脱位　复位机理、牵引方法及注意事项与双侧脱位基本相同，颅骨牵引或枕颌带牵引均可采用。

（8）骨折并脱位　治疗时应注意保持呼吸道通畅，尤其是颈 5 椎节以上完全性脊髓损伤应及早行气管切开。复位应达到恢复椎管形态及椎节稳定的目的，可先通过牵引方式恢复椎体序列，以消除对脊髓的压迫，同时保证受损椎节的稳定，以防加重脊髓损伤；然后手术切除椎管内致压物复位内固定；在减压的基础上，运用激素、神经营养剂及改善血循环药物，尽快地消除脊髓水肿及创伤反应，以促进脊髓功能的恢复。陈旧性损伤主要是切除妨碍脊髓功能进一步恢复的致压物及功能重建。

（9）伸展型损伤　无脊髓损伤者多以枕颌带将颈椎置于中立位或轻度前屈 15°位牵引，牵引 2~3 周后用头颈胸石膏固定 2~3 个月。合并脊髓损伤且 CT 证实有明确致压物者应酌情手术切除致压物，或通过恢复椎管列线以达到减压目的。椎节严重不稳伴有神经症状者，宜先行牵引，再酌情行减压固定术。

【预后与康复】

单纯寰椎骨折预后良好，仅个别病例可继发枕大神经痛。寰枢椎半脱位及自发性脱位如治疗及时，预后佳。单纯性寰枢椎脱位，不伴有脊髓受压症状及早期病例经治疗后神经症状恢复者，预后一般较好。脱位严重、陈旧性以及伴有明显脊髓受压症状者预后较差。齿状突骨折伴寰椎脱位者，除伴有颈髓损伤及齿状突不愈合者外，一般预后较前者为好。

颈椎单侧及双侧小关节脱位预后一般尚好。稳定性的颈椎骨折脱位，若能够早期诊断和正确处理，预后良好。颈椎爆裂性骨折预后一般较差，尤以颈椎椎管狭窄合并严重脊髓损伤者为著。骨折合并脱位为下颈椎损伤中之重症，脊髓损伤发生率高，预后差。伸展型损伤多合并脊髓损伤，故其预后较差，恢复不全者，主要影响手部功能。

长期卧床情况下，易引起压疮、栓塞性静脉炎、坠积性肺炎及尿路感染等并发症，故治疗过程中，应鼓励患者做以四肢为主的功能锻炼。骨折愈合拆除石膏后，要加强颈项部各方向的功能锻炼，并配合理疗、按摩、针灸等治疗，促进颈项背部肌肉功能的恢复。

第七章　胸腰骨盆损伤

　　胸壁是由胸廓等骨性结构与胸固有肌、神经、血管、皮下组织、皮肤等软组织构成。胸廓由 12 块胸椎、12 对肋、1 块胸骨和它们之间的连接共同构成（图 7-1），主要参与呼吸运动，还具有保护胸内脏器和支持的功能。肋骨和位于各肋骨前端的肋软骨构成肋。第 1~7 对肋前端借胸肋关节与胸骨连接。第 8~10 肋借肋软骨形成的软骨连接——肋弓与胸骨相连，称为假肋。第 11、12 肋骨前端游离，弹性较大，称为浮肋。第 8~12 肋均不易骨折。如果发生骨折，要警惕合并脾脏、肝脏等腹腔内脏器损伤的可能性。第 1~3 肋粗短，且有锁骨、肩胛骨和上臂的保护，也不易骨折，一般在较大的暴力下才发生骨折，常常合并锁骨、肩胛骨骨折及邻近重要神经、血管损伤。只有第 4~7 肋长而且两端固定，最易发生骨折。

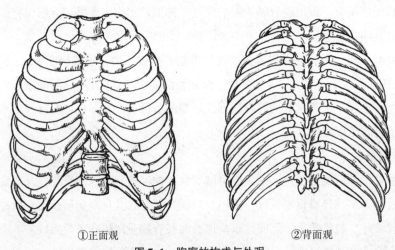

①正面观　　　　　　　　　　②背面观
图 7-1　胸廓的构成与外观

　　胸腔内壁、脏两层胸膜互相移行，形成了密闭、潜在、负压的胸膜腔。胸部外伤时，空气进入胸膜腔形成气胸。胸膜腔内积血，称为血胸，可与气胸并见。

　　椎骨、骶骨和尾骨借骨连接构成了脊柱，起到支持躯干和保护脊髓的作用（图 7-2）。脊柱的运动在相邻两椎骨之间是有限的，但整个脊柱的活动范围较大，可做前屈、后伸、侧屈、旋转和环转运动。

　　脊柱有前凸的颈曲、腰曲，后凸的胸曲、骶曲四个生理弯曲，起到增加脊柱弹性、减缓震荡的作用。

　　胸、腰椎均是由位于前方的短圆柱形椎体和后方板状的椎弓构成。椎体由表面较薄的皮质骨包被内部松质骨构成，在垂直暴力作用下易于被压缩变扁。椎体是椎骨承重的主要部分，承担 80% 的载荷。因此，治疗椎骨骨折时，恢复椎体的高度和强度是治疗的主要目标。

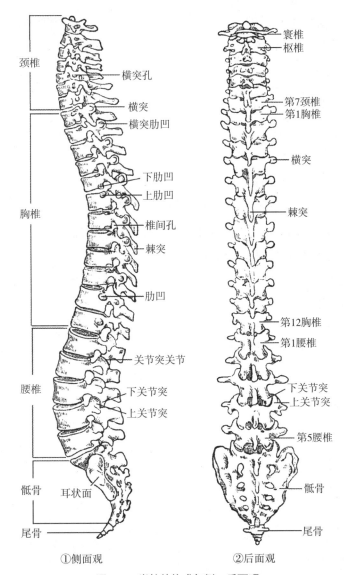

颈椎
横突孔
横突
横突肋凹
下肋凹
上肋凹
椎间孔
棘突
肋凹
关节突关节
下关节突
上关节突
耳状面
尾骨
胸椎
腰椎
骶骨

寰椎
枢椎
第7颈椎
第1胸椎
横突
棘突
第12胸椎
第1腰椎
下关节突
上关节突
第5腰椎
骶骨
尾骨

①侧面观　　②后面观

图 7-2　脊柱的构成与侧、后面观

椎弓由椎弓根，椎板，棘突，横突，上、下关节突等组成。椎弓根是椎体与椎弓之间狭窄连接处，是应力的集中区，几乎完全由皮质骨构成，是椎骨最为坚固的部分，有"力核"之称，是利用椎弓根螺钉固定胸腰椎的必经之处（图 7-3、7-4）。

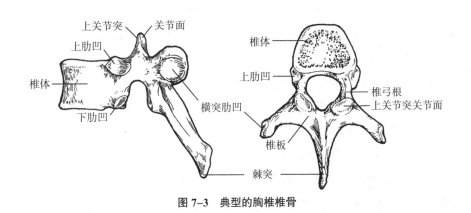

上关节突　关节面
上肋凹
椎体
下肋凹
横突肋凹
椎体
上肋凹
椎弓根
上关节突关节面
椎板
棘突

图 7-3　典型的胸椎椎骨

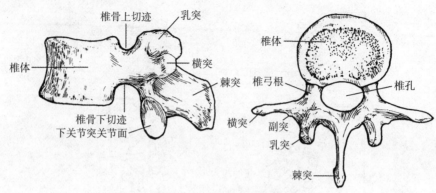

图 7-4　典型的腰椎椎骨

　　椎体后壁与椎弓共同围成椎孔，各椎孔贯通，构成容纳脊髓的椎管，椎骨骨折脱位可损伤脊髓。相邻椎弓根切迹围成椎间孔，有脊神经通过。

　　各椎骨之间借椎间盘、韧带和关节突关节连接。椎体前方有宽而坚韧的前纵韧带，其纵行的纤维牢固地附着于椎体和椎间盘的前方，具有防止脊柱过度后伸和椎间盘突出的作用。椎体后方和椎管前方有窄而坚韧的后纵韧带，与椎间盘和椎体上、下缘紧密连接，有限制脊柱过度前屈的作用。前、后纵韧带在椎体骨折时可以限制骨折块移位，复位时可以间接复位骨折。相邻椎板间的黄韧带、棘突间的棘间韧带、棘突尖间的棘上韧带、横突间韧带和关节突关节连接构成椎弓间连接（图 7-5）。

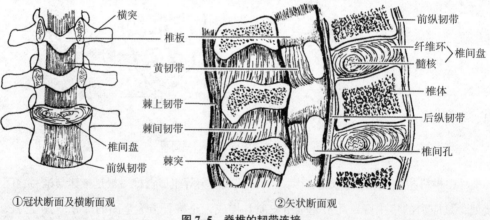

①冠状断面及横断面观　　　②矢状断面观

图 7-5　脊椎的韧带连接

　　脊髓位于由各椎孔贯通而成的椎管内。上端与延髓相连，下端在成人平第 1 腰椎体下缘，脊髓具有明显的节段性，脊髓与分布到躯干和四肢的 31 对脊神经相连。脊髓末端为变细的脊髓圆锥。脊髓末端与脊髓相连的腰、骶、尾部的脊神经前、后根在椎管内构成马尾。

　　自胚胎 4 个月起，脊柱的生长速度快于脊髓，因此，成人脊髓和脊柱的长度不等，脊柱与脊髓的节段并不完全对应。在成人一般的推算方法为：上颈髓节段（C1～4）大致与同序数椎骨相对应，下颈髓节段（C5～8）和上胸髓节段（T1～4）与同序数椎骨上方第 1 节椎体平对，中胸部的脊髓节段（T5～8）约与同序数椎骨上方第 2 椎体平对，下胸部的脊髓节段（T9～12）约与同序数椎骨上方第 3 椎体平对，腰髓节段约平对第 10～12 胸椎，骶、尾髓节段约平对第 1 腰椎（图 7-6）。

腰椎在身体各部运动中起枢纽作用，成为日常生活和劳动中活动最多的部位之一，也容易遭受损伤。

骨盆是由骶、尾骨借其间的骨连接和左右髋骨紧密连接而成的环状骨性结构，称为骨盆环。具有保护骨盆腔中脏器的作用。是躯干与自由下肢骨之间的桥梁，起着传导重力和支持体重的作用。

人体直立时，体重自第5腰椎、骶骨经两侧的骶髂关节、髋臼传导到两侧股骨头及下肢，这种弓形力传递线称为骶股弓。坐位时，重力由骶髂关节传导到两侧坐骨结节，这种弓形力传递线称为骶坐弓。前方两侧耻骨借纤维软骨连接构成耻骨联合，因此，骨盆呈环状。骨盆前部有两条约束弓，一条通过耻骨联合连接两侧耻骨上支，防止骶股弓被挤压，另一条为两侧耻骨下支与坐骨构成的耻骨弓，能约束骶坐弓不致散开。约束弓相对薄弱，骨盆骨折时，常常是约束弓先折断（图7-7）。

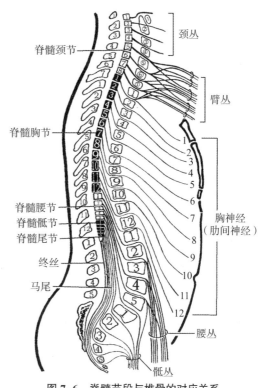

图 7-6　脊髓节段与椎骨的对应关系

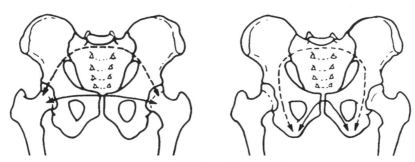

图 7-7　骨盆的承重弓与约束弓

骨盆对于盆腔内的直肠、膀胱、输尿管、尿道、女性的子宫和阴道以及神经、血管等有很重要的保护作用。但骨折时，又容易损伤这些器官。位于盆腔前方的膀胱、尿道和位于后方的直肠极易损伤。由于盆腔内血管丰富，骨盆本身亦为血液循环丰富的松质骨，因此，骨盆骨折时，常常出血很严重，极易发生休克。直肠等盆腔内脏器的破裂可导致严重的感染而危及生命。

第一节　胸壁软组织损伤

胸部肌肉、筋膜等胸壁软组织的损伤，称为胸壁软组织损伤（soft tissue injury of chest wall）。常见于青壮年。

【病因病理】

间接暴力和直接暴力均可造成胸壁软组织损伤，分为屏伤和挫伤。胸部屏伤多是由于强力负重，搬物屏气所致，以伤气为主。气机壅滞，经络受阻，不通则痛。其病理机制为胸壁肌肉剧烈收缩而发生痉挛，甚至撕裂，局部软组织出血、水肿等。胸部挫伤多为拳击、钝器击打、碰撞，或摔倒时胸部硌伤等暴力直接作用于胸部所致，以伤血为主。多因络脉受损，血溢于脉外，瘀血停留于肌肉筋膜之间为肿。气血相辅相成，有先伤气而后及于血，亦有血先伤而后及于气者。如新伤失治，气滞不通，血瘀未化，可以反复发作而为陈伤。

【临床表现】

患者多有明显的外伤史，伤后胸胁胀闷作痛，疼痛可放射到肩背部，咳嗽、呼吸、抬肩或运动上肢时疼痛加重。胸部屏伤者多感胸胁闷痛，疼痛走窜不定，疼痛区域模糊。局部多无红肿瘀斑，压痛不明显或压痛范围广泛。咳嗽、喷嚏或深呼吸时疼痛加剧，甚至不能平卧，气急，不思饮食。舌质红，苔薄白，脉弦缓，属伤气型。胸部挫伤则压痛明显，局部微肿或有瘀斑，逐渐加重，部位固定不移，咳嗽时加剧，深呼吸及抬肩活动上肢时有牵掣痛。胸闷，脉多见弦涩，属伤血型。胸部陈伤多见虚证，外表无明显肿胀，无固定压痛点，胸胁隐隐作痛，经久不愈，时轻时重。每因劳累或风寒侵袭而诱发。舌质淡红，苔薄白，脉多细涩。

【诊断与鉴别诊断】

明确诊断主要依据典型的搬物屏气等胸部外伤史及临床表现。主要与肋骨骨折相鉴别，肋骨骨折时胸廓挤压试验呈阳性，X线摄片和CT检查可见骨折征象。胸部严重挫伤的患者要警惕胸骨骨折以及心、肺和膈肌的损伤。

【治疗】

1. 手法治疗　手法治疗多应用于疼痛缓解期，可选用摩法、掌揉法、拍击、捋顺等手法。施术的重点部位在伤处及肋间肌，以消肿止痛，解除痉挛。胸部屏伤的手法以摇拍手法为主。摇动患者患侧手臂并抖动数次，也可拍击背部数下。对于胸壁挫伤的患者于伤后24小时后可开始行揉法和摩法治疗。

2. 药物治疗

（1）内治法　伤气者宜疏肝理气止痛，佐以活血化瘀。伤血者宜活血化瘀止痛。气血两伤者，治宜活血化瘀、理气止痛并重。胸胁陈伤者治宜行气破血，佐以调补气血。

（2）外治法　胸壁软组织损伤而局部疼痛瘀肿者，治宜消肿散瘀，行气止痛。陈伤隐痛或有风寒湿痹者，治宜温经散寒，祛风止痛。

3. 针灸　取内关、公孙，配支沟、阳陵泉等穴，用泻法。但陈伤者用补法。

4. 封闭及理疗　胸壁挫伤的急性期，可应用丁哌卡因加醋酸泼尼松龙痛点封闭。注意勿刺伤胸膜造成气胸。损伤局部热敷和理疗也可促进损伤的恢复。

【预后与康复】

急性期取半卧位休息，并可选用胸带固定胸壁，减轻疼痛。缓解期鼓励患者多做扩胸动作，预防胸膜和筋膜等组织的粘连，避免遗留胸痛。胸壁软组织损伤一般预后较好，但日常工作生活中，应注意劳动保护，避免骤然用力屏气等活动，以免再次损伤。

第二节 肋骨骨折

肋骨骨折（fracture of rib）常见于中老年人。儿童肋骨弹性大，不易骨折。成年后，肋骨弹性逐渐降低，骨折的可能性增加。老年人常常患骨质疏松症，骨质松脆，轻微暴力就可导致肋骨骨折。

【病因病理】

1. 致伤机制   直接暴力和间接暴力均可造成肋骨骨折，肌肉牵拉偶可导致骨折。

（1）直接暴力   直接暴力如棍棒打击或车辆等撞击、挤压等（图7-8），可使肋骨于受力处向内弯曲折断（图7-9），尖锐的骨折断端可刺破胸膜和肺而导致气胸和血胸。

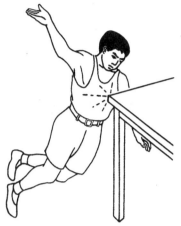

图7-8   直接暴力骨折的受伤形式

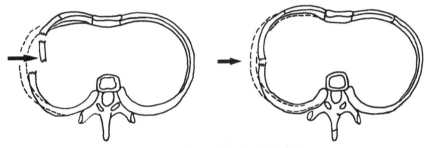

图7-9   直接暴力致肋骨骨折的移位特点

（2）间接暴力   间接暴力如塌方、重物挤压及车轮碾压等形成前后挤压的暴力可使肋骨腋段向外过度弯曲、凸起而折断（图7-10）。骨折断端偶可刺破皮肤，造成开放性骨折。

骨质疏松症患者（常见于高龄老人），轻微暴力，甚至咳嗽、打喷嚏等轻微的肌肉牵拉力量就可导致肋骨骨折。转移性骨肿瘤、甲状旁腺功能亢进、多发性骨髓瘤、骨结核等也会使肋骨骨质遭受破坏，在轻微的暴力下就可发生骨折，甚至是自发骨折。这种骨折称为病理性骨折。

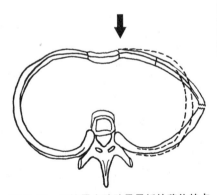

图7-10   间接暴力致肋骨骨折的移位特点

2. 病理分型   骨折可发生于一根或多根肋骨。其中一根肋骨一处骨折称为单处骨折，一根肋骨两处骨折称为双处骨折，多根肋骨两处以上骨折称为多根多处骨折。单处骨折，对呼吸运动影响较小，但多根多处肋骨骨折可使局部胸壁失去完整的肋骨支撑而软化，称为浮动胸壁（图7-11）。临床上出现反常呼吸，吸气时未骨折肋骨上举，正常部分胸廓扩大，胸膜腔内压降低，胸壁软化区因负压吸引反而内陷；呼气时未骨折肋骨下降，胸廓缩小，胸壁软化区因胸

NOTE

膜腔内压升高而外突（图7-12）。这样就降低了肺的通气功能。呼吸时两侧胸膜腔压力的不均衡导致纵隔扑动，严重影响肺通气和循环功能，严重时可发生呼吸和循环衰竭。

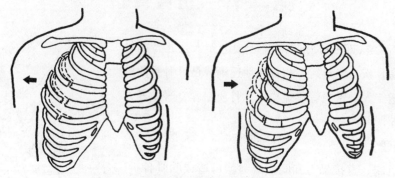

图 7-11　多根肋骨多处骨折形成的浮动胸壁

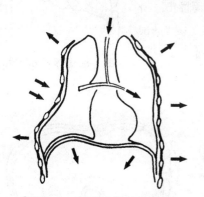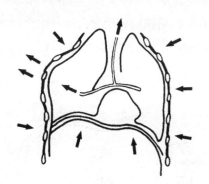

①吸气时，正常部分胸廓扩大，胸膜腔　　　　②呼气时，胸廓缩小，胸壁软化区外凸
内压降低，胸骨软化区反而内陷

图 7-12　反常呼吸示意图

3. 并发症

（1）气胸　胸部外伤时，空气由胸壁伤口、肺或支气管的破裂口进入胸膜腔可造成气胸。气胸分为闭合性、开放性和张力性三种。

空气由肺的破裂口进入胸膜腔，随着积气和肺萎陷程度的增加，肺表面破裂口缩小，直至吸气时也不开放，空气不再进入胸膜腔，称为闭合性气胸。闭合性气胸对于肺通气和换气功能影响不大。

锐器（刀、破碎的玻璃等）或弹片火器损伤胸壁和胸膜壁层，形成破裂口，外界空气经此破裂口随呼吸自由进出胸膜腔称为开放性气胸。开放性气胸会导致纵隔扑动。吸气时，伤侧胸膜腔负压消失，肺被压缩而萎陷，两侧胸膜腔压力不等而使纵隔向健侧移位，健侧肺扩张因而受限；呼气时，纵隔向伤侧移位（图7-13）。纵隔扑动影响静脉血流回心脏，引起循环功能严重障碍；含氧低的气体在两肺内重复交换，造成严重缺氧。

若气管、支气管或肺破裂口处形成活瓣，空气随吸气进入并积累于胸膜腔中，导致胸膜腔内压力不断升高，高于大气压，称为张力性气胸。常见于较大肺泡的破裂或较大较深的肺裂伤或支气管破裂。裂口与胸膜腔相通，且形成活瓣。胸膜腔内空气随呼吸逐渐增加，压力不断升高，伤侧肺渐萎陷，将纵隔推向健侧，挤压健侧肺，产生呼吸和循环的严重障碍。张力性气胸会导致呼吸循环衰竭（图7-14）。

（2）血胸　胸部损伤可造成胸膜腔内积血，称为血胸，可与气胸并见。积血主要来源于肺、胸壁血管及心脏或胸内大血管的损伤（图7-15）。血胸形成后，出血停止，称为非进行性血胸；如破裂的血管继续出血，症状逐渐加重，则称为进行性血胸。

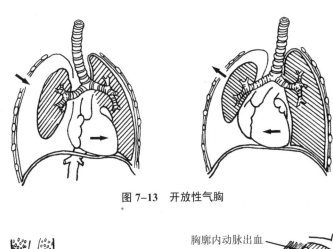

图7-13　开放性气胸

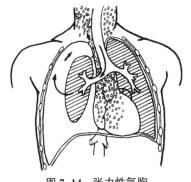

图7-14　张力性气胸

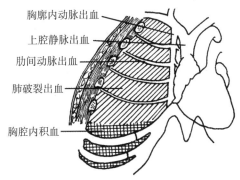

图7-15　血胸及其形成原因

【临床表现】

肋骨骨折患者多有胸部挤压或撞击等外伤史，骨折处疼痛，在深呼吸、咳嗽和变换体位时疼痛加剧。疼痛常常导致患者呼吸变浅，咳痰无力，易于发生肺不张和肺内感染。查体时骨折处压痛明显，有时有畸形，偶尔可闻及骨擦音或有骨擦感。检查者两手分别置于胸骨和胸椎上，前后挤压胸廓，或双手置于胸廓两侧，左右挤压胸廓，如果诱发骨折处疼痛加剧，称为胸廓挤压试验阳性。多根多处肋骨骨折时，该部胸廓失去支持可出现反常呼吸。呼吸时两侧胸腔压力的不均衡导致纵隔扑动，患者呼吸困难、发绀，甚至休克。

并发闭合性气胸时，轻者可无症状，重者可出现胸闷、呼吸短促等呼吸困难症状。查体见患侧胸廓饱满，呼吸活动度降低，叩诊呈鼓音，呼吸音降低。并发开放性气胸时，患者出现明显的呼吸困难、口唇发绀、颈静脉怒张。伤侧胸壁可闻及空气进出胸膜腔的声音。气管移向健侧，患侧胸部叩诊呈鼓音，呼吸音消失。张力性气胸患者表现为严重呼吸困难、意识障碍、发绀。气管明显向健侧移位，皮下气肿多见，患侧胸廓饱满，叩诊呈鼓音，呼吸音消失。并发血胸患者会出现不同程度的低血容量休克的表现，并可出现肺受压萎陷所致的呼吸困难表现。查体见肋间隙饱满，气管移向健侧，患侧叩诊呈实音，听诊呼吸音减弱或消失。

【诊断与鉴别诊断】

结合胸部外伤史、胸部疼痛的症状、压痛及胸廓挤压试验等体征、X线表现多能明确诊断。X线片（肋骨正、斜位）可显示骨折肋骨的数量、部位和移位情况，但不能显示肋软骨骨折。

NOTE

由于肋骨特殊的解剖形态及其迂曲的走行，X线片上显示互相重叠明显，影响骨折的诊断。因此，在X线摄片未发现骨折线存在，而患者存在明确的胸部外伤史、典型的怀疑骨折部位压痛及胸廓挤压试验阳性的体征时，不可轻易排除骨折。三维CT重建可更明确地显示骨折的存在。

X线片或CT还可以了解胸膜腔内积气、积血、肺萎陷程度及纵隔移位的情况。对于没有明确外伤史而发现肋骨骨折的患者，要考虑病理性骨折的可能，需要进行相关检查排查原始骨骼疾病。肋骨骨折主要与胸壁屏挫伤相鉴别。胸廓挤压试验与X线检查是重要的鉴别手段。

【治疗】

治疗的基本原则是镇痛与防治呼吸系感染。对于咳嗽无力，不能有效排痰或呼吸衰竭者，要行气管切开、吸痰和进行辅助呼吸。

1. 手法整复　单处肋骨骨折，因有其他肋骨支持和肋间肌固定作用，无明显移位或轻度移位，故一般无需手法整复。

（1）坐位整复法　让患者端坐，助手站在患者身后，用单膝顶住患者背部，双手抓其双肩，缓缓用力向后牵拉，使患者呈挺胸姿态。术者立于患者前方，一手固定健侧，另一手按住患处，用推按的手法徐徐将高突的骨折断端压平。如果是后肋骨折，术者可在患者背后将断端抚平。

（2）卧位整复法　如果患者身体虚弱，可让患者仰卧，背部垫枕，令其最大限度吸气，助手用力按压患者的腹部，术者按压骨折突起处，使之复位。

2. 肋间神经阻滞术　肋骨骨折疼痛剧烈，影响呼吸。非甾体类抗炎镇痛药的镇痛效果如果不够理想，可使用利多卡因或丁哌卡因进行肋间神经阻滞（图7-16）。中枢性镇痛剂吗啡及其衍生物，因有抑制呼吸中枢和引起咳嗽的不良反应，不主张使用。

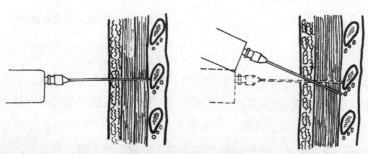

图7-16　肋间神经阻滞术

3. 固定　固定胸廓是为了减少呼吸等运动时肋骨断端的移位，减轻疼痛。多根多处骨折，出现反常呼吸的患者，肺通气功能受到严重影响，需要立即进行复位和固定，恢复胸廓的完整性，消除反常呼吸运动。

（1）胶布固定法　患者正坐，双上肢上举，深呼气，在呼气末屏气，使胸围缩至最小。用宽约7～10cm长胶布，从健侧肩胛中线绕过患侧直至健侧锁骨中线，下一条覆盖前一条的上缘，相互重叠1/2，呈"叠瓦状"自后向前、自下向上进行固定，固定范围包括骨折上下邻近肋骨（图7-17）。对胶布过敏者禁用。

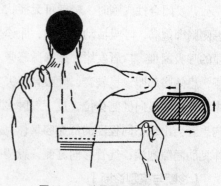

图7-17　肋骨骨折胶布固定法

（2）宽绷带或胸带固定法 适用于胶布过敏的患者和老年人、原患有呼吸系统疾患影响呼吸功能者。嘱患者深呼气，然后用宽绷带、弹力胸带或多头带固定骨折肋骨周围的胸廓。固定时间约为3~4周（图7-18）。

（3）肋骨牵引法 适用于因多根多处骨折造成浮动胸壁的患者。在伤侧胸壁放置牵引支架，局麻下用无菌铺巾钳抓持浮动胸壁中央一段游离段肋骨，并固定于牵引架上，或系上牵引绳进行滑动牵引，牵引重量为2~3kg。

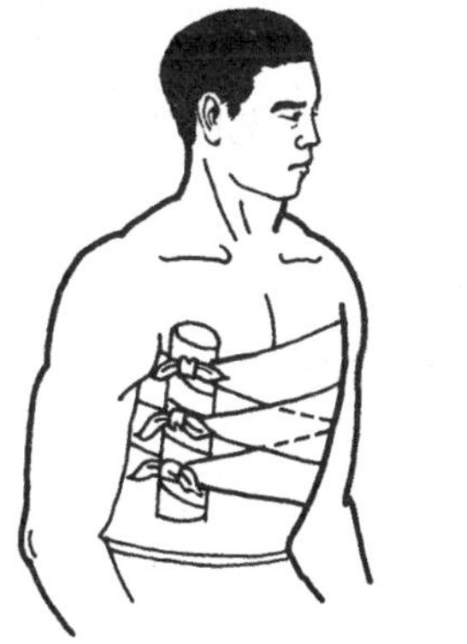

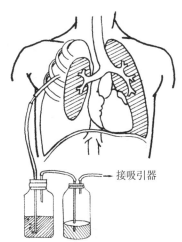

图7-18 肋骨骨折多头带固定法

4. 药物治疗

（1）内治法 初期治宜活血化瘀，理气止痛。伤气为主者，宜理气止痛，佐以活血化瘀，气逆咳喘者可加瓜蒌皮、杏仁、枳壳；伤血为主者，宜活血化瘀，佐以理气止痛；气血两伤者，宜活血化瘀，理气止痛并重，加用黄芩、桔梗、杏仁等宣肺排痰。中期宜补气养血，接骨续筋。后期胸胁隐隐作痛或陈伤者，应化瘀和伤，行气止痛。

痰液黏稠，难以咳出者，可行庆大霉素加 α-糜蛋白酶雾化吸入，也可应用盐酸氨溴索雾化吸入或静脉注射，以降低痰液黏度，使痰液易于咳出。合并肺内感染的患者，应进行痰细菌培养加药敏试验，全身应用敏感抗生素控制感染。

（2）外治法 早期选用消肿止痛膏，中期选用接骨续筋膏，后期选用狗皮膏或海桐皮汤熏洗。

5. 手术 主要适用于开放性胸壁损伤和肋骨骨折。胸壁伤口要彻底清创，肋骨骨折需用不锈钢丝或记忆合金接骨板固定。如胸膜已经破裂，还需做胸膜腔引流术。

6. 血气胸治疗概要

（1）闭合性气胸 少量气胸（肺萎陷≤30%），胸膜腔内积气可在1~2周内自行吸收，无需处理；大量气胸（肺萎陷>30%），需行胸膜腔穿刺，抽出积气和行闭式胸膜腔引流（图7-19）。

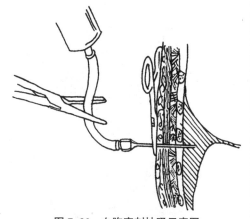

接吸引器

图7-19 胸膜腔水封瓶引流示意图

（2）开放性气胸 急救处理要点是封闭伤口，将开放性气胸立即转变为闭合性气胸，赢得挽救生命的时间，迅速转运到医院。急救时可用无菌厚纱布或凡士林纱布填塞伤口，加压包扎，暂时阻止胸腔与外界空气相通。再进行抗休克、清创缝合和做闭式胸膜腔引流。

（3）张力性气胸 可迅速致死，急救时应用粗针头在第2~3肋间穿刺胸膜腔减压，并用一带孔的橡胶指套扎于针头尾端，作为活瓣或单向通气装置，进一步可安装闭式胸膜腔引流。

（4）血胸 非进行性血胸可行胸膜腔穿刺术（图7-20）或闭式胸膜腔引流。胸膜腔穿刺术每次抽吸量应不超过1500mL。进行性血胸应行手术探

图7-20 血胸穿刺抽吸示意图

NOTE

查。气、血胸均要应用敏感抗生素预防感染。

【预后与康复】

鼓励患者尽早离床活动，主动深呼吸及咳嗽排痰，减少呼吸系统感染的发生。老年人要积极治疗骨质疏松症等原始疾病，日常生活中，注意加强保护和锻炼，降低骨折的发生率和减轻损伤的程度。

第三节　急性腰扭伤

急性腰扭伤（acute sprain of lumbar part）系指腰部肌肉、筋膜、韧带及关节突关节的急性损伤，多由突然遭受间接外力所致。俗称闪腰、岔气。多发于青壮年和体力劳动者。急性腰扭伤若处理不及时或治疗不当，可使症状长期迁延，形成慢性腰痛。

【病因病理】

急性腰扭伤的发病机制，或因弯腰转身时突然扭闪，或因体位姿势不正确，或因弯腰提取重物用力过猛（图 7-21），致使腰部肌肉强烈收缩，而引起腰部肌肉、韧带、筋膜或脊柱小关节过度牵拉、扭转甚至撕裂，及关节错缝。当脊柱屈曲时，两旁的竖脊肌收缩，以抵抗体重和维持躯干的位置，这时如负重过大，易使竖脊肌和腰背筋膜的附着部发生撕裂伤；当脊柱完全屈曲时，主要依靠韧带限制椎骨间的过度活动以维持躯干位置，韧带处于高度紧张而肌肉收缩力量不足，此时如负重过度，韧带易被牵拉致伤，甚至断裂。下腰椎关节突关节面介于冠状和矢状的斜位，关节囊比较松弛，腰部活动范围过大、速度过快时，椎间小关节受过度牵拉、扭转而间隙扩大，关节内负压增加，将关节滑膜吸入。此时如脊椎突然后伸时，滑膜即可能来不及退出而被嵌夹在关节面之间，造成小关节滑膜嵌顿，或关节突关节错位，引起腰部剧烈疼痛，活动功能障碍。

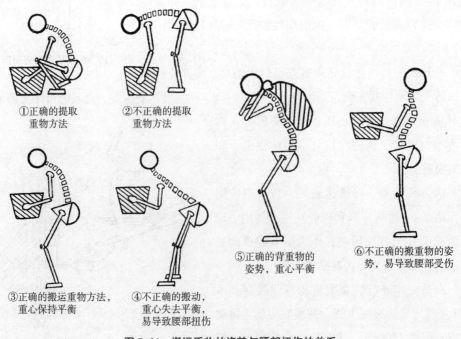

①正确的提取重物方法

②不正确的提取重物方法

③正确的搬运重物方法，重心保持平衡

④不正确的搬动，重心失去平衡，易导致腰部扭伤

⑤正确的背重物的姿势，重心平衡

⑥不正确的搬重物的姿势，易导致腰部受伤

图 7-21　搬运重物的姿势与腰部扭伤的关系

【临床表现】

患者有明确的外伤史，伤后腰部疼痛剧烈，部分患者受伤时腰部有电击感、组织撕裂感或响声；深呼吸、咳嗽、转动体位均可诱发腰痛或加剧疼痛；部分患者伴有一侧或两侧的臀部及大腿放射痛；部分患者不能指出明确的疼痛部位；腰部活动受限，体位变动困难，立行时常用手托扶腰部。检查时可发现腰部肌肉紧张，大多数患者均有明显而固定的压痛点，严重者可出现腰椎生理弯曲消失或功能性侧弯。X线摄片可显示腰椎生理弯曲的改变或侧弯畸形。

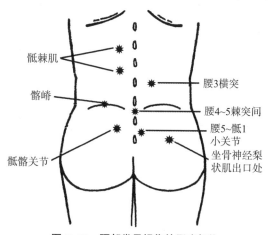

图 7-22 腰部常见损伤的压痛部位

【诊断与鉴别诊断】

根据患者的病史、临床表现、结合X线检查，一般均可明确诊断。但急性腰扭伤常导致腰部肌肉、筋膜、韧带、腰椎横突、椎间小关节等损伤，临床可通过确定压痛点及其相应的辅助检查来明确其受伤部位（图 7-22）。常见急性腰扭伤的临床诊断及鉴别诊断详见表 7-1。

表 7-1 急性腰扭伤的临床诊断与鉴别诊断

	腰肌及筋膜损伤	腰部韧带损伤		椎间小关节损伤
		髂腰韧带损伤	棘上、棘间韧带损伤	
病史	伤时常感到腰部有响声或有"撕裂"感，随即感腰部一侧或两侧剧痛	弯腰工作或负重时，外力使腰部骤然前屈，腰肌失力，自觉腰部有清脆响声或撕裂样感觉		多有腰部扭伤、闪腰或弯腰后立即直腰的病史
临床表现	疼痛多位于腰骶部，腰部屈伸活动困难，活动时疼痛加剧，腰部僵直，常以双手扶住腰部	疼痛位于腰骶部，有时牵涉一侧或双侧臀部及大腿后部，性质为反射痛；疼痛部位和性质较模糊	呈断裂样、针刺样或刀割样疼痛，局部可出现瘀斑肿胀，坐卧困难，伴下肢反射痛	伤后腰部即发生难以忍受的剧烈疼痛，表情痛苦，腰部不敢活动，惧怕他人搬动。膝关节常取半屈位，两手扶膝以支撑
专科检查 · 压痛	棘突旁竖脊肌处、腰椎横突或髂嵴后部	髂嵴后部与第5腰椎间三角区	多在棘突或棘突间	棘突两侧深压痛
专科检查 · 脊柱腰肌	腰肌紧张，伤侧腰肌可肿胀。腰椎生理前凸改变，多呈强直位	肌痉挛主要发生于竖脊肌附着部和臀大肌。脊柱可有侧弯	腰部肌肉痉挛，棘突间距增宽	腰肌紧张、僵硬，脊柱呈僵直屈曲位，可有侧弯，部分患者可扪及偏歪的棘突
专科检查 · 功能障碍	各方向活动均受限，以前屈为主	屈曲、旋转功能障碍	屈曲功能障碍	腰部活动功能几乎完全丧失，尤以后伸活动功能障碍明显
专科检查 · 特殊检查	腰部扭伤有时伴下肢牵涉痛，多为屈髋时臀大肌痉挛，骨盆有后仰活动，牵动腰部的肌肉、韧带所致，故直腿抬高试验阳性，而加强试验为阴性，据此可与腰椎间盘突出症鉴别，必要时尚可通过CT或MRI检查予以鉴别。髂腰韧带损伤、棘上棘间韧带损伤时仰卧屈髋试验阳性。局部封闭后疼痛可减轻或消失			

NOTE

【治疗】

1. 手法治疗　急性腰扭伤者，可运用揉按、捏拿腰肌及压腰扳腿、揉摩舒筋等手法，行气活血，消肿止痛，舒筋活络。对椎间骨节错缝或滑膜嵌顿，需应用特定手法解除滑膜嵌顿，纠正关节紊乱。

（1）俯卧位扳压法　患者取俯卧位，术者用两手从胸背部至腰骶部的两侧，自上而下轻轻揉按，持续3~5分钟，以缓解腰肌紧张和痉挛。然后按压揉摩阿是穴、腰阳关、命门、肾俞、大肠俞、次髎等穴，以镇静止痛。最后术者用左手压住腰部痛点，用右手托住患侧大腿，摇晃拔伸数次后，用力做反向扳动。如腰两侧俱痛者，可将两腿同时向背侧扳动。在整个推拿过程中，痛点应作为手法重点区，急性期症状严重者可每日推拿1次，轻者隔日1次。

（2）斜扳法　患者侧卧，患侧下肢在上，屈髋屈膝各90°，健肢伸直，腰部放松。术者面对患者（或立其身后），两手（或两肘部）分别扳推患者的肩前部及臀上部，先轻轻使腰部扭转数次，然后两手交错扳推，待感到旋转有明显阻力时，再突然施加一个增大旋转幅度的扳推动作，此时常可闻及"咔嗒"声。

（3）坐位旋转复位法　患者坐于方凳上，腰部放松，两足分开与肩同宽。以向右侧旋转为例，助手面对患者站立，用两腿夹住患者大腿，双手按住大腿根部，以稳定患者坐姿。医生坐于（或弯腰立于）患者右后侧，右手自患者右腋下穿过，绕至颈后，以手掌扶住其颈项，左手拇指向左顶推偏歪的棘突，然后先使患者腰椎慢慢前屈至一特定角度（拇指下有棘突活动感）时，右手用力将腰椎向右侧屈旋转，左手拇指同时用力顶推棘突，常可闻及一"咔嗒"声和感到拇指下有棘突跳动感，提示复位成功。最后使患者恢复正坐，术者用拇、食指自上而下理顺棘上韧带及腰肌。

2. 药物治疗

（1）内服药　气滞血瘀证治宜活血化瘀，消肿止痛，扭伤者侧重于行气止痛；气滞络阻证治宜理气通络，和营止痛；血瘀气阻证治宜行气消瘀。后期以补益肝肾，强壮筋骨为主。疼痛剧烈者可应用非甾体类抗炎镇痛药止痛。

（2）外用药　局部瘀肿热痛者，可用双柏散、消炎散外敷，如无瘀肿仅有疼痛者，则用狗皮膏、伤科膏药、伤湿止痛膏等外贴。

3. 封闭治疗　痛点局限者，可对患处封闭注射，7天1次，3~4次为1个疗程。往往可收到满意疗效。

4. 针灸治疗　常取阿是穴、肾俞、命门、志室、大肠俞、腰阳关、委中、承山等，予强刺激，留针3~5分钟。并可在腰部、骶部等痛点加拔火罐。

【预后与康复】

急性腰扭伤一般预后良好，但如治疗不及时或治疗不当，可导致慢性腰痛，加速椎间盘等组织结构退变。早期宜卧硬板床休息2~3周，以减轻疼痛、缓解肌肉痉挛、防止继续损伤，并配合各种治疗。后期疼痛缓解后，离床活动时佩戴腰围或宽布带保护，加强腰背肌功能锻炼，促进气血循行，防止粘连，增强腰椎稳定性。

第四节　胸腰椎骨折脱位

胸腰段脊柱（T11～L2）处于后凸胸曲和前凸腰曲之间，同时也是运动范围较小胸椎和运动范围较大腰椎的移行部，是应力较为集中的部位，胸腰椎骨折脱位（fracture dislocation of thoracic and lumbar spine）多发生于此。

【病因病理】

造成胸腰椎损伤的常见暴力有屈曲、压缩、侧屈、屈曲旋转、屈曲分离、平移以及伸展分离等7种。Denis 提出的胸腰椎三柱理论将胸腰椎分成前、中、后三柱（图7-23）。前柱包括椎体的前2/3，椎间盘的前部和前纵韧带。中柱包括椎体的后1/3，椎间盘的后部和后纵韧带。后柱包括椎弓（椎弓根、关节突、椎板、棘突）和后部韧带复合物（棘上韧带、棘间韧带、关节囊和黄韧带）。损伤仅累及单柱，脊柱是稳定的。累及两柱以上为不稳定型骨折脱位。三柱理论深入了对骨组织损伤的分析，重视韧带和椎间盘的损伤，有利于认识脊柱损伤后稳定性的改变，并为确定脊柱损伤的治疗方案提供了依据。

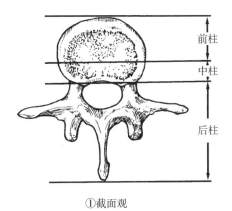
①截面观

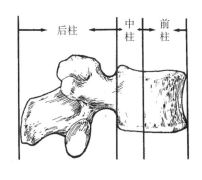
②侧面观

图7-23　Denis 的三柱理论示意图

胸腰椎骨折的分类　根据损伤机制将胸腰椎骨折分为以下6型。

（1）屈曲压缩型骨折　临床上最为常见。躯干前屈位从高处坠落，臀部着地（图7-24），或弯腰姿势（躯干前屈）时重物坠落砸在肩背部，暴力传导到胸腰椎椎体，造成椎体前柱压缩变扁，呈楔形改变（图7-25）。严重者后柱遭受较大张力而分离，造成棘突撕脱性骨折或棘突间距增宽。甚至中柱也遭受压缩而骨折。

（2）爆裂性骨折　躯干直立位，高处坠落的重物直接撞击头顶，或躯干直立位时高处坠落，双足或臀部着地，脊柱的前、中、后三柱均遭受压缩暴力损伤，椎体骨折块向四周裂开，椎体前、后高度均降低，椎体后壁骨折片进入椎管，常致硬膜囊前方受压（图7-26）。

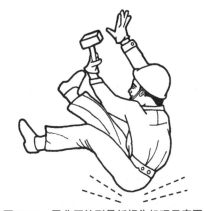
图7-24　屈曲压缩型骨折损伤机理示意图

（3）屈曲牵张型损伤　又称安全带型损伤。高速行驶的机动车撞车的瞬间，乘员因腰部被座带固定，躯干上部由于惯性而急剧前移，以前柱为枢纽，后、中柱受到牵张力而张开。造成棘上韧带、棘间韧带与黄韧带断裂，关节突关节分离，椎间盘后部破裂。或折线横行经过伤椎棘突、椎板、椎弓根与椎体，折线后方裂开，即为Chance骨折（图7-27）。本型损伤极为不稳定，脊髓损伤发生率较高。

（4）屈曲旋转型损伤　屈曲旋转暴力使前柱遭受旋转和压缩暴力损伤，而后、中柱遭受张力和旋转暴力损伤。以一侧关节突骨折移位为其特征性表现（图7-28），多发性横突骨折和肋骨骨折也比较多见。

（5）剪力型脱位　或称为平移性损伤。由垂直于脊柱纵轴的水平暴力造成。椎体可向前、后或侧方移位。脊髓完全断裂发生率高（图7-29）。

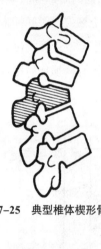

图7-25　典型椎体楔形骨折

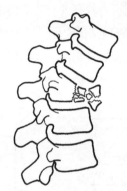

图7-26　椎体爆裂性骨折

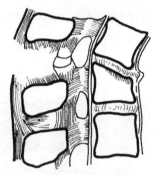

图7-27　Chance骨折

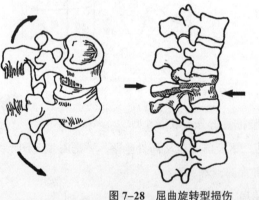

图7-28　屈曲旋转型损伤

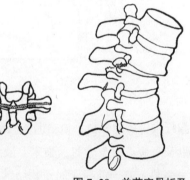

图7-29　关节突骨折及椎体压缩并向前移位

（6）分离过伸型损伤　患者自高处仰面跌落，腰背部撞击硬物，使脊柱骤然过伸，造成前纵韧带断裂，椎体前缘撕脱性骨折，棘突相互挤压撞击而骨折，椎弓根、关节突和椎板骨折，大多合并脊髓损伤（图7-30）。

【临床表现】

伤后以腰背部疼痛及活动功能障碍为主要症状。检查时，沿脊柱中线自上而下逐个按压棘突，

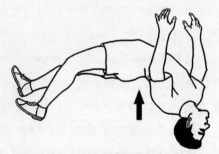

图7-30　分离过伸型损伤机理示意图

寻找压痛点，发现棘突后凸，椎旁肌痉挛，表明椎体压缩或骨折脱位；棘突周围软组织肿胀、皮下瘀血，说明有韧带、肌肉断裂；棘突间距增大，说明椎骨脱位或棘上韧带、棘间韧带断裂；棘突排列不在一条直线上，表明脊柱有旋转或侧方移位；当椎体只有轻微压缩骨折时，疼痛及功能障碍较轻；胸腰椎骨折时，可因腹膜后血肿刺激交感神经丛而发生腹胀、腹痛。

【诊断与鉴别诊断】

患者多有严重外伤史，结合损伤史、临床表现和影像学检查多能明确诊断。对于怀疑胸腰椎骨折脱位的患者均应摄正侧位 X 线片，以了解骨折的部位、损伤类型及严重程度，并指导制订治疗方案。观察腰椎峡部损伤情况要拍摄斜位片。CT 可从横断面了解椎体、椎间盘、椎弓和关节突的受损情况，以及椎管占位情况。CT 三维重建能更全面、直观地反映脊柱损伤情况。MRI 是伴有脊髓和马尾神经损伤时重要的检查手段。

【治疗】

1. 急救和搬运　在搬运过程中，要使脊柱保持平直，避免屈曲和扭转。可采用二人或多人同在患者一侧，动作一致地平托头、颈、躯干的平卧式搬运法（图 7-31），或用滚动的方法，将患者移到有厚垫的木板担架或硬床板上。如用帆布担架抬运屈曲型骨折患者时，在保证不影响呼吸的前提下，采用俯卧位。切忌用被单提拉四角，或一人抬肩、一人抬腿的搬运法，因其可使骨折的脊柱移位，加重脊髓的损伤（图 7-32）。

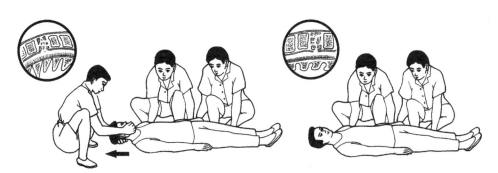

图 7-31　胸腰椎损伤的正确搬运方法

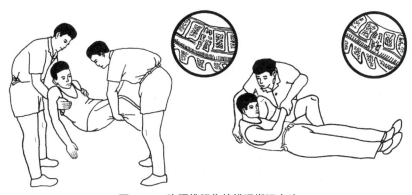

图 7-32　胸腰椎损伤的错误搬运方法

2. 整复与固定　非手术复位与固定主要适用于屈曲压缩型骨折。屈曲压缩型骨折时，椎体前方宽而坚韧的前纵韧带往往保持完整，但发生褶皱。通过整复，加大胸腰椎背伸，前纵韧带恢复其紧张状态，牢固附着于其纤维上的椎体前部骨质，随即复位，可恢复其压缩前的高度和外形。古代医书记载了多种复位方法，但目前以垫枕复位法和功能锻炼复位法最为常用，两法配合使用效果更好。

（1）垫枕复位法　适用于伤后1周以内的胸腰段骨折（T11～L2）。患者仰卧于硬板床上，伤椎棘突处垫一高5～10cm的软垫，软垫逐渐增高，使脊柱处于过伸位，不仅使椎体高度得以恢复，而且关节突关节的关系也能得到恢复或改善。在逐渐增高软垫的过程中，如患者疼痛难以忍受，在排除腹腔内脏器损伤的前提下，可应用吗啡等中枢性镇痛剂。

（2）功能锻炼复位法　适用于椎体压缩小于1/2者。患者仰卧于硬板床上，一般伤后1周内采用五点支撑法进行练功，伤后2～3周内逐步过渡到三点支撑法，再逐步过渡到四点支撑法以增强腰背肌肌力，此时练功难度较大，应注意安全，防止意外受伤。也可于俯卧位采用飞燕点水法进行练功。练功应尽早进行，如受伤超过1周，由于血肿机化，前纵韧带挛缩，复位效果不良，应鼓励患者主动练功。

胸腰椎骨折脱位整复后，应予以恰当的固定。总原则是稳定性骨折多采用卧床休息、石膏或支具固定的方式进行治疗。不稳定的胸腰椎骨折或伴有脊髓损伤者，需行手术治疗。稳定的胸腰椎屈曲压缩型骨折在复位后须卧硬板床3～4周，积极配合腰背肌功能锻炼。用支具进行固定，固定时间一般在3个月左右。

3. 手术　胸腰椎手术分前路和后路手术。后路手术具有手术简单、对患者损伤小等优点。前路手术主要适用于椎体破坏严重需要植骨或晚期脊髓受压需要进行减压手术者。椎体成形术和椎体后凸成形术是治疗胸腰椎严重骨质疏松性压缩性骨折的有效方法。

4. 药物治疗　早期证属气滞血瘀，治宜行气活血，消肿止痛。兼有少腹胀满，小便不利者，证属瘀血阻滞，膀胱气化失调，治宜活血化瘀，行气利水。若局部持续疼痛，腹满胀痛，大便秘结，苔黄厚腻，脉弦有力，证属血瘀气滞，腑气不通，治宜攻下逐瘀。中期证属瘀血未尽，筋骨未复，治宜活血和营，接骨续筋。后期证属肝肾不足，气血两虚，治宜补益肝肾，调养气血。

【预后与康复】

不伴有脊髓损伤的胸腰椎骨折，一般预后多良好；合并脊髓损伤的患者多不同程度留有残疾，康复训练可以提高治疗效果。对于胸腰椎骨折脱位的患者，通过练功活动，不仅可以达到复位与治疗的目的，而且能促进血肿吸收，减轻局部水肿，预防肌肉萎缩，增强腰背肌肌力，保持脊柱稳定性，预防骨质疏松，避免或减少后遗慢性腰痛。伤情允许的情况下，尽早开始功能锻炼。生产、生活中注意保护，规避风险。

附：脊髓损伤

脊髓损伤（spinal cord injury）是脊柱骨折脱位的严重并发症，皆因脊髓或马尾神经损伤所致。本病预后差，可造成终生残疾甚至危及生命。

【病因病理】

1. 病因　脊髓损伤多因脊椎骨折脱位造成，可导致脊髓断裂及脊髓缺血坏死；或脊髓静脉回流受阻，造成脊髓内压增高而水肿，均可造成脊髓损伤。此外，如患者伤前即有椎间盘突出或椎管狭窄等退行性变，复受轻微外伤亦可造成外伤性截瘫。火器损伤亦可造成外伤性截瘫，但较少见。

2. 分类与病理

（1）根据脊髓损伤的病理分型

①脊髓震荡：系脊髓的功能性损害，无器质性改变。伤后早期表现为完全或不完全截瘫，故早期需与脊髓实质损伤鉴别：脊髓震荡24小时内开始恢复，且在3~6周内完全恢复。

②脊髓受压：由于突入椎管的移位椎体、碎骨块、椎间盘等组织直接压迫脊髓，或脊髓内部出血或水肿使软脊膜内压力增高，软脊膜紧张，此为造成内在性压迫。无论外在或内在性因素均可使受损之脊髓组织进一步缺血、缺氧，使残余的神经组织坏死、液化，最终导致瘢痕组织形成。

③脊髓挫裂伤：常见，多继发于脊柱骨折脱位。因系钝性损伤，故损伤范围比较广泛，所引起的截瘫也比较严重。挫裂伤可在硬膜、脊髓和脊髓血管发生一系列的病理改变，轻者为出血和水肿，重者则可为脊髓不全或完全断裂、毁损，甚至挫灭。损伤后期可出现囊性变或萎缩。

④马尾损伤：腰2以下骨折脱位可累及马尾神经，较脊髓损伤少见。部分或全部马尾神经被挫伤、横断、撕裂或撕脱，硬脊膜常同时损伤。表现为下肢的感觉、运动和反射功能不同程度丧失。大小便及性功能也多同时受累。

脊髓休克是脊髓实质性损伤的早期表现。损伤以下的脊髓功能处于抑制状态，表现为暂时性迟缓瘫痪（软瘫），断面以下脊髓所支配的运动、感觉和反射功能均完全丧失。脊髓休克是暂时现象，损伤不久可逐渐恢复，一般可持续1~6周，但也可持续数月。恢复过程中，最早出现的是球海绵体反射和肛门反射，并从尾端向头端方向恢复。

脊髓圆锥和马尾神经损伤时，由于马尾等神经纤维抵御创伤的能力大于脊髓圆锥，所以，脊髓圆锥完全损伤时，马尾神经可以完全或部分损伤，甚至保持完整。临床上表现为二便功能丧失，肛门反射、球海绵体反射消失，但下肢运动、感觉等功能和反射不同程度存在。

（2）根据脊髓损伤的程度分型　临床一般分为完全性脊髓损伤、不完全性脊髓损伤和圆锥马尾损伤等类型。但近年来无放射影像脊柱骨折脱位表现的脊髓损伤、上升性脊髓缺血损伤等少见类型逐渐为人们所认识。

（3）根据脊髓损伤平面分型　可分为四肢瘫与截瘫。损伤在颈膨大或其以上者，上肢与下肢均瘫痪，称为四肢瘫；损伤在颈膨大以下者，则仅出现下肢瘫痪，称截瘫。

【临床表现】

脊髓损伤后，在损伤平面以下的运动、感觉、反射及括约肌和自主神经功能受到损害。脊髓损伤水平的判断以脊髓损伤后保持正常脊髓功能最低脊髓节段（感觉和运动）的水平来确定。如果两者水平不在同一平面，则以两者中节段高的水平为准。必须强调的是：检查时切忌将患者任意翻动，以防加重损伤。

1. 感觉障碍　损伤平面以下的痛觉、温度觉、震动觉、触觉、两点分辨觉及本体觉消失。参照脊神经皮节分布的 28 个皮区关键点，可判断脊髓损伤平面（表 7-2）。

表 7-2　脊髓感觉水平皮肤标志

神经节段	皮肤标志	神经节段	皮肤标志
颈 2	枕骨粗隆	胸 8	第 8 肋间
颈 3	锁骨上窝	胸 9	第 9 肋间
颈 4	肩锁关节的顶部	胸 10	第 10 肋间
颈 5	肘前窝外侧面	胸 11	第 11 肋间
颈 6	拇指	胸 12	腹股沟韧带中部
颈 7	中指	腰 1	胸 12 与腰 2 间上 1/2 处
颈 8	小指	腰 2	大腿前中部
胸 1	肘前窝内侧面	腰 3	股骨内髁
胸 2	腋窝	腰 4	内踝
胸 3	第 3 肋间	腰 5	足背第 3 跖趾关节
胸 4	第 4 肋间（乳线）	骶 1	足跟外侧
胸 5	第 5 肋间	骶 2	腘窝中点
胸 6	第 6 肋间（剑突水平）	骶 3	坐骨结节
胸 7	第 7 肋间	骶 4~5	肛门周围

2. 运动障碍　休克期过后脊髓若为横断伤，则表现为痉挛性瘫痪，出现肌张力增高、腱反射亢进、髌阵挛、踝阵挛及病理反射等上运动神经元性瘫痪体征。脊髓损伤后，运动水平的确定，以保持运动功能（肌力 3 级以上）的最低脊神经肌肉节段的肌节标志为准。推荐检查 10 对肌节中的关键肌（表 7-3）。

表 7-3　脊髓运动水平肌肉标志

神经节段	运动水平肌节标志	神经节段	运动水平肌节标志
颈 3~4	膈肌、三角肌	腰 2	屈髋肌（髂腰肌）
颈 5	屈肘肌（肱二头肌、肱肌）	腰 3	伸膝肌（股四头肌）
颈 6	伸腕肌（桡侧腕伸肌）	腰 4	踝背伸肌（胫骨前肌）
颈 7	伸肘肌（肱三头肌）	腰 5	趾伸肌（趾长伸肌）
颈 8	手固有肌（中指屈指肌）	骶 1	小腿三角肌、肛门括约肌
胸 1	小指外展肌		

3. 括约肌功能障碍　脊髓休克期表现为尿潴留，系膀胱逼尿肌麻痹形成无张力性膀胱所致。休克期过后，若脊髓损伤在骶髓平面以上，可形成自动反射膀胱，残余尿少于 100mL，但不能随意排尿。若脊髓损伤平面在圆锥部，骶髓或骶神经根损伤时，则出现尿失禁，膀胱的排空需通过增加腹压（用力挤压腹部）或借助导尿排尽尿液。大便可出现便秘和失禁。

4. 反射异常　脊髓损伤后，各种生理反射均可出现异常改变，减弱、消失或亢进。脊髓受到损害时出现的各种异常反射称为病理反射，其常与相应肢体的腱反射亢进同时出现，是上运动神经元损害的确切证据。在四肢瘫痪时，如果出现上运动神经元损害，则霍夫曼（Hoffmann）征为阳性；在下肢瘫痪时，巴宾斯基（Babinski）征阳性时提示上运动神经元损害。

5. 其他表现　高位脊髓损伤者，可出现发热反应，多因全身的散热反应失调所致，亦与中枢反射、代谢产物的刺激及炎性反应等有关。此外，损伤严重者，尚可出现全身创伤性反应。

6. 辅助检查　包括影像学检查和电生理检查等项目：X 线检查应常规摄脊柱正侧位片，必要时拍摄斜位片。CT 检查有利于判定移位骨块侵入椎管程度和发现突入椎管的骨块和椎间盘。MRI 可显示脊髓损伤早期的水肿、出血，并可显示脊髓损伤的各种病理变化，如脊髓受压、脊髓横断、脊髓不完全性损伤、脊髓萎缩或囊性变等，对判定脊髓损伤状况极有价值。体感诱发电位（SEP）是测定躯体感觉系统（以脊髓后索为主）的传导功能的检测法。对判定脊髓损伤程度有一定帮助。

【诊断与鉴别诊断】

依据外伤史、临床表现、X 线、CT、MRI 及诱发电位等检查，可明确外伤性截瘫的原因、截瘫的类型及程度。但临床诊断时，必须注意对中央脊髓损伤、无放射影像脊柱骨折脱位表现的脊髓损伤、上升性脊髓缺血损伤等特殊情况进行必要的鉴别。脊髓损伤后各种功能丧失的程度可通过截瘫指数进行评估。脊髓损伤外伤史不明显者，需要注意是否是因脊椎结核、脊椎肿瘤等疾病引起的截瘫。

【治疗】

脊髓损伤的治疗原则是：①尽早治疗，在伤后 6 小时内脊髓白质未破坏前进行治疗，以提高恢复机会。②整复骨折脱位，解除其对脊髓的压迫并且稳定脊柱，避免再次损伤脊髓。③积极运用药物及冷疗治疗脊髓损伤。④预防及治疗并发症，如早期呼吸道感染与晚期泌尿系或压疮感染。⑤功能重建与康复，通过矫形术予以重建或改善患者手和下肢的功能。

1. 急救与搬运　脊柱、脊髓损伤有时合并严重的颅脑损伤、胸部或腹部脏器损伤、四肢血管伤，危及伤员生命安全时应首先抢救。凡疑有脊柱骨折者，应谨慎搬运。对颈椎损伤的患者，要有专人扶托下颌和枕骨，沿纵轴略加牵引力，使颈部保持中立位，患者置木板上后用沙袋或折好的衣物放在头颈的两侧，防止头部转动，并保持呼吸道通畅。

2. 手术治疗　脊髓损伤的功能恢复主要取决于脊髓损伤程度，但及早解除对脊髓的压迫是保证脊髓功能恢复的首要问题。手术治疗是对脊髓损伤患者进行全面康复治疗的重要部分。手术的目的是恢复脊柱正常轴线，恢复椎管内径，直接或间接地解除骨折块或脱位对脊髓的压迫、稳定脊柱（通过内固定及植骨融合）。手术术式主要包括颈腰椎的前后路复位、减压、内固定和融合手术。

脊髓损伤后 4～6 小时内应用高压氧治疗，可收到一定的疗效，一般每次高压氧治疗用 2

个大气压, 时间为 1 小时, 2 ~ 3 次 / 天, 两次间隔 6 个小时, 共进行 1 ~ 3 天。

3. 药物疗法

（1）中药 外伤性截瘫的早期, 多为瘀血阻滞, 经络不通, 宜活血祛瘀, 疏通督脉, 兼以壮筋续骨。中期因督伤络阻, 多属脾肾阳虚, 宜补肾壮阳, 温经通络。后期血虚风动, 呈痉挛性瘫痪, 宜养血柔肝, 镇痉息风。气血两虚者, 应予以补益之品; 若肝肾亏损, 宜壮阳补肾, 强筋壮骨。

（2）西药 脊髓损伤早期的药物治疗可采用: ①脱水疗法: 如甘露醇等。②类固醇激素治疗。③氧自由基清除剂。④促进神经功能恢复的药物。⑤支持疗法: 包括维持水电解质平衡、热量、营养和维生素的补充等。⑥神经节苷脂（GM1）。

4. 并发症防治

（1）压疮 截瘫患者因皮肤感觉缺失, 局部血循不良, 骨突部皮肤长期受压溃破而形成压疮, 继发感染和炎性渗出, 并可向深部发展达骨骼并发骨髓炎。压疮不易愈合, 甚至可因大量消耗和感染而死亡。预防压疮的方法是: ①保持床垫平软, 使用防压疮气垫, 避免尿粪污染, 定期清洁, 保持皮肤干燥。②每两小时翻身一次, 24 小时不间断。③对骨突部, 如骶骨、大粗隆、足跟、髂嵴等处, 用海绵垫或气垫圈保护。发生压疮的局部用 25% ~ 50% 酒精揉擦, 涂抹滑石粉干燥皮肤, 并配合适当手法按摩, 每日 1 次。④若已发生压疮可行理疗、红外线照射, 剔除坏死组织, 局部应用化腐生肌类中药。待炎症控制, 肉芽组织鲜活时做转移皮瓣闭合伤口。局部红肿、炎症浸润时, 可选用双柏膏、四黄膏外敷; 疮面化脓坏死时, 可选用拔毒生肌散、九一丹或生肌玉红膏; 疮口脓少, 肉芽生长时, 可选用生肌膏或象皮膏。内治宜清热解毒, 托里排脓生肌。压疮较大时应予输液和少量多次输血, 并注意加强膳食营养。

（2）泌尿系统感染 患者常因尿潴留需长期留置导尿管, 极易并发泌尿道感染和结石。应注意防治: ①行导尿术时注意严格无菌技术, 每周更换一次导尿管。②膀胱冲洗。③训练膀胱排尿功能。④多饮水。⑤当膀胱残余尿量小于 100mL 时, 即可拔除导尿管。⑥应用抗生素治疗泌尿道感染。⑦中药内治除按整体观念辨证施治外, 应加用利水通淋药物。

5. 关节僵硬和畸形防治 关节僵硬和畸形的办法是被动活动关节和按摩肢体, 把肢体关节置于功能位, 用护架支起被褥, 防止压迫足趾形成足下垂。

6. 呼吸道感染 高位截瘫患者因肋间肌麻痹, 肺活量小, 呼吸道分泌物不易排出, 易发生肺部感染。防治办法是鼓励翻身、咳嗽, 按压腹部协助咳痰, 必要时用吸引器吸出。每日雾化吸入 2 ~ 3 次。

7. 便秘 按中医辨证施治, 或服用麻子仁丸、番泻叶水, 亦可采用腹部按摩, 肛内应用开塞露、液状石蜡及肥皂水灌肠（每 3 天 1 次）等物理疗法。逐渐训练自动排便。如粪块积聚, 灌肠仍不能排便时, 可在手套外涂润滑油后用手指挖出。

8. 高热 见于颈髓损伤患者, 体温常高达 40°C 以上, 多由自主神经功能紊乱, 对周围环境温度变化丧失调节和适应能力, 使瘫痪平面以下无汗不能排热等因素所致。防治方法是物理降温, 如冰敷、酒精擦浴、冰水灌肠及输液等。

【预后与康复】

脊髓横断损伤, 应早期稳定脊柱, 预防并发症, 并进行康复。不完全性脊髓损伤者通过脊髓彻底减压、稳定手术，截瘫可获得完全或部分改善。

功能锻炼是调动患者的主观能动性以战胜截瘫的一项重要措施。练功活动可促进全身气血流通，加强新陈代谢，提高机体抵抗力；防治坠积性肺炎、压疮、尿路感染等并发症；增强肌力，为恢复肢体功能与下地活动作准备。可配合按摩、针灸、理疗。早期正确的指导和帮助截瘫患者进行功能训练，进行心理康复，调动患者主观能动性，增强克服困难的意志，使之尽快地适应出院后的生活及工作是截瘫患者康复的主要内容。

第五节　骨盆骨折

骨盆骨折包括两侧髂骨、耻骨、坐骨、骶骨、尾骨及骨连接韧带的损伤。是临床常见损伤之一，随着现代工农业和交通事业的不断发展，发生率逐年上升。本病早期易合并失血性休克、脏器破裂和脂肪栓塞等合并症，严重者可危及生命。

【病因病理】

1.骨折机理　骨盆骨折（pelvic fracture）大多由直接暴力造成，少数情况下亦可因间接暴力引起。

（1）直接暴力　主要有以下几种形式：①重物砸击（如房屋倒塌时）骨盆侧方时，暴力作用于骨盆两侧。两侧挤压力多首先造成骨盆前部（耻骨支或耻骨联合处）骨折，如暴力较强大，可引起骶髂关节或附近产生合页样移动，骨盆向对侧扭转（内旋）移位（图7-33 ①）。②暴力作用于骨盆前后侧（如车轮碾过一侧骨盆时），前后侧冲击或挤压暴力多造成骨盆前后部同时骨折，骨盆向同侧扭转（外旋）移位（图7-33 ②）。③纵向剪式暴力作用于半侧骨盆

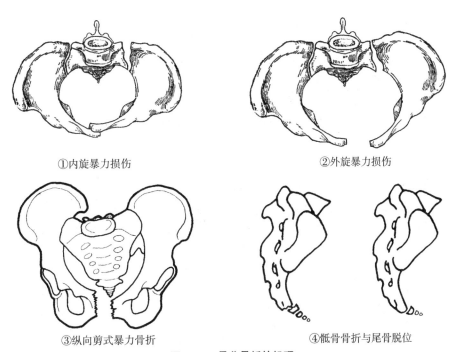

①内旋暴力损伤　　　　　　　②外旋暴力损伤

③纵向剪式暴力骨折　　　　　④骶骨骨折与尾骨脱位

图7-33　骨盆骨折的机理

（如高速交通事故），受伤侧前后部骨折并向上（同时受腹肌等肌肉牵拉的影响）移位（图7-33③）。④暴力作用于骶尾部（如后仰摔倒或摔倒时呈坐位），可致骶骨横断骨折、尾骨骨折或合并脱位，远端向前移位（图7-33④）。

（2）间接暴力　大多由肌肉猛烈收缩引起撕脱骨折，骨折多发生在髂前上棘、髂前下棘、坐骨结节等部位，以青少年多见。

2.分型　按骨折后骨盆环完整性是否破坏及骨盆环受损程度分类，其临床意义较大（表7-4）。

表 7-4　骨盆骨折的类型及特点

类型	损伤部位
Ⅰ型（未破坏骨盆环完整性的骨盆骨折，图7-34）	①髂骨翼骨折；②骨盆撕脱骨折或骨骺损伤（包括髂前上棘、髂前下棘及坐骨结节）；③骶椎横断骨折、尾骨骨折和脱位；④一侧耻骨单支骨折
Ⅱ型（骨盆环一处断裂的骨盆骨折，图7-35）	①一侧耻骨双支骨折；②耻骨联合分离；③骶髂关节半脱位；④一侧骶髂关节附近的髂骨骨折
Ⅲ型（骨盆环两处以上断裂的骨盆骨折，图7-36）	①双侧耻骨上、下支骨折；②耻骨联合分离合并一侧耻骨上、下支骨折；③骨盆前、后弓联合损伤（耻骨双支骨折或耻骨联合分离合并骶髂关节脱位或附近髂骨骨折）

【注】Ⅰ、Ⅱ型骨折，骨盆环仍稳定，故为稳定性骨折；Ⅲ型骨折骨盆环失去了稳定性，为不稳定性骨折。临床上耻骨联合附近的骨折或脱位多见，其次是骶髂关节附近的骨折或脱位。

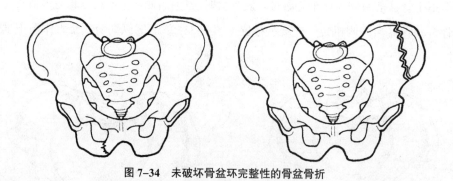

图 7-34　未破坏骨盆环完整性的骨盆骨折

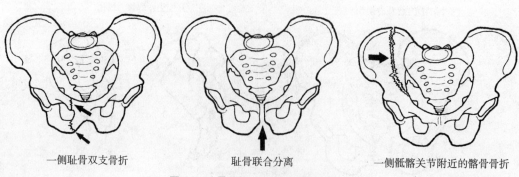

一侧耻骨双支骨折　　　　　耻骨联合分离　　　　　一侧骶髂关节附近的髂骨骨折

图 7-35　骨盆环一处断裂的骨盆骨折

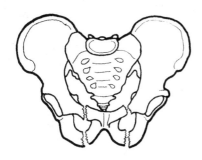
双侧耻骨上、下支骨折

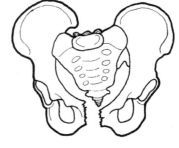
耻骨联合分离合并骶髂关节脱位

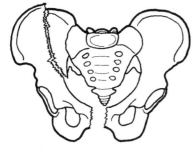
耻骨联合分离合并一侧髂骨骨折

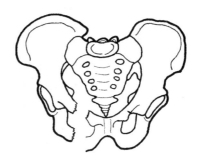
骶髂关节脱位合并一侧耻骨上、下支骨折

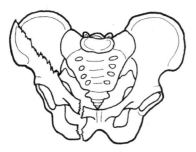
髂骨骨折合并同侧耻骨上、下支骨折

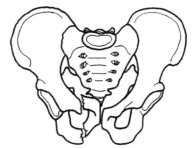
耻骨联合分离合并一侧耻骨上、下支骨折

图 7-36 骨盆环两处以上断裂的骨盆骨折

【临床表现】

患者外伤史多较严重，如从高处摔下、被重物挤压、车辆撞击等。撕脱性骨折常为剧烈运动损伤。伤后症状与体征多较严重，如稳定性骨折中，耻骨支骨折其疼痛肿胀在阴部、腹股沟，可伴内收肌疼痛；骶骨横断骨折、髂骨翼骨折为局部肿痛；撕脱性骨折除局部疼痛外，尚有髋关节屈伸牵拉痛。骨折局部常有瘀斑。在不稳定性骨折中，除疼痛、肿胀外，功能障碍明显，由于骨盆失去了稳定性，常有翻身困难，不能坐起、站立，患侧下肢在床上移动困难等。

查体时，可做骨盆挤压及分离试验。但严重骨盆骨折急性期时，疼痛剧烈者则不宜应用。"4"字试验可用于疑有骶髂关节半脱位及髋臼骨折者。半侧骨盆向上移位者，该侧下肢可出现短缩。肛门指诊检查可应用于骶骨骨折及尾骨脱位的诊断，可触及异常活动或骨擦音，并可根据指套有无血迹来判定直肠有无损伤。

【并发症】

1.失血性休克 骨盆骨折出血量大，严重者可达 2000 ~ 4000mL，是导致休克，甚至死亡的常见原因。休克的轻重程度及出现的早迟与骨盆骨折的严重程度和出血量大小相关，休克一般多发生在伤后 2 ~ 3 小时，最快者可发生在伤后 10 分钟内。

2.腹膜后血肿 髂内、外动脉或静脉或其分支被撕破或断裂，将引起盆腔内大出血。腹膜后血肿可局限于盆腔内，巨大血肿可掀起腹膜，上达肾区或横膈下，甚至把腹腔脏器推向对侧。临床上除了出现失血性休克的表现，还会由腹膜后血肿引起腹膜刺激征，如腹痛、腹胀、腹部压痛、腹肌紧张、肠鸣音减弱或消失。临床应与腹腔内出血鉴别（表7-5）。

表7-5　腹膜后血肿与腹腔内出血或脏器损伤鉴别

临床表现	腹膜后血肿	腹腔内出血或脏器损伤
腹膜刺激征	较轻，多为单侧性	重而显著，为全腹性
移动性浊音	无	有
腹腔穿刺	阴性或少量血水	全血或黄色混浊液体
腹部平片	腰大肌阴影模糊，边缘变钝	腰大肌阴影清晰
泌尿系造影	肾、膀胱、输尿管受压变形	无异常
CT扫描	可发现腹膜后血肿块	可发现实质及空腔脏器破裂
MRI	可发现主干血管及较大分支损伤	可发现实质及空腔脏器破裂

3.尿道膀胱损伤

（1）后尿道破裂（泌尿生殖膈以上尿道损伤）　损伤机制是骨盆受横向挤压暴力，骨盆横径变小，前后径增长，引起三角韧带等软组织受前后方向的严重牵拉而致后尿道撕裂；或因骨折端明显移位牵拉而撕裂；少数亦可因骨折端直接戳刺所致（图7-37）。临床主要有排尿困难及尿潴留，排血尿，尿道口有血迹。患者诉会阴部及下腹部胀痛。肛门指诊可发现前列腺向后上移位或前列腺尖浮动。行导尿术时，导尿管不能插入膀胱而进入血肿导出鲜血；做尿道逆行造影时，造影剂往往外溢。前尿道损伤临床少见，可由骑跨伤引起，常借助尿道造影来明确诊断。

（2）膀胱损伤　当膀胱充盈时，受暴力直接打击而破裂；或骨折端移位直接刺破膀胱，或因耻骨膀胱韧带牵拉撕裂膀胱（图7-37）。伤后主诉膀胱区及下腹部疼痛，有尿意但不能自主排出或仅排出少量血尿。诊查时可发现下腹部肿胀、肌紧张、肠蠕动减弱、压痛明显。导尿管可顺利插入，但只能导出少量血尿，试验注入100mL左右的生理盐水不能回抽出等量液体（明显少于或多于注入量）。逆行造影可见造影剂从膀胱流出，进入周围组织。膀胱破裂可按其破裂部位和腹膜的关系分为腹膜内破裂和腹膜外破裂两种类型，其鉴别要点见表7-6。

表7-6　腹膜内外膀胱破裂的鉴别诊断

鉴别要点	腹膜外破裂	腹膜内破裂
破裂部位	无腹膜覆盖的膀胱前壁或接近膀胱颈部，破裂口不与腹腔相通	膀胱壁与覆盖其上的腹膜一并破裂，破裂口多在顶部和后壁，破裂口与腹腔相通
尿液外溢	渗于耻骨后间隙和膀胱周围，并可向上下蔓延	流入腹腔内
腹膜刺激征	范围局限	范围广泛
腹部移动性浊音	阴性	阳性
腹腔穿刺	阴性	可抽出血尿
膀胱造影	造影剂局限于膀胱周围	造影剂进入腹腔

4.直肠损伤　多由骶骨骨折端向骨盆腔内移位直接刺伤，少数亦可因骶骨、坐骨骨折移位使之撕裂（图7-37）。直肠破裂在腹膜反折以下时，可引起直肠周围感染，常为厌氧菌感染；如破裂在反折部以上，可引起弥漫性腹膜炎，主要症状为下腹痛及里急后重感；腹膜外破裂常发生肛周感染，腹腔内破裂早期则有腹膜刺激征；肛门指诊指套上有血迹，可触及骨折端。

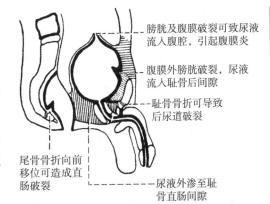

膀胱及腹膜破裂可致尿液流入腹腔，引起腹膜炎

腹膜外膀胱破裂，尿液流入耻骨后间隙

耻骨骨折可导致后尿道破裂

尾骨骨折向前移位可造成直肠破裂

尿液外渗至耻骨直肠间隙

图 7-37　骨盆骨折合并尿道、膀胱和直肠损伤

5.神经损伤　多为骨折时神经受牵拉伤或挫伤引起，或因移位骨片、纤维化血肿、骨痂等压迫造成，少数则是骨折碎片戳刺所致，可发生于坐骨神经、闭孔神经、股神经及骶神经根等。骶丛损伤有时可伴有括约肌功能障碍，下肢某些部位感觉减退或消失，肌肉萎缩无力或瘫痪。大多为神经不完全性损伤，多数可逐渐恢复。

【诊断与鉴别诊断】

根据患者的外伤史、临床表现及X线检查即可明确诊断。但骨盆骨折常导致盆腔内脏器和血管、神经损伤，引起失血性休克或急腹症，其后果比骨折本身更严重，故应重视其诊断与鉴别诊断。诊断时必须注意下列问题：①观察患者生命体征，特别是血压变化情况，以判断是否有失血性休克。②了解伤后大、小便情况，有无腹膜刺激症状，以了解盆腔脏器是否破裂。③检查下肢运动、感觉、反射，确定是否合并神经损伤，一旦确诊，应及时采取措施处理。阅片时，必须注意区别骨折的移位类型：如分离型和压缩型X线表现的差异，见表7-7。

表 7-7　骨盆双弓断裂移位骨折的 X 线表现

	分离型	压缩型
骨盆前部	耻骨联合分离或耻骨骨折断端分离	耻骨联合重叠或耻骨支骨折断端重叠
伤侧髂骨翼	变宽	变窄
闭孔	变小	变大

【注】髂骨翼宽度可从测量髋臼上方的宽度或骶髂关节至髂前上棘的距离而定。单纯垂直型损伤可见伤侧半骨盆向后上方移位，无髂骨翼及闭孔扭转变形。

此外，伤侧骨盆向上移位亦可出现于分离型和压缩型骨折之中。特殊的投照体位对了解骨折的移位情况亦大有裨益。骨盆入口位和出口位可了解骨盆移位程度、骶髂关节分离及骶骨骨折等情况。骶尾骨侧位可用于了解骶骨骨折及尾骨脱位的移位方向、程度。腹部平片可了解有无气腹和肠胀气。CT有助于显示软组织和骶髂关节的损伤。CT三维重建技术能使骨盆完整、直观、立体地展现出来，对于判断骨折的类型和决定治疗方案有指导意义。

耻骨支骨折合并骶髂关节韧带损伤时，因无脱位，X线表现不明显而易被忽略，仅看到前环耻骨支骨折，被作为稳定性骨折处理。而容易忽略骶髂关节韧带的损伤。初步仔细判读X线表现，结合骨盆变形及前环损伤，可以初步判断为骶髂关节韧带损伤。有条件者，可考虑做MRI检查予以证实。

NOTE

【治疗】

1. 急救处理　骨盆骨折往往以失血性休克及盆腔内脏器损伤为首要表现，对骨盆骨折或已有休克征兆的患者，应尽量减少搬动。急救时要将患者平置于木板上并固定骨盆，连同木板搬运，以防在搬运中扰动不稳定的骨盆，增加创伤出血而加重休克。同时积极处理休克等创伤并发症。

2. 卧床休息　稳定的骨盆骨折可仅通过卧床休息数周治愈。单纯髂骨翼骨折、稳定性耻骨骨折、耻骨联合分离及髂前上、下棘撕脱性骨折，卧床期间臀下置软垫，保持髋关节于屈曲位，至疼痛消失即可逐步离床活动。坐骨结节撕脱性骨折，保持伸髋屈膝位卧床休息即可。

3. 牵引疗法　大多数骨盆骨折可应用牵引疗法进行治疗。牵引重量一般应为体重的1/7～1/5，骨折复位满意后，维持重量6周左右，牵引应持续直至骨折临床愈合，时间需8～10周。不宜过早去除牵引或减轻重量，以免骨折再移位。

4. 手法整复　手法复位有可能加重骨折断端的出血，在临床上应谨慎使用。当患者体质较好、失血较少、生命体征稳定时，可考虑在充分麻醉前提下，应用轻柔的手法进行整复。

（1）Ⅰ型骨折（骨盆环无断裂骨折）　髂骨翼骨折不需复位。髂骨上、下棘骨折，骨折块有移位者，可试行手法复位：患者仰卧，患侧膝下垫高，使髋、膝关节屈曲，以放松牵拉骨块的肌肉；术者用推挤按压手法将骨折块推回原位。整复坐骨结节骨折时，令患者侧卧，伸髋屈膝位，放松腘绳肌，术者用两手拇指按压迫使骨折块复位。复位后保持患肢伸髋屈膝位休息，防止再移位。骶、尾骨骨折脱位，复位时患者侧卧屈髋屈膝位，术者先用液状石蜡润滑戴手套的食指，然后伸入肛门内，扣住前移或脱位的骶、尾骨下端，向后勾托使其复位（图7-38）。上述复位虽无困难，但骨折的稳定性差，易造成再次移位。

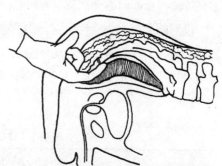

图7-38　骶尾骨骨折脱位复位方法示意图

（2）Ⅱ型骨折（骨盆环单弓断裂的骨折和脱位）　因无明显移位，多无需复位。

（3）Ⅲ型骨折（骨盆环两处以上的骨折和脱位）　生命体征稳定、一般情况良好的患者，可在硬膜外麻醉下进行手法复位。患者仰卧屈髋，用宽布带绕过衬好厚棉垫的会阴部，布带的后段兜住健侧坐骨结节，经健侧肩后外方，前段经患侧肩前外方，于肩上部布带与手术台间撑一厚木块以防布带钳夹躯干。布带的两端均固定于墙钩上作对抗牵引之用。两助手分别把持两下肢并向远端轻轻牵引，然后将患侧下肢略外展。术者轻轻向外推压患侧髂骨，以解除骨折断端的相互嵌插，同时可纠正髂骨翼内旋移位（图7-39）。然后将患侧髂骨嵴向远侧推挤，矫正一侧骨盆向上移位（图7-40），此时可闻及骨折端复位的响音。髂骨翼外旋移位者，患者改为健侧卧位，术者挤压患侧髂骨翼，使骨折端互相对合（图7-41）。

5. 固定方法　髂前上下棘骨折复位后，可在屈髋屈膝位，于骨折处置一平垫，然后用多头带或绷带包扎固定3～4周。耻骨单支骨折、骶尾骨骨折仅需卧床休息2～3周，不需特殊固定。骨盆环单弓断裂无移位骨折，可用多头带或弹力绷带包扎固定4周。

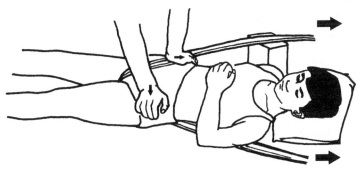

图 7-39　手法纠正骨盆骨折的内旋移位

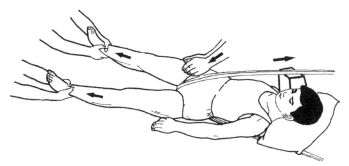

图 7-40　手法纠正半侧骨盆向上移位

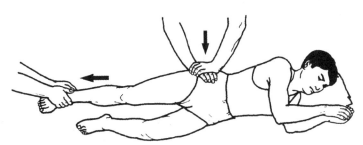

图 7-41 手法纠正骨盆骨折的外旋移位

　　骨盆环双弓断裂移位骨折，需予有效的固定和牵引。对髂骨翼外旋移位者，复位后可用多头带包扎固定 4～6 周或用帆布兜将骨盆悬吊于牵引床的纵杆上。而髂骨翼内旋移位者，则不宜使用帆布兜悬吊骨盆，可在患者骶部和髂部垫一厚棉垫，利用体重维持骨折对位。对一侧骨盆向上移位者，可行患侧下肢持续牵引维持骨折对位。

　　6. 手术治疗　手术治疗的目的是使不稳定性骨折迅速获得稳定。要严格掌握适应证，对于垂直不稳定性骨折、外固定后仍残存移位、单纯骶髂后韧带损伤、闭合复位失败、耻骨联合分离大于 3cm、合并髋臼骨折以及多发伤者，多主张用加压螺钉、异形钢板螺钉或加压棒等进行固定。

　　7. 并发症的处理　骨盆骨折引起的严重并发症为造成早期死亡的主要原因，应及时治疗。

　　（1）失血性休克　处理原则包括保持呼吸道通畅，有效止血和补充血容量，纠正酸中毒，维持酸碱平衡，予止痛、镇静等措施。

　　（2）腹膜后血肿　对腹膜后出血，应密切观察，进行输血、输液治疗。若经积极抢救未能使休克好转，血压继续下降，脉搏继续加快或渐微弱，应立即经腹膜外结扎一侧或两侧髂内动脉。注意不要误将髂总动脉或髂外动脉结扎，以免引起下肢坏死。

（3）膀胱或尿道损伤　对尿道断裂，宜先放置导尿管，防止尿液外渗，引起感染。导尿管插入有困难时，可进行耻骨上膀胱造瘘及尿道会师术。尿道破裂可进行修补，同时做耻骨上膀胱造瘘术。术后2～3周，待尿道断裂处修复后可拔除导尿管。由于断裂处瘢痕形成，容易引起尿道狭窄，以后需定期进行尿道扩张术。

（4）直肠损伤　对直肠损伤应早期进行手术剖腹探查，做结肠造口术，使粪便暂时改道以利伤口愈合，尽可能闭合直肠裂口，直肠内放置肛管排气，并及时全身应用抗生素。

（5）神经损伤　因神经损伤多为牵拉伤及挫伤，无需特别处理，保守治疗效果好，症状往往逐渐好转或消失。个别保守治疗无效者可手术探查。

【预后与康复】

骨盆周围附着有坚强的筋肉，骨折复位后一般不易再移位，且骨盆为松质骨，血运丰富，容易愈合。Ⅰ、Ⅱ型骨折经非手术治疗均可获得满意疗效；Ⅲ型骨折需有良好的复位和固定，特别是后弓损伤者，因复位不好，可遗留功能障碍，如骨折扭曲变形引起髋痛跛行，骨盆倾斜致下肢短缩及下腰侧突。骨盆变形严重者还可影响劳动，在育龄妇女可能影响分娩。因此，对骨盆骨折本身的治疗应强调良好而及时的复位，以使其功能完全恢复。

无移位骨折及未伤及骨盆环后弓的稳定性骨折，可在伤后1周开始下肢肌肉收缩及踝关节活动练习，伤后2周开始练习髋、膝关节的伸屈活动，3周后扶拐离床活动。不稳定性骨折和骨盆环双弓断裂移位骨折者，应推迟功能锻炼的时间，早期禁坐，以防骨折再移位。行骨牵引治疗的患者，可在牵引期间进行下肢肌肉收缩及踝关节活动，解除固定后，逐步进行各关节的功能活动。8～10周后骨折临床愈合，可扶拐行走，几周后可逐渐锻炼负重步行。

第八章　上肢损伤

第一节　肩臂部损伤

肩关节是上肢与躯干的连接部位，是上肢功能活动的基础。从功能解剖和临床的角度看，肩关节包括4个部分，即盂肱关节、胸锁关节、肩锁关节、肩胛胸壁结构。

盂肱关节由肱骨头及肩胛盂构成，是一个典型的球窝关节。肱骨头的关节面比关节盂约大3倍，加之关节囊，尤其是关节囊的前下部结构松弛薄弱，骨性接触不严密，为肩关节运动的灵活性及容易脱位提供了解剖学基础（图8-1）。盂肱关节有3组韧带：盂肱韧带具有增强关节囊前壁的作用；喙肱韧带是盂肱关节的悬吊结构；喙肩韧带可防止肱骨头过分上移（图8-2）。

肩关节的稳定性主要依赖于肌肉的协调平衡作用来维持。关节周围主要肌肉有：三角肌、肩袖肌（冈上肌、冈下肌、小圆肌与肩胛下肌）、背阔肌、大圆肌、胸大肌等。

锁骨全长位于皮下，其内侧半段前凸，外侧半段后凸，为外观呈"∽"形之管状骨。锁骨内2/3横截面呈三棱状，外1/3呈扁平状（图8-3），中1/3是锁骨形态变化部位，易产生应力集中，故为骨折的好发部位。锁骨中部后方有锁骨下动、静脉及臂丛神经通过，其下方为胸膜顶，锁骨骨折移位严重时可损伤上述重要结构（图8-4）。

肱骨近端可分为头、颈及大小结节4个部分。肱骨头为半圆形，向后上内倾

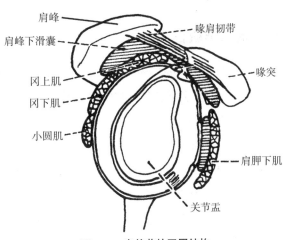

图 8-1　肩关节的四周结构
（前下方为其薄弱点）

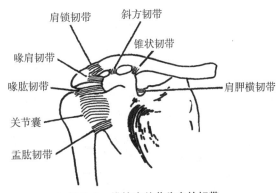

图 8-2　维持肩关节稳定的韧带

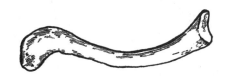

图 8-3　锁骨形态图

斜，与肩胛骨的关节盂构成肩肱关节。肱骨干与肱骨头连接处为解剖颈，外科颈位于解剖颈下
2～3cm，为坚、松质骨交界处，为骨折的好发部位。

　　肱骨干为长管状坚质骨，中、上段呈圆柱形，较
粗，下部逐渐变为前后扁平状，并稍前倾，故肱骨干
骨折以中1/3及中、下1/3交界处多见，下1/3次之，
上1/3最少。肱骨后方，相当于三角肌粗隆后方有自
内上斜向外下的桡神经沟，内有桡神经走行。在肱骨
干中、下1/3外侧髁上嵴部位，桡神经紧贴肱骨干，
且活动度小，故肱骨干中、下1/3骨折易合并桡神经
损伤。

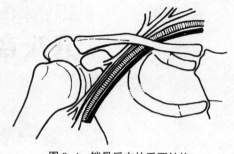

图8-4　锁骨后方的重要结构

一、肩关节脱位

　　肩关节脱位（dislocation of shoulder joint）分为前脱位和后脱位，后脱位临床少见，在此
不予叙述。肩关节前脱位是临床常见的脱位之一，多发生于20～50岁的男性青壮年。

【病因病理】

　　直接暴力或间接暴力均可造成肩关节前脱位，但以间接暴力为多。

　　1.间接暴力　患者于肩关节外展、外旋位跌倒，掌或肘部着地，暴力经肱骨上传，致肱骨
头冲破关节囊前下方薄弱部，脱至关节外，一般多位于喙突下。当肩关节处于极度外展（外
旋）位或肩关节处于后伸位时跌倒受伤，由于肱骨颈部与肩峰相接触，形成杠杆支点，故传达
暴力作用于肱骨时，形成杠杆支撬力，迫使肱骨头向前下方脱至关节盂下，外展作用力越大，
则发生盂下型脱位的可能性越大（图8-5）。脱位时，若伴有一侧方应力作用，可使肱骨头向
内侧移位至锁骨下。如暴力足够强大，甚至可使肱骨头戳断肋骨进入胸腔，但后者临床甚为
罕见。

　　2.直接暴力　患者受伤时向后跌倒，肩外侧或后外侧着地，或因来自后方的冲击力，使肱
骨头向前脱位。

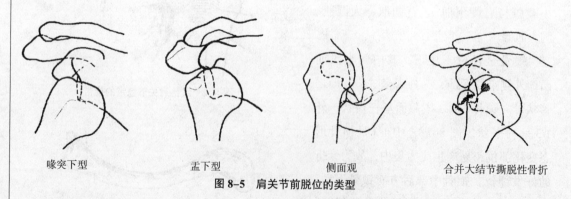

| 喙突下型 | 盂下型 | 侧面观 | 合并大结节撕脱性骨折 |

图8-5　肩关节前脱位的类型

　　肩关节前脱位的病理变化，主要为前方关节囊破裂和肱骨头脱出。早期可并发肩袖损伤、
大结节撕脱性骨折（图8-5）或肱骨头和肩盂骨折，偶见腋动脉或腋神经损伤、肩胛下肌损伤
以及肱二头肌腱滑脱；晚期则可并发肩关节僵直及复发性肩关节脱位。

【临床表现】

伤后患肩疼痛、肿胀（合并骨折者，肿胀明显且可出现瘀斑），肩关节活动受限，不能做内收、内旋动作，仅能轻微外展、外旋。患者常以健手扶持患肘的前臂，头倾向患侧以减轻肩部疼痛。由于肱骨头内移脱位，三角肌下空虚，肩峰突出，肩部失去正常圆钝平滑的曲线轮廓，故检查时可见患肩呈"方肩"畸形（图8-6）；患肢弹性固定；触诊时可感觉肩峰下明显空虚；搭肩试验（Dugas征）阳性。X线检查摄正位、穿胸位或腋窝位片即可明确诊断及脱位的类型。

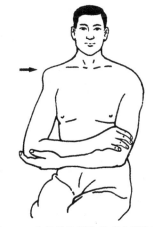

图8-6 肩关节前脱位的"方肩"畸形

【诊断与鉴别诊断】

根据患者的外伤史、典型临床表现及X线检查所见，一般即可做出诊断。但查体时应注意患肢有无神经、血管损伤的表现。X线摄片检查，可确定脱位的类型及有无并发骨折。

肩关节脱位与肱骨外科颈骨折患部均有疼痛、肿胀及功能障碍等表现，特别是合并骨折时，两者有诸多相同的临床表现。其主要鉴别要点是脱位所特有的弹性固定、"方肩"畸形及肩峰下关节盂空虚等体征。

【治疗】

肩关节脱位应及早进行手法复位、固定治疗，因早期局部瘀肿疼痛与肌肉痉挛较轻，便于复位操作。若患肢肌肉紧张，可在臂丛麻醉下待肌肉松弛后再予以手法复位。合并血管、神经损伤，或存在阻碍复位的因素，如肱二头肌长头肌腱后移至肱骨头后、断裂的肩袖嵌入肩盂等，或合并外科颈骨折，闭合复位不成功者，均为切开复位的适应证。

1. 手法复位

（1）*手牵足蹬法* 此法最为常用。以左侧为例，患者仰卧，术者立于左侧，将左足抵住患者左腋窝部，同时双手握住患者左侧腕部，先沿畸形方向顺势牵引，并将伤肩外旋，逐渐内收、内旋，闻及入臼声，即提示复位。

（2）*牵引回旋法* 此法适用于肌肉发达的患者。患者取坐位或卧位，患肘关节屈曲90°。术者一手握住患腕，另手握住患侧肘部，先沿上臂畸形方向牵引，保持牵引的同时轻柔匀缓地外旋上臂至极限位，再内收上臂，使肘关节贴近胸壁并横过胸前至体中线，此时，内旋上臂，使患掌搭于健侧肩上，即可复位（图8-7）。老年骨质疏松患者采用牵引回旋法，可能导致外科颈骨折，临床中应注意避免。

（3）*拔伸托入法* 此法稳妥、安全、有效，对年老患者尤为适用，患者坐位或卧位，近端助手用布带套住以固定患肩及躯干，远端助手握伤肢肘部和腕上部，徐徐将伤肢向外下方做拔伸牵引。术者立于伤肩部外侧，用两拇指压住伤侧肩峰，余指置入腋下，勾托脱位的肱骨头向外上方。与此同时，令远端助手将伤肢在牵引下慢慢内收、内旋，直至肱骨头有回纳感或闻及弹响音，复位即告完成（图8-8）。

2. 手术疗法 对于合并神经血管损伤或存在阻碍复位的因素，如肱二头肌长头肌腱后移至肱骨头后、断裂的肩袖嵌入肩盂等，或合并外科颈骨折，闭合复位不成功者，均为切开复位适应证，可行切开复位术。

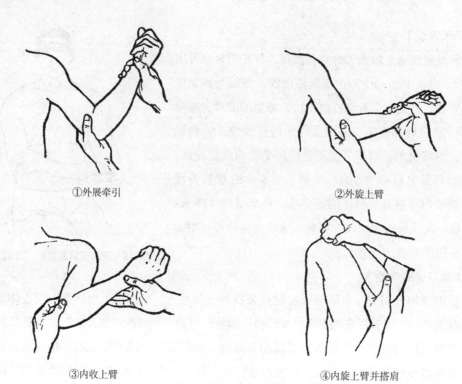

①外展牵引　　　　　　　　　　　　　②外旋上臂

③内收上臂　　　　　　　　　　　　　④内旋上臂并搭肩

图 8-7　牵引回旋法整复肩关节脱位

3. 固定　复位后必须予以妥善固定，使受伤的软组织得以修复，以防日后形成习惯性脱位。患者屈肘，上臂内旋并紧贴胸壁，腋窝部可衬以软垫。用绷带将上臂固定于胸廓上，同时用三角巾悬吊前臂于胸前。时间一般为 2~3 周，年老患者因易并发肩周炎，故固定时间可适当缩短。

【预后与康复】

年老体弱者易并发肩周炎，故治疗过程中，应注意"动静结合"的治疗原则。复位固定后即可开始手指、腕关节的功能锻炼。1 周后将固定上臂的绷带去除，并开始练习肩关节屈伸活动。2~3 周后解除外固定，

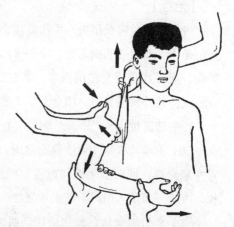

图 8-8　拔伸托入法整复肩关节脱位

逐渐开始主动锻炼肩关节各方向的运动。但应禁止强力被动牵拉患肢，以防损伤软组织及并发骨折等。在制动期间限制外展、外旋活动，以利于损伤的软组织修复，防止因关节囊修复不良而导致复发性脱位。

二、肩锁关节脱位

肩锁关节脱位（dislocation of acromioclavicular joint）是较常见的肩部损伤，多发于男性青壮年。

【病因病理】

暴力是引起肩锁关节脱位的主要原因，以直接暴力最为常见。患者上肢处于内收位摔倒，肩部外侧着地，暴力驱使肩峰向下、向内移位，肩锁关节扭伤，进而发生肩锁韧带撕裂；随着外力进一步作用，应力会传导至喙锁韧带；如果暴力较大，最终会撕裂三角肌和斜方肌在锁骨上的附着点并使喙锁韧带断裂，从而使上肢因锁骨上的悬吊结构被破坏而出现下垂。

间接暴力损伤较少见，上肢受到向上或向下的暴力，外力沿着肱骨传导到肩峰，仅会损伤肩锁关节及其韧带，不会破坏喙锁韧带。

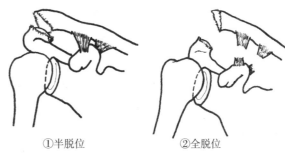

①半脱位　　②全脱位

图 8-9　肩锁关节脱位

根据损伤程度，可将肩锁关节脱位分为三型：

Ⅰ型：肩锁韧带扭伤，肩锁关节、喙锁韧带、三角肌、斜方肌未受损伤。

Ⅱ型：肩锁关节遭到破坏，喙锁韧带扭伤，三角肌、斜方肌未受损伤，关节"半脱位"（图 8-9 ①）。

Ⅲ型：肩锁韧带、喙锁韧带断裂，三角肌、斜方肌从锁骨上分离，关节完全脱位（图 8-9 ②）。

【临床表现】

伤后局部有不同程度的疼痛、肿胀及活动障碍。查体时可见肩部有擦伤或挫伤痕，半脱位者锁骨远端不稳定，全脱位者锁骨外侧端高于肩峰而呈"台阶状"畸形。压痛部位以肩锁关节处为著，全脱位者喙锁间隙亦有压痛。半脱位者触压时有"漂浮感"，锁骨外端前后方向活动度加大；全脱位者除可扪及关节处间隙增大外，并可触及弹跳感（琴键征），即在托住肘部的同时，用力向下按压锁骨外侧端可使之复位，放手后随即弹起（图 8-10），锁骨外端上下及前后方活动度明显增大。X 线检查可明确脱位的类型及程度。

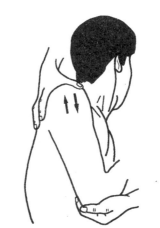

图 8-10　肩锁关节脱位可触及弹跳感

【诊断与鉴别诊断】

根据患者摔伤、撞伤肩部的外伤史、局部症状、体征及 X 线检查，一般可做出诊断。轻度半脱位，单侧普通 X 线片不能肯定诊断者，应摄双侧肩锁关节应力位片，令患者双手分别提 4 ~ 6kg 的重物，同时拍摄两侧肩锁关节进行对比（图 8-11）。

【治疗】

对于Ⅰ型损伤，用三角巾悬吊患肢 2 ~ 3 周后开始肩关节活动，可获得较好的功能恢复。对于Ⅱ、Ⅲ型肩锁关节脱位以闭合复位外固定为主，手法整复虽然容易，但整复后维持其对位则比较困难。因此，在临床如遇固定效果不满意或陈旧性肩锁关节脱位，并影响关节功能者，可考虑采用手术疗法。但 45 岁以上患者以非手术疗法为首选，因手术或长时间外固定易引起肌肉萎缩和关节粘连，对关节功能影响更大。

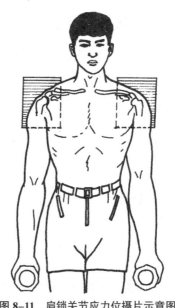

图 8-11　肩锁关节应力位摄片示意图

NOTE

1. 手法复位　患者取坐位，屈肘，术者一手托住患肘将上臂沿肱骨纵轴上推，同时用拇指按压锁骨外端即可复位（图 8-12）。

2. 手术治疗　对于有症状的陈旧性半脱位及Ⅲ型患者，尤其是肩锁关节移位超过 2cm 者，可采用手术治疗。常用的术式有：切开复位张力带钢丝固定、喙锁间螺钉内固定、韧带修复或重建术、肌肉移位动力重建术和锁骨外端切除术等。临床可根据患者的具体情况选择应用。

3. 固定方法

（1）胶布固定法　在锁骨外端前上方、肘下及腋窝部各放棉垫一块，用宽约 3～5cm 的胶布反复粘贴 2～3 层，然后用颈腕吊带悬吊患肢于胸前（图 8-13）。

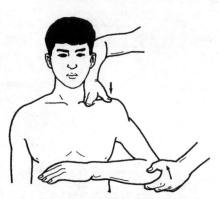

图 8-12　肩锁关节脱位的手法复位方法

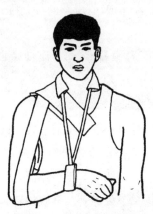

图 8-13　胶布固定法

（2）石膏围腰及压迫带固定法　先上石膏围腰，围腰前后各装一腰带铁扣，待石膏凝固干透后，用厚毡 1 块置于肩上锁骨外端隆起部。另用宽 3～5cm 帆布带，通过患肩所放置的厚毡上，将带之两端系于石膏围腰前后的铁扣上，适当用力拉紧，使分离之锁骨外端与肩峰接近同一平面。拍摄 X 线片证实无误后，以三角巾将患肢悬吊于胸前，固定 4～6 周（图 8-14）。

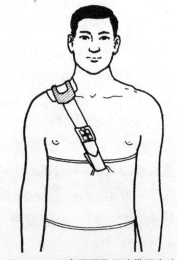

图 8-14　石膏围腰及压迫带固定法

【预后与康复】

由于维持肩锁关节脱位的对位比较困难，因此固定期间应经常检查其外固定的效能，如有松动要及时调整，同时应定期进行 X 线检查以检测固定的效果。由于肩部解剖关系复杂，伤后易并发肩周炎，故固定期间应注意动静结合，如进行肘、腕、指关节活动。去除固定后，伤肢可行钟摆样运动。5～6 周后逐渐加大运动幅度，如旋转、外展及上举运动，力量逐渐增强。

三、锁骨骨折

锁骨骨折（fracture of clavicle）是常见的骨折之一，尤多见于青壮年及儿童。

【病因病理】

间接暴力造成骨折多见，最常见的受伤机制是侧方摔倒，肩部着地，也可因跌倒时手或肘部着地，暴力传导至锁骨造成骨折。间接暴力造成的骨折多为斜形或横形，其部位多见于中外 1/3 处。直接暴力造成骨折因着力点不同而异，多为粉碎或横形。幼儿多为青枝骨折，骨折端可向上成角（图 8-15）。锁骨骨折的典型移位多表现为：近端受胸锁乳突肌牵拉向上向后移位，远端因肢体重量及胸大肌牵拉向前下内侧移位，形成断端短缩重叠移位（图 8-16）。

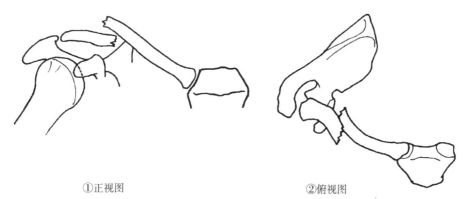

①正视图　　　　　②俯视图

图 8-15　幼儿锁骨青枝骨折

【临床表现】

锁骨位于皮下，位置表浅，伤后骨折局部疼痛、肿胀，严重者皮下出现瘀斑，锁骨上、下窝变浅甚至消失，患侧上肢活动障碍。幼儿多发生青枝骨折，故局部肿胀不明显。患者常用健手托住患肘，头部侧向患侧，下颌偏向健侧，患肩向前内下方倾斜。检查时，可见伤处异常隆起，骨折部压痛明显，可触及异常活动和骨擦音。检查幼儿时，活动其伤肢或按压伤侧锁骨时可因疼痛而哭闹。X 线检查可明确骨折的部位及移位的形式和程度。

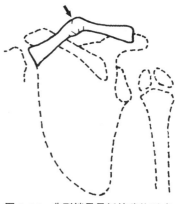

图 8-16　典型锁骨骨折的移位形式

【诊断与鉴别诊断】

根据外伤史、临床症状、体征及 X 线表现可做出明确诊断。损伤严重、骨折移位明显，尤其是粉碎性骨折者，骨折断端可损伤锁骨下动、静脉或臂丛神经。故诊断骨折的同时，应仔细检查患肢的神经功能及血供情况，以排除锁骨下血管、神经损伤。当锁骨骨折发生在外 1/3，尤其是移位骨折，由于距肩锁关节较近，故临床往往需与肩锁关节脱位或半脱位鉴别。可拍摄双肩应力 X 线片，方法同前。如患肩喙锁韧带断裂，则 X 线片显示骨折移位加大，喙突与锁骨之间距离增宽。

【治疗】

大多数锁骨中段骨折应以保守治疗为主，不应为追求解剖复位而反复多次整复或盲目手术。此外，对粉碎性骨折碎片，不应按压复位而应采用捏合手法，否则极易伤及锁骨下血管、神经。若整复困难，可考虑做切开复位内固定。

1. 手法复位　患者取坐位，双手叉腰，抬头挺胸位。助手一足踏于凳上，屈膝后用膝部顶住患者背部中间，双手分别抓住患者两上臂上端，用力将两侧肩胛带向后、外方牵拉，以矫正重叠、成角移位（图 8-17）；术者面对患者站立，一手按压

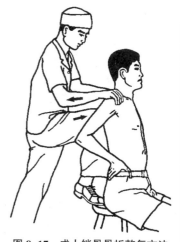

图 8-17　成人锁骨骨折整复方法

骨折近端向下，另一手提托骨折远端向上，使两骨折端对合。如为儿童青枝骨折存在向上成角移位时，可按压骨折凸起部向下即可复位。

2. 手术疗法 以下情况时，可考虑行切开复位内固定：①开放性骨折；②合并神经、血管损伤；③锁骨外端骨折，合并喙锁韧带断裂；④无法忍受长时间制动；⑤原始骨折短缩大于2cm。手术方式主要包括髓内固定和钢板系统两种。

3. 固定方法

（1）横"8"字绷带法 使患者维持挺胸叉腰位，于骨折处放置高低垫，然后在两腋窝部放置棉垫以防血管、神经受压。用绷带按"∞"形从患侧肩前部开始，从背部绕到健侧腋下，经健侧肩前向上又横过背部，再回到患侧腋下，并绕向患侧肩前，经骨折处至背部，如此反复缠绕 8 ~ 12 层（图 8-18）。此法适用于锁骨中 1/3 及中、外 1/3 骨折，固定时间为 3 ~ 4 周，粉碎性骨折可延长至 6 周。

（2）双圈固定法 患者体位及腋窝部棉垫放置方法同前。用绷带制成两个周径大于上臂周径的环圈，分别套于两腋部，然后于前、后方绑缚 3 条固定带。前侧及后侧上方固定带的作用是防止双圈松脱，后下方固定带的作用是固定锁骨。固定带的两端分别打结（图 8-19）。

（3）三角巾悬吊 儿童的青枝骨折及成人无移位的骨折，可用三角巾悬吊患肢 3 ~ 6 周后，即可开始活动。

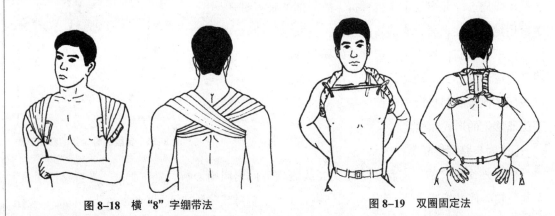

图 8-18 横"8"字绷带法　　　　　图 8-19 双圈固定法

【预后与康复】

锁骨骨折预后一般良好，一定程度的畸形愈合对功能无明显影响。故复位固定过程中，不宜盲目追求骨折对位而反复整复或外固定过紧，以免加重损伤血管、神经。固定期间，患者应尽可能保持挺胸，并后伸肩部，初期可做腕、肘关节屈伸活动，中后期逐渐做肩部练功活动，以利肩关节功能尽快康复。

四、肱骨外科颈骨折

肱骨外科颈骨折（fracture of surgical neck of humerus）可发生于任何年龄，但以中、老年人为多，尤其有骨质疏松者，骨折发生率增高。

【病因病理】

间接暴力、直接暴力均可导致肱骨外科颈骨折。根据损伤机理和骨折移位情况，以及患肢在受伤时所处的位置不同，可发生不同类型的骨折。临床上常分为以下五种类型。

1. 裂缝骨折 肩部外侧受到直接暴力打击，或跌倒时肩部碰撞于地面，造成肱骨大结节粉碎骨折与外科颈裂缝骨折，均为骨膜下损伤，故骨折多无移位（图 8-20 ①）。

2. 嵌插骨折　受较小的传达暴力所致。患者跌倒时，手掌或肘部着地，较小的暴力向上传达，仅造成断端间的相互嵌插，产生无移位嵌插骨折（图 8-20 ②）。

3. 外展型骨折　上臂在外展位时跌倒，躯干向伤侧倾斜，手掌先着地，暴力沿上肢纵轴向肩部冲击而致骨折。骨折近端受冈上肌、冈下肌牵拉，呈轻度外展、外旋移位；骨折远端受背阔肌、胸大肌、大圆肌牵拉而向内、向前、向上侧方移位，两骨折端外侧嵌插而内侧分离；或断端重叠移位，骨折远端位于近端的内侧，骨折处形成向内成角畸形或向内、向前成角畸形，常伴有大结节撕脱骨折（图 8-20 ③）。

4. 内收型骨折　患者跌倒时，患侧处于内收位，躯干向伤侧倾斜，手掌或肘部着地。暴力沿上肢纵轴向肩部冲击，加以肌肉的牵拉，致骨折呈内收型，骨折近端可因不同肌肉牵拉而形成外展、外旋、侧方、短缩、成角移位（图 8-20 ④）。

5. 肱骨外科颈骨折合并肩关节脱位　受外展外旋传达暴力所致。患肢在外展外旋位所受的暴力严重，除引起外展型嵌插骨折外，若暴力继续作用于肱骨头，可使肱骨头冲破关节囊向前下方移位而造成肩关节前脱位，以盂下脱位多见（图 8-20 ⑤）。有时肱骨头受喙突、肩胛盂或关节囊的阻滞而不能复位，而引起肱骨头关节面向内下，近端关节面向外上，肱骨头游离而位于骨折远端的内侧，临床上较少见。

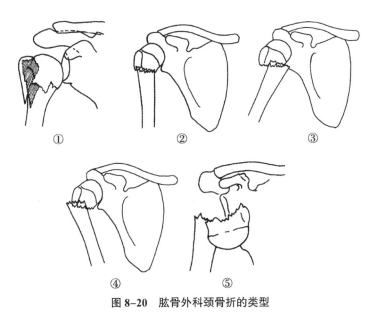

① ② ③

④ ⑤

图 8-20　肱骨外科颈骨折的类型

【临床表现】

伤后患肢疼痛、肿胀、功能受限，伤后 24 ~ 48 小时可见瘀血斑，受伤严重者伤后数天可向上臂、胸部蔓延。上臂内侧可见青紫瘀斑，或出现张力性水疱，局部压痛及叩击痛。骨折断端移位明显者，可触及骨擦音和异常活动，上臂外观畸形。合并肩关节脱位者有方肩畸形，可在腋下或喙突下扪及肱骨头；伤及腋神经时可导致三角肌损伤而出现肩关节假性半脱位。X 线正位、穿胸位片可确定骨折类型及移位情况。

【诊断与鉴别诊断】

根据外伤史、临床表现及 X 线检查可做出明确诊断。此外，真正的嵌插性骨折临床甚为少见，对疑有肱骨外科颈骨折的患者应拍摄正位和穿胸位片，全面了解骨折移位情况以指导治疗。

　　肱骨外科颈骨折临床诊断并无困难，但如局部肿胀明显，或患者肌肉、脂肪丰厚而掩盖畸形，则需与肩部其他损伤鉴别，如肱骨大结节骨折、肱骨头骨折、合并肩关节脱位的肱骨外科颈骨折等。对于复杂的肱骨外科颈骨折，创伤系列的 X 线片加上 CT 影像，可以提供更准确的信息。

【治疗】

　　无移位裂纹骨折或嵌插骨折，仅需用三角巾悬吊患肢 1~2 周，即可开始功能活动。移位骨折及合并肩关节脱位者，应予以手法复位及外固定。手法复位失败或外固定不稳定者，可切开复位内固定。

　　1. 手法复位

　　（1）外展型、内收型骨折　①纠正重叠移位：患者坐位或卧位，近端助手用一宽布带绕过腋窝向上提拉；远端助手握前臂上段使肘屈曲 90°，顺势牵引以纠正重叠移位（图 8-21 ①）。②纠正内外成角及侧方移位：对外展型骨折，术者两拇指按于骨折近端的外侧，余指环抱骨折远端的内侧，用力提按，同时令远端助手内收患肢使肘部超过身体中线（图 8-21 ②）；对内收型骨折，术者拇指按压骨折部向内推，余指环抱骨折近端的内侧向外拉，同时令远端助手外展上臂超过 90°（图 8-21 ③）。③纠正向前成角（或侧方）移位：术者面对患者，下蹲于患者的前外侧。两拇指置于骨折远端后侧向前顶推，余指环抱骨折部前侧即成角处用力向后提拉，同时在远端助手牵引下前屈患肢肩关节，并上举超过头顶（图 8-21 ④）。

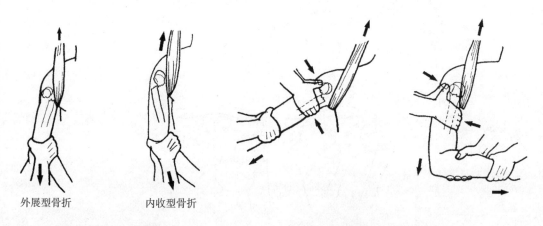

外展型骨折　　　　　内收型骨折

①纠正骨折的重叠移位　　　　　　　②纠正外展型骨折的向内成角及侧方移位

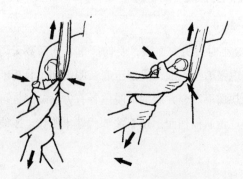
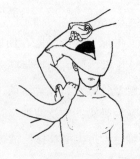

③纠正内收型骨折的内外成角及侧方移位　　　　④纠正骨折向前成角（侧方）移位

图 8-21　外展型和内收型肱骨外科颈骨折的整复步骤

（2）合并肩关节脱位 患者仰卧，患肢置于自然休息位，或轻度外展位；近端助手用宽布带绕患侧腋下胸壁向上牵引，远端助手握患肢于轻度外展位给予轻缓的牵引，牵引力宜小而持续稳定；术者用双手拇指分别从腋下前后两侧伸入腋窝，摸清肱骨头后，将其缓慢地向后外上方推顶，使之入盂。肩关节脱位整复后，再按前法整复骨折。

2. 手术治疗 肱骨外科颈骨折移位严重且经手法复位不成功，或因延误而不能手法复位者，骨折合并脱位手法整复失败的青壮年患者，应考虑切开复位螺钉或"T"型钢板内固定。此外，对合并腋部神经、血管损伤者，宜尽早手术以修复。

3. 固定方法 应采用上臂超肩关节夹板固定，外展型骨折在近端外侧放一平垫，远端内侧（腋下）放一连夹板的蘑菇垫；内收型骨折在外侧成角处置放平垫，蘑菇垫置于内上髁上部（图8-22）。包裹棉垫后按要求放置夹板，骨干部用三条扎带捆紧；然后用内侧夹板上方预先留置的长扎带，向外上方穿过前、外、后侧夹板顶端的布带环，并做环状打结；最后将长布带穿入棉垫卷后（置于对侧腋下，以免勒破皮肤）绕过对侧腋下打结，用三角巾悬吊患肢（图8-23）。

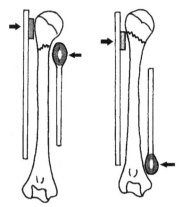

图8-22 蘑菇垫放置方法

外展型骨折应置于内收位固定，时间3~4周；内收型骨折如于中立位固定不稳定者，可用外展支架将患肢置于肩外展70°、前屈30°及屈肘90°位固定（图8-24）。2周后，骨折端已初步连接，可拆除外展支架，继续用夹板固定1~2周。合并肩关节脱位者，应置于骨折稳定位固定，一般多置于外展位固定。

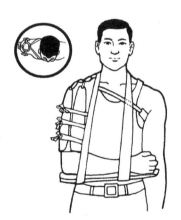

图8-23 夹板固定方法

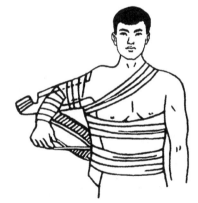

图8-24 外展支架固定

4. 牵引疗法 适用于粉碎骨折且有明显错位者（此类骨折手法复位困难，即使复位亦难以维持其稳定）。一般采用尺骨鹰嘴牵引，将上臂置于使骨折远端能对应骨折近端的位置。并可配合使用手法和夹板固定。牵引时间为3~4周，悬重为2~4kg。

【预后与康复】

骨折固定后，早期可行肘腕关节及肌肉舒缩活动；2~3周内，外展型骨折应限制外展活动，内收型骨折应限制内收活动。3~4周解除外固定后开始练习肩关节各方向活动，幅度应逐渐增大。中老年患者后期极易并发肩周炎，故应强调早期进行适当的活动。儿童患者，因其骨折部会随着年龄的增长而逐步下移，故复位要求较低，一定程度的错位愈合不致影响其今后的肩关节功能。

五、肱骨干骨折

肱骨干骨折（fracture of shaft of humerus）是指肱骨外科颈以下 1~2cm 至肱骨髁上 2cm 之间的骨折。临床较为常见，大多见于青壮年。

【病因病理】

肱骨干中、上段骨折大多由直接暴力造成，如直接打击、机械挤压、火器伤等，因此常发生开放性骨折，其骨折大多为横断形或粉碎性。传达暴力骨折见于跌倒受伤。扭转暴力骨折则多因投掷受伤及掰腕时用力过猛而致。此类骨折的典型部位常为中、下 1/3 交界处，骨折线多呈斜形或螺旋形。当骨折局部遭受挤压力和弯曲力复合作用时，常在斜形骨折的基础上发生蝶形骨折。

根据骨折部位不同和受不同肌肉牵拉的影响，会出现不同形式及不同方向的移位。肱骨干下 1/3 骨折，由于患者将前臂吊于胸前，常引起远折端内旋及成角移位（图 8-25、8-26）。

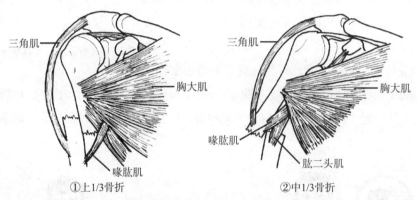

①上1/3骨折　　　　②中1/3骨折

图 8-25　肱骨干上段及中段骨折的移位特点及影响因素

【临床表现】

伤后患臂疼痛，活动障碍，肿胀瘀斑，严重时局部可出现张力性水疱。检查时骨折局部可扪及骨擦音、异常活动，患臂有短缩、成角或旋转畸形。部分损伤严重的患者可并发桡神经或肱动脉损伤，合并桡神经损伤者，可出现垂腕畸形、掌指关节背伸功能障碍及第 1、2 掌骨背侧皮肤感觉障碍。X 线片可确定骨折部位、类型及移位情况。

【诊断与鉴别诊断】

根据患者的外伤史、临床表现，结合 X 线摄片检查可明确诊断。

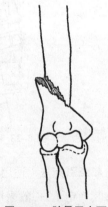

图 8-26　肱骨干中下 1/3 交界处骨折

肱骨上段骨折与肱骨外科颈骨折、下段骨折与肱骨髁上骨折由于部位接近，故临床上有时需要加以鉴别。从暴力特点、发病年龄等则可初步予以区别，确定诊断需借助 X 线摄片。

【治疗】

治疗以闭合复位外固定为主，忌为追求解剖复位而反复多次整复；横断骨折整复时应避免强力牵引以防断端分离；中下段骨折忌用粗暴手法，以免损伤桡神经。闭合骨折并桡神经损伤者，手法复位夹板固定并安装腕、指弹力功能装置。4～6周后，神经无恢复迹象者应手术探查。对开放骨折并桡神经损伤者，应在清创术的同时行骨折内固定，并探查修复神经。无移位骨折用小夹板固定3周后，即可进行功能锻炼。

1. 手法复位

（1）纠正重叠移位　患者坐位或卧位，患肩前屈30°，肘关节屈曲90°，上臂中立位。近端助手用一宽布带绕过患肢腋窝向上牵引；远端助手两手分别握持患肢肘部及前臂，先顺畸形方向牵引，然后慢慢转至与骨折近端纵轴一致的方向牵引（上1/3骨折，将远端肢体轻度内收，中1/3及下1/3骨折，则置于轻度外展45°位），以纠正骨折的重叠及成角移位（图8-27）。

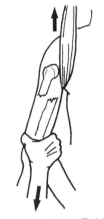

图8-27　纠正重叠移位

（2）纠正侧方移位　上1/3骨折，术者一手置于骨折近端内侧，另一手置于骨折远端的外侧，两手用力横挤，以纠正侧方移位（图8-28①）；中1/3骨折，术者两拇指按压骨折近端的外侧，余指环抱骨折远端的内侧，用力推挤纠正侧方移位（图8-28②）；下1/3骨折，术者双掌对置骨折的前后及内外侧推挤断端使之对合（图8-28③）。

（3）嵌合骨折　如为横断骨折，术者两手合抱骨折端，令远端助手将骨折远端做轻微摇晃的同时施加纵向挤压力，使骨折端锯齿吻合并嵌合紧密（图8-29）。对螺旋形骨折应使骨折远端反向旋转，使骨折端嵌合紧密。

2. 手术治疗　对开放性骨折、肱骨干多段骨折、手法复位失败者、合并血管神经损伤者、骨折断端间有软组织嵌入者，或合并同侧肩、肘部骨折者（如侧撞骨折）等，可考虑切开复位钢板内固定，术中注意保护桡神经。

3. 固定方法

（1）夹板固定　上1/3骨折选用超肩关节夹板，于近端前内侧、远端后外侧各置一平垫；中1/3骨折选用不超关节夹板，于近端前外侧、远端后内侧各置一平垫；下1/3骨折选用超肘关节夹板，压垫放置根据骨折移位情况采用两垫或三垫固定法（图8-30）。

固定体位为肘关节屈曲90°，前臂中立位置于带柱托板上，三角巾悬吊置于胸前。远端原始内旋移位的螺旋形骨折，可用上肢外旋托架固定；骨折有分离趋势者，应加用上肢外展支架，将患肢固定于外展位以减少重力影响；或用肩肘弹力兜固定（图8-31）。固定时间成人为6～8周，儿童为3～5周。

（2）"U"形石膏固定　适应于横断或短斜形骨折，固定时患肢屈肘90°，用一长宽适宜的石膏条自患肢内侧腋窝处开始，向下绕过肘部，再沿患肢上臂外侧向上至三角肌中上部放置，然后用绷带缠绕。

（3）悬垂石膏固定　适用于螺旋形、斜形骨折重叠移位明显者。固定方法为置肘关节功能位，前臂中立位，患肢包长臂管型石膏，其上端超过近折端3cm，下端达腕部。缠绕石膏时应于腕部桡侧及掌背侧各包埋一铁丝环，作悬吊用（图8-32）。

NOTE

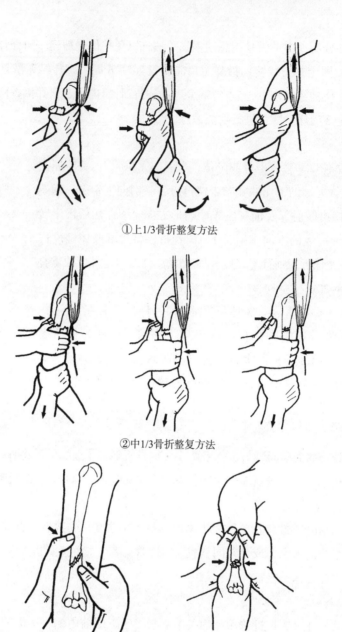

①上1/3骨折整复方法

②中1/3骨折整复方法

③下1/3骨折整复方法

图 8-28　纠正侧方移位

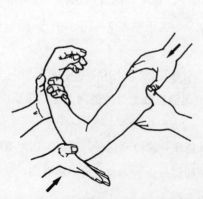

图 8-29　采用纵向挤压法嵌合肱骨干横断骨折

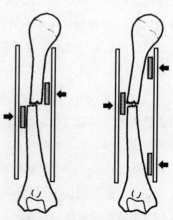

图 8-30　两垫或三垫固定法

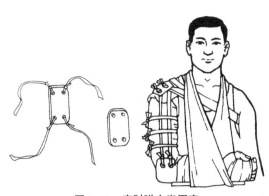

图 8-31 肩肘弹力兜固定

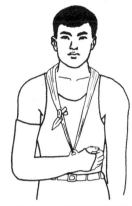

图 8-32 悬垂石膏固定

【预后与康复】

肱骨干骨折复位要求较低，一定范围内的重叠、侧方、成角及旋转移位对其外观及功能均无明显影响。固定过程中要指导患者多做肌肉收缩运动，并经常做患肢依托座椅扶手或桌面，用健手按压患侧肩部向下的动作来预防分离移位的出现。复位后 2～3 周内应定期摄片复查，以便及时发现问题、及时处理。此外，肱骨干与桡神经的关系密切，在整复及固定过程中易损伤桡神经。

固定后即可做伸屈指、掌、腕关节及耸肩等活动，有利于气血通畅。肿胀开始消退后，应做肌肉等长舒缩运动，以加强两骨折端在纵轴上的挤压力，保持骨折部位相对稳定。3～4 周后逐渐进行肩关节及肘关节伸屈活动。骨折愈合后，做肩关节外展、内收及肘关节伸屈等活动。

第二节 肘、前臂部损伤

肘关节为一复合性关节，由肱尺关节、肱桡关节和上尺桡关节所组成。三关节被包绕在同一关节囊中。肘关节的关节囊两侧有侧副韧带加强，前后壁相对较薄弱松弛，加之尺骨冠突较尺骨鹰嘴小，抵抗尺骨向后移位的能力较差，故肘关节常发生后脱位。

肱骨内上髁、肱骨外上髁及尺骨鹰嘴突组成肘后三角，在肘关节伸直时，此三点成一直线，当肘关节屈曲 90° 时，则成一等腰三角形。此三角形关系可作为鉴别肘关节脱位和肘部骨折的标志。

肘关节完全伸直前臂旋后时，上臂与前臂之间约有 5°～15° 的外偏角，即携带角（图 8-33）。整复肘部骨折特别是肱骨髁上、肱骨髁间和肱骨外髁等骨折时应注意恢复此角度。

肱动脉与正中神经伴行，在上臂沿肱二头肌内侧沟下降至肘窝前侧，通过肱二头肌腱膜下进入前臂（图 8-34）。桡神经在肱骨外上髁前方分为浅、深两支，深支较靠近肱骨外髁。在伸直型肱骨髁上骨折，如暴力严重，其骨折近端向前错位，可穿入肱二头肌、肱前肌，造成肱动脉、正中神经或桡神经损伤（挫伤、压迫或裂伤）。

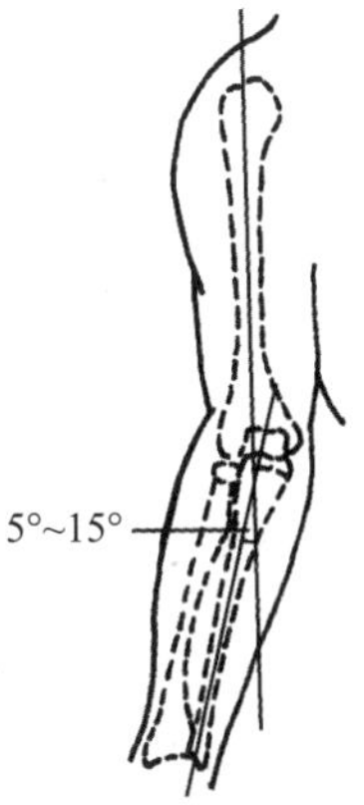

5°~15°

图 8-33 上肢携带角

NOTE

尺桡骨均为微弓形的长骨，桡骨正面观有两个生理弯曲：第一个生理弯曲是旋后弓，其顶点为桡骨结节；第二个生理弯曲为旋前弓，其顶点为桡骨干的中点。前臂旋转轴为桡骨小头中心至尺骨小头中心的连线；桡骨的两个生理弯曲（旋转弓）分别处于旋转轴的两侧。此种解剖特点使尺桡骨在旋转活动时不会相互阻挡，同时为充分发挥前臂旋转肌肉的功能提供了有利条件（图 8-35）。上尺桡关节由桡骨头的环形关节面与尺骨的桡骨切迹构成，环状韧带维持其稳定。其运动形式是桡骨头在环状韧带 - 切迹环内绕前臂旋转轴自转（图 8-36 ①）。下尺桡关节由尺骨头与桡骨的尺骨切迹构成，主要依靠掌背侧韧带维持其稳定性。下尺桡关节的运动形式是桡骨的尺骨切迹绕尺骨头公转（图 8-36 ②）。

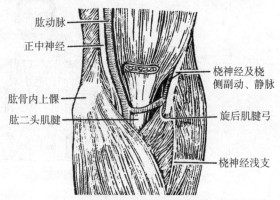

图 8-34　肘部前方的主要神经、血管

骨间膜为连接尺桡两骨的致密结缔组织，具有增加尺桡骨稳定性，将桡骨应力传导至尺骨的作用（图8-37）。主司前臂旋前运动的肌肉有旋前方肌和旋前圆肌。旋前方肌起于尺骨下 1/4 的前面，止于桡骨下 1/4 的前面；旋前圆肌起于肱骨内上髁及尺骨冠突，止于桡骨中段（旋前弓顶点）。主司前臂旋后运动的肌肉有旋后肌和肱二头肌。旋后肌起于肱骨外上髁及尺骨上端，止于桡骨上 1/3 的外侧面；肱二头肌起于肩胛骨盂上粗隆和喙突，止于桡骨结节（图8-38）。

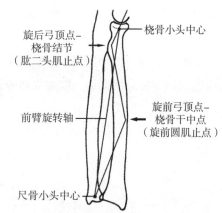

图 8-35　前臂旋转轴与桡骨旋转弓的关系

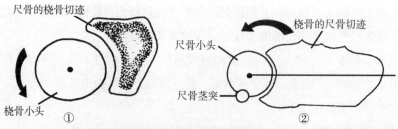

图 8-36　上、下尺桡关节的运动形式

桡骨远端关节面有两个倾斜角：侧面观桡骨远端背侧面边缘长于掌侧，故关节面向掌侧倾斜 10°～15°，形成掌倾角；正面观桡骨远端外侧茎突较其内侧长 1～15cm，故关节面向尺侧倾斜 20°～25°，形成尺偏角（图 8-39）。

下尺桡关节是双枢轴滑膜关节，由桡骨的尺骨切迹与尺骨小头侧方关节面构成。当桡骨下端发生骨折并有移位时，三角软骨随桡骨远端过度旋转，可导致三角软骨破裂或尺骨茎突骨折（图 8-40）。

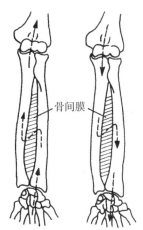

图 8-37 前臂骨间膜及应力传导作用示意图

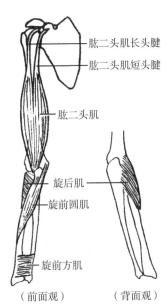

图 8-38 前臂旋转肌

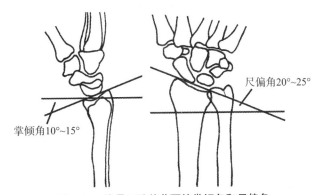

图 8-39 桡骨远端关节面的掌倾角和尺偏角

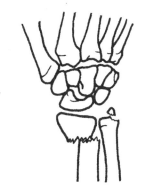

图 8-40 桡骨远端骨折合并尺骨茎突骨折

一、肘关节脱位

肘关节脱位（dislocation of elbow joint）是最常见的关节脱位，其发病率在全身各大关节脱位中占首位。临床多发于青壮年患者，儿童与老年人则较少见。肘关节脱位有前脱位和后脱位两大类，前脱位多伴有尺骨鹰嘴骨折，临床少见。下面仅介绍肘关节后脱位。

【病因病理】

患者跌倒时，手掌撑地，肘关节过伸，鹰嘴尖端急骤撞击鹰嘴窝，产生一杠杆作用力，致使肱骨下端突破肘关节囊前壁，同时撕裂止于尺骨冠突的肱肌附着点，而向前下移位；尺桡骨上段同时滑向后上方形成后脱位（图 8-41）。由于暴力方向的不同，肘关节后脱位可同时伴有桡侧或尺侧脱位。如发生侧后方脱位，易并发内上髁撕脱骨折。

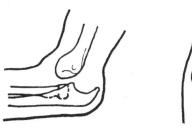

图 8-41 肘关节后脱位

【临床表现】

伤后肘关节疼痛、肿胀、活动功能障碍。肘关节弹性固定于轻屈位，外观呈靴形畸形（图 8-42），患者常用健手托住伤肢前臂。肘窝饱满，前后径增宽，上臂与前臂比例失常，前面观前臂变短。肘后鹰嘴突异常后凸，肘后上方空虚、凹陷。肘前可触摸到肱骨下端，尺骨鹰嘴与桡骨小头可在肘后触及。

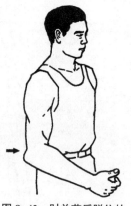

图 8-42　肘关节后脱位的常见靴形畸形

【诊断与鉴别诊断】

根据患者的外伤史、临床表现及 X 线表现即可做出诊断。肘关节后脱位时，肘后三角关系紊乱，被动活动受限并有弹性阻力感，据此可与肱骨髁上骨折鉴别。X 线摄片可明确脱位的类型及是否合并骨折。

【治疗】

肘关节后脱位经手法复位一般均可获得成功，合并内上髁、尺骨鹰嘴等部位骨折者，视具体情况可分别采用手法复位外固定或切开复位内固定。

1. 手法复位　单纯性脱位，就诊及时者，不用麻醉亦可复位；复位困难者可选用臂丛麻醉。若存在侧方移位，应先用横挤手法予以整复。常用牵拉屈肘法：患者仰卧或坐位。近端助手把持上臂，远端助手握患肢腕部行对抗牵引；术者双手拇指顶推肘后鹰嘴部，其余手指扣住肱骨下端，运用端提手法的同时令远端助手逐渐屈曲肘关节，当闻及关节弹响音时即提示复位成功（图 8-43）。复位成功后，肘关节主、被动活动及肘后三角关系正常。如肘关节后脱位合并骨折，应先整复脱位，再整复骨折。一般情况下，当脱位整复后，骨折亦随之复位。如果骨折片未复位，再采用相应手法整复骨折。

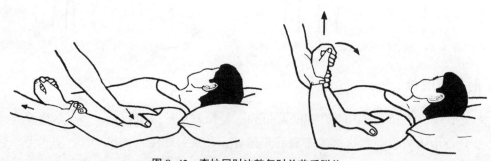

图 8-43　牵拉屈肘法整复肘关节后脱位

2. 手术治疗　青壮年陈旧性脱位，应考虑手术治疗。合并内上髁骨折者，如手法复位失败，亦应切开复位，直视下复位后用骨圆针行内固定。

3. 固定方法　用三角巾悬吊前臂或肘后石膏固定于屈肘 90°位，固定时间为 1～2 周。合并骨折时，骨折局部可用压垫和夹板或石膏托固定，固定时间为 3～4 周。手术治疗者，应视具体病情调整石膏固定时间。

【预后与康复】

解除固定后开始主动屈伸肘关节活动，严禁粗暴的被动活动，以防止骨化性肌炎的发生。一般 2～3 月后，肘关节功能可恢复正常。陈旧性脱位及合并骨折的患者，因局部组织粘连及术后固定时间相对较长，故关节康复较困难。可在中药外用熏洗的配合下，加强肘关节功能锻炼，否则肘关节残留功能障碍的可能性大。

二、桡骨小头半脱位

桡骨小头半脱位（radial head subluxation）是临床颇为常见的肘部损伤，俗称"牵拉肘"，多发于 3 岁以下的幼儿。

【病因病理】

受伤原因多为患儿在肘伸直位时腕部受到纵向牵拉所致，如穿衣或跌倒后，患儿前臂于旋前位被人用力向上提拉，即可造成桡骨小头半脱位。桡骨小头半脱位的损伤机制，一般认为系幼儿桡骨头发育不全，桡骨头与桡骨颈的直径几乎等粗，环状韧带松弛。当肘关节在伸直位时突然受到牵拉，肱桡关节间隙加大，关节内负压骤增，关节囊和环状韧带被吸入肱桡关节间隙，桡骨头被环状韧带卡住，不能回归原位，形成桡骨小头半脱位。但亦有学者认为系由于桡骨头的后外侧较平，当前臂处于旋前位被牵拉时，部分环状韧带紧张，以致滑越桡骨头而产生桡骨小头半脱位。概言之，桡骨小头的解剖特点、关节囊松弛、受伤时前臂的体位、关节腔内负压增大、外力作用等是引起桡骨小头半脱位的主要因素。

【临床表现】

患者多为 3 岁以下幼儿，有明确的患肢牵拉史。患儿因疼痛而啼哭，并拒绝使用患肢和他人触动。患肢出现耸肩，肘关节轻度屈曲或呈伸直位，前臂旋前贴胸，不敢旋后，不能抬举，不能屈肘，取物时肘关节不能自由活动。被动牵拉前臂或屈肘可出现疼痛。桡骨头处仅有压痛，而无明显肿胀或畸形。

【诊断与鉴别诊断】

诊断桡骨小头半脱位的主要依据有：一是患者必须是幼儿，同时有明确的牵拉史。二是桡骨小头半脱位的 X 线检查无异常。由于幼儿不能自诉，陪同者亦不一定了解病史。对病史不明确的患儿，摄片的主要目的是排除桡骨头颈部骨骺损伤等肘部常见损伤。

【治疗】

嘱家长抱患儿正坐，术者一手置于桡骨头外侧，另一手握其腕上部，逐渐将其前臂旋后，一般在旋后的过程中即可复位。若不能复位者，用置于肘部的拇指按压桡骨头，右手稍加牵引至肘关节伸直旋后位，然后屈曲肘关节，一般均能复位成功（图 8-44）。复位成功时，拇指下可感到桡骨头的滑动或闻及轻微的弹响音。复位后，患儿多能在数分钟内停止哭闹，并能使用患肢上举取物，此即桡骨小头半脱位复位成功的标志。

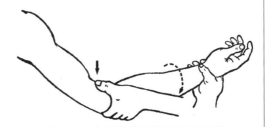

图 8-44 桡骨小头半脱位的手法复位

【预后与康复】

桡骨小头半脱位复位后，一般不需特殊处理，但需嘱家属近期内避免用力牵拉患肢，以免发生再脱位，甚至形成习惯性脱位。对反复多次脱位者，亦不需特殊处理，一般 5 岁后其桡骨头发育趋于成熟后，即不会再发生牵拉性半脱位。

三、肱骨髁上骨折

肱骨髁上骨折（supracondylar fracture of humerus）是临床常见的骨折，以 5～10 岁的儿童

多见，但亦可见于成年人及老年人。

【病因病理】

1. 骨折机理　肱骨髁上骨折多为间接暴力所致，患者跌倒受伤，躯干重力与地面反作用力交集于髁上部而导致骨折，残余暴力及肌肉牵拉力使骨折发生前后、侧方及重叠移位。由于跌倒时手撑地而固定，身体重心落于患臂，躯干和上臂之间相对旋转，加之前臂肌肉牵拉等因素作用，可使骨折断端产生旋转移位。

2. 分型　根据肱骨髁上骨折机制及移位特点，可分为伸直型和屈曲型两大类。伸直型骨折移位特点是骨折近端向前下方移位，远端向后上方移位，骨折线多为从后上斜向前下，骨折断端可向前成角（图 8-46①）。反之如患者受伤时，肘关节处于屈曲位，肘后部着地（图 8-45），则发生屈曲型骨折。该型的移位特点是近端向后下移位，远端向前上移位，故骨折线多为从后下斜向前上，骨折断端可向后成角（图 8-46②）。如骨折远端向

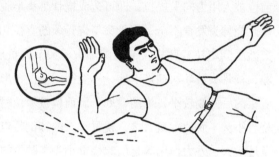

图 8-45　屈曲型骨折的受伤姿势

内侧移位或骨折断端向外成角，即为尺偏型骨折，临床上易并发肘内翻畸形；反之如骨折远端向外移位或骨折断端向内成角，则为桡偏型骨折（图 8-47），移位严重者可并发肘外翻畸形。

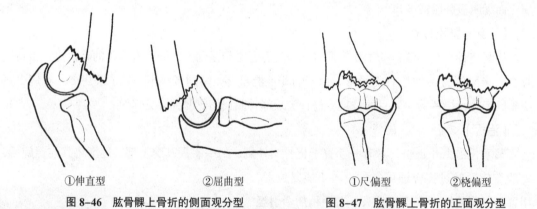

①伸直型　　　　②屈曲型　　　　　　①尺偏型　　　　②桡偏型

图 8-46　肱骨髁上骨折的侧面观分型　　　图 8-47　肱骨髁上骨折的正面观分型

【临床表现】

患者多为跌倒受伤，手掌或肘后部着地。伤后患肘疼痛、肿胀、瘀斑，严重时可出现张力性水疱，活动受限。检查时肱骨髁上部压痛，移位明显者可触及异常活动和骨擦音，伸直型表现为肘后突起呈"靴形"，肘前可扪及突出的骨折近端；屈曲型表现为肘关节屈曲，肘后呈半圆形，可扪及突出的骨折近端。肱骨髁上骨折早期处理不当，如骨折错位未能纠正，肱动脉扭曲或外固定过紧，压迫肘前肱动脉，均可并发前臂骨筋膜室综合征。严重者将继发缺血性肌挛缩，导致患肢功能丧失。

【诊断与鉴别诊断】

根据患者的外伤史、骨折的临床症状、体征，一般即可诊断。查体时应注意是否有血管神经损伤症状。欲明确骨折的类型及移位程度尚需 X 线摄片证实。X 线片可显示骨折的典型移位。对儿童肘部损伤，除应认真进行临床检查外，还应仔细阅读 X 线片，防止漏诊。本骨折

与肱骨髁间骨折临床表现十分相似，但后者临床多发生于中老年人，局部肿痛程度甚重，X线摄片可鉴别。

【治疗】

肱骨髁上骨折治疗一般以手法复位、夹板或石膏固定为主。局部肿胀严重，水疱较多者，不宜立即行手法复位，可行尺骨鹰嘴牵引，以利肿胀消退，并纠正重叠移位。一般于3~7天后，再行手法复位。如合并有血管、神经损伤时，应考虑手术探查。

1. 手法复位 患者仰卧，患肢轻度外展，前臂旋后，两助手分别握患肢上臂及前臂，顺畸形位（伸直型置肘轻屈或伸直位，屈曲型置屈肘70°~80°位）拔伸牵引，以纠正重叠及成角移位（图8-48①）。有旋转移位者，应优先予以纠正，术者一手固定近折端，另一手握远折端及肘部，根据旋转移位的方向，反向旋转骨折远端，同时令远端助手配合，同向旋转前臂以纠正骨折的旋转移位（图8-48②）。

然后纠正侧方移位：对尺偏型骨折，术者两手掌分别置于近折端的外侧和远折端的内侧，相对挤压以纠正尺偏移位（图8-48③）；反之如为桡偏型骨折，术者两手掌分别置于近折端的内侧和远折端的外侧，相对挤压以纠正桡偏移位。

最后纠正前后移位：对伸直型骨折，术者下蹲，两拇指顶住尺骨鹰嘴后侧，余指环抱骨折近端前侧，用力提按，同时令远端助手慢慢屈曲肘关节，以纠正远端向后移位（图8-48④）。整复屈曲型骨折时，术者立于患肢外侧，两拇指按压骨折远端前侧，余指环抱骨折近端后侧用力提按，同时，令远端助手慢慢将肘关节伸直，以纠正远端向前移位（图8-48⑤）。

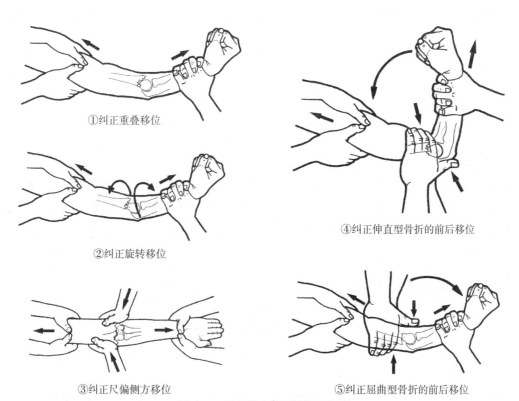

①纠正重叠移位

②纠正旋转移位

③纠正尺偏侧方移位

④纠正伸直型骨折的前后移位

⑤纠正屈曲型骨折的前后移位

图8-48 肱骨髁上骨折整复示意图

2. 手术治疗 手法复位失败者，或合并血管、神经损伤者，可考虑在做探查术的同时，直视下复位，并以骨圆针交叉内固定。对陈旧性骨折并发肘内翻畸形者，应做截骨矫正术。

3. 固定方法

（1）夹板固定　夹板长度上端应达三角肌中部水平，下端超过肘关节；伸直型骨折其前后侧夹板呈90°弧形，屈曲型骨折其前后侧夹板呈30°～45°弧形。尺偏型骨折，应在骨折近端外侧及远端内侧分别放一适合局部外形的塔形垫（图8-49①）；对桡偏型骨折，其内、外侧一般不放置压垫，移位明显者，可在近端内侧及远端外侧各置一薄平垫。伸直型骨折，于骨折近端前侧置一薄平垫或不放垫，远端后侧置一梯形垫（图8-49②）；屈曲型骨折近端

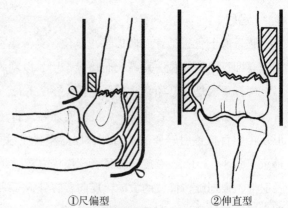

①尺偏型　　　②伸直型

图8-49　肱骨髁上骨折的压垫放置方法

后侧置一平垫或梯形垫，远端前侧不放垫。伸直型的绑扎方法，应于肘关节上方绑扎两条布带，最下一条布带斜跨肘关节打结；屈曲型骨折，于肘关节上方绑扎两条布带，第3条布带扎于肘部，肘下扎带仅绑扎前后夹板。伸直型骨折将肘关节置于屈曲90°～110°位固定（图8-50），肘屈曲角度越大，骨折越稳定，但也同时加大了肱动脉受压的因素，故一般宜屈肘90°为宜，时间为2～3周；屈曲型骨折应将肘关节置于轻屈30°～45°位固定，2周后改为肘屈曲90°位，固定时间为1～2周。

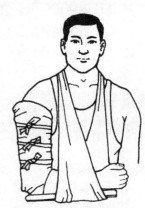

图8-50　伸直型肱骨髁上骨折的固定体位

（2）石膏固定　对无移位骨折、复位后骨折稳定者，或骨折局部肿胀明显，或皮肤张力性水疱形成者，可用石膏托或肘部内外侧U形石膏固定。

【预后与康复】

肱骨髁上骨折如处理不当，易并发肘内翻畸形和前臂缺血性肌挛缩。肘内翻畸形常由于原始处理不当或复位不理想、骨折畸形愈合等因素造成。在诊治肱骨髁上骨折时，应始终注意前臂骨筋膜室综合征这一问题。骨折复位固定后，即可开始练功活动，应鼓励患者多做握拳、腕屈伸等活动，在解除外固定后，应积极主动锻炼肘关节屈伸活动，但严禁暴力被动活动，以免发生骨化性肌炎。

四、肱骨髁间骨折

肱骨髁间骨折（intercondylar fracture of humerus）是肘部较严重的关节内骨折，临床多见于成人，尤其是中老年人。

【病因病理】

肱骨髁间骨折受伤机理与肱骨髁上骨折相似，亦分为伸直型和屈曲型。伸直型损伤的机制是，跌倒时患者手掌着地、暴力上传，在造成髁上骨折的同时，尺骨半月切迹向后上冲击滑车沟，将肱骨髁劈成两半，并移向后上方（图8-51①）。屈曲型损伤的机制为受伤时肘后部着地，尺骨鹰嘴向前上方冲击滑车沟，在造成髁上骨折的同时，将肱骨髁劈裂并推向前上方（图

8-51②）。肱骨近端多向前或后移位，也可向下移位，插入分离或旋转的两髁骨折片之间，严重者可形成开放性骨折。内、外两髁骨折片常见分离移位，或伴有旋转移位，使肱骨远端与尺桡骨关节面的正常关系发生改变。内、外上髁所附着的肌肉牵拉可加重上述分离旋转移位。肱骨髁间骨折无论伸直型或屈曲型，受伤时多伴有肘内翻应力，而出现内翻型（尺偏型）移位（图 8-51③），外翻型（桡偏型）移位少见（图 8-51④）。此外，骨折远、近端之间亦可出现旋转移位。

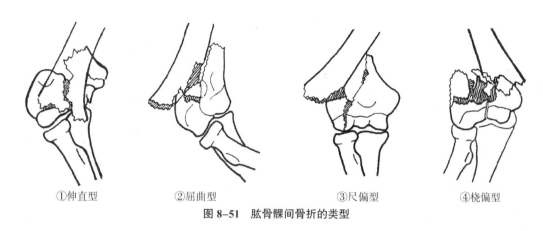

①伸直型　　②屈曲型　　③尺偏型　　④桡偏型

图 8-51　肱骨髁间骨折的类型

按骨折移位程度，临床上可将肱骨髁间骨折分为 4 度（表 8-1，图 8-52），临床上以Ⅱ度骨折多见。

表 8-1　肱骨髁间骨折的分度

分度	Ⅰ度	Ⅱ度	Ⅲ度	Ⅳ度
移位情况	无或轻度	有	有	有
分离旋转	无	无	有	有
关节面情况	平整	基本平整	不平	严重破坏（粉碎）

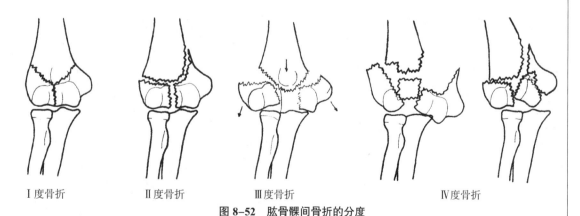

Ⅰ度骨折　　Ⅱ度骨折　　Ⅲ度骨折　　Ⅳ度骨折

图 8-52　肱骨髁间骨折的分度

【临床表现】

患者有明确的外伤史。伤后患肘疼痛，肿胀明显，可伴有广泛瘀斑，活动受限。检查时可见肘关节于轻度屈曲位，常呈内翻后突畸形，局部压痛明显，可扪及骨擦音及异常活动，肘后三角关系改变。

【诊断与鉴别诊断】

临床表现与肱骨髁上骨折有诸多相似之处，但其发病年龄、局部肿胀程度、肘后三角关系改变等可作为临床鉴别诊断的依据。X线摄片可以明确诊断：正位片可见两髁被纵行劈为两半，髁上骨折为横形或"V"形，故骨折线常呈"T"形或"Y"形；内翻型损伤者，其内上方常有一蝶形三角骨折片，此时骨折线呈"+"形；肱骨髁多向尺侧偏移，近折端向桡侧移位；两髁骨折片向两侧有不同程度的分离和旋转移位。侧位片上可见肱骨髁近端向后上或前上移位。

【治疗】

临床治疗应根据骨折类型，移位程度，患者年龄、体质等因素选择不同的治法。对Ⅰ度及Ⅱ度骨折的患者，可采用手法复位及夹板固定治疗；对Ⅲ度及Ⅳ度骨折，肘部肿胀较甚者，应配合尺骨鹰嘴牵引；老年人粉碎骨折，关节面严重破坏者，可采用颈腕带悬吊早期功能活动的方法；对青年人新鲜开放性骨折以及Ⅲ度、Ⅳ度骨折手法整复固定失败者，应采用手术治疗。

1.手法复位　患者仰卧，肩关节外展70°～80°，肘关节屈曲45°左右。两助手运用牵引手法纠正重叠移位。术者双掌分别置于内外髁上部，向中心推挤，纠正两髁的分离及旋转移位（图8-53①）。然后以横挤手法纠正尺偏或桡偏移位（图8-53②）。最后在维持牵引及抱髁力的同时使用端提屈肘手法纠正前后移位（图8-53③）。

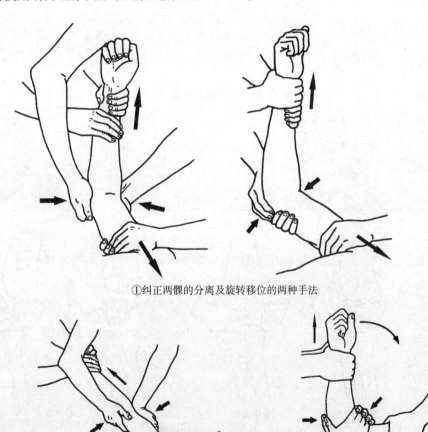

①纠正两髁的分离及旋转移位的两种手法

②纠正尺偏移位　　　　　　　③纠正重叠及前后移位

图8-53　肱骨髁间骨折的手法整复方法

2.牵引疗法　适用于严重粉碎性移位骨折、开放性骨折。牵引前应先做手法整复，然后进行常规尺骨鹰嘴牵引，可结合小夹板固定。

3. 手术治疗　对严重骨折，保守治疗无效者，开放性骨折或伴血管神经损伤者，应切开复位，用钢针或"Y"形钢板内固定，并检查血管、神经。受全身及局部条件限制，不适合手术治疗者，可考虑应用外固定器治疗。

4. 固定方法　夹板的规格、放置及包扎方法均与肱骨髁上骨折相同。骨折复位不够理想者，可配合尺骨鹰嘴牵引。如骨折局部肿胀严重，不宜夹板固定者，可应用石膏固定。

5. 功能锻炼　对老年人严重粉碎性骨折可采用早期主动锻炼疗法，肘关节于屈曲120°位悬吊，数天后开始主动活动肘关节，并每3~4天放松一次颈腕带，直至肘关节恢复功能位，时间为6周左右。

【预后与康复】

由于肱骨髁间骨折局部肿胀十分严重，故固定过程中外固定易压迫骨突，引发压疮及张力性水疱，易并发肘内翻及前臂骨筋膜室综合征。肱骨髁间骨折属关节内骨折，因此功能锻炼应贯穿于骨折治疗的整个过程。强调早期进行功能锻炼，一般在骨折固定后，即可开始做屈伸指、腕关节及握拳运动。在尺骨鹰嘴牵引下，固定3~5天后即可进行肘关节的主动活动。活动范围可由小至大，2~3周内可逐步增加至45°~60°。解除固定后，可配合熏洗药物和轻手法按摩进行功能锻炼，但切忌强力被动活动。手术治疗者，应强调内固定牢固可靠，术后尽量不用外固定，以利早期活动。

五、肱骨内上髁骨折

肱骨内上髁骨折（fracture of medial epicondyle of humerus）是一种常见的肘部损伤，多见于18岁以下的儿童和青少年。

【病因病理】

肱骨内上髁骨折多由间接暴力所致。跌倒受伤者居多，亦可因掰腕或投掷运动损伤造成。受伤时，肘关节处于伸直（或轻屈）及过度外展位，肘内侧受外翻应力作用，肱骨内上髁因前臂屈肌群骤然收缩牵拉而被撕脱。根据骨折块移位情况，肱骨内上髁骨折可分为4种类型（表8-2，图8-54）。内上髁移位的程度，实际上标志着肘关节内侧结构（包括尺神经）被牵拉的程度。

表8-2　肱骨内上髁骨折的分型

损伤类型	移位情况骨折	局部骨膜撕裂程度
Ⅰ度损伤	内上髁（骨骺）分离，轻度移位	骨折块局部骨膜尚未完全断离
Ⅱ度损伤	撕脱的内上髁（骨骺）向下、向前旋转移位，可达关节水平	骨折块局部骨膜完全断离
Ⅲ度损伤	撕脱的内上髁（骨骺）嵌夹在内侧关节间隙，实际上肘关节处于半脱位状态	骨折块局部骨膜完全断离，合并肘关节内侧关节囊等软组织广泛撕裂
Ⅳ度损伤	肘关节向后或向外后侧脱位，撕脱的内上髁（骨骺）可嵌夹在关节内或向下、向前旋转移位	同上

【临床表现】

患者多有较明显的跌倒受伤史，或因掰腕或投掷运动损伤。伤后患肘呈半屈位，肘内侧疼痛、压痛、肿胀及皮下瘀斑，正常内上髁的轮廓消失。肘关节活动受限，前臂旋前、屈腕、屈指无力。分离移位者，如局部弥漫性肿胀不十分明显，有时可扪及骨擦音或活动的骨折块。

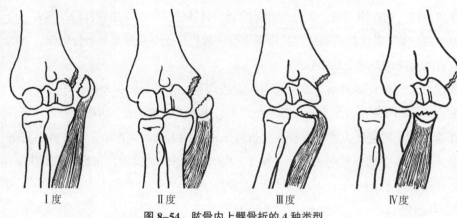

Ⅰ度　　　　　　　Ⅱ度　　　　　　　Ⅲ度　　　　　　　Ⅳ度

图 8-54　肱骨内上髁骨折的 4 种类型

【诊断与鉴别诊断】

根据患者症状、体征，结合外伤史和 X 线片检查，可明确诊断。Ⅰ度及Ⅱ度损伤，仅有肘内侧牵拉性疼痛，关节活动轻度障碍；Ⅲ度损伤，肘关节屈伸活动明显障碍，必要时可摄健侧片对照；Ⅳ度损伤，与肘关节后脱位的表现有诸多相似之处，故易被误认为单纯肘关节脱位。

【治疗】

Ⅰ度骨折不用手法复位，仅将肘关节用石膏固定于 90°位，2～3 周后即可恢复。

1. 手法复位　Ⅱ度骨折，患者仰卧或坐位，患肢屈肘 45°，前臂旋前，腕关节屈曲，以松弛前臂屈肌群和旋前圆肌，术者以拇、食指将内上髁骨折块（骨骺）向后上"挤按"，使之复位，并力求推回原位。Ⅲ度骨折，应使肘外翻，扩大其内侧间隙，强力背伸患肢手指及腕关节，利用前臂屈肌群紧张，将骨折块拉出，再按Ⅱ度骨折处理（图 8-55）。Ⅳ度骨折整复方法同肘关节后脱位，使其转化为Ⅱ度骨折后，按Ⅱ度骨折处理。

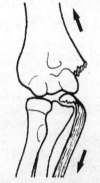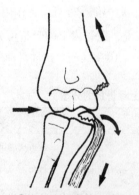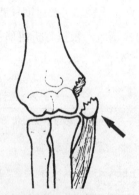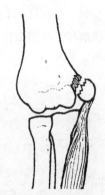

①前臂旋后外展位牵引　　②加大肘外翻，极度背伸腕关节，以紧张前臂屈肌，抓住尺侧腕屈肌拉出骨块　　③骨折已转化为Ⅱ度，屈肘屈腕，松弛前臂屈肌，推挤骨块向近端复位　　④骨折已基本复位

图 8-55　肱骨内上髁Ⅲ度骨折的整复过程示意图

2. 手术治疗　对于手法复位失败，有尺神经损伤症状者，特别是Ⅲ度骨折，或同时合并其他骨折（骨骺损伤）者，以及延误治疗的陈旧损伤，应采取切开复位内固定手术治疗。

3. 固定方法　骨折复位后，应用超肘夹板将肘关节固定于屈曲 90°前臂中立位。先在内侧夹板粘一半月形合骨垫，其缺口朝向后上方，以兜住骨折块，使其不致向前下方移位（图 8-56）。固定时间一般为 3～4 周。

【预后与康复】

肱骨内上髁骨折块较小，受前臂屈肌影响活动性大，固定过程中易移位，应加强随诊观察，及时调整外固定。应检查有无压疮，并及时对症处理。骨折愈合过程中，应遵循循序渐进的锻炼方法：复位固定后1周内，仅做轻微的手指屈伸活动和肩关节功能锻炼。2周内可逐渐加强手指屈伸活动，并开始腕关节的活动，但忌用力握拳及前臂旋转活动。2周后可将前、后侧夹板前臂段剪去，逐渐进行肘关节的伸屈旋转活动。3~4周后拆除外固定，配合中药熏洗，并进一步加强肩、肘、腕关节的功能活动。关节功能完全恢复一般需3~6个月。

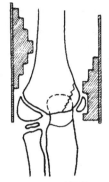

图 8-56　肱骨内上髁骨折压垫放置方法

六、肱骨外髁骨折

肱骨外髁骨折（fracture of lateral condyle of humerus）临床较常见，可发生于成人和儿童，临床以儿童多见。儿童肱骨外髁骨折亦称为肱骨外髁骨骺骨折或肱骨小头骨骺分离，多发生于5~10岁的小儿。

【病因病理】

肱骨外髁骨折多由间接复合暴力所致。患者跌倒受伤时肘轻屈、前臂旋前，手掌着地，暴力沿前臂上传至尺桡骨上端，导致肱骨外髁骨骺受桡骨头撞击力和尺骨半月切迹的斧刃式楔入力冲击，而发生骨折。由于受伤时肢体体位及暴力方向等因素，多合并肘外翻应力或肘内翻应力，加上前臂伸肌群的牵拉力，而造成不同类型的肱骨外髁骨折。依其病理变化可分为4型（表8-3，图8-57）。

表 8-3　肱骨外髁骨折分型及移位特点

类型	移位特点	影响因素及病理特点
Ⅰ型（无移位）	骨折无移位，骨折线呈裂纹状，两骨折端接触	伤力较小，局部骨膜及筋膜无撕裂
Ⅱ型（侧方移位）	骨折块向外侧移位，可同时合并向后或向前移位，骨折端间隙增大	伤力较大，骨折块受外力冲击或前臂伸肌牵拉而移位；局部骨膜及筋膜部分或完全撕裂（完全撕裂者骨折块不稳定，在固定中可发生再次移位）
Ⅲ型（旋转移位）	骨折块可沿矢状轴向外旋转，亦可沿冠状轴向后或向前翻转移位，少数可沿纵轴旋转；且多同时有侧方、前方或后方移位	伤力强大，局部骨膜及筋膜完全撕裂；骨折块受强大外力作用及前臂伸肌牵拉而旋转移位，旋转角度可小于90°，亦可大于180°
Ⅳ型（骨折并脱位）	骨折块可出现侧方、前后及旋转移位；肘关节向后外或后内侧脱位	伤力强大，除局部骨膜及筋膜完全撕裂外，关节囊及侧副韧带亦撕裂，肘部软组织损伤严重，故骨折与脱位合并发生，临床少见

【临床表现】

患者多为跌仆受伤。伤后疼痛肿胀以肘外侧为主，严重者可波及整个肘关节，肘外侧出现皮下瘀斑，逐渐向周围扩散。肿痛程度与骨折移位程度有关，故以Ⅲ、Ⅳ型骨折为著。肿胀严重时，伤后2~3天可出现张力性水疱。患肢肘关节活动障碍，肘外侧压痛明显，可触及异常

活动的骨折块及骨擦音；肘关节稳定性丧失，肘部增宽，肘后三角关系失常；肘关节多处于轻
屈位并有外翻畸形。肘部肿胀严重者，需检查远端血运情况，注意有无肘部筋膜下血肿压迫肱
动脉的情况。对Ⅲ、Ⅳ型骨折者要检查有无桡神经或尺神经牵拉损伤症状。

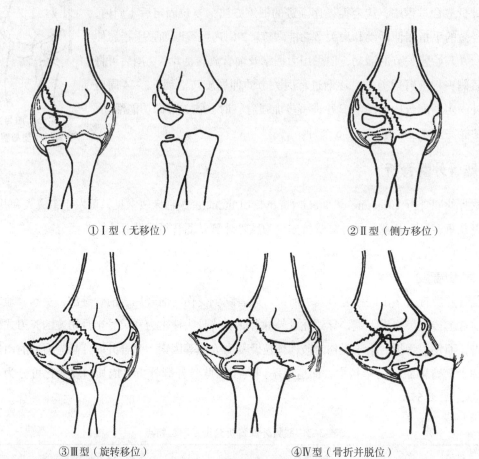

①Ⅰ型（无移位）　　　　　　　　②Ⅱ型（侧方移位）

③Ⅲ型（旋转移位）　　　　④Ⅳ型（骨折并脱位）

图 8-57　肱骨外髁骨折的类型

【诊断与鉴别诊断】

对于儿童肱骨外髁骨折应有足够的重视，凡疑似病例应认真触摸并摄片检查，并仔细
观察 X 线片上的任何异常变化，才能防止漏诊和误诊。2 岁以下的小儿，其肱骨小头骨骺
小，如干骺端骨折片较小或呈薄片状，此时极易漏诊，必要时可摄健侧 X 线片进行对比。
Ⅰ型骨折，正位片显示无移位（图 8-58 ①）。Ⅱ型骨折，正位片显示骨折块向外轻度移位
（图 8-58 ②），侧位片显示骨折块向前或向后轻度移位或无移位。Ⅲ型骨折，正位片显示
骨折块向外有不同程度的旋转，而致远端光滑的骺面朝向内侧或内下方，与此相对，干骺
端骨折片的粗糙面朝向后上、前上或其他方向（图 8-58 ③）。肱骨小头骨骺由于骨块向前
或向后旋转而呈一圆形，在其外侧有一骨片阴影。侧位 X 线片骨块可移向肱骨下端后面或
前面。正侧位均显示肱尺关节与肱骨相对应的桡骨关系正常。Ⅳ型骨折，正位片显示骨折
块连同尺桡骨可向桡侧或向尺侧移位，侧位片可显示向后侧移位，偶可见到向前侧移位者
（图 8-58 ④）。

肱骨外髁骨折与肱骨远端全骺分离、肘关节后脱位合并外（内）髁骨折等损伤在临床表现
及 X 线征象均有诸多相似之处，故应进行鉴别（表 8-4）。

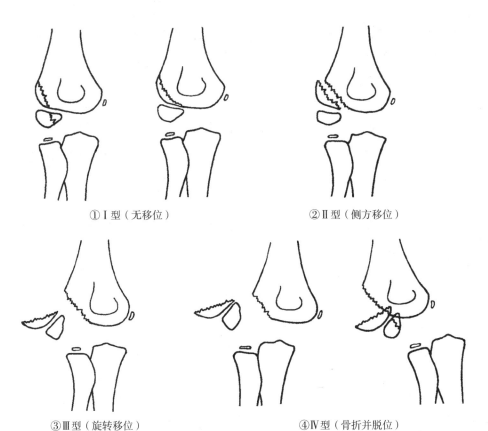

①Ⅰ型（无移位） ②Ⅱ型（侧方移位）

③Ⅲ型（旋转移位） ④Ⅳ型（骨折并脱位）

图 8-58 肱骨外髁骨折的 X 线表现

表 8-4 肱骨外髁骨折的鉴别诊断

损伤	临床检查	X 线表现		
		外髁骨骺或干骺端骨折片		
		与肱骨下端的关系	与桡尺骨上端的关系	肱骨下端与尺桡骨上端的关系
肱骨外髁骨骺骨折	肘外侧肿胀明显，压痛亦局限于肘外侧；肘关节较稳定；可触及骨片的异常活动及骨擦音	移位及旋转（骨骺骨折片可沿纵轴、矢状轴、冠状轴旋转）	移位及旋转（同左）	正常
肱骨远端全骺分离	患肘环周性压痛且位置较低，可扪及较柔和的骨擦音，移位明显者可出现靴形畸形	移位（骨骺多向内后侧移位）	正常	尺桡骨上端常移至肱骨下端的内、后侧
肘关节脱位合并外（内）髁骨折	既有外髁（或内髁）骨折的表现，又有肘关节脱位的表现，如弹性固定，可触及骨折片的异常活动及骨擦音	旋转移位	旋转（如合并内髁骨折，骨折片与尺骨上端关系正常）	移位（前后及侧方均明显）

【治疗】

对于无移位骨折，屈肘 90°，前臂悬吊胸前 2～3 周即可。对于移位骨折，要求解剖复位，争取于软组织肿胀之前，在适当的麻醉下，予以手法整复。整复不成功者，可采用针拨复位法复位。若伤后时间超过 1 周或闭合复位不满意者，应切开复位。

1. 手法复位 肱骨外髁骨折的复位时间要求越早越好，因复位越早对肱骨外髁骨骺血运损伤越小；再则早期整复，骨折块具有自然回复力，时间越长这种回复力越小，加之骨折块周围血肿机化、粘连，对骨折整复造成困难。

一般肱骨外髁骨折在 7 天内整复，成功的可能性较大，8~15 天内可试行手法复位；超过 2 周者，特别是Ⅲ型骨折则往往需手术切开复位。

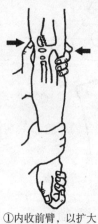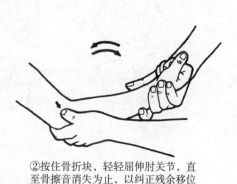

①内收前臂，以扩大肘外侧间隙，按压推挤骨折块使之复位

②按住骨折块，轻轻屈伸肘关节，直至骨擦音消失为止，以纠正残余移位

图 8-59　侧方移位型骨折的手法整复方法示意图

（1）侧方移位型　患者坐位或卧位，助手握持患侧上臂下段，术者一手握前臂下段，将患肘屈曲，前臂旋后，另一手拇指按在骨折块上，其余四指扳住患肘内侧，两手反向用力，使患肘内翻，加大肘关节腔外侧间隙，同时用拇指将骨折块向内推挤，使其复位；术者再用一手按住骨折块做临时固定，另一手做患肘轻微的屈伸活动数次，以矫正残余移位，直到骨折块稳定且无骨擦音为止（图 8-59）。

（2）旋转移位型　复位要点是：①挤压消肿以摸清骨折块的方位；②属前翻转型者，先将其变为后翻转型再整复；③加大肘关节外侧间隙，松弛前臂伸肌群；④扣住骨折块，纠正旋转移位，然后按侧方移位型进行整复（图 8-60）。

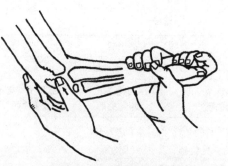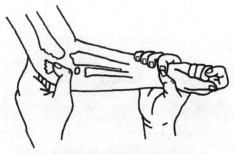

①前翻转型者，先将骨折块推向较宽阔的肘后，使之变为后翻转型

②术者右手握患腕，左手置于患肘外侧，置患肘关节于屈曲45°及前臂旋后位，加大肘内翻使关节腔外侧间隙增宽，腕背伸以松弛前臂伸肌群

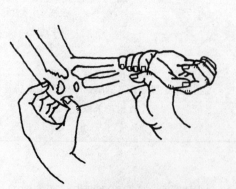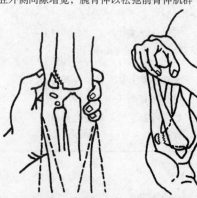

③术者左手拇指和食指及中指分别扣住骨折块的外上髁和滑车端，三指用力扣住骨折块，先将骨折块稍平行向后推移，再将滑车端推向后下方，把外上髁端推向外上方，以纠正旋转移位

④用左手拇指将骨折块向关节内挤压，并将肘关节屈伸、收展，以纠正残余移位。若扣及肱骨外髁嵴恢复平整，压住骨折块进行关节伸屈，活动良好且无响声，则说明骨折复位成功

图 8-60　旋转移位型骨折手法复位示意图

2. 针拨复位 患肢严格消毒后，在 X 线透视下，用针尖较圆钝的钢针经皮肤插住翻转的骨折块向上缘使其返回，变为单纯向外侧移位（图 8-61）。再配合用手法将骨折块向上内推挤复位。

3. 手术治疗 肱骨外髁骨折，如复位不满意，骨折块向外移位或残留不同程度的旋转畸形，在骨愈合过程中将发生迟缓愈合、畸形愈

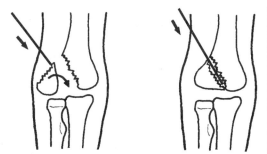

图 8-61 肱骨外髁骨折针拨复位法

合或不愈合。因此手法整复失败，或固定过程中发生再移位者，应行切开复位克氏针内固定。

4. 固定方法 移位骨折闭合整复后，肘关节伸直，前臂旋后位，外髁处放一固定垫，尺侧肘关节上、下各放一固定垫。采用超肘关节夹板固定，布带缚扎，使肘关节伸直而稍外翻位，固定 2 周后，改为屈肘 90°，再固定 1~2 周。骨折临床愈合后解除固定。具体固定体位要灵活掌握，临床上应依据骨折复位后的稳定情况，取伸肘或屈肘位及前臂旋后位。骨折稳定或局部肿胀较严重者，可选择石膏外固定。

【预后与康复】

肱骨外髁骨折属Ⅳ型骨骺损伤，为关节内骨折，在愈合和生长方面有潜在的问题，因此复位要求较高，无论手法复位抑或手术复位，均应力争在 1 周内解剖复位。若处理不当常发生各种畸形和并发症，造成肘关节的功能障碍。移位骨折在复位 1 周内，可做手指轻微活动，不宜做强力前臂旋转、握拳、腕关节屈曲活动。1 周后，逐渐加大指、掌、腕关节的活动范围。解除固定之后，开始进行肘关节屈曲、前臂旋转和腕手的功能活动。

七、尺骨鹰嘴骨折

尺骨鹰嘴骨折（Fracture of olecranon）是常见的肘部损伤之一，大部分为关节内骨折，临床多见于成人。儿童的尺骨鹰嘴短而粗，同时亦较肱骨下端的坚质骨坚强，故儿童较少发生尺骨鹰嘴骨折。

【病因病理】

1. 骨折机理 典型受伤情况为：患者跌倒时，肘关节呈轻屈位，手掌着地，肘关节突然屈曲，导致肱三头肌反射性地急骤收缩，造成尺骨鹰嘴撕脱骨折。骨折线多为横断或短斜形，且多涉及半月切迹，属关节内骨折。由于鹰嘴支持带撕裂，近端骨折片受肱三头肌牵拉而向上移位（图 8-62①）。少数撕脱的骨折片较小，如薄片状，常为关节外骨折（图 8-62②）。直接暴力导致骨折者，为患者跌倒时，肘后部着地，尺骨鹰嘴与地面直接撞击或被外力直接打击，常发生粉碎性骨折。此类骨折

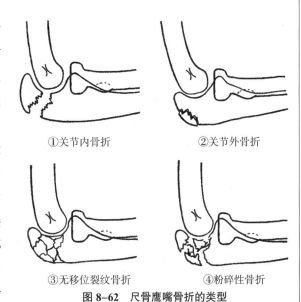

①关节内骨折　②关节外骨折

③无移位裂纹骨折　④粉碎性骨折

图 8-62 尺骨鹰嘴骨折的类型

NOTE

因鹰嘴支持带常较完整，故骨折移位较小甚或无移位（图8-62③、④）。

2.分型　根据骨折移位情况及骨折线是否波及关节面，尺骨鹰嘴骨折可分为下述类型（表8-5）。

表8-5　尺骨鹰嘴骨折的临床分类

骨折类型		移位特点
无移位骨折移位骨折（骨折端分离移位大于3mm）	关节外骨折	骨折端分离小于2mm者，抗重力伸肘功能正常撕脱骨折片较小，骨折未波及关节面
	关节内骨折	横形或斜形骨折，骨折线多从前上走向后下；粉碎性骨折可合并局部软组织开放性损伤；合并肘关节前脱位，骨折线多在尺骨冠突水平

【临床表现】

伤后尺骨鹰嘴局部疼痛、肿胀，肘关节屈伸活动障碍，以伸肘障碍为著。检查伤处时局部压痛，轻度移位者可触及骨擦音，移位明显者，肿胀较甚，鹰嘴两侧凹陷处隆起，可扪及骨折间隙凹陷及异常活动的骨块。肘关节不能主动伸直或对抗重力，严重粉碎骨折或伴有脱位者，可见肘后皮肤挫伤或裂伤而形成开放性骨折。少数患者甚至可合并尺神经损伤。

【诊断与鉴别诊断】

患者有明确的外伤史及上述临床表现。侧位X线片可显示骨折类型和移位程度，正位片往往因骨折片与肱骨重叠而不易发现骨折，但可帮助了解有无脱位等合并损伤。

尺骨鹰嘴骨折有时需与籽骨（肘髌骨）及成人未闭合骨骺线相鉴别。鹰嘴顶端籽骨位于肱三头肌腱内，其骨面光滑，与鹰嘴顶点之间有轻度间隙，常为双侧性。成人骨骺线未闭者多见于女性，亦常为双侧性。

【治疗】

尺骨鹰嘴骨折的治疗原则是恢复关节面的平整、肘关节的稳定性和屈伸功能。

1.手法复位　患者坐位或卧位，前臂旋后，肘关节轻屈（30°～45°），使肱三头肌松弛，助手握患肢前臂。术者用手顺肱三头肌纤维方向，由上向下推揉数次，以缓解肌肉痉挛。然后术者以双手拇指分别按住近端骨块之两侧，用力向远侧推压，同时令助手将肘关节伸直，使两骨折端对合紧密（图8-63），如骨

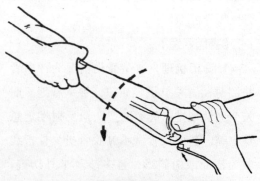

图8-63　尺骨鹰嘴骨折的手法复位方法

折片有稳定感时，说明已复位。当平复半月切迹关节面，术者在推按固定骨折块的同时，令助手将患肢缓慢地轻微屈伸数次。

2.手术治疗　手法整复失败或外固定不能维持对位的关节内骨折者，可切开复位内固定。根据骨折类型及移位的具体情况，可分别采用松质骨螺钉、钢丝张力带或钩状钢板固定。

3.固定方法　应用超肘关节夹板或石膏托进行固定，无移位骨折或移位不多（小于3mm）

者，可用石膏托将肘关节固定于轻度屈曲 20°～60°位 3 周即可。移位骨折手法复位后，用一马蹄形的合骨垫置于尺骨鹰嘴上端，其缺口朝下以顶压骨折片，控制其向近端再移位。然后用前、后侧两块超肘夹板将肘关节固定于屈肘 0°～20°位（图 8-64）2～3 周，以后视骨折生长情况逐渐改为屈肘 90°位，固定 1～2 周。注意肘关节于伸直或轻屈非功能位的固定时间不能太长，否则可妨碍其屈曲功能的恢复。

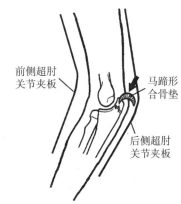

图 8-64 尺骨鹰嘴骨折的夹板固定

前侧超肘关节夹板 马蹄形合骨垫 后侧超肘关节夹板

【预后与康复】

尺骨鹰嘴骨折的预后与其类型有很大的关系：关节外骨折、无移位关节内骨折愈合均良好；整复不良的关节内骨折和波及关节面的粉碎性骨折，均会严重影响肘关节的屈伸活动，故对此类骨折应手术治疗，并采用坚强的内固定，以便及早进行功能锻炼。

移位骨折在固定的前 3 周，可行腕、指关节屈伸活动，第 4 周开始主动屈伸肘关节，活动范围逐渐加大，但注意不能以暴力被动屈肘。粉碎骨折且关节面不整者，应采用磨合法进行功能锻炼，在骨碎片被稳妥固定情况下，5 天后可开始做小幅度（60°以内）的肘关节屈伸活动，解除外固定后可加大肘关节活动幅度。

八、桡骨头颈部骨折

桡骨头颈部骨折（fracture of head and neck of radius），临床并不少见，包括桡骨头、颈骨折及桡骨头骨骺分离。多见于青壮年及儿童。

【病因病理】

1. 骨折机理 多由间接暴力所致。患者跌倒时肘关节伸直，手掌先着地，地面冲击力经桡骨干上传至桡骨头，躯体重力经上臂下达至肱骨小头，由于携带角的存在，暴力交集于肘部时，常引起肘部过度外翻，使肱骨小头冲压桡骨头而产生桡骨头颈部骨折，在儿童则可发生向上移位至肱骨小头关节面下方，使肘外翻应力进一步加大，可并发肘关节内侧牵拉伤，如肱骨内上髁骨折、肘内侧副韧带撕裂、尺骨鹰嘴骨折等。如远侧断端向上移位明显，可并发下尺桡关节半脱位。

2. 分型 桡骨头颈部骨折的类型及移位特点见表 8-6、图 8-65。

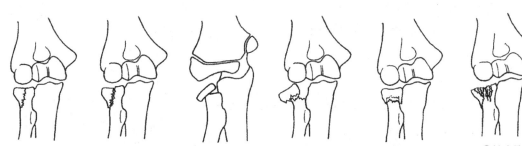

①头颈部裂纹骨折 ②骨折向外下方移位 ③儿童骨骺分离 ④颈部移位骨折 ⑤嵌插骨折 ⑥粉碎骨折

图 8-65 桡骨头颈部骨折的类型

表 8-6 桡骨头颈部骨折的类型

骨折类型		移位特点
桡骨小头骨折	裂纹骨折（线样或无移位的边缘骨折）	骨折线多由外下斜向后上，达关节面（环状韧带多无损伤）
	塌陷骨折	桡骨头外侧塌陷（常仅限于桡骨头外 1/3），关节面不完整
	粉碎骨折	无移位，仍保持桡骨小头外形，有完整关节面，环状韧带多完整
		移位，骨碎片分离，环状韧带多有损伤
	骨骺分离（儿童型）	桡骨头、骺分离，骨骺多向前外下方倾斜，常带有一干骺端三角骨折片
桡骨颈骨折	嵌插骨折（成人型）	桡骨头骨折片向外下方旋转和嵌插
	完全移位骨折	桡骨头骨折片向外向下旋转和分离移位，远侧断端向尺侧移位
桡骨头颈部骨折（骨折线同时涉及头、颈部）	裂纹骨折	骨折无移位或移位 < 1mm
	劈裂骨折	移位 > 1mm，以桡骨头外侧部较多，骨折块向外向下移位
	粉碎性骨折	无移位，仍保持头颈外形，环状韧带多完整
		移位，环状韧带多有损伤

【临床表现】

伤后肘部疼痛，前臂旋转时桡骨头处疼痛加重。肘外侧局限性肿胀瘀血，肘后外侧凹窝隆起。肘关节屈伸及前臂旋转受限，尤后旋受限明显。检查伤处桡骨头局部压痛明显，但局部无明显畸形。

【诊断与鉴别诊断】

根据患者的受伤史、临床表现及 X 线片征象，能明确骨折类型及移位情况。无移位或嵌插骨折，有时仅见皱褶，应仔细阅片。

幼儿桡骨头颈部骨折有时尚需与桡骨小头半脱位鉴别：主要从受伤史、局部是否肿胀及程度两个方面进行，必要时拍摄标准的 X 线片即可区别两者。

【治疗】

桡骨头颈部骨折治疗的原则是：尽可能保持正常解剖和生理关系。同时，尽可能早期活动亦是获得良好疗效的关键。无移位裂纹骨折或移位 <1mm 骨折者，单纯夹板或石膏托固定即可。对移位在 1～2mm 以内的塌陷骨折，关节面倾斜 <30°之嵌插骨折或骨骺分离，或骨折累及关节面 <1/3 者，可行手法复位外固定。如为青少年，劈裂骨折块移位 >2～3mm，倾斜为30°～60°的"歪戴帽"型骨折，先试行手法复位，如不能成功，则行撬拨复位或手术治疗。

1.手法复位 患者坐位或卧位，两助手分别握持患肢上臂和前臂，做相反方向对抗牵引，并保持肘部内收位；术者双手拇指按于桡骨头前外侧，其余四指置前臂上端内侧，用力向外扳，使肘内翻，以使肱桡关节间隙增宽。令远端助手轻轻旋转前臂，术者拇指同时向内、向上推压桡骨头，使骨折复位（图 8-66）。若旋转功能恢复，肱桡关节触诊正常，说明骨折已复位。对骨折仅涉及外 1/3 者，即使有部分残余移位，亦可认为满意。因桡骨头的外 1/3 不与尺骨的桡骨切迹构成关节，对功能影响不大，所以不必强求解剖对位。如反复

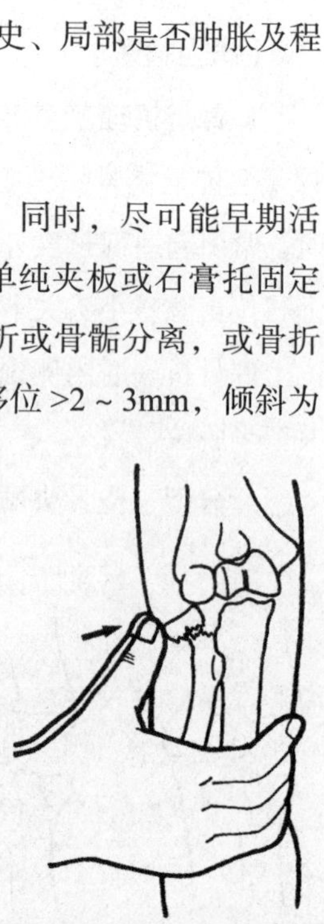

图 8-66 桡骨头颈部骨折的手法复位方法

整复，易造成骨骺损伤或骨化性肌炎。

2. 钢针撬拨复位　钢针撬拨复位法操作简便（无需特殊器械），创伤轻，固定时间短，功能恢复较迅速，远期疗效满意，尤适用于青少年桡骨头、颈劈裂骨折（图 8-67）。

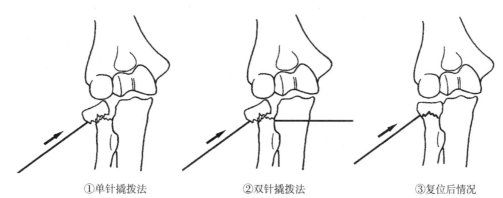

| ①单针撬拨法 | ②双针撬拨法 | ③复位后情况 |

图 8-67　桡骨头颈部骨折钢针撬拨复位法

3. 手术治疗　对骨折压缩移位 >3mm，关节面倾斜 >30°或骨折超过桡骨头的 1/3 者，应行切开复位，并用细克氏针固定骨折。如成人桡骨头粉碎性骨折，碎片明显分离或塌陷骨折累及关节面 2/3 以上者，可考虑做桡骨头切除术。

4. 固定方法　经摄片证实复位后，可用石膏托将肘关节固定于屈曲 90°，前臂中立位。注意在桡骨头外侧加压塑形，3～4 周后可拆除石膏功能锻炼。夹板固定的方法是：先在桡骨头颈部放置一葫芦垫，使之呈弧形压于桡骨头的外侧，用胶布粘住；然后用 4 块超肘关节夹板将肘关节固定于屈曲 90°，前臂旋前位。固定时间亦为 3～4 周。

【预后与康复】

复位不良畸形愈合者，将影响前臂的旋转功能和肘关节的屈伸活动；儿童骨骺损伤，如影响骺板血运，日久则会出现肘外翻畸形。复位固定后即可做手指、腕关节的屈伸活动，并用力握拳和行肩关节功能活动，但禁做前臂旋转和肘关节屈伸活动。2～3 周后骨折初步连接，可逐步活动肘关节，解除外固定后重点练习前臂的旋转活动，并酌情配合外用熏洗药物。

九、尺桡骨干双骨折

尺桡骨干双骨折（double fracture of shafts of ulna and radius）是临床常见损伤，以儿童及青壮年居多。

【病因病理】

1. 骨折机理

（1）直接暴力所致者，多为撞击伤、压轧伤及棍棒打击等形式。骨折线多呈横形、粉碎性或多段骨折，如发生尺桡骨干双骨折，两骨骨折线常位于同一平面（图 8-68 ①），暴力作用部位多合并较严重的软组织损伤，可发生开放性骨折。

（2）传导暴力所致者，多为跌倒受伤，如跌倒时手掌撑地，暴力由桡腕关节沿桡骨纵轴向上传导，致桡骨中上段骨折，如暴力较强大，则残余暴力通过骨间膜牵拉尺骨，造成尺骨骨折。在儿童可发生青枝骨折。如发生双骨折，两骨骨折线常不在同一水平，尺骨骨折线低于桡骨骨折线，桡骨骨折多呈横断、锯齿状，尺骨骨折常为斜形（图 8-68 ②）。

（3）扭转暴力所致者，常见于机器绞伤，暴力致尺桡骨相互扭转而导致骨折，骨折线多为螺旋形或短斜形、蝶形或多段骨折。如发生尺桡骨干双骨折，骨折线方向常一致，两骨折线不在同一水平，多数尺骨骨折线在上，桡骨骨折线在下（图 8-68 ③）。患肢局部常合并有皮肤挫裂、撕脱等严重的软组织损伤。

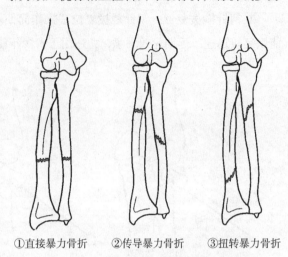

①直接暴力骨折　②传导暴力骨折　③扭转暴力骨折

图 8-68　不同外力所致的尺桡骨干双骨折

2. 移位特点

（1）尺桡骨干双骨折后，两骨四断端将出现重叠、旋转、成角、侧方四种形式的移位（图 8-69）。移位的形式及程度与暴力的大小、方向以及肌肉的牵拉和伤肢的重量有关。在儿童青枝骨折，骨折端多出现单纯的成角移位（图 8-70）。

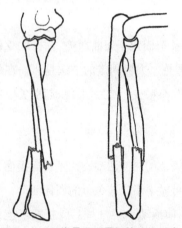
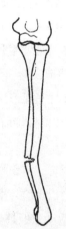

图 8-69　尺桡骨干双骨折的移位形式　　　图 8-70　儿童尺桡骨干青枝骨折向掌侧成角移位

（2）尺桡骨干骨折后，骨折断端的旋转移位形式与骨折部位有密切关系，尤其以桡骨干单骨折为著。桡骨旋前圆肌止点以上骨折时，骨折近端受旋后肌及肱二头肌牵拉而处于旋后位，远端受旋前圆肌及旋前方肌的牵拉而处于旋前位。旋前圆肌止点以下骨折时，骨折近端受旋后肌、肱二头肌和旋前圆肌的牵拉一般处于旋中位，或处于轻度旋后位，骨折远端受旋前方肌的牵拉而处于旋前位（图 8-71）。

【临床表现】

患者有明确的外伤史；骨折后局部疼痛，肿胀明显，前臂活动功能丧失，有时局部畸形明显；骨折处疼痛明显，有移位的完全骨折可触及骨擦感及异常活动，前臂可有旋转、缩短或成角畸形，纵向叩击痛，

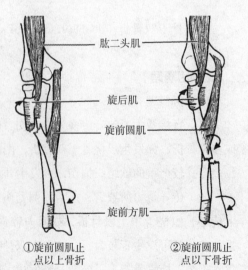

肱二头肌
旋后肌
旋前圆肌
旋前方肌

①旋前圆肌止　　②旋前圆肌止
点以上骨折　　点以下骨折

图 8-71　桡骨干单骨折的旋转移位特点

前臂旋转功能障碍。X 线片可以确定骨折的类型、移位方向，以及有无桡尺上、下关节脱位。

【诊断与鉴别诊断】

根据外伤史、临床表现和 X 线检查，可做出诊断。但儿童不完全性骨折，由于局部肿胀疼痛不明显，容易漏诊。因此对儿童患者应认真检查、仔细阅片。

X 线检查可明确骨折部位、骨折线及移位特点，排除上下尺桡关节脱位。判断旋转移位的形式及程度，可根据改良的 Evans 法，从肘关节侧位片上判断桡骨近端旋转移位的方向（图 8-72）。

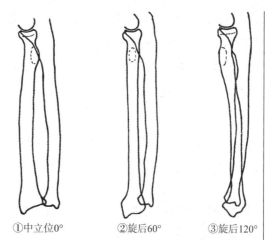

①中立位0° ②旋后60° ③旋后120°

图 8-72 判断桡骨干旋转移位的方法

【治疗】

尺桡骨干双骨折的治疗原则是恢复前臂的旋转功能。从临床角度看，应视为关节内骨折，故其复位要求较高，要求解剖复位或近解剖复位。开放性骨折、多段骨折或不稳定骨折手法复位失败者则可考虑行开放复位内固定治疗。

1.手法复位 对于尺桡骨上 1/3 骨折，整复时前臂应置于旋后位，宜先整复尺骨，后整复桡骨。对于尺桡骨中 1/3 处骨折，整复时前臂取中立位，应先整复稳定性相对较好的骨干。尺桡骨下 1/3 骨折，整复时宜采用中立位或旋前位，先整复桡骨，后整复尺骨。对于不同平面的尺桡骨干骨折，宜先整复骨干粗且骨折端较稳定的骨干。

（1）体位 患者取仰卧位，患肩外展 90°，肘关节屈曲 90°，以松弛肱二头肌及旋前圆肌，减轻其对骨折端的牵拉。

（2）纠正重叠及成角移位 近端助手把持肘上部，远端助手握住手腕部，扣紧大小鱼际部，先顺畸形方向，然后沿近端方向进行拔伸牵引，以纠正重叠及成角移位。

（3）纠正旋转移位 根据骨折远端对近端的原则，在桡骨中 1/3 及下 1/3 骨折时，于牵引下将骨折远端置于旋中位；桡骨上 1/3 骨折时，将骨折远端置于旋后位；尺骨下 1/3 单骨折时，需将骨折远端置于极度旋前位（图 8-73）。

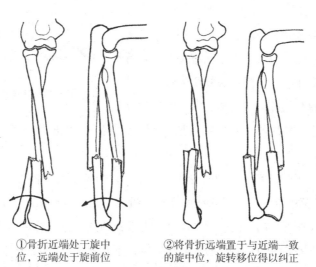

①骨折近端处于旋中位，远端处于旋前位
②将骨折远端置于与近端一致的旋中位，旋转移位得以纠正

图 8-73 纠正骨折旋转移位

（4）分骨　术者两手拇指及余指分别置于骨折部的背、掌侧，进行夹挤分骨，使相互靠拢的骨折断端向内、外侧各自分开（图8-74）。

（5）折顶　当横形或锯齿形骨折重叠移位较多，而手法复位未能完全纠正时，则可应用折顶手法进行整复。

（6）回绕（回旋）　当斜形或螺旋形骨折存在背向移位时，应先施行回旋手法予以纠正。

（7）提按及推挤　于牵引下，术者用提按手法纠正骨折的掌背侧移位；若仍存在残余的侧方移位，可在维持分骨作用的前提下，用推挤手法加以纠正（图8-75）。

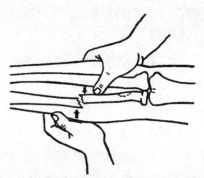

图 8-74　分骨

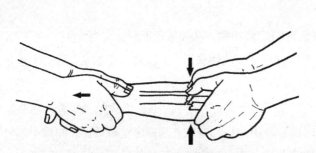

①应用提按手法纠正掌背侧移位　②应用推挤手法纠正残余侧方移位

图 8-75　提按及推挤

（8）摇摆触碰　锯齿状横形骨折有轻度侧方移位者，可用摇摆手法予以纠正。

（9）青枝骨折的整复方法　患儿仰卧或坐位，肘关节屈曲90°，前臂旋后位，令两助手拔伸牵引，术者两手拇指置于骨折成角凸起处，两手余指分别置于凹侧的远、近端，拇指向凹侧用力按压，余指向凸侧提托，使成角畸形完全矫正（图8-76）。

2. 手术治疗　适应证：开放性骨折、多发性骨折，特别是一个肢体多处骨折者；多段骨折或不稳定骨折，不能满意的手法复位或不能手法维持整复骨折端的对位者；尺桡骨上 1/3 骨折手法复位失败，或难以外固定者；畸形愈合的陈旧性骨折，可切开复位以

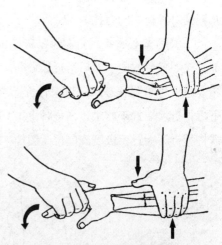

图 8-76　儿童青枝骨折整复方法

钢板或髓内针内固定。如局部骨质缺损，需取髂骨做植骨，以免出现骨不连等并发症。

3. 固定方法

（1）夹板固定　于持续牵引下放置分骨垫，掌、背侧各放置一枚。骨折线在同一平面时，分骨垫长 4~6cm，其中点置于两骨折线水平；骨折线不在同一平面时，分骨垫的长度等于两骨折线的垂直距离（图8-77）。选用适当尺寸的夹板分别置于患肢的掌、背侧及尺、桡侧。掌侧板上达肘横纹，下齐腕关节；背侧板上达鹰嘴突，下超腕关节 1~2cm；桡侧板上至桡骨头，下达桡骨茎突平面；尺侧板上至鹰嘴，下达第 5 掌骨中部。用 3~4 条布带绑扎，外用绷带加

固。固定体位为屈肘90°，桡骨上1/3骨折者，应将前臂固定于旋后位或轻度旋后位，其意图为控制骨折的旋转移位；桡骨中1/3和下1/3骨折者，应将前臂固定于中立位，并应用前臂带柱托板予以控制前臂的位置（图8-78）。固定时间：儿童青枝骨折一般为3~4周，成人骨折一般需6~8周。

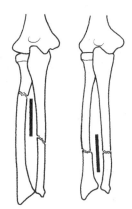 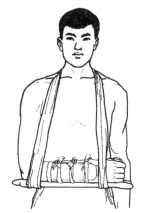

图8-77　分骨垫放置方法示意图　　　　图8-78　固定体位示意图

（2）石膏固定　尺桡骨干上1/3骨折，可使用长臂石膏托固定前臂于旋后位；中1/3及下1/3骨折可应用前臂"U"形石膏夹，使前臂处于中立位固定。石膏固定时，应注意在石膏凝固前，用手指指腹将掌背侧的尺桡骨间隙塑形成双凹形，以起分骨作用。

【预后与康复】

直接暴力及机器绞伤所造成的骨折，其软组织损伤程度较严重，骨折整复后对位不稳定，骨折愈合较慢，对前臂及手的功能影响较大。其次如成角、旋转及重叠移位未能彻底纠正，势必影响前臂的旋转功能。

固定过程中，应及时调整外固定，防止骨折再移位。同时亦应密切观察患肢的血运，防止发生骨筋膜室综合征。固定早期应鼓励患者做手指屈伸、握拳活动及上肢肌肉舒缩活动。中期开始做肩、肘关节活动，如小云手等，活动范围逐渐增大，但不宜做前臂旋转活动。后期拆除外固定后，可在中药外用熏洗的配合下，做前臂旋转活动的练习，如旋肘拗腕、拧拳反掌等，以恢复前臂的旋转功能。

十、尺骨上1/3骨折合并桡骨头脱位

尺骨上1/3骨折合并桡骨头脱位又称孟氏骨折（Monteggia fracture dislocation）。临床以少年儿童多见，成人较少发生。

【病因病理】

直接暴力和间接暴力均可造成尺骨上1/3骨折合并桡骨头脱位，但临床以间接暴力居多。根据暴力作用的方向、骨折移位情况及桡骨头脱位的方向，可分为以下4种类型（图8-79）。

1.伸直型　多见于儿童，临床较常见。跌倒时肘关节呈伸直或过伸位，前臂旋后，手掌着地，暴力由掌心通过尺桡骨传向上前方，先造成尺骨上1/3斜形骨折，骨折端向掌侧及桡侧成角移位，由于暴力继续作用和尺骨骨折端向桡侧的推挤作用，迫使桡骨头冲破或脱出环状韧带

向前外侧脱位。此外，直接暴力打击尺骨背侧、后内侧也可造成伸直型骨折。

2.屈曲型　受伤时，肘关节处于微屈位，前臂旋前，手掌着地，躯干重力自肱骨向后下传导，地面冲击力向后上方传导形成向后成角的应力，先造成尺骨上 1/3 骨折，骨折端向背侧成角，桡骨头被移位的骨折端推挤向后外侧脱出。

3.内收型　多见于幼儿。跌倒时身体向患侧倾斜，上肢处于内收位，暴力由手掌向上传导，使肘关节承受内翻应力，致使尺骨上段发生骨折并向桡侧成角，桡骨头向外脱位。尺骨多为尺骨喙突下纵形劈裂或横断骨折，多向外弯曲成角。

4.特殊型　多见于成人，临床上最为少见。为尺桡骨干双骨折合并桡骨头向前脱位，其受伤机制与伸直型大致相同，但暴力较大。

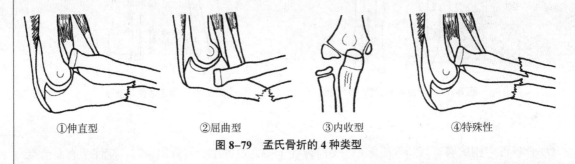

①伸直型　　　　②屈曲型　　　　③内收型　　　　④特殊性

图 8-79　孟氏骨折的 4 种类型

【临床表现】

患者有明确的外伤史，伤后患肢前臂及肘部疼痛、肿胀，前臂旋转及肘屈伸功能受限。检查时，肘关节前外或后外侧可触及脱位的桡骨小头，尺骨上端可触及骨擦感及异常活动，移位明显者可见尺桡骨上段畸形，被动旋转前臂时有明显疼痛。X 线检查可以明确骨折的类型和移位方向。

【诊断与鉴别诊断】

根据患者的外伤史、临床表现及 X 线征象，即可做出明确诊断。X 线片应包括肘、腕关节，以免漏诊。应注意幼儿骨折可发生在尺骨上部干骺端，骨折线呈横断、纵裂或向桡侧弯曲成角，防止漏诊。

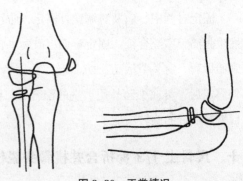

图 8-80　正常情况

儿童肘部 X 线解剖关系是根据关节端骨骺相互对应位置来判断的。在正常条件下，桡骨头纵轴的延伸线应通过肱骨小头中央（图 8-80），否则即提示桡骨头有脱位（图 8-81）。应注意观察尺骨干和尺骨近端有无骨折，必要时拍健侧 X 线片对比。

【治疗】

新鲜的尺骨上 1/3 骨折合并桡骨小头脱位者，绝大多数均可采用手法复位、小夹板外固定

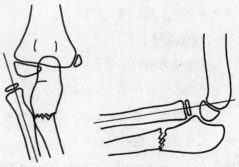

图 8-81　桡骨头脱位

治疗。合并桡神经损伤者，亦可手法复位，桡骨头脱位整复后，桡神经多可逐渐自行恢复。手法复位失败或陈旧性骨折，可考虑切开复位钢板内固定及环状韧带重建术。特殊型孟氏骨折虽复位容易，但难以维持其对位，因此手法复位弊多利少，一般均主张采用切开复位内固定。

1. 手法复位　复位步骤应根据临床实际情况决定整复骨折和脱位的先后顺序。一般原则是先整复桡骨头脱位，后整复尺骨骨折。但如尺骨为稳定性骨折，尤其是尺骨出现背向移位抵住桡骨，以及变位的骨间膜的牵拉使桡骨小头难以复位时，则应先整复尺骨骨折。

（1）体位　患者仰卧，肩关节外展 70°~90°。伸直型骨折应使患肘伸直，前臂置中立位；屈曲型骨折，则应将肘轻屈于 60°左右，前臂置于旋前位；内收型者，使患肘伸直或轻屈，前臂处于旋后位。

（2）纠正重叠移位　两助手分别把持上臂下段和腕部，持续拔伸牵引 2~3 分钟以纠正重叠移位（图 8-82）。

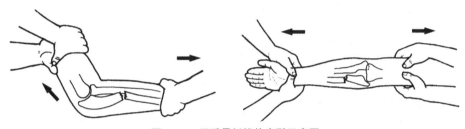

图 8-82　孟氏骨折拔伸牵引示意图

（3）伸直型、屈曲型骨折的整复　①整复桡骨头脱位：对伸直型骨折，向内、背侧推挤桡骨头的同时，令远端助手将肘关节慢慢屈曲至 90°，可闻及桡骨头复位的滑动声（图 8-83）。对屈曲型骨折，则向内、掌侧推挤桡骨头，同时令远端助手将肘关节慢慢伸直（图 8-84）。②整复尺骨骨折：桡骨头复位后前臂长度恢复，尺骨断端的错位一般可同时纠正。若仍有残余移位，则可应用挤捏分骨及提按手法纠正（图 8-85）。

（4）内收型骨折的整复　助手固定患肢上臂，使肘关节伸直、前臂旋后，术者拇指自桡侧按压脱位的桡骨头向内侧，同时用力使肘关节外展使桡骨头复位，并利用桡骨头推顶，纠正尺骨的桡侧成角畸形（图 8-86）。

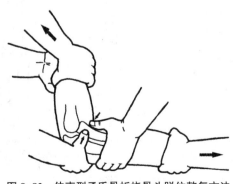

图 8-83　伸直型孟氏骨折桡骨头脱位整复方法

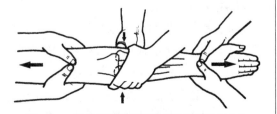

图 8-84　屈曲型孟氏骨折桡骨头脱位整复方法

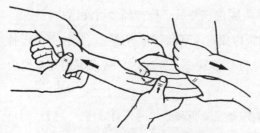
图 8-85 孟氏骨折之尺骨骨折整复方法

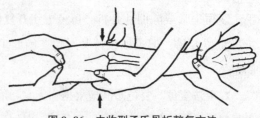
图 8-86 内收型孟氏骨折整复方法

（5）特殊型 先做桡骨脱位的整复手法，同内收型。桡骨头复位后，用手捏住复位的桡骨头临时固定，再利用牵引、分骨、反折、按捺等手法使之复位。

2. 手术治疗 手法复位失败者、特殊型骨折者均应切开复位，应用钢板或髓内针固定尺骨，并同期修复环状韧带。术后用长臂石膏固定肘关节于功能位。对于陈旧性骨折，尺骨畸形严重，肘关节功能严重受限者，应行尺骨畸形矫正、桡骨头复位及环状韧带重建术。

3. 固定方法 以尺骨骨折线为中心，于前臂的掌侧和背侧各放置一分骨垫（图 8-87①）。压垫放置妥当后，在前臂的掌、背侧与尺、桡侧分别放置长宽适宜的夹板，然后用 3 ~ 4 条扎带捆绑（图 8-87②）。伸直型和内收型骨折应将肘关节固定于屈曲 90°位 4 ~ 6 周；屈曲型则应将肘关节置于近伸直位，2 ~ 3 周后，待骨折初步稳定后，改为肘关节屈曲 90°位继续固定 2 ~ 3 周。

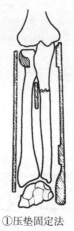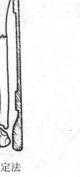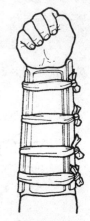

①压垫固定法　②夹板固定外观

图 8-87 孟氏骨折固定方法

【预后与康复】

复位固定后，应做指掌关节的屈伸、握拳活动。肘关节不要过早活动。禁止做前臂的旋转活动。3 周后骨折初步稳定，可逐步做肘关节伸屈活动，但前臂应始终保持中立位，以防造成骨迟缓愈合或不愈合。临床愈合拆除夹板后，加强肘部屈伸活动，并开始进行前臂旋转活动。固定过程中，应密切观察患肢血运情况，经常检查并调节夹板的松紧度。定期行 X 线片复查，如有移位应及时纠正。

十一、桡骨下 1/3 骨折合并下尺桡关节脱位

桡骨中下 1/3 骨折合并下尺桡关节脱位，亦称盖氏骨折（Galeazzi's fracture of radius）。临床可发生于儿童和成人，其中以 20 ~ 40 岁的成年男子较多见。

【病因病理】

直接暴力和间接暴力均可造成盖氏骨折。间接暴力骨折多为跌仆致伤，暴力上传时引起桡骨中下 1/3 脆弱处骨折。骨折发生后，远折端受暴力推挤和前臂肌肉牵拉移位，致下尺桡关节掌、背侧韧带及三角软骨盘破裂而导致下尺桡关节脱位（图 8-88）。儿童可发生青枝骨

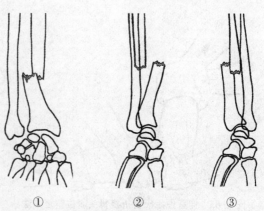

①　　②　　③

图 8-88 盖氏骨折的类型

折，下尺桡关节脱位有时不明显，常发生尺骨下端骨骺分离。直接暴力骨折临床少见，多为机器绞伤或重物打击、压砸造成桡骨中下 1/3 骨折和下尺桡关节脱位，常发生开放性骨折和合并尺骨中下 1/3 骨折。骨折线多为横断或粉碎性。移位特点与间接暴力骨折类同。

根据骨折的稳定程度及损伤特点，盖氏骨折可分为 4 种类型（表 8-7）。

表 8-7　盖氏骨折的分型

分型	机理	骨折及脱位情况
Ⅰ型：青枝型		桡骨下 1/3 骨折合并尺骨小头骨骺分离，较少见
Ⅱ型：稳定型	多由间接暴力造成	桡骨下 1/3 横断骨折，骨折部位多较低，下尺桡关节脱位不严重，常为半脱位
Ⅲ型：不稳定型		桡骨下 1/3 骨折多为短斜形、螺旋形或粉碎性，骨折移位较多，下尺桡关节移位明显。以成人多见
Ⅳ型：特殊型	多由直接暴力、机器绞轧造成	尺桡骨干双骨折合并下尺桡关节脱位，或尺骨有弯曲畸形，常为开放性骨折，成人骨折脱位较严重；青少年则尺桡骨干双骨折位置较低，移位较少

【临床表现】

有明确的外伤史，伤后前臂及腕部肿胀、疼痛，前臂活动受限；桡骨下 1/3 部向掌侧或背侧成角畸形，腕关节呈桡偏畸形，尺骨小头向尺背侧突起。桡骨下 1/3 部疼痛明显，可触及骨擦感及异常活动。下尺桡关节松弛并有挤压痛，前臂旋转功能受限。X 线正侧位片可显示骨折类型和移位的方向。

【诊断与鉴别诊断】

根据受伤史、临床症状、体征及 X 线检查即可做出诊断。X 线摄片应包括腕关节。下尺桡关节脱位在正位 X 线片上示下尺桡间隙增宽，成人超过 2mm，儿童超过 4mm；尺骨小头远端低于桡骨远端。标准侧位片示正常尺桡骨干应相互平行重叠，若出现尺桡下段骨干交叉，尺骨小头向背侧或掌侧移位，此为下尺桡关节脱位的标志之一。

盖氏骨折临床主要应与桡骨干单骨折进行鉴别，其主要特点除检查时有前臂旋转活动障碍外，主要观察正位片时下尺桡关节的间隙、尺桡骨远端是否平齐，侧位片时尺桡骨是否相互重叠平行等。其次，特殊型盖氏骨折应与尺桡骨低位双骨折鉴别，其主要鉴别点亦为上述 X 线指标。

【治疗】

治疗盖氏骨折，要争取达到解剖复位或近于解剖复位，特别是成角和旋转移位必须矫正，以防发生前臂旋转功能障碍。手法复位失败者，应行手术治疗。

1. 手法复位　整复时，患者取平卧位，肩外展 60°～90°，肘屈曲 90°，前臂中立位。

（1）纠正重叠和下尺桡关节移位　两助手分别握持患肢上臂和手部，拔伸牵引纠正骨折的重叠移位和下尺桡关节的上下错位。整复尺骨头背侧移位时，术者推挤尺骨小头向掌侧，同时令远端助手将前臂稍旋后，以协助复位；整复尺骨头掌侧移位时，术者推挤尺骨头向背侧，同时令远端助手将前臂旋前，以协助复位（图 8-89 ①）。

（2）稳定下尺桡关节　术者先叩挤下尺桡关节，次用合骨垫将尺桡骨远端做半环状包扎，再用窄绷带缠绕数圈后固定。最后嘱远端助手双手环抱腕部维持固定，并继续牵引（图 8-89 ②）。

（3）纠正远折端侧方及掌背侧移位　术者以分骨挤捏手法推挤骨折远端或近端，分别纠正远折端向尺侧或桡侧移位（图8-89③）；在维持夹挤分骨效应的基础上，应用提按手法纠正掌背侧移位（图8-89④）。

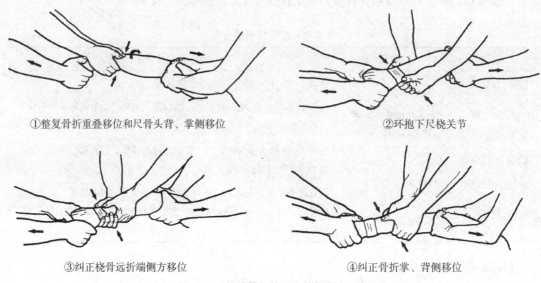

①整复骨折重叠移位和尺骨头背、掌侧移位　　　　　　　　②环抱下尺桡关节

③纠正桡骨远折端侧方移位　　　　　　　　④纠正骨折掌、背侧移位

图8-89　盖氏骨折的手法整复方法示意

2. 手术治疗　特殊型盖氏骨折或骨折端有软组织嵌入者，如闭合整复失败，可采用切开复位钢板内固定。畸形愈合的陈旧性骨折，影响前臂旋转功能者，可做桡骨切开矫正畸形，行钢板内固定术。同时视具体情况决定是否同期切除尺骨小头。

3. 固定方法　固定夹板及方法与前臂骨折基本相同。但需注意，固定时尺骨小头向背侧脱位者，宜置前臂于旋后位固定；尺骨小头向掌侧脱位者，宜置前臂于中立位固定。桡骨远折端向尺侧移位者，分骨垫放置应为骨折线远侧占2/3，近侧占1/3；桡侧夹板下端超腕关节，尺侧夹板不超腕关节（图8-90①）。桡骨远折端向桡侧移位者，其分骨垫放在骨折线近侧；尺侧夹板长度应自尺骨鹰嘴至第5掌骨颈部（图8-90②）。为防止前臂旋转造成下尺桡关节脱位，应在肘部加用直角托板。

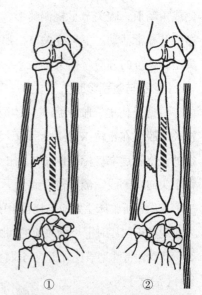

①　　　　②

图8-90　盖氏骨折的夹板固定方法

【预后与康复】

盖氏骨折的预后与其类型有较大关系：青枝型和稳定型骨折因其能较好地保证骨折固定的位置，故功能恢复良好。不稳定型骨折采用保守治疗者，常遗留有下尺桡关节松弛的问题。直接暴力所导致的特殊型骨折由于软组织损伤严重、骨折不稳定、易发生感染等因素，功能恢复可能不全。

复位固定后即进行手指屈伸活动以减轻患肢肿胀，并可使两骨折端紧密接触而增加稳定性，严禁做前臂的旋转活动。中期可进行肩关节的活动和肘关节的伸屈活动。后期解除固定后，可逐步进行前臂旋转和腕关节伸屈旋转活动。

十二、桡骨远端骨折

桡骨远端骨折（distal fracture of radius）是指桡骨远端3cm范围内的骨折，临床较为常见，多见于老年人及青壮年人。

【病因病理】

直接暴力和间接暴力均可造成骨折，但多为间接暴力引起。临床分为伸直和屈曲两种类型（图8-91）：

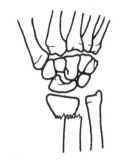 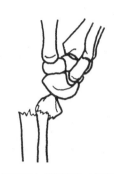 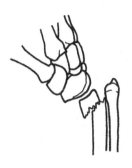

①伸直型与屈曲型骨折均向桡侧移位　　②骨折远端向背侧移位（伸直型）　　③骨折远端向掌侧移位（屈曲型）

图8-91　桡骨远端骨折的类型

1. 伸直型骨折　伸直型桡骨远端骨折又称科雷斯（Colles）骨折，临床多见。跌倒时，患肢腕关节呈背伸位，手掌部着地，躯干向下的重力与地面向上的反作用力交集于桡骨下端而发生骨折（图8-92①）。暴力较大时，骨折远端向桡侧和背侧移位，桡骨下端关节面向背侧倾斜。严重移位时，两折端可重叠，腕及手部形成"餐叉状"畸形，且常合并有下尺桡关节脱位及尺骨茎突骨折。老年人骨质疏松骨折常呈粉碎性并可波及关节面，此类骨折若畸形愈合，可使腕关节的功能产生严重障碍。

2. 屈曲型骨折　屈曲型桡骨远端骨折又称史密斯（Smith）骨折，临床少见。跌倒时，腕关节呈掌屈位，手背着地，传达暴力作用于桡骨远端而造成骨折（图8-92②）。骨折平面同伸直型骨折，但移位方向相反。手腕部形成"锅铲"状畸形。桡骨远端的背侧被外力直接打击，亦可造成此型骨折。

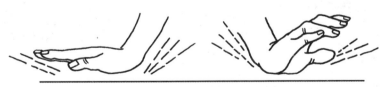

①跌倒时手掌着地常造成伸直型骨折

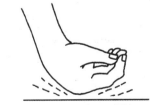

②跌倒时手背着地常造成屈曲型骨折

图8-92　桡骨远端骨折的常见受伤姿势

【临床表现】

患者多为跌倒受伤，少数病例由外力直接打击腕部所致。临床以伸直型常见，约占桡骨远端骨折的 90% 左右。多发生于中老年，女性多于男性。伤后腕关节局部疼痛肿胀，腕关节活动障碍；伸直型骨折可见餐叉样畸形；屈曲型骨折移位明显者可有锅铲样畸形。桡骨下端压痛明显，可触及骨擦感。腕关节正侧位 X 线片可明确骨折的类型和移位方向。

【诊断与鉴别诊断】

根据受伤史、临床症状、体征及 X 线检查可做出诊断。

无移位骨折或不完全骨折时，肿胀多不明显，患者仅感局部轻微疼痛，也可有环形压痛和纵向叩击痛，腕和指运动不便。伸直型桡骨远端骨折与背侧巴通骨折，屈曲型桡骨远端骨折与掌侧巴通骨折的临床表现相似，主要依靠 X 线进行鉴别诊断。

【治疗】

无移位骨折或不全骨折，仅用夹板固定即可。移位骨折需根据骨折类型采用相应的方法整复固定。陈旧性骨折畸形愈合者，可切开复位以钢板固定。

1. 手法复位　复位时患者取坐位或卧位，肩外展 90°，肘屈曲 90°，前臂中立位。

第一步，采用拔伸牵引手法纠正重叠移位：令近端助手握住患肢前臂上端，远端助手双手握住患肢手掌部，先沿畸形方向然后沿前臂纵轴方向进行拔伸牵引（图 8-93 ①）。

第二步，横挤、尺偏腕关节，纠正侧方移位：术者一手置于骨折远端的桡侧，另一手置于骨折近端的尺侧相对横挤，同时令远端助手将患肢腕关节极度尺偏，以纠正桡侧移位，恢复尺偏角（图 8-93 ②）。

第三步，端提、屈曲（或伸直）腕关节，纠正骨折的掌背侧移位，恢复掌倾角：对伸直型骨折，术者双手拇指置于骨折远端的背侧，余指置于骨折近端的掌侧，相对用力挤压端提，同时令远端助手将腕关节极度屈曲，以纠正骨折的背侧移位和恢复掌倾角（图 8-93 ③）。注意保持腕部在旋前及轻度掌屈尺偏位，直至应用外固定。对屈曲型骨折，术者双手拇指置于骨折远端的掌侧，余指置于骨折近端的背侧，相对用力挤压端提，同时令远端助手将腕关节极度背伸，以纠正骨折的掌侧移位和恢复掌倾角（图 8-93 ④）。注意保持腕部在旋后及轻度背伸尺偏

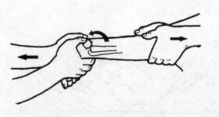

①牵引及反向旋转纠正重叠及旋转移位

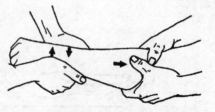

②横挤手法纠正骨折向桡侧移位

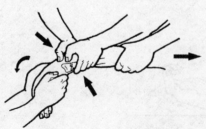

③端提并屈腕纠正骨折向背侧移位

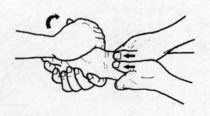

④端提并伸腕纠正骨折向掌侧移位

图 8-93　桡骨远端骨折手法复位示意图

位，直至应用外固定。

2. 手术治疗　闭合整复失败者、陈旧性骨折畸形愈合者，可切开复位钢板固定，骨缺损及粉碎区域应以自身松质骨植骨填充。

3. 固定方法　维持牵引下用夹板超腕关节固定。伸直型骨折在骨折远端背侧和近端掌侧各放一平垫，其桡侧及背侧夹板应超腕关节，置关节于轻度屈曲位固定（图 8-94）。屈曲型骨折压垫置于远端的掌侧和近端的背侧，桡侧夹板和掌侧夹板超腕关节，置关节于轻度背伸位固定（图 8-95）。压垫夹板置妥后用 3～4 条布带捆扎固定，将前臂悬吊固定 4～6 周。

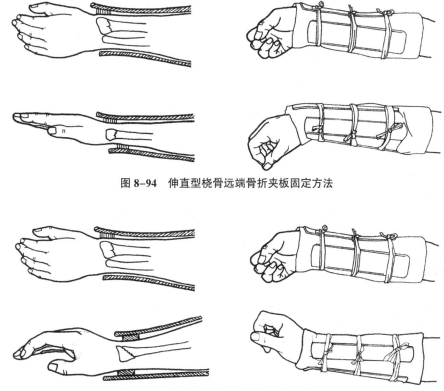

图 8-94　伸直型桡骨远端骨折夹板固定方法

图 8-95　屈曲型桡骨远端骨折夹板固定方法

【预后与康复】

早期应进行积极的掌指关节及指间关节屈伸活动，如握拳肌肉静力收缩等。同时必须十分重视肩、肘关节的活动，尤其是老年患者更应积极地进行肩关节的功能活动，以防止并发肩周炎及其他并发症。解除外固定后，在外用熏洗药物的配合下做腕关节屈伸和前臂旋转功能活动。

桡骨远端骨折临床如处理不当，临床可发生多种并发症。较为常见的是创伤后骨萎缩、肩手综合征、伸拇长肌腱断裂、骨折畸形愈合等，应及时发现，进行相关治疗。

附：巴通骨折

巴通（Barton）骨折很少见，分为前缘（掌侧缘）、后缘（背侧缘）两种类型。

1. 背侧缘骨折　多为间接暴力引起，常见于跌倒时腕背伸而前臂旋前，腕骨冲击桡骨远端关节面之背侧缘，造成骨折。侧位 X 线片上骨折更易见到。骨折位于桡骨远端背侧缘，骨折块呈楔形，包括了关节面的1/3，多向背侧及近侧移位，呈腕关节半脱位状（图8-96①）。复位方法为：牵引下将移位的骨折块向掌侧及远侧推挤，即可复位。通常以短臂石膏托将腕关节固定于中立位。为防止再移位，应使腕掌韧带处于紧张状态（图8-96②）。

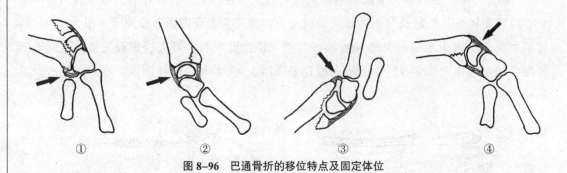

① ② ③ ④

图8-96　巴通骨折的移位特点及固定体位

2. 掌侧缘骨折　多为摔倒时手背着地，应力沿腕骨冲击桡骨远端的掌侧缘造成骨折。其骨折块较背侧缘骨折者为小，向近侧及掌侧移位，腕骨随之半脱位（图8-96③）。其治疗方法与屈曲型桡骨远端骨折类似。固定时，应使腕背韧带处于紧张状态，以免骨折再移位（图8-96④）。

第三节　腕、手部损伤

一、月骨脱位

月骨脱位（lunate dislocation）是指月骨相对于周围的腕骨和桡骨远端的掌侧和背侧移位，后者极少见。

【病因病理】

正常月骨正面观为四方形，侧面观呈半月形，位于近排腕骨正中，其凸面与桡骨远端关节面构成关节，其凹面与头骨相接触，内侧与三角骨、外侧与舟骨互相构成关节。在月骨与桡骨远端前、后两面，有桡月背侧、掌侧韧带相连，其滋养血管经背侧及掌侧韧带进入骨内（图8-97）。

脱位原因与月骨特殊的解剖学形态有关，腕关节极度背伸时，头骨与桡骨远端背侧缘强力推挤导致月骨掌侧脱位。月骨脱位分为月骨前脱位和月骨完全脱位两种：前脱位仅有掌侧韧带断裂，较多见；完全脱位者可见掌、背侧韧带均断裂，较少见，但易发生缺血性坏死。

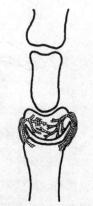

图8-97　月骨与桡骨的连接与血供

【临床表现】

患者有外伤史，摔倒时手呈背伸、尺偏、旋前位着地。腕关节肿胀、疼痛、压痛、活动受限及握力下降。手指呈半屈曲状，被动伸展及主动屈曲手指均可引起剧烈疼痛。腕关节掌侧饱满，可触及骨性物体隆起，可同时伴有正中神经嵌压症状（图8-98）。陈旧性脱位有时可导致指屈肌腱磨损而出现断裂。

X线正位片可见月骨轮廓由梯形变为三角形，周围关节间隙宽窄不等。侧位片可见月骨相对桡骨向掌侧脱位或掌屈曲度加大，桡月关节背侧间隙明显变宽，头骨脱离月骨远侧的凹面与其背侧极相对；月骨也可脱出进入腕管内，完全失去与桡骨远端、头骨的正常解剖关系（图 8-99）。

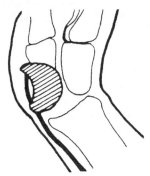

图 8-98 月骨脱位压迫正中神经

【诊断与鉴别诊断】

根据受伤史、临床症状、体征及 X 线检查可做出诊断。临床主要与月骨周围腕骨脱位鉴别：月骨周围脱位系月骨周围的腕骨相对于桡骨远端向背侧或掌侧移位，与月骨及桡骨远端的正常解剖关系丧失，而月骨与桡骨的解剖关系仍维持正常。多为背侧脱位，而且常并发腕骨或桡、尺骨远端骨折。X 线正位片可见腕关节弧线中断，头骨与月骨、桡骨与舟骨影像重叠区域加大，腕中关节间隙消失；舟月骨关节间隙加宽，其他腕骨及桡骨、尺骨远端可见骨折线。侧位片可见舟骨掌屈，月骨与桡骨远端解剖关系正常，其余腕骨向背侧或掌侧脱出。月骨周围的腕骨如有骨折，其远端脱向背侧或掌侧，近端可仍在原位（图 8-100）。

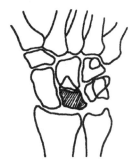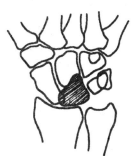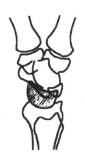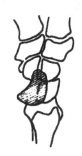

①正常月骨正位X线征象　②月骨脱位的正位X线征象　③正常月骨侧位X线征象　④月骨脱位的侧位X线征象

图 8-99 正常月骨 X 线影像与月骨脱位的 X 线表现

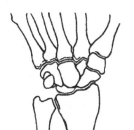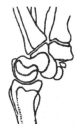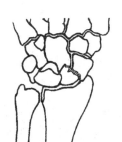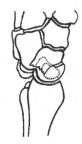

图 8-100 月骨周围腕骨脱位和经舟骨月骨周围腕骨骨折、脱位

【治疗】

月骨脱位的治疗，需视损伤程度及脱位时间长短而定。新鲜月骨脱位应在臂丛麻醉下手法复位；复位困难者，则可在 X 线辅助下针拨复位。

1. 复位

（1）手法复位　患肢充分麻醉下，患者卧位，肘关节屈曲90°，前臂置于旋后位，腕部极度背伸，近端助手握住肘部，远端助手握食指与中指，对抗牵引3～5分钟，术者两手四指托住腕背部，向掌侧端提，使桡骨与头状骨之间的关节间隙加宽，然后用两手拇指尖推压月骨凹面的远端，迫使月骨进入桡骨与头状骨间隙，同时令远端助手逐渐将腕关节掌屈，术者指下如

NOTE

有滑动感，中指可以伸直者，说明复位成功（图8-101）。

（2）针拨整复法 麻醉后，在无菌操作及X线透视下，用20号注射针头或细钢针，自掌侧把针刺入月骨凹面的远端，在对抗牵引下将腕关节极度背伸，然后由掌侧向背侧顶拨，并逐渐将腕关节掌屈，使之复位（图8-102）。拍摄腕关节正侧位X线片，若月骨凹形关节面与头状骨已构成关节，说明已复位。予以充分固定。

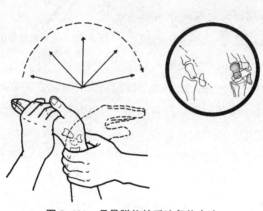

图8-101 月骨脱位的手法复位方法

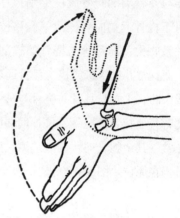

图8-102 月骨脱位的针拨整复法

（3）手术复位 闭合复位疗效不满意、陈旧性脱位或正中神经嵌压、肌腱断裂者，可行切开复位克氏针内固定。正中神经嵌压可行神经外膜松解。如韧带完全断裂及切开复位不成功，而关节软骨无明显损伤者，可行月骨切除和肌腱充填。如关节软骨严重破坏者，可行近排腕骨切除及腕关节融合。根据术式予以固定。

2. 固定 用塑形夹板或石膏托将腕关节固定于患手旋前、掌屈30°~40°位（图8-103）。1周后改为中立位，再固定3~5周。

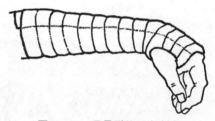

3. 药物治疗 内服中药按骨折三期辨证用药，若无其他兼证，可在肿消后，尽早补益肝肾。拆除外固定后，加强外用中药熏洗，促进腕关节功能恢复。

图8-103 月骨脱位固定方法

【预后与康复】

固定期间，除被固定的腕部外，应鼓励患者做指、掌关节的屈伸活动，以促进患肢消肿。解除固定后，逐渐做腕关节主动屈伸活动。但早期应避免做过度腕背伸动作，应逐步加大活动度，以防月骨重新脱出。

由于外力作用的大小不同，月骨向掌侧脱出的程度不一，其预后亦有区别。当损伤暴力较小，桡月背侧韧带断裂，或月骨后角撕脱骨折，月骨向前旋转<90°，脱于桡骨下端的前部，其凸面朝后，凹面朝前，由于掌侧血供存在，月骨一般不发生缺血坏死。如暴力强大，月骨向前翻转移位超过90°甚至达270°，严重者可出现月骨凹面向后，凸面向前，此时桡月背侧韧带断裂，桡月掌

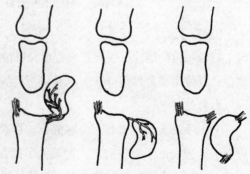

图8-104 月骨脱位的类型与血供的关系

侧韧带扭曲或断裂，月骨血液供应部分受阻甚至中断，则可发生月骨缺血性坏死（图 8-104）。月骨脱位如损伤较重或处理不当，后期有出现月骨坏死、创伤性关节炎等并发症的可能。

二、掌指关节脱位

掌指关节脱位（dislocation of metacarpal phalangeal joint），系掌骨头与指骨基底部发生移位。以拇指掌指关节脱位常见，食指掌指关节脱位次之，第 3～5 掌指关节脱位少见。

【病因病理】

掌指关节脱位可分为背侧脱位和掌侧脱位，以背侧脱位多见。外力作用于拇指使掌指关节极度背伸，使附着在掌骨远端的掌板撕脱，力量继续作用进而导致掌骨头由破裂处脱向掌侧，近节指骨基底脱向掌骨头背侧（图 8-105）。第 2～5 掌指关节脱位较拇指掌指关节脱位少见，亦以背侧脱位多见，侧方和前方脱位较少见。常由过伸暴力引起，掌指关节被过度背伸扭曲而发生。掌骨头向掌侧移位，指骨基底部向背侧移位，屈指肌腱被推向掌骨头尺侧，蚓状肌脱向桡侧，掌板移至掌骨头背面，掌骨颈掌面被掌浅横韧带卡住。

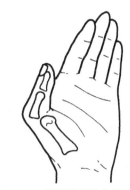

图 8-105 拇指掌指关节背侧脱位

【临床表现】

伤后手指疼痛、肿胀。拇指（或其他手指）外形短缩、背伸，指间关节屈曲，拇指（或其他手指）掌侧面隆起（图 8-106 ①），可触及皮下之掌骨头，掌指关节呈过度背伸而弹性固定，掌指关节功能丧失。

【诊断与鉴别诊断】

根据外伤史、临床表现和 X 线检查，可做出诊断。X 线正位片显示掌指关节间隙消失（图 8-106 ②）；侧位或斜位片可见掌骨头向掌侧移位，近节指骨基底部向背侧移位。

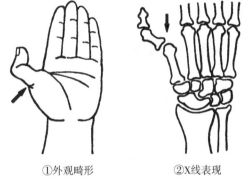

①外观畸形　　②X线表现

图 8-106 拇指掌指关节脱位的外观畸形和 X 线表现

【治疗】

掌指关节脱位早期可试行手法复位，多能成功。如反复多次复位未能成功者，说明系掌骨头前方关节囊或拇指屈肌腱卡住掌骨颈，阻碍复位，应果断放弃手法复位的尝试，采用手术治疗，否则将贻误病情。

1. 复位

（1）手法复位　将患肢腕关节及近节指间关节屈曲，以放松屈指肌腱。术者用拇、食指握住脱位指骨（或用一绷带绕结于患指上），顺畸形方向持续牵引，同时另一手握住腕关节相对牵引，再用拇指抵住患指近节指骨基底部，并向掌骨头远侧及掌侧推压，使脱位的指骨基底部与掌骨头相对，然后向掌侧屈曲患指即可复位（图 8-107）。

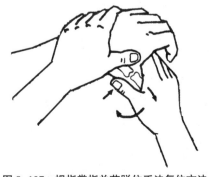

图 8-107 拇指掌指关节脱位手法复位方法

（2）手术复位　若手法多次未能复位，说明应手术切开复位。掌指关节脱位时，如出现关节交锁征，采用暴力牵拉，可造成组织损伤甚至掌骨头骨折（图8-108）。

2. 固定　将患指置于轻度屈曲，对掌功能位，用铝板或竹板压弯塑形，固定1～2周。然后进行主动屈伸关节的功能锻炼。注意关节应固定在屈曲位，在此位置侧副韧带紧张、关节稳定，可避免侧方移位。如采用掌指关节伸直位固定，因侧副韧带松弛，如关节于伸直位固定过久，侧副韧带会短缩，造成关节僵直，导致功能障碍。

3. 药物治疗　早期应用活血祛瘀、消肿止痛之剂，可选用舒筋活血汤加减。去固定后，应重用舒筋活络的中药熏洗患手。

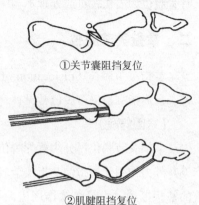

①关节囊阻挡复位

②肌腱阻挡复位

图 8-108　掌指关节脱位关节交锁

【预后与康复】

早期需要重视患指以外手指的功能锻炼，去除外固定后，可做患指的掌指关节和指间关节的主动伸屈活动，活动范围由小到大，力量由轻到重，逐渐进行。切忌采用粗暴手法推拿。指间关节脱位其手指功能的恢复较缓慢，常需3～8个月才能恢复，且常有脱位关节增粗、强硬，伸屈功能受限、疼痛等后遗症。

三、指间关节脱位

指间关节脱位（interphalangeal dislocation）临床颇为多见，各手指的近侧和远侧指间关节均可发生。

【病因病理】

指间关节分为近侧和远侧指间关节。手指间关节，由近节指骨滑车与远行指骨基底部构成。该关节为屈戌关节，仅能做屈伸运动，关节囊的两侧有侧副韧带加强。过伸、扭转或侧方挤压等形式的暴力，均可造成指间关节囊撕裂或破裂、侧副韧带断裂，进而产生指间关节

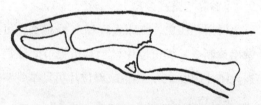

图 8-109　指间关节脱位伴指骨基底撕脱性骨折

脱位，有时伴有指骨基底撕脱性骨折（图8-109）。临床以背侧或侧方脱位多见，前方脱位极为罕见。

【临床表现】

伤后关节局部疼痛、活动障碍。检查时可见伤指肿胀畸形、压痛明显，被动活动时疼痛加剧，且可有明显的弹性固定感。伴有侧副韧带断裂或有指骨基底撕脱性骨折者，则可出现明显的侧方异常活动。

【诊断与鉴别诊断】

根据外伤史、临床表现和X线检查，可做出诊断。X线摄片可明确诊断，并确定有无并发骨折。必须注意的是，很多患者常自行牵拉而复位，就诊时常无明显的脱位体征，X线摄片亦可无脱位征象，此时也应按关节脱位处理。

【治疗】

1. 复位

（1）手法复位 术者一手固定患肢掌部，另一手握住伤指做顺势牵引，同时用拇指将脱位的指骨基底部推向前方，同时食指托顶指骨头向背侧，逐渐屈曲指间关节，即可复位（图 8-110）。

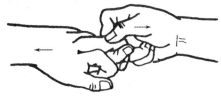

图 8-110 指间关节脱位的手法复位

（2）手术复位 若合并骨折，骨折片有明显分离移位，骨折片旋转或嵌入关节间隙，导致手法复位失败者，或复位后不能维持对位者，应切开复位细克氏针固定。若合并侧副韧带断裂者，则需手术修补侧副韧带。陈旧性指间关节脱位可行关节融合术。

2. 固定方法 用塑形铝板或竹片，置于手指的掌侧，固定患指于轻度对掌位 1~2 周。或用绷带卷置于手掌心，将手指固定于屈曲位亦可。此外亦可用邻指胶布法固定。

3. 药物治疗 早期应内服活血祛瘀、消肿止痛之剂，可选用舒筋活血汤加减。去固定后，应重用舒筋活络的中药熏洗患手，如上肢损伤洗方。并可配合轻手法按摩，以理顺筋络。

【预后与康复】

伤后 2~3 周，损伤之关节囊及韧带修复后即可进行主动锻炼，屈伸掌指关节和指间关节，活动范围由小到大，逐渐加大。同时配合应用中药熏洗疗法。禁忌强力推扳按摩等被动活动。

指间关节脱位后，指间关节囊的修复缓慢，常常需要 3~5 月才能彻底恢复。治疗不当常出现关节增粗、强直僵硬以及活动痛等后遗症。

四、腕舟骨骨折

腕舟骨骨折（fracture of scaphoid bone of wrist）是腕部最为常见的骨折之一，多发于青壮年。据统计，近 1/6 的腕舟骨骨折发生不愈合。近年来，人们对腕舟骨的功能、解剖、生物力学特点、损伤机制、诊断及治疗等进行了较多的研究，使腕舟骨骨折的疗效有了较大提高。

【病因病理】

腕舟骨是近排腕骨中最长最大的一块，呈长弧形，其状如舟，很不规则。腕舟骨分结节、腰部和体部三个部分。其远端呈凹面，与头状骨构成关节；其近端有凸面与桡骨构成关节；其尺侧与月骨，桡侧与大、小多角骨分别构成关节，故其表面大部分为关节软骨所覆盖。腕舟骨的血液供应较差，只有腰部及结节部有来自背侧桡腕韧带和掌侧桡腕韧带的小血管供应营养（图 8-111）。

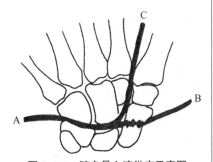

图 8-111 腕舟骨血液供应示意图

腕舟骨骨折多由使腕关节背伸、桡偏及旋前的暴力作用所致。损伤时桡偏程度越大，骨折越靠近舟骨的近极，而结节部骨折则常与腕关节尺偏和直接暴力作用有关。

按骨折所在部位及血供情况，可分为以下 4 种类型（图 8-112）：

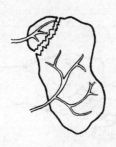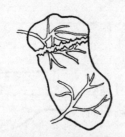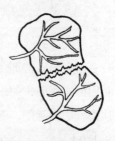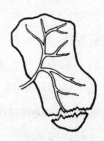

图 8-112　腕舟骨骨折类型及其与血运的关系

1. 结节骨折　舟骨结节部为关节囊和韧带的附着处，多为撕脱骨折，该处血供丰富，4 周左右可愈合。

2. 远 1/3 骨折　舟骨远端血液供应较好，易愈合，但需较长的时间。

3. 腰部骨折　为最多见的一种。由于进入舟骨的血管部位有变异，部分舟骨腰部血供较差，且骨折断端受剪力较大。愈合时间较长，约有 30% 的骨折不愈合。

4. 近 1/3 骨折　骨折处紧靠月骨，表面多为软骨关节面，无血管进入，血供断绝，骨折极易不愈合或发生坏死。

【临床表现】

伤后腕关节桡侧疼痛，关节活动受限，拇指纵向挤压试验可诱发骨折部位的疼痛。鼻烟窝压痛明显，鼻烟窝肿胀变浅或消失（图 8-113）。

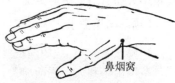

图 8-113　腕舟骨骨折压痛点

【诊断与鉴别诊断】

根据外伤史、临床表现和 X 线检查，可做出诊断。X 线片对舟骨骨折的诊断非常重要。腕中立位时侧位 X 线片上舟骨呈倾斜状，近端在背侧，远端在掌侧。舟骨纵轴线与月骨纵轴线呈 30°~60° 交角。怀疑有舟骨骨折时，应做正、侧、舟骨位摄片（图8-114）。正位片可呈现舟骨的全长，有利于骨折线的显示，特别是对无移位的腰部骨折更有意义。侧位片可见舟骨关节面呈台阶状影，并对观察骨折脱位及是否合并有其他腕骨脱位的意义较大。

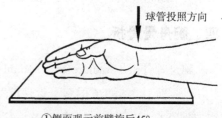

①侧面观示前臂旋后45°

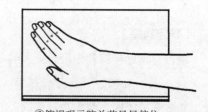

②俯视观示腕关节呈尺偏位

图 8-114　腕舟骨骨折摄片检查的特殊体位

舟骨骨折容易漏诊，常规 X 线片无异常发现，而临床高度怀疑时，可选用 CT、MRI 等进一步明确诊断。或先将伤腕制动，2~4 周后再拍片，若有骨折则骨折处有骨质吸收，骨折线即清楚可见。3 个月以上的陈旧性腕舟骨骨折，可出现骨折近端相对密度增高、关节面出现台阶状、舟骨中部囊样改变等现象。

陈旧腕舟骨骨折需与先天性双舟骨鉴别。先天性双舟骨在临床上少见，在 X 线照片上两块骨之间界线清楚、整齐、光滑，无致密性坏死或边缘不整齐的现象。必要时可摄健侧腕关节 X 线片作对照。

【治疗】

新鲜的无移位骨折、侧方移位幅度小于 1mm 或结节部的稳定骨折以管型石膏或塑形硬纸壳固定，只要固定得当和及时，通常可获得良好的愈合。陈旧稳定骨折如骨折断端硬化和骨吸收不明显，可用外固定，数月后仍不愈合，可考虑手术。侧方移位幅度超过1mm，舟月交角>60°的不稳定骨折及陈旧性骨折以切开复位外固定为宜。对于新鲜的不稳定骨折可首选闭合复位，但一般手法复位要达到解剖位置较为困难。

1. 复位

（1）手法复位　患者坐位或卧位，肩关节外展，屈肘90°，近、远端助手分别握住患肢上臂和手指行适度牵引，并使前臂处于中立位或轻度旋前位，术者两拇指置于骨折远端的背、桡侧，余指托住患肢腕关节掌侧和尺侧。令远端助手先将腕关节背伸并轻度桡偏，然后再做掌屈、尺偏，术者两拇指将骨折远端向掌侧、尺侧按压，使之复位（图8-115）。

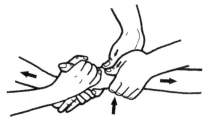
图8-115　腕舟骨骨折的手法整复方法

（2）手术复位　手术指征一般限于骨折不愈合及有并发症者，如骨折块缺血性坏死和有创伤性关节炎改变者。手术的基本作用是促进骨折愈合、消除骨折部的剪力和减轻疼痛。应根据患者的具体病情，采取相应的手术方法。

2. 固定方法

（1）管型石膏固定方法　固定范围以不妨碍握拳及各指的屈伸活动为宜，其上端至前臂中上1/3，下端至拇指掌指关节及其他4个掌骨的近2/3部（图8-116）。固定体位应根据骨折部位的差异而有不同。固定时间：无移位的骨折一般固定8～12周；移位的骨折固定12～16周。

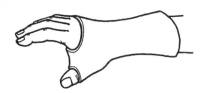
图8-116　腕舟骨骨折的管型石膏固定方法

（2）塑形硬纸壳固定法　此法经济实用，且有利于手指功能锻炼。取1.0～1.5mm厚的硬草纸板片，长度为第1指端至前臂下1/2处，略宽于患掌。将患掌置于硬纸壳上用笔画下手掌背侧和腕部轮廓并剪下，逐步修整并浸水使之软化。然后将纸板顶端凸圆部分放在桡侧与第1掌指关节平齐。纸片较宽部用于环包掌、腕、臂部，掌侧平掌横纹，背侧平第2～4掌骨末端，上端至前臂下1/2部。腕鼻烟窝处放一小固定垫，胶布固定于皮肤上，以挤压断端，有利于骨折端接触和稳定。最后将前臂置于中立位，腕功能位塑形湿纸壳用绷带包扎固定，待干燥后，纸壳即可恢复原有硬度，达到固定效果（图8-117）。固定体位及时间同前。

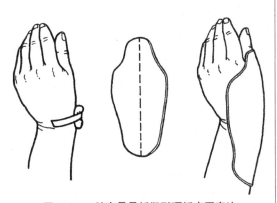
图8-117　腕舟骨骨折塑形硬纸壳固定法

腕舟骨骨折不能采用夹板或石膏托固定，因固定达不到制动要求，未完全限制舟骨活动，而影响骨折愈合。此外，管型石膏使用时固定范围不够或松紧度掌握不当，亦会造成舟骨不愈合，或肢体远端缺血坏死。

3. 药物治疗　早期治宜活血祛瘀，消肿止痛，可内服活血止痛汤或壮筋养血汤。中期宜接骨续损，可内服肢伤二方或正骨紫金丹等。后期宜养气血，补肝肾，壮筋骨，内服健步虎潜丸、六味地黄丸或补中益气汤。外用五加皮汤或骨科外洗二方煎水熏洗。

【预后与康复】

固定早期可开始手指屈伸活动，如握拳伸指活动（可促进腕部血液循环，利用肌肉收缩力，使断端纵轴加压而紧密吻合）及托手屈肘等活动。解除固定后，可逐渐练习腕关节屈伸活动。必须强调的是舟骨骨折部位不同，血运供应情况不一样，如结节部血运较丰富，其他部位血运较差，故愈合时间一般相对肢体其他部位为长，不能简单地以一般的骨折愈合时间为标准。

腕舟骨骨折的预后与骨折的类型有很大关系：远端及结节部骨折较容易愈合；近端骨折极易出现不愈合或缺血坏死；腰部骨折则介于两者之间。功能锻炼不能过早，否则可致骨折端在未完全愈合的情况下重新断裂，导致骨折延迟愈合甚至不愈合。

五、掌骨骨折

掌骨骨折（fracture of metacarpal bones）是常见的手部骨折之一，多见于成人，儿童较少见，男性多于女性。

【病因病理】

直接暴力和间接暴力均可造成掌骨骨折。临床上第1掌骨与第2～5掌骨骨折的机理和移位特点有显著差异，不仅如此，同一掌骨因骨折部位不同，其机理及移位特点亦有较大的区别。

第1掌骨短而粗，活动性较大，骨折多发生于基底部，还可合并腕掌关节脱位，临床上较常见。第2、3掌骨长而细，握拳击物时重力点多落在第2、3掌骨，故容易发生骨折。第4、5掌骨既短而又细，且第5掌骨易遭受打击而发生掌骨颈骨折。手部周围的肌肉、肌腱较多，肌肉的收缩作用可影响掌骨骨折的移位。

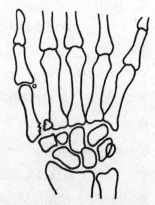

1. 第1掌骨基底部骨折脱位（Bennet's 骨折脱位）　通常由沿拇指纵轴传导的暴力引起，骨折线由掌骨基底内上方斜向外下方进入腕掌关节内，掌骨基底内侧形成三角形的骨块。此骨块因与掌侧韧带相连，仍留在原位，而骨折远端从大多角骨关节面上滑向外侧和背侧，加之拇长展肌和拇短屈肌的牵拉，造成腕掌关节脱位（图8-118）。

图 8-118　Bennet's 骨折脱位

2. 掌骨颈骨折　间接暴力和直接暴力均可引起，但以握拳时掌骨头受到冲击的传达暴力致伤者为多见，又名"拳击者骨折"。以第5掌骨颈骨折为多见，第2、3掌骨次之。骨折后断端因受骨间肌及蚓状肌的牵拉，向背侧凸起成角（图8-119）。

3. 掌骨干骨折　大多由直接暴力造成，可为单根或多根骨折，多为横断形或粉碎性。由扭转或传达暴力引起者，多为螺旋形或斜形骨折。单根掌骨干骨折移位较少，而多根掌骨干骨折后受骨间肌及蚓状肌的牵拉作用，骨折移位较多，断端多向背侧成角及侧方移位（图8-120）。

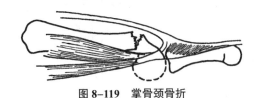

图 8-119　掌骨颈骨折

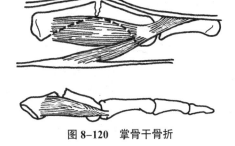

图 8-120　掌骨干骨折

【临床表现】

伤后局部疼痛、肿胀，患指、掌活动不利。第 1 掌骨基底部骨折时，虎口不能张开。检查时可触及明显的压痛或骨擦感。有重叠移位者，掌骨短缩，掌骨头凹陷；掌骨颈骨折者，由于近节指骨向背侧脱位，可形成掌指关节过伸的畸形；有时可见成角畸形，如第 1 掌骨基底骨折断端向背、桡侧成角。

【诊断】

根据外伤史、临床症状、体征及 X 线检查，可明确骨折的部位及类型。行 X 线检查时必须注意：第 1 掌骨的拍摄体位应该是将患肢前臂极度旋后，使第 1 掌骨与片盒完全平行；第 2～5 掌骨骨折时，一般不拍摄侧位片，应拍摄掌骨正、斜位片。斜位片可使掌骨分散排列而便于观察。

【治疗】

掌骨骨折的治疗要求根据不同部位骨折的特点，采用相应的复位和固定方法。复位要求相对较高，不能允许有成角、重叠、旋转等移位的存在，否则将影响手的功能。

1. 复位

（1）手法复位

①第 1 掌骨基底部骨折脱位　患者取坐位，术者一手握住患腕，拇指置于第 1 掌骨基底部骨折成角处，另一手握住患者伤手拇指，先顺畸形对抗牵引，继之将患指外展 45°左右，并向桡侧牵引，然后将第 1 掌骨头向桡侧与背侧扳拉，同时握腕手拇指用力向掌侧和尺侧推压骨折成角处，以矫正骨折向桡侧与背侧的成角畸形，使骨折复位（图8-121）。

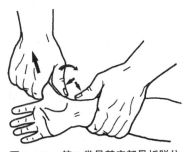

图 8-121　第 1 掌骨基底部骨折脱位的手法复位示意图

应注意的是整复第 1 掌骨基底部骨折脱位应使第 1 掌骨外展，并用拇指按压骨折端向尺、掌侧，使之复位。

②掌骨颈骨折　患者体位同前，助手握持前臂下段，术者一手握住手掌，用手指捏持骨折近端，另一手拇、食两指捏住患指，将掌指关节屈曲 90°，可使掌指关节侧副韧带紧张，近节指骨基底部上顶并托住掌骨头，而将其推向背侧，与此同时用拇指将掌骨干向掌侧按压，即可纠正畸形，骨折和脱位亦可随之复位（图 8-122 ①）。整复时要避免将掌指关节背伸或处于伸直位时进行牵引，否则会使掌骨头向掌侧旋转（以侧副韧带在掌骨头上的止点处为轴心旋转），加重掌骨头的屈曲畸形，使整复更加困难（图 8-122 ②）。

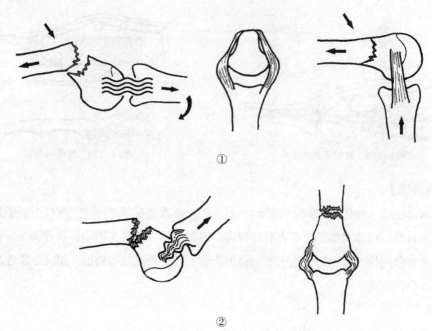

图 8-122　掌骨颈骨折的复位过程示意图

③掌骨干骨折　患者体位同前，助手握持前臂下段，术者一手牵引患指，另一手拇指向背侧、掌侧按压骨折处，以矫正背侧成角畸形；然后用两手拇指及食、中指分别置于骨折处两边间隙的掌、背侧，用力夹挤分骨，以矫正侧方移位，使骨折复位（图 8-123）。

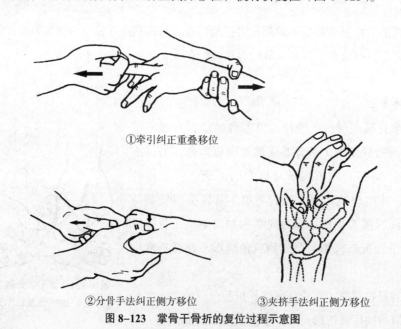

①牵引纠正重叠移位

②分骨手法纠正侧方移位　　　③夹挤手法纠正侧方移位

图 8-123　掌骨干骨折的复位过程示意图

（2）牵引复位　一般多用于不稳定的第 1 掌骨基底部骨折脱位，但亦可用于其他指骨骨折。拇指指骨牵引的具体操作方法是：在局麻下，自指横纹末端沿远节指骨纵轴向上至指端划一纵线，再从指甲根部划一横形环线，两线相交于拇指侧方，其交叉点为穿针部位，常规消毒后穿针。然后将拇指置于外展对掌位包上一管型石膏，下缘至掌横纹，上缘在前臂部。将中号铁丝弯成舌状，铁丝两端放在拇指石膏管两侧，用石膏绷带加以固定，在骨牵引针上套上指牵引弓，用橡皮条捆扎于舌状架上，松紧应适宜（图 8-124）。皮肤牵引的方法与骨牵引的方法大致相同，其区别在于以拇指两侧各粘 1 条 2cm×10cm 的胶布取代骨牵引的钢针和牵引弓（图 8-125）。

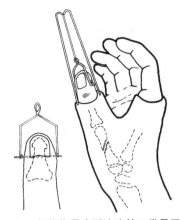

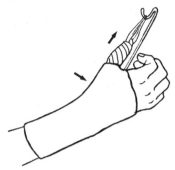

图 8-125　拇指皮肤牵引治疗
第 1 掌骨骨折

图 8-124　拇指指骨牵引治疗第 1 掌骨干骨折

（3）手术复位　适用于：多发性掌骨干骨折；骨折或合并脱位闭合整复失败者；陈旧性骨折脱位畸形愈合者；指骨骨折手法复位不成功者或斜形骨折不稳定者；开放性骨折 8 小时内，污染较重者或伴有皮肤缺损、肌腱损伤者；骨折畸形愈合需手术矫正者。可采用切开复位克氏针或微型钢板螺钉内固定。手法整复后不易维持位置的横形或短斜形骨折，可用 X 线透视下经皮克氏针固定。

2. 固定方法

（1）第 1 掌骨骨折　第 1 掌骨基底部骨折或骨折脱位复位后，首先于基底部骨折远端桡、背侧及掌骨头的掌侧各放置一小块平垫，用胶布粘贴于皮肤上。其中桡、背侧垫具有防止骨折成角和关节脱位的作用；掌侧垫可防止骨折端因屈肌收缩而向掌侧屈曲。然后用一塑成约 30°的弧形夹板置于第 1 掌骨及前臂的背桡侧，使弧形夹板的成角处对准腕关节。用宽胶布或绷带将夹板固定于患肢前臂和腕部，最后用 1 条窄胶布将置于掌骨头的平垫固定在弧形夹板的远侧，维持第 1 掌骨在外展 30°、轻度背伸及拇指屈曲对掌位（图 8-126）。固定时间以骨折临床愈合为准，一般为 4～6 周。

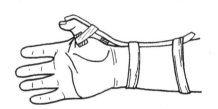

图 8-126　第 1 掌骨骨折固定方法

（2）掌骨颈骨折　骨折整复后，用直角夹板将掌指关节和近侧指间关节固定于屈曲 90°位（图 8-127）。固定 3～4 周后，即可拆除外固定。

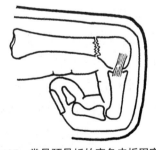

图 8-127　掌骨颈骨折的直角夹板固定方法

（3）掌骨干骨折　骨折复位后，先于骨折部背侧的两侧骨间隙各放置 1 分骨垫，并以胶布固定之。如骨折端向掌侧成角，则在掌侧放 1 平垫。然后在掌侧与背侧各放 1 块厚约 2～3mm，长度略短于掌骨干，宽度约为两指骨宽度的夹板，外用胶布固定和绷带缠绕包扎。固定时间一般为 3～4 周。对不稳定骨折可在夹板固定的基础上，加用"T"形铝板做末节指骨牵引或皮肤牵引（图 8-128），以维持骨

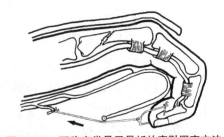

图 8-128　不稳定掌骨干骨折的牵引固定方法

折于功能位愈合。

3. 药物治疗 早期治宜活血祛瘀，消肿止痛，可内服活血止痛汤。中期宜接骨续损，可内服正骨紫金丹等。后期宜养气血，补肝肾，壮筋骨，内服六味地黄丸或补中益气汤。外用五加皮汤煎水熏洗。

【预后与康复】

固定后可开始做除患指外的肩、肘关节的功能锻炼。3~4周内严禁做下述动作：第1掌骨骨折禁做腕掌关节内收活动；掌骨颈骨折禁做伸指活动；第2~5掌骨干骨折严禁用力做患指屈伸活动等。4~6周后解除固定，掌指及指间关节大多存在不同程度的活动障碍，应在外用熏洗药物的配合下，开始手指和腕关节的主动活动锻炼，禁止进行被动的扳拉动作。因强行的被动活动可导致关节囊、侧副韧带发生不同程度的损伤，反而加重关节的僵硬。

掌骨骨折对固定位置要求比较高，对骨折治疗起关键性的作用，如固定位置不妥，可造成重新移位、畸形愈合，以及长期伸直位固定引起关节僵硬等。如第1掌骨基底部骨折脱位，将拇指置于背伸外展位固定，将加重掌骨骨折向背、桡侧成角，使虎口变窄，拇指指力减小。又如掌骨颈骨折在伸直位固定过久，可致掌指关节囊挛缩，关节屈曲受限，握拳困难，或掌指关节过伸畸形，持物时引起掌侧受压疼痛。

六、指骨骨折

指骨骨折（fracture of phalanges of fingers）是手部最常见的骨折，居四肢骨折的首位，骨折可发生于近节指骨、中节指骨或末节指骨。临床上多见于成年人，以近节指骨骨折多见。

【病因病理】

各种形式的暴力均可造成指骨骨折，以直接暴力引起者为多，且常为开放性骨折。骨折多见于近节骨干，亦可发生于中节或末节指骨。其移位取决于损伤机理及肌肉牵拉作用。

1. 近节指骨骨折 骨折后近端受骨间肌的牵拉而呈屈曲位，远端受伸肌腱中央腱束在中节指骨止点的牵拉作用呈背伸位，使骨折向掌侧成角移位（图8-129）。

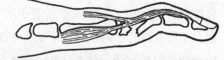

图8-129 近节指骨骨折向掌侧成角移位

2. 中节指骨骨折 多为直接暴力打击引起。骨折的移位受损伤的外力和手指肌腱牵拉两种力量影响。如骨折位于指浅屈肌腱的远侧，则受指浅屈肌牵拉而向掌侧成角；如骨折位于指浅屈肌的近侧，则骨折远端受指浅屈肌的牵拉，骨折近端受中央腱束牵拉，而致骨折断端向背侧成角（图8-130）。

3. 末节指骨骨折 末节指骨骨折分为爪粗隆骨折、指骨干骨折、指骨基底骨折。多见于手指伸直时，指端受暴力撞击骤然弯曲而被戳伤，导致伸指肌腱将末节指骨基底背侧缘撕脱（图8-131）。若骨折块很小，只发生锤状指，远端骨折块多无脱位。若撕脱的骨块超过关节面1/3以

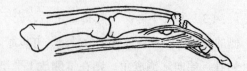

①骨折位于指浅屈肌止点的近侧，产生背侧成角

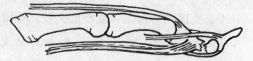

②骨折位于指浅屈肌止点的远侧，产生掌侧成角

图8-130 中节指骨骨折的移位

上，则末节指骨基底多向掌侧脱位。由直接暴力引起的末节指骨骨折多数由压砸伤所致，骨折线可为纵形、横形及粉碎性，骨折一般无移位（图8-132）。

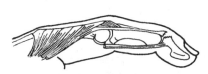

图8-131　末节指骨基底背侧缘撕脱骨折

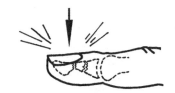

图8-132　直接暴力引起的末节指骨骨折

【临床表现与诊断】

伤后骨折局部疼痛、肿胀明显。近节及中节指骨骨折移位明显者，局部可出现成角畸形，有骨擦音和异常活动。末节指骨骨折后手指屈曲呈典型的"锤状指"畸形，出现伸直功能障碍。有移位骨折者可扪及骨擦音和异常活动。X线正、侧或斜位片，可明确骨折的部位、类型及移位情况。

【治疗】

指骨骨折的治疗，需注意的问题有三：其一是要力争解剖复位，因屈伸肌腱紧贴指骨，如骨折有成角、错位、短缩等畸形存在，容易导致肌腱粘连，或张力失去平衡，造成手指不同程度的功能障碍；其二是注意防止旋转愈合，一旦有旋转愈合，屈指时，患指将与邻指交叉；其三是强调骨折应固定在功能位进行修复，并及早进行功能锻炼。

1. 复位

（1）手法复位

①近节指骨骨折　患者取坐位，助手握住患侧手掌，拇指和食指捏住骨折的近端固定患指；术者一手的食指和中指扣住患指中节，将患指关节置于屈曲位进行拔伸牵引，以纠正骨折的重叠移位；另一手的拇指和食指分别置于骨折处的尺侧和桡侧进行挤捏，以纠正侧方移位；最后按压骨折端将其推向背侧，纠正掌侧成角畸形（图8-133）。整复指骨颈骨折时，术者一手拇指顶压骨折近端的掌侧向背侧，另一手扣紧中节指骨将骨折远端顺畸形位牵引（图8-134①），并逐渐加大背伸角度直至90°位（图8-134②），待两断端接触时，迅速屈曲手指，运用反折手法使之复位（图8-134③）。

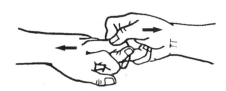

图8-133　近节指骨干骨折牵引挤捏整复法

②中节指骨骨折　整复时，术者以左手拇、食二指固定患指，右手拇、食二指捏住患指末节进行牵引，以纠正重叠移位；然后在维持牵引下，应用挤捏手法，纠正骨折的掌、背侧移位和尺、桡侧移位（图8-135）。

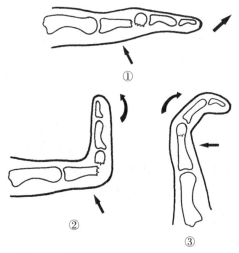

图8-134　近节指骨颈骨折手法整复示意图

③末节指骨骨折　末节指骨骨折一般移位不显著，进行挤捏即可复位。若为开放性骨折，软组织的修复及术后预防伤口感染应放在比治疗骨折更重要的位置。整复末节指骨基底背侧撕

脱骨折时，将近节指间关节屈曲，远侧指间关节过伸，使撕脱的骨折块向骨折远端靠拢而复位（图 8-136）。指骨骨折固定时间一般为 4~6 周。

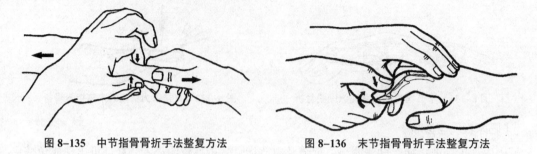

图 8-135　中节指骨骨折手法整复方法　　　　图 8-136　末节指骨骨折手法整复方法

（2）手术复位　关节内骨折如错位明显，手法复位失败者，应采用切开复位内固定，以便于早期活动，防止关节粘连。此外，不稳定性骨折如外固定不能维持其对位者，应做有效的内固定，如克氏针或钢板内固定。

2. 固定方法　指骨骨折整复后，原则上应将患指固定于功能位，不可将手指固定在完全伸直位，否则日后将引起关节囊和侧副韧带挛缩，进而造成关节僵硬。

（1）近节指骨骨折　无移位骨折，用塑形夹板、塑料手指支托或铝板将患指固定于功能位3~4 周即可。稳定性移位骨折整复后，可采用 4 块微型夹板固定，夹板长度与近节指骨等长，以不妨碍指间关节活动而又能稳定骨折为度（图 8-137）。对于向掌侧成角趋势强的骨折，可将一绷带卷或缠裹棉垫的小木棒置于屈曲手指的掌侧，使手指屈曲后指尖指向舟状骨结节，然后用胶布固定和绷带包扎（图 8-138）。

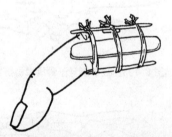
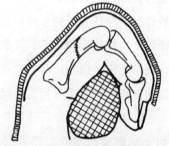

图 8-137　近节指骨稳定骨折的夹板固定方法　　　图 8-138　近节指骨不稳定骨折的固定方法

（2）中节指骨骨折　骨折向掌侧成角者，固定方法与近节指骨骨折相同。向背侧成角者，如骨折稳定可考虑采用上述 4 块夹板固定法；不稳定者，则应将患指固定在伸直位 1~2 周后，改为功能位固定，否则伸直位固定日久，会造成侧副韧带挛缩而致关节僵硬。

（3）末节指骨骨折　闭合性末节指骨干骨折多无移位，外敷中药即可，移位骨折整复后按近节指骨骨折的固定方法进行处理。末节指骨基底部背侧撕脱骨折整复后，应用塑形夹板、塑料手指支托或铝板将伤指近侧指间关节固定于屈曲位，远侧指间关节固定于过伸位（图8-139），如此可使靠近止点处的伸指肌腱处于松弛状态，便于骨折愈合。

3. 药物治疗

早期宜活血祛瘀，消肿止痛，内服肢伤一方或七厘散。中期宜接骨续损，内服肢伤二方或接骨丹、八厘散。后期如无兼证可免服药物。解除固定后，可用上肢洗方或八仙逍遥汤煎水熏洗患手。

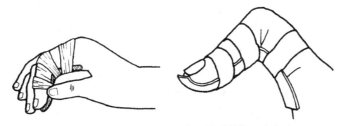

图 8-139　末节指骨基底部背侧撕脱骨折固定方法

【预后与康复】

复位固定后，在不影响患指固定的情况下，其余手指需经常活动。骨折一旦愈合，患指即应尽快进行功能锻炼，以免造成关节僵直。关节内骨折固定 3 周后，即应开始关节功能锻炼，以免影响关节功能的恢复。

指骨骨折因周围附着的肌肉和肌腱收缩、牵拉，可影响骨折的移位。在治疗过程中，如果处理不当，可发生骨折畸形愈合，或造成关节囊挛缩，或骨折端与邻近肌腱发生粘连而导致关节功能障碍，甚至关节僵直，对手的功能影响较大。

第九章 下肢损伤

第一节 髋、大腿部损伤

髋关节是由股骨头和髋臼构成的杵臼关节。髋臼向前下方开口，为一半球形深窝，臼缘有一圈关节盂唇加深髋臼，故髋臼可容纳股骨头的 2/3。股骨头与髋臼之间有圆韧带相连，与髋臼吻合的关节面角度值达 180°，因此髋关节的骨性稳定因素十分明显。此外，髋臼与股骨头之间的强大真空吸引力，对维持关节的稳定亦起到了重要的作用（图 9-1）。

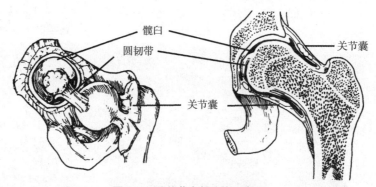

图 9-1 髋关节内部结构示意图

髋关节的关节囊厚而坚韧，由浅层的纵行纤维、深层的环行纤维（轮匝带）和斜行纤维组成。关节囊外有 3 组韧带加强：①髂股韧带：位于关节前侧，呈"∧"形，是人体最强大的韧带。其作用是限制髋关节内收、过伸，维持人体直立，防止躯干重心后移。②坐股韧带：位于关节的后方，其作用是限制髋关节外展、内旋。③耻股韧带：位于关节的内侧，其作用是限制髋关节外展、外旋。关节周围的韧带起维持髋关节静态平衡的作用（图 9-2）。

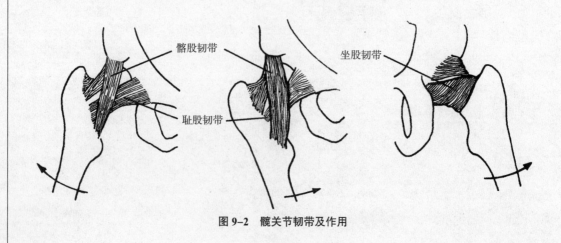

图 9-2 髋关节韧带及作用

股骨颈与股骨干纵轴之间相交成角，称为颈干角。该角的存在增加了髋关节活动范围。颈干角的正常值为110°～140°，颈干角随年龄的增加而减小，儿童平均为151°，成年男性为132°，女性为127°。颈干角小于110°为髋内翻，大于140°为髋外翻。二者均可引起股骨头负荷及股骨颈承受应力的改变，导致骨结构异常和功能障碍。股骨颈轴线与股骨内、外髁中点间连线不在同一冠状面上，股骨颈向前倾斜形成一角度，称为前倾角。成人前倾角的正常值为12°～15°（图9-3）。

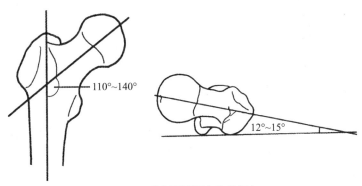

图9-3　股骨颈颈干角和前倾角

股骨近端骨小梁的分布量和方向完全适应生理应力的类型和大小。其主要骨小梁的分布有两组：内侧骨小梁由股骨头周边沿压缩合力的方向下行，汇合至内侧骨皮质，形成主要的抗压力骨小梁，故称为压力骨小梁；外侧骨小梁起自股骨干上段外侧皮质，沿张力方向上行，呈弧形止于股骨头内下方，与内侧骨小梁呈60°交叉，形成主要的抗张力骨小梁，故称为张力骨小梁（图9-4）。

股骨头颈部血供主要有三个来源：一是关节囊支，主要来自旋股内动脉、旋股外动脉、臀下动脉和闭孔动脉的吻合部至关节囊附着部，分为骺外侧动脉、上干骺端动脉和下干骺端动脉，进入股骨颈，供应股骨头、颈部大部分的血运；二是圆韧带动脉支，由闭孔动脉发出，较细，仅能供给股骨头下部；三是股骨干滋养动脉支，仅达股骨颈基底部（图9-5）。

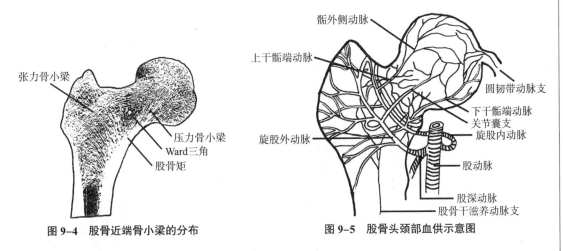

图9-4　股骨近端骨小梁的分布

图9-5　股骨头颈部血供示意图

股骨粗隆部指股骨颈基底部（关节囊外）至小粗隆以下5cm的一段（图9-6）。大粗隆位于股骨颈下方外侧，有臀中肌等附着，内侧的小粗隆有髂腰肌附着。大小粗隆之间，前为粗隆间线，较平滑；后为粗隆间嵴，稍隆起。

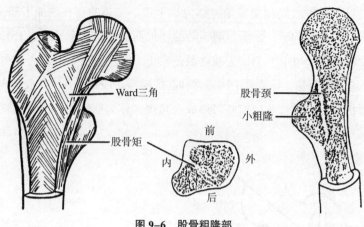

图 9-6　股骨粗隆部

一、髋关节脱位

髋关节脱位（dislocation of hip joint）占人体大关节脱位的第 3 位，多为强大暴力所致，故常见于活动能力强的男性青壮年。

【病因病理】

髋关节脱位根据脱位后股骨头所处的位置，即髂坐线（Nelaton 线）的前、后或线上，分为前脱位、后脱位和中心性脱位 3 种类型。

1. 髋关节后脱位　多因撞车、塌方等严重暴力而受伤。患者髋关节处于屈曲、内收、内旋位，此时股骨头部分已越出髋臼后缘，并绷紧关节囊的后壁，同时股骨颈的内缘与髋臼的前缘形成杠杆的支点。如此时膝前暴力沿股骨干纵轴上传冲击髋关节，或下腰部遭受外力通过传导冲击髋关节，均会引起股骨头的杠杆支撬力，并迫使股骨头冲破髋关节囊后壁的薄弱点（髂股韧带与坐股韧带之间的间隙，部分为闭孔外肌覆盖）而脱出（图 9-7 ①）。

2. 髋关节前脱位　临床较少见，多为从高处坠落，中途大腿内侧被横杆阻挡，或骑马跌落等骑跨伤而致脱位。当髋关节急骤强力外展外旋时，大粗隆与髋臼上缘相撞形成支点，由于杠杆支撬力作用迫使股骨头向前下方薄弱处（髂股韧带与耻股韧带之间的间隙）冲破关节囊而脱出（图 9-7 ②）。

3. 髋关节中心性脱位　多由传导暴力所致，如车撞、砸伤、侧方挤压暴力等。当暴力撞击大粗隆外侧或髋关节轻度外展外旋位，膝前方受暴力打击，暴力上传导致股骨头撞击髋臼底造成髋臼骨折，如暴力较大可致股骨头冲破髋臼底，连同骨折片部分或完全进入盆腔，形成髋关节中心性脱位（图 9-7 ③）。

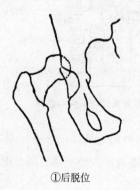
①后脱位

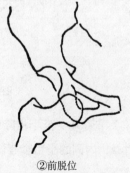
②前脱位

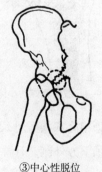
③中心性脱位

图 9-7　髋关节脱位的类型

【临床表现】

由于髋关节结构稳定，非强大暴力不会导致脱位，故临床上患者外伤多较严重。伤后患髋疼痛严重，中心性脱位的疼痛可出现在患侧下腹部（髋臼骨折后形成的血肿刺激）。后脱位者患侧臀部膨隆肿胀，大粗隆上移，髋臼前方空虚，可在髂坐线后上方扪及股骨头。患肢髋关节功能丧失。外观髋、膝关节轻度屈曲，呈内收内旋畸形，黏膝征阳性（图9-8）；前脱位时，可在髂坐线的前方，即闭孔或耻骨上支处扪及股骨头，患肢髋关节轻度屈曲，呈外展外旋畸形，黏膝征阴性（图9-9）；中心性脱位轻者畸形不明显，重者下肢短缩，且伴有大粗隆内移消失。做肛门指诊可扪及脱至盆腔内的股骨头。

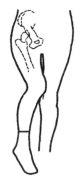

图9-8　髋关节后脱位外观畸形

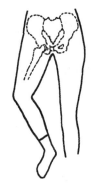

图9-9　髋关节前脱位外观畸形

X线检查一般可拍摄髋关节正侧位片。后脱位型见股骨近端呈内收内旋位，位于髋臼的外上方，股骨颈内侧缘与闭孔上缘所连的弧线中断。疑有髋臼骨折者应加照谢氏位片（患者俯卧，健侧髋部抬高35°~40°，中心对准患侧髋关节，见图9-10），以充分显示骨折的类型及移位情况。前脱位型可见股骨头在闭孔内或耻骨上支附近，股骨近端呈极度外展、外旋位，

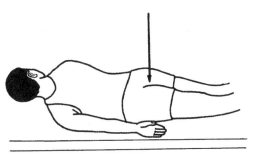

图9-10　谢氏位摄片

小粗隆完全显露。中心性脱位则显示髋臼底骨折，股骨头随髋臼骨折片或盆腔骨折块突入盆腔内。

【诊断与鉴别诊断】

患者均有明显的外伤史，伤后患侧髋部疼痛、畸形及弹性固定，患髋功能丧失。结合特有的体征及X线片即能明确诊断。典型的髋关节脱位诊断并不困难，但合并股骨干骨折者，由于骨折的疼痛、肿胀及畸形超出和掩盖了髋关节脱位，临床易发生漏诊。

【治疗】

新鲜髋关节脱位，应立即施行手法复位，复位困难者，可配合腰麻、硬膜外麻或全麻。

1.手法复位　应在充分麻醉、肌肉松弛的条件下进行。

（1）髋关节后脱位

①屈髋拔伸法：此法简单、安全，较常用。患者仰卧于地面木板上，然后用宽布带固定骨盆，并令助手按压两侧髂嵴部，使对抗牵引的力量确实有效；术者面对患者，骑跨于髋、膝关节各屈曲90°的患肢小腿上（屈曲髋关节有松弛髂腰肌及髂股韧带的作用）；术者用一手的肘

窝套住患肢腘窝部，另一手握住患肢踝部，沿股骨干纵轴拔伸，使股骨头接近髋臼及关节囊的破裂口，术者可同时下坐，以增加牵引力；在维持牵引下，慢慢内外旋转患肢，以解脱关节囊对股骨头的嵌顿，促使股骨头撑开关节囊的破裂口（必要时可令助手向前、下、内方推挤大粗隆），即可将股骨头纳入髋臼内，此时可闻及弹响声；最后慢慢将患肢外展伸直（图9-11）。一般髋臼骨折片多可同时复位。

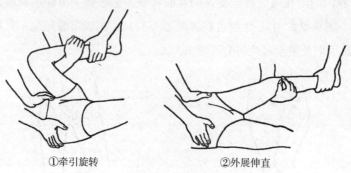

①牵引旋转　　　　　②外展伸直

图9-11　屈髋拔伸法整复髋关节后脱位

　　②回旋法（问号法）：其基本动作是患侧膝部在对侧腹部划一问号（或反问号）。患者体位同前，术者立于患者伤侧，用一肘窝提托患肢腘窝；另一手握患肢踝上部，使患肢屈髋屈膝各90°，然后沿股骨纵轴牵引并慢慢内收内旋髋关节，进一步使髋关节屈曲，使患肢膝部接近对侧髂前上棘和腹壁；在维持牵引下，使髋关节外展外旋；最后伸直下肢（图9-12）。

　　③拔伸足蹬法：患者体位同上，术者两手握患肢踝部，用一足外缘蹬于伤侧坐骨结节及腹股沟内侧，手拉足蹬，身体后仰协同用力，在牵引的同时可将伤肢来回内外旋转，闻及弹响声时提示已复位。

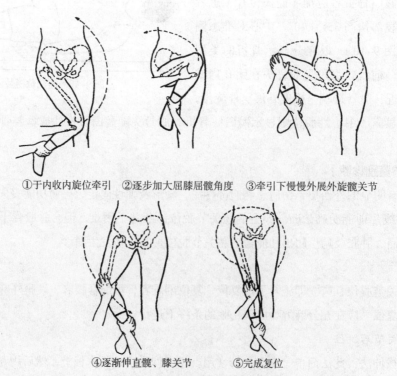

①于内收内旋位牵引　②逐步加大屈膝屈髋角度　③牵引下慢慢外展外旋髋关节

④逐渐伸直髋、膝关节　　　⑤完成复位

图9-12　回旋法整复髋关节后脱位

（2）髋关节前脱位

①屈髋拔伸法：使患者仰卧于地面木板上，然后用宽布带固定骨盆，并令近端助手按压两侧髂嵴部，使对抗牵引的力量确实有效；远端助手双手握患肢小腿上端，并使膝关节屈曲90°，于外展外旋位顺势牵引；在维持牵引力的同时，徐徐将髋关节屈曲至90°，然后术者双手环抱大腿根部向后外上方牵拉，同时令远端助手将患肢内收（或同时内旋）；当闻及入臼声后，慢慢伸直大腿（图9-13）。

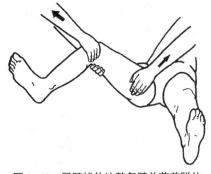

图9-13　屈髋拔伸法整复髋关节前脱位

②回旋法：步骤与髋关节后脱位相反。

即先将髋关节外展外旋，然后屈髋屈膝，再内收内旋，最后伸直髋、膝关节（图9-14）。

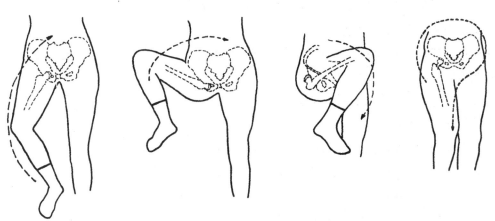

①于外展外旋位牵引　　②逐步加大屈膝屈髋角度　　③牵引下，慢慢内收内旋髋关节　④伸直髋、膝关节

图9-14　回旋法整复髋关节前脱位

③侧牵复位法：患者体位同前；令助手用宽布带绕过大腿根部内侧，向外上方牵拉；术者两手分别扶持膝、踝部，连续伸屈患侧髋关节，一旦髋关节出现松动感时，即可慢慢内收患肢，闻及弹响声时提示复位成功（图9-15）。

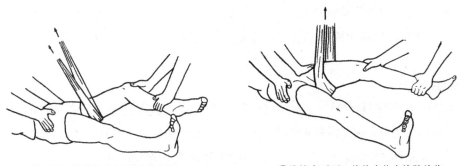

①于外展外旋位牵引并屈伸患髋　　　②维持牵引下，徐徐内收内旋髋关节

图9-15　侧牵复位法整复髋关节前脱位

（3）髋关节中心性脱位

①拔伸推拉法：患者仰卧，令近端助手把住腘窝部行反向牵引；远端助手握住患肢踝部，使足中立，髋关节外展30°，轻轻拔伸并旋转患肢。术者一手推顶髂骨；另一手抓住绕过患侧

大腿根部的布带，向外牵拉股骨上端（图9-16）。最后比较双侧大粗隆，检查复位效果。轻症
患者常可复位成功。

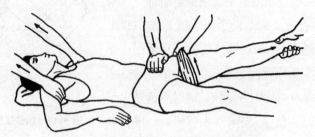

图9-16　拔伸推拉法整复髋关节中心性脱位

②牵引复位法：对采用拔伸推拉法未能复位，股骨头突入盆腔
内较严重的患者，应用骨牵引使其逐步复位。首先在股骨髁上做骨
牵引穿针，然后在股骨大粗隆部外侧交叉穿入1～2枚螺纹钢针，必
须注意穿透内侧皮质，两者的牵引方向成90°，使其成一合力牵引。
两部位牵引重量均为8～12kg。牵引期间应定期行X线检查，及时
调整牵引重量。一般应力争在2～3周内使股骨头复位。股骨大粗隆
部穿针亦可用一枚粗钢针由前向后贯穿，或钻入一带环螺钉，作为
侧方牵引之用（图9-17）。

复位后患髋畸形消失，被动活动正常，双下肢并齐后等长。X线
摄片显示关节已复位。测量Nelaton线、Shoemaker线正常。如手法
复位失败，应仔细分析原因。常见的原因主要有关节囊形成纽扣孔
样交锁，断裂的关节盂唇等卷入关节内，在中心性脱位则可能是股
骨颈被骨折片嵌夹等。

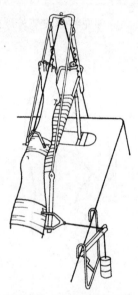

图9-17　侧方牵引复位法

2. 手术治疗　手法复位失败者，或合并髋臼骨折、骨折块较大
复位不良者，可早期手术切开复位内固定。骨折块可用螺钉或钢板固定。

3. 固定方法　髋关节后脱位复位成功后，如为单纯性脱位可采用皮牵引、支架托、沙
袋等制动患肢于外展中立位3～4周。合并髋臼骨折者，应加用外展板，以便将骨折片顶
住固定5～6周。前脱位应将患肢固定于内收内旋位，方法及固定时间同后脱位。中心性
脱位复位后继续行骨牵引维持其位置，重量可减为4～6kg，时间为8～10周，直至骨折
愈合。

【预后与康复】

髋关节脱位经及时复位后，一般预后良好，但脱位不可避免地会发生关节囊撕裂和韧带断
裂，可能影响股骨头血运，约有10%的病例会发生股骨头缺血性坏死。中心性脱位如髋臼骨
折复位不良或关节软骨面受损严重，后期发生创伤性关节炎的可能性大。

固定期间应行股四头肌及踝关节锻炼，解除固定后，可先在床上做屈髋、屈膝及内收、外
展、内旋、外旋活动，随后可扶拐下地不负重行走。3个月后，经X线检查，未见股骨头坏死
征象者，可逐步下地活动及行走。中心性脱位因有关节面破坏，故应在牵引下早期活动髋关
节，而负重锻炼则应相对推后，以减少创伤性关节炎及股骨头坏死的发生。

附：陈旧性髋关节脱位的治疗

如髋关节脱位未能及时诊断和治疗，时间超过 3 周，则成为陈旧性脱位。主要病理改变是肌肉挛缩，髋臼内为纤维瘢痕组织所填充，关节囊破裂口已闭合，股骨头被机化纤维化的血肿组织包绕。患肢除有上述的症状和体征外，患肢弹性固定更为明显。X 线摄片可见局部骨质由于长时间缺乏活动而疏松脱钙。

陈旧性髋关节脱位的处理，无论采用手法复位抑或切开复位，均应先行胫骨结节或股骨髁上骨牵引 1～2 周，以松解肌肉、关节囊、韧带和其他软组织的挛缩粘连。待股骨头逐渐牵至髋臼平面后，在麻醉下先做髋关节各方向的活动，以进一步松解股骨头与周围软组织的粘连，方可用稳妥有效的整复方法予以复位。手法复位失败者，应行切开复位。脱位超过 6个月而难以再行复位者，可行截骨矫形术。患肢症状及病情严重者，行关节融合术或人工关节置换术。

二、股骨颈骨折

股骨颈骨折（femoral neck fracture）是指股骨头下至股骨颈基底部的骨折。为临床常见损伤，多发生于老年人，患者平均年龄在 60 岁以上。

【病因病理】

1. 骨折机理　股骨颈为松质骨与密质骨的交界处，细小而负重大，故应力易在此集中而发生骨折。

（1）老年人骨折　老年人因肝肾不足，筋骨衰弱，骨质疏松，股骨颈骨小梁结构脆弱，故遭受轻微外力即可导致骨折。如平地滑倒或从床边跌下，臀部或大粗隆着地（图 9-18），或患肢突然外展扭转等。其发生机理一般认为系由下而上的外力作用于大粗隆，身体重力向下施加于股骨头，使股骨颈承受剪切和扭转应力而发生骨折。

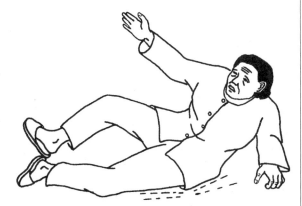

图 9-18　老年人股骨颈骨折的典型受伤姿势

（2）青壮年骨折　较少见。青壮年股骨上端骨结构十分坚强，多由强大暴力致伤，如从高处坠落、重物砸击、车祸等，属直接外力骨折。但亦有观点认为系股骨颈抵于髋臼后形成支点，因杠杆作用而发生骨折，股骨头直径与下肢全长分别为支点两侧的力臂，长短相差悬殊，故支点处受力巨大。此外，青壮年偶可因长跑或长途跋涉而发生疲劳骨折。

2. 骨折类型　股骨颈骨折的分类方法有 3 种，各有其临床意义。但较为常用的是按骨折部位进行分类。

（1）按骨折部位分类　分为头下型、头颈型、经颈型和基底型（图 9-19）。

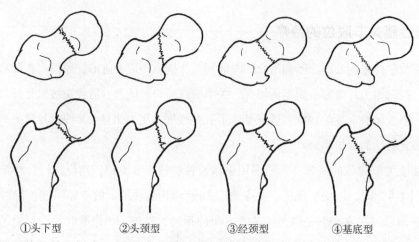

①头下型　　②头颈型　　③经颈型　　④基底型

图 9-19　股骨颈骨折按骨折部位分类

（2）按 X 线片上骨折线倾斜度分类　可分为外展型和内收型两种（图 9-20）。外展型骨折的骨折机制系由于下肢骤然外展而发生骨折，骨折无移位，但有嵌插（多为远端外侧嵌于近端内侧），X 线显示 Pauwel 角 <30°，颈干角增大。该型骨折因关节囊血运破坏少，骨折愈合率较高，股骨头坏死率较低。内收型骨折因受暴力作用，下肢骤然内收而受伤，骨折端极少嵌插，远端受外旋肌及内收肌群的牵拉而外旋上移，骨折处剪力大，骨折不稳定，关节囊血运破坏大，愈合率较低，股骨头坏死率较高。

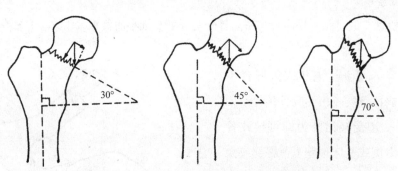

30°　　45°　　70°

图 9-20　股骨颈骨折按 X 线片上骨折线倾斜度分类

（3）按骨折移位程度分类（Garden 分型）　根据骨折的移位程度可分为 4 型（图 9-21）。Ⅰ型骨折系不完全骨折，由于股骨颈下缘皮质骨未完全破坏，故其预后较好；Ⅱ型属完全骨折，股骨颈部压力骨小梁断裂但未成角，骨端无移位，因此其预后尚可；Ⅲ型亦属完全骨折，骨折端部分移位，股骨头在髋臼内有旋转，骨折远端轻度上移并外旋，预后差；Ⅳ型骨折，骨折完全错位，远端明显上移并外旋，股骨头一般无旋转，其预后最差。

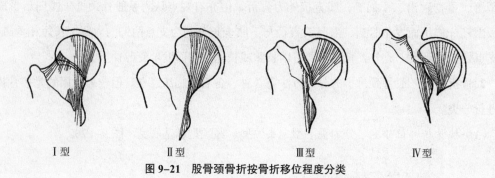

Ⅰ型　　　Ⅱ型　　　Ⅲ型　　　Ⅳ型

图 9-21　股骨颈骨折按骨折移位程度分类

【临床表现】

老年人骨折多为平地跌倒等轻微外伤所致，儿童及青壮年骨折则多为强大暴力致伤。伤后患侧髋部疼痛，活动加剧，可牵涉膝部。囊内骨折肿胀多不明显，囊外骨折局部可有肿胀甚至出现瘀斑。患肢不能站立及行走，检查时压痛部位以髋关节前方（腹股沟韧带中点下方）为著，叩击足跟及大粗隆均可加剧骨折局部疼痛。完全移位型骨折患者，患肢呈现外旋并短缩畸形（图9-22），髋、膝关节轻度屈曲，或处于轻度内收畸形位，患肢畸形的程度与骨折移位的程度成正比。拍摄髋关节X线正、侧位片，可明确骨折部位、类型及移位情况，对确定治疗方案及估计预后均有重要意义。若受伤后临床症状可疑，但首次X线片未发现明显骨折者，应拍摄健侧X线片对比，或2周后再拍片复查。

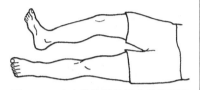

图9-22　完全移位型骨折患者的畸形

【诊断与鉴别诊断】

根据受伤史、临床表现及X线片可做出诊断。需注意的是，部分不全骨折或嵌插骨折患者临床症状可能非常轻微，少数患者仍可坚持行走或骑车，易被漏诊。可从间接叩击痛阳性、患侧髋关节活动度减少及活动时肌肉呈防御性肌紧张等体征中，考虑股骨颈骨折的可能，应摄片检查加以证实。但部分无移位或嵌插骨折，早期X线影像可由于摄片体位及X线片质量不佳等原因而未能显示，对此类患者应嘱其卧床休息，1～2周后摄片复查。

【治疗】

1.治法选择　对不全骨折、无移位骨折，应卧床休息，行皮肤牵引维持患肢于外展中立位，可配合穿"丁"字鞋（图9-23），6～8周后可扶双拐活动。应注意防止卧床休息期间出现移位。

2.复位标准　骨折复位的质量直接影响骨折的愈合及股骨头坏死率。判断复位质量的标准有二：

（1）两骨折端之间的对线关系（Garden对线指数）　在正常情况下，X线正位片上股骨干内缘与压力骨小梁成160°角，侧位片上股骨头轴线与股骨颈轴线成180°角，以160°/180°表示（图9-24）。复位不良常使股骨头内收而正位角度<160°，股骨头后倾而侧位角度<180°，改变愈大，股骨头坏死率愈高。

（2）两骨折端之间的对位关系　表示其稳定性，解剖复位或过度复位（股骨干内缘与压力骨小梁成角>160°），均有利于骨折愈合，复位不足则不愈合率大为提高。

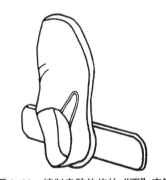

图9-23　控制患肢外旋的"丁"字鞋

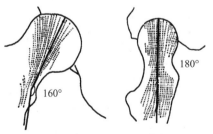

图9-24　Garden对线指数

3.复位方法

（1）手法复位　患者平卧，助手按住两侧髂嵴以固定，术者立于伤侧，面对患者，用肘弯套住患肢腘窝部，另手握患肢踝部，使之屈髋屈膝90°，顺势拔伸牵引（图9-25①）。远端牵下后，伸髋至135°左右，将患肢内旋（使骨折端扣紧），并适当外展后伸直（图9-25②）。骨折远端仍有后移者，可令助手固定骨盆，另一助手握小腿牵引患肢并稍外旋，术者以宽布带套在自己颈上并绕过患者大腿根部，做挺腰伸颈动作（图9-25③），纠正后移，再令助手内旋患肢。骨折处仍有向前成角者，在两助手维持牵引下，术者一手扣住大粗隆后侧向前端提，一手按股骨颈前方向后压（图9-25④），并令助手将患肢内旋，向前成角可纠正。检查复位成功与否：将患肢置于平台上或术者手掌平托患足，患肢无外旋者即为成功。

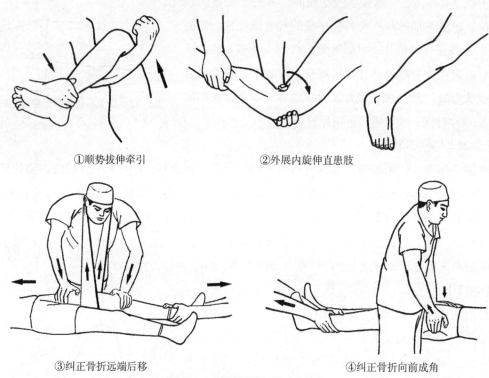

①顺势拔伸牵引　　　　　　　②外展内旋伸直患肢

③纠正骨折远端后移　　　　　　④纠正骨折向前成角

图9-25　股骨颈骨折的手法复位

（2）牵引台快速牵引复位　患者平卧骨折牵引台上，固定骨盆，插木棒顶住会阴部，双下肢伸直，对称外展约30°，双足固定于足托上，在X线监视下，牵引患肢使双下肢等长，双侧各内旋约20°，然后将患肢内收至中立位或稍外展位，叩击大粗隆使断端嵌紧（图9-26）。

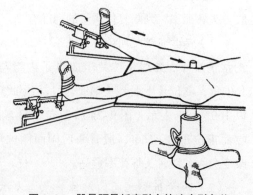

（3）骨牵引逐步复位　行患肢股骨髁上或胫骨结节骨牵引，牵引重量为4~8kg。牵引方向应与股骨头移位方向一致。2~3天后行床边X线检查，若骨端已牵下则改为外展内旋位牵引，以便纠

图9-26　股骨颈骨折牵引台快速牵引复位

正向前成角及扣紧断端；若未复位，则应及时调整牵引重量及角度，力争复位在1周内完成。

4. 固定方法

（1）多针固定术　用3根以上的钢针在不同角度、不同平面穿入股骨颈，以固定骨折（图9-27）。适合各年龄段的骨折，尤其是青少年骨折。

（2）加压螺纹钉固定　用带有螺纹的固定钉，拧入股骨头、颈内实施固定。有单钉式和多钉式，多钉式有平行置入、交叉置入及"品"字形置入等方式（图9-28）。

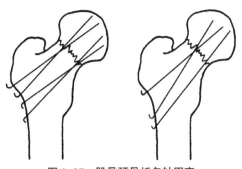

图 9-27 股骨颈骨折多针固定

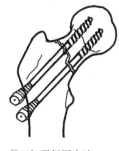

①双钉平行固定法

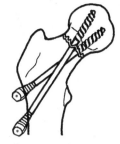

②双钉交叉固定法

图 9-28 股骨颈骨折加压螺纹钉固定

（3）动力髋螺钉（DHS）及股骨近端髓内钉（PFN）固定　基底型股骨颈骨折相对特殊，单纯的多针固定或空心螺钉固定失效率较高，因而选取内固定材料时，可选用动力髋螺钉（或附加 1 枚防旋螺钉）或用股骨近端髓内钉，使骨折端达到稳定固定。

5. 手术治疗　青壮年及小于 60 岁的头下型及部分经颈型骨折患者，闭合复位失败者，应切开复位内固定，并加用股方肌蒂骨瓣移植术或带旋髂深血管蒂髂骨瓣移植术；大于 65 岁的头下型骨折患者，经颈型骨折或粉碎而有移位的骨折者，可应用人工股骨头或全髋关节置换术；对陈旧性股骨颈骨折抑或骨折不愈合者，视患者年龄及具体病情，分别采用内固定翻修、带血运骨瓣移植术、截骨术、人工股骨头或全髋关节置换术。

【预后与康复】

股骨颈骨折愈合较慢，平均为 5 ~ 6 个月，因此判断愈合与否不得少于 1 年。股骨头缺血性坏死是股骨颈骨折十分常见的晚期并发症。股骨颈骨折术后，应置患肢于外展中立位，行皮肤牵引 2 ~ 3 周。3 个月内做到不盘腿、不侧卧、不负重，卧床期间应加强全身锻炼，鼓励患者做深呼吸和扩胸运动，并主动咳嗽排痰，防止发生长期卧床引起的并发症。术后早期练习髋、膝、踝及跖趾关节活动，同时还应积极地进行伤肢股四头肌锻炼，以防肌肉萎缩、关节僵硬的发生。6 ~ 8 周后扶双拐行患肢不负重下地活动，1 ~ 2 月摄片复查 1 次，4 ~ 6 个月骨折愈合后，可弃拐行走。1 年后拔除钢针。

三、股骨粗隆间骨折

股骨粗隆间骨折（intertrochanteric fracture of femur），系指股骨大小粗隆间部位的骨折，属于关节囊外骨折。多发于老年人，常为粉碎性骨折。

【病因病理】

1. 骨折机理

（1）间接暴力　下肢突然扭转或下肢纵向冲击力作用于粗隆部，由于股骨干偏心负重，粗隆部承受内翻及向前成角的复合应力而发生粗隆区骨折。内翻畸形及以小粗隆为支点的嵌压，形成小粗隆蝶形骨块。亦有学者认为小粗隆骨折系髂腰肌剧烈牵拉造成。

（2）直接暴力　粗隆部乃松质骨构成，高龄老人骨质疏松，活动不灵活。平地滑倒后，暴力直接撞击粗隆部而导致骨折。

2. 分型及其特点　通常按骨折线的走向进行分类，可分为顺粗隆间型骨折和逆粗隆间型骨折两大类（图 9-29，表 9-1）。其中顺粗隆间骨折，按其骨折移位程度，又可分为 4 度。

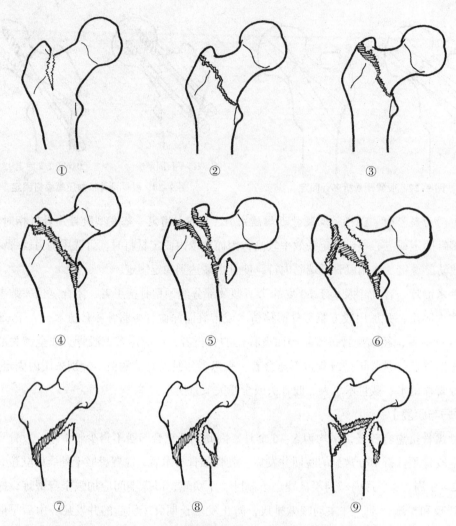

①粗隆间不全骨折；②顺粗隆间型骨折Ⅰ度；③顺粗隆间型骨折Ⅱ度；
④～⑤顺粗隆间型骨折Ⅲ度；⑥顺粗隆间型骨折Ⅳ度；⑦～⑨逆粗隆间型骨折

图 9–29　股骨粗隆间骨折的类型

表 9–1　骨粗隆间骨折的临床类型

分型	骨折线方向	移位特点	稳定程度
顺粗隆间型骨折	骨折线自大粗隆上方或稍下方斜向内下行至小粗隆上方或稍下方（与粗隆间线大致平行）	Ⅰ度：无移位骨折	稳定
		Ⅱ度：股骨距断裂但有嵌插	稳定
		Ⅲ度：小粗隆分离，股骨远端上移，髋内翻	不稳定
		Ⅳ度：小粗隆分离，大粗隆及股骨距亦破碎，严重髋内翻，远端明显上移、外旋。	最不稳定
逆粗隆间型骨折	骨折线自大粗隆下方斜向内上至小粗隆上方（与粗隆间线大致垂直）	近端外展、外旋移位（外展外旋肌牵拉），远端向内、向上（内收、髂腰肌收缩），小粗隆亦可能破碎、分离	不稳定，易发生髋内翻

股骨粗隆间骨折的稳定性，通常用股骨距的完整程度衡量，若股骨距完整或保持正常对位者，为稳定性骨折；若股骨距断裂、分离或小粗隆撕脱，则为不稳定性骨折。凡骨折后即有髋内翻者，为不稳定性骨折。原始髋内翻越严重者，后遗髋内翻畸形的可能性越大；反之，原始移位无髋内翻者，后遗髋内翻畸形的可能性则较小。

【临床表现】

患者多为高龄老人，平均年龄高于股骨颈骨折，青壮年少见。外伤史常较轻微，伤后髋部疼痛、肿胀，严重者甚至出现髋外侧皮下瘀斑。患肢功能丧失，不能站立行走。查体时可见患肢有短缩、外旋畸形，大粗隆在 Nelaton 线上方；无移位骨折或嵌插骨折，则可无畸形。大粗隆间压痛、纵向叩击痛均为阳性。根据 X 线片表现可明确骨折的类型，以及有无髋内翻畸形。

【诊断与鉴别诊断】

根据外伤史及临床表现，一般均能做出诊断。但股骨粗隆间骨折与股骨颈骨折的损伤机制、临床表现及全身并发症相似，故在诊断中应予以鉴别（表9-2）。

表 9-2　股骨粗隆间骨折与股骨颈骨折鉴别要点

项目	局部肿胀	皮下瘀斑	压痛点	骨折远端外旋移位
股骨粗隆间骨折	明显	常有	大粗隆及粗隆部	囊外骨折极度外旋
股骨颈骨折	不很明显	少有	腹股沟韧带中点下方	囊内骨折外旋程度较轻

【治疗】

股骨粗隆间骨折治疗的关键是稳定骨折和防止发生髋内翻畸形。

1. 治法选择　临床治疗应根据患者的年龄、全身状况及骨折的局部情况，分别采取不同的治疗方案：不全骨折或无移位骨折患者，可卧床休息，患肢穿"丁"字鞋或以合力皮牵引维持于中立位，6 周后扶双拐下地活动。轻度移位的稳定性骨折，可采用合力皮牵引或骨牵引维持患肢于外展中立位，6 ~ 8 周后带外展夹板扶双拐下地活动。不稳定的移位骨折，如为年龄不太大、健康状况尚好者，可采用胫骨结节骨牵引 8 ~ 10 周，并可配合手法复位；高龄患者不能长期卧床者，应采用力臂式支架等外固定支架治疗，或闭合复位内固定。严重粉碎性骨折或年龄太大，不能接受骨牵引及手术者，可考虑行皮牵引治疗，令患者尽早取半卧位，骨折可以愈合，残留部分畸形，不影响生活自理。

2. 复位方法

（1）手法复位　与股骨颈骨折相同，一般作为牵引或外固定支架疗法的辅助手法，以整复残余移位。

（2）牵引复位　①普通皮牵引：适用于移位不多的稳定骨折。②合力牵引：亦用于移位不多的稳定骨折。于患肢膝下置一垫枕使关节屈曲 30° ~ 45°，用一宽布带绕过腘窝部及小腿上端，连接尼龙绳并通过滑轮向上牵引。同时患肢小腿行水平皮牵引，使两股牵引力的合力与股骨干纵轴成一直线（图 9-30）。悬垂重量约为所需牵引力的一半。此类牵引便于患者起坐，故感觉舒

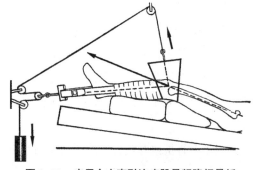

图 9-30　应用合力牵引治疗股骨粗隆间骨折

适。③骨牵引：适用于移位明显而全身情况尚可的患者。

3. 手术治疗　对不稳定性骨折，可行切开复位行动力髋螺钉（DHS）固定术（图9-31），动力髋螺钉通过松质骨拉力螺钉在侧板上端的套筒内滑动，形成"滑动加压系统"，不仅有效地克服了钉板之间的松动，防止髋内翻的形成，而且有持续加压、促进骨折愈合的作用。此外对稳定性骨折，亦可参照股骨颈骨折内固定方法，采用多针及空心螺钉内固定。

4. 固定方法　包括鹅头钉内固定、Ender钉固定、股骨近端髓内固定、骨外固定器固定（图9-32）等。

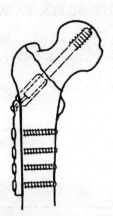 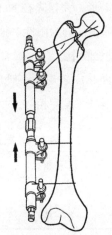

图9-31　股骨粗隆间骨折行动力髋螺钉内固定　　　图9-32　应用力臂式外固定支架固定股骨粗隆间骨折

【预后与康复】

股骨粗隆部骨折多能顺利愈合，很少发生不愈合。但若整复不良或负重过早常会造成髋内翻畸形，影响负重和行走。此外，患者多为高龄老人，长期卧床易致肺炎、心力衰竭、压疮、尿路感染等各种并发症，临床中应注意积极防治。

固定期间应积极地锻炼股四头肌及踝关节的屈伸活动。牵引固定者，第2~3周开始可取坐位，并练习抬臀活动。3~4周后，两手拉吊环，健足踏床，做抬臀活动，臀部可完全离开床面，以练习髋、膝关节活动。一般6~8周后去除牵引。下地扶拐行走时间，应根据X线片显示的骨折愈合情况而定。

四、股骨干骨折

股骨干骨折（fracture of shaft of femur）是指股骨粗隆下2~3cm至股骨髁上2~3cm处的骨折。此骨折多见于青壮年及10岁以下的儿童。

【病因病理】

1. 骨折机理　骨折多由强大的直接暴力造成，如重物挤压、打击、车辆碰撞等，多造成横形或粉碎性骨折；亦可由间接暴力造成，如从高处坠落、机器绞伤等，多造成斜形、螺旋形或蝶形骨折；在儿童，可发生青枝骨折。

2. 分类及移位特点　股骨干骨折多发生在股骨干中1/3，但亦可发生在上1/3和下1/3（图9-33）。

除不全骨折或青枝骨折外，其他均为不稳定骨折。骨折移位因受肌群牵拉及伤肢自身重力等因素的影响，往往出现典型移位。

【临床表现】

多有明显的外伤史，致伤暴力多较强大。伤后骨折局部肿胀及疼痛明显，功能丧失。骨折移位明显者，可出现患肢短缩、成角和旋转畸形。触诊时除压痛明显外，尚可扪及骨擦音和异常活动。X线正侧位片可显示骨折的部位和移位方向。

【诊断与鉴别诊断】

根据患者的外伤史、临床表现及X线检查，一般均能做出明确诊断。诊查时必须注意观察患者的面色、脉搏、呼吸、血压

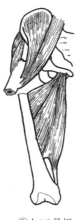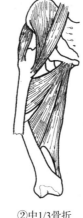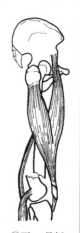

①上1/3骨折　　②中1/3骨折　　③下1/3骨折

图9-33　股骨干骨折的类型

等生命体征；对下1/3骨折应常规检查肢体远端的感觉和血运（如足背、胫后动脉），以防漏诊血管损伤；对于严重挤压伤、粉碎性骨折或多段骨折的患者，还有并发脂肪栓塞综合征的可能，临床应密切观察。此外，轻微外力造成的骨折，应考虑到病理性骨折的可能。

【治疗】

1. 急救搬运　伤后应尽快诊断，并用最简单而有效的方法临时固定，急送医院治疗。

2. 牵引复位

（1）骨牵引复位（图9-34）　适用于成年患者及大龄儿童，可结合夹板外固定。

（2）皮牵引复位　①过头悬吊牵引：用于3岁以下的患儿，患侧及健侧下肢应同时悬吊于直角牵引架上（图9-35），所用重量以患儿臀部离开床面3～5cm为度，一般每侧为3～4kg。②合力皮肤牵引：适用于4～8岁的儿童，利用牵引床架进行特殊组装形成合力牵引，肢体无需其他支架托附。悬垂重量约为所需牵引力的一半。

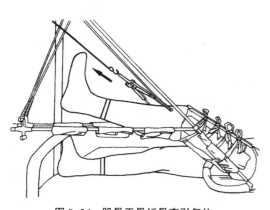

图9-34　股骨干骨折骨牵引复位

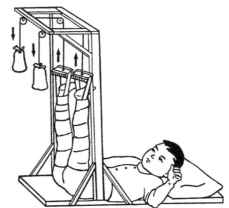

图9-35　过头悬吊牵引儿童股骨干骨折

3. 手法复位　一般应在麻醉下进行。患者仰卧，患髋屈曲30°～60°，外展20°～40°，屈膝10°～80°。上、中1/3骨折：髋关节屈曲、外展角度宜大，屈膝角度宜小；下1/3骨折则与此相反，髋关节屈曲、外展角度宜小，屈膝角度宜大。目的在于放松肌肉，减轻其对骨折断端的牵拉，使复位较为容易。然后令近端助手固定骨盆，远端助手用双手握住小腿上端（或采用骑跨式牵引法），先顺畸形方向，然后慢慢改为顺骨折近端方向拔伸牵引，以纠正重叠移位。

（1）上1/3骨折　为使骨折远端对准近端，应将患肢抬高、外展并略外旋，纠正重叠移位和侧方移位后，令近端助手握住骨折近端，并向后挤按，术者双手握住骨折远端向前端提，以纠正前后移位。最后慢慢放松牵引，使骨折断端紧密接触（图9-36）。

（2）中1/3骨折　根据其移位特点，整复时，应将患肢置于外展位牵引，牵开重叠后，术者先将骨折远端向外牵拉，使两断端相抵触，然后用手掌推挤成角处向内，使骨折对位（图9-37）。

（3）下1/3骨折　为纠正骨折远端向后移位，复位时应注意逐渐加大膝关节的屈曲，同时紧挤在腘窝内的两手作支点将骨折远端向前推送，以使其与骨折近端对位（图9-38）。但使用此手法时，必须注意勿损伤腘窝部的神经、血管。

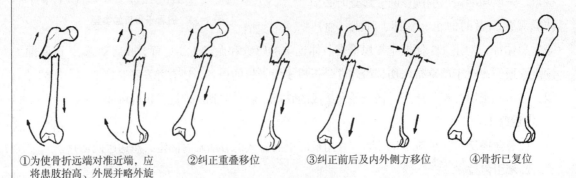

①为使骨折远端对准近端，应　②纠正重叠移位　③纠正前后及内外侧方移位　④骨折已复位
　　将患肢抬高、外展并略外旋

图9-36　上1/3骨折复位法

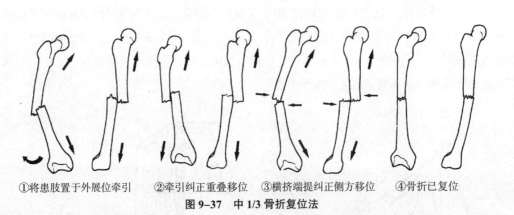

①将患肢置于外展位牵引　②牵引纠正重叠移位　③横挤端提纠正侧方移位　④骨折已复位

图9-37　中1/3骨折复位法

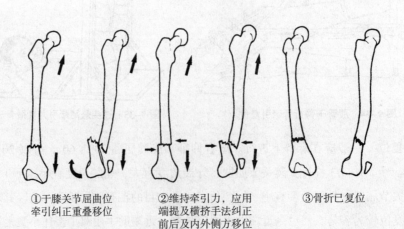

①于膝关节屈曲位　　②维持牵引力，应用　　③骨折已复位
　牵引纠正重叠移位　　端提及横挤手法纠正
　　　　　　　　　　　前后及内外侧方移位

图9-38　下1/3骨折复位法

由于股骨干周围肌肉丰厚，肌力强大，若为横形骨折且移位较多者，手法牵引往往难以纠正其重叠，此时可应用折顶手法或辅助骨牵引疗法；若为斜形及螺旋形骨折且有背向移位者，应先用回旋手法予以纠正，断端若有软组织嵌顿亦可随之解脱。此外，若患肢粗大或肿胀严重者，双手推挤往往不能达到矫正侧方移位的目的，可采用双手十指交叉，用前臂挤压来端提横挤骨折断端（图9-39）。

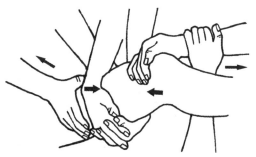

图9-39 应用前臂挤压纠正骨折侧方移位

4.手术治疗 对开放性骨折，或闭合骨折保守治疗失败者，应考虑采用手术治疗。视不同情况以加压钢板、髓内针、带锁髓内钉或外固定器进行固定。如股骨中、上1/3不稳定骨折，可选用交锁髓内钉固定术，儿童骨折等不适宜髓内固定者，可选用加压钢板固定；对于开放性或大面积污染的骨折，可选用外固定器进行固定，待病情稳定后，亦可根据治疗需要将外固定器固定改为其他方法固定。

5.固定方法 对儿童、老年人及肌肉薄弱者，且骨折稳定者，可单纯采用夹板固定，否则应配合牵引进行固定。采用夹板固定时，应根据骨折的部位及残余移位的特点，放置压垫（图9-40）。

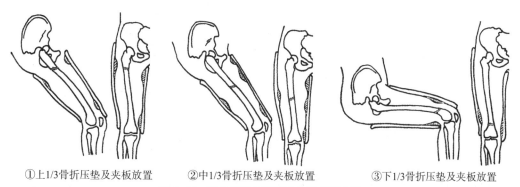

①上1/3骨折压垫及夹板放置　②中1/3骨折压垫及夹板放置　③下1/3骨折压垫及夹板放置

图9-40 股骨干骨折压垫及夹板放置方法

【预后与康复】

儿童股骨干骨折，因愈合快，塑形能力强，很少引起关节强直，功能恢复好。成人股骨干骨折，易引起关节僵硬、肌肉萎缩，导致活动障碍。故功能锻炼一般应从复位后第2天起，开始锻炼股四头肌舒缩及踝关节、跖趾关节的屈伸活动。如小腿及足部出现肿胀，可适当外用活血消肿搽剂或辅以轻手法按摩。后经X线片检查，骨折端无移位且骨折有基本愈合者，可从第7周开始扶床架吊杆练习站立。解除牵引后，对上1/3骨折应加用外展夹板，以防止内收成角（图9-41）。继续在床上活动1周后，即可扶双拐下地做患肢不负重的步行练习。当骨折端有连续性骨痂通过时，说明骨折已达到临床愈合，可指导患者循序渐进地增加患肢负重。经观察证实骨折端稳定后，可改用单拐行走，再经1~2周后才可弃拐行走。此时如X线片显示骨折无再移位，且愈合良好，方可解除外固定。

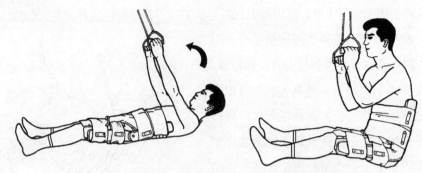

图 9-41 股骨干上 1/3 骨折后期应用外展夹板进行功能锻炼

第二节 膝、小腿部损伤

膝关节是人体中负重量大且运动频繁的关节，故其关节面大，构造亦复杂。膝关节由股骨远端、胫骨近端和髌骨构成。股骨远端以松质骨为主要成分，向两侧及后方形成两个突出的骨膨大，分别为内髁和外髁。内外髁相接部后侧凹陷，为髁间窝，有交叉韧带附着。外侧髁的后外侧及内侧髁的后上方分别为腓肠肌的内、外侧头的起点。故股骨髁骨折后，受肌肉及韧带的牵拉，骨折块易形成分离或旋转移位。内外髁远端呈弧形关节面，称为股骨滑车，与胫骨平台构成关节；股骨髁前侧呈凹面，与髌骨关节面构成髌股关节。膝关节的稳定主要靠交叉韧带和侧副韧带维持（图 9-42）。

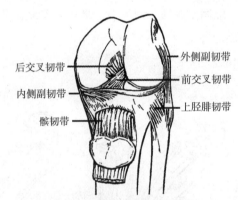

图 9-42 膝部主要韧带示意图

髌骨是人体最大的籽骨，呈三角形，底边在上，尖端在下。髌骨本身没有骨膜，前面粗糙，完全为股四头肌肌腱包围。其上缘与股四头肌肌腱相连，其下缘通过髌韧带止于胫骨结节上，其两侧为股四头肌扩张部包绕并止于胫骨髁。

正常膝关节有轻度外翻（外翻角为 $10° \sim 15°$），故股骨外髁负重较大，其骨折的概率较大。股四头肌肌腱拉力方向与髌韧带不在一直线上，两者之间形成一角度（Q角），加之膝关节囊内侧较外侧松弛，髌骨有向外滑脱的趋势，依靠股内侧肌向内上方的牵拉力维持髌骨的正常位置（图9-43①）。

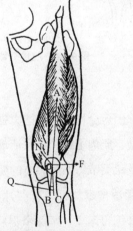
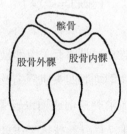

①髌骨的生物力学分析　　②髌骨的正常位置（轴位观）

图 9-43 髌骨的应用解剖

图中 AO 为股四头肌拉力方向；OB 为其延长线；OC 为髌骨中心至胫骨结节中心的连线；OB 与 OC 之间的夹角，为 Q 角，正常值为 $5° \sim 15°$。当 Q 角 >15°时，股四头肌收缩会产生使髌骨向外移动的分力（OF）。Q 角愈大，OF 愈大，髌骨的稳定性亦愈差。

NOTE

髌骨后方稍隆起，与股骨下端内外髁之间的凹陷滑车关节面相对应，其中央部隆起的纵嵴可阻止髌骨左右滑动，股四头肌收缩和关节囊紧张也可使髌骨紧贴于滑车（图9-43②）。

胫骨上端的扩大部分为内髁和外髁，其平坦的关节面称胫骨平台。胫骨干中上段横剖面呈三角形，下1/3段略呈四边形，中、下1/3的交界处是骨干形态转变部位，且管径较细，易引起应力集中，故为骨折好发部位。

一、膝关节脱位

膝关节脱位（dislocation of knee joint）不多见，但其损伤的严重程度和涉及组织之广，却居各类骨关节损伤之前茅。

【病因病理】

膝关节伸直时，周围的肌肉、韧带均处于紧张状态，故膝关节保持稳定；而膝关节屈曲时，周围的肌肉、韧带均较松弛，故膝关节屈曲位时，关节的稳定性相对较差。因而膝关节在屈曲位受伤时，发生脱位的概率稍大，临床上只有在遭受强大暴力作用的情况下才会发生脱位。

膝关节脱位，根据其脱位的程度可分为不全脱位和完全脱位。完全脱位常伴有广泛的关节囊及韧带的撕裂，或伴有关节内撕脱骨折，甚至腘窝部血管、神经和腓总神经等损伤。如根据脱位后胫骨上端移位的方向，则可分为膝关节前脱位、后脱位、侧方脱位及旋转脱位等4种类型（图9-44），各有其特有的损伤机制和创伤解剖特点（表9-3）。

表9-3　各类型膝关节脱位的损伤机制与创伤解剖特点

类型	损伤机制	创伤解剖特点
前脱位（较多见）	受伤时，膝关节处于屈曲位，暴力从前向后作用于股骨下端	股骨髁向后急骤移位，突破关节囊的后侧，胫骨上端脱位于股骨下端的前方
后脱位（较少见）	受伤时，膝关节处于屈曲位，暴力从前向后，作用于胫骨上端	胫骨上端向后脱出，多合并严重的交叉韧带、内侧副韧带、内侧关节囊的撕裂伤，或发生肌腱断裂或髌骨撕裂骨折。常并发腓总神经损伤，腘窝后血管损伤少见
侧方脱位	膝关节受到来自侧方的暴力，或间接暴力传达到膝关节，引起膝关节的过度内翻或过度外翻，关节囊两侧破裂及韧带的断裂而形成侧方脱位	胫骨上端向侧方脱出，以外侧脱位较多见，且常合并腓总神经损伤。此外，关节囊及内侧副韧带断裂后常嵌入关节内，导致复位困难；内侧脱位较少见。常合并对侧胫骨平台骨折
旋转脱位（少见）	受伤时膝关节微屈，小腿固定，旋转暴力使股骨发生旋转，迫使膝关节承受扭转应力而发生脱位	根据脱位后胫骨上端所处的位置，可分为前内、前外、后内和后外4种类型

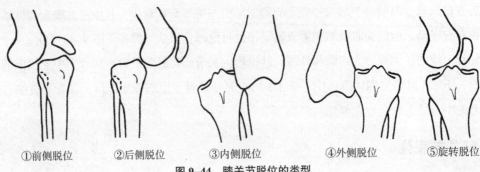

①前侧脱位　②后侧脱位　③内侧脱位　④外侧脱位　⑤旋转脱位

图 9-44　膝关节脱位的类型

【临床表现】

伤后膝关节剧痛，压痛明显，严重肿胀，功能丧失。不全脱位者，由于胫骨平台与股骨髁之间不易交锁形成弹性固定，因而常能自行复位而无明显畸形。完全脱位时，弹性固定明显，且存在不同程度和类型的畸形：前脱位者，膝关节微屈，髌骨前侧凹陷，皮肤形成横行皱襞，腘窝部饱满，可触及突起于后方的股骨髁部，于髌腱两侧触及向前移位的胫骨平台前缘，外观呈台阶状变形；后脱位者，膝关节前后径增大，膝关节处于过伸位，胫骨上端下陷，并局部出现皱褶，腘窝处可触及胫骨平台后缘高突处，于髌腱两侧可触及向前突起的股骨髁部；侧方脱位者，则有明显的侧方异常活动，于膝关节侧方可触及突起的胫骨平台边缘；旋转脱位者，膝部出现明显畸形，患侧小腿呈内旋或外旋畸形，膝内侧关节间隙处出现皮肤凹陷及皱褶，腘窝部后外侧可触及骨性突起。并发腘窝部血管损伤者，可引起血管栓塞，而使肢体远端缺血或坏疽；如出现腓总神经损伤时，可出现足背伸功能丧失和足背外侧痛觉消失等表现。

X 线摄片检查可明确脱位的类型及并发骨折的情况。结合临床查体或行 MRI 检查则可明确并发韧带损伤的情况，如前脱位常合并后交叉韧带断裂，后脱位则多引起前交叉韧带断裂，或前、后交叉韧带同时断裂，或合并内侧副韧带断裂。

【诊断与鉴别诊断】

临床上根据患者的受伤史、临床表现及 X 线检查等，即可做出诊断。但诊断时必须注意防止漏诊膝部血管、神经损伤及并发的骨折、韧带和半月软骨损伤。此外，尚需与膝部骨折进行鉴别诊断。一般而言，借助临床查体和 X 线及 MRI 等检查手段，鉴别不致出现偏差。

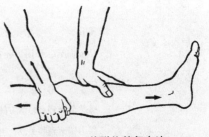

图 9-45　前脱位整复方法

【治疗】

1. 手法整复　整复宜在腰麻或硬膜外麻醉下进行，患者取仰卧位，近端助手双手握住患侧大腿下方，远端助手握住踝部进行对抗牵引。

（1）前脱位　于膝关节轻度屈曲位，沿肢体纵轴做对抗牵引。术者一手托股骨下端向前，另一手推按胫骨上端向后，如闻及弹响声则提示已复位（图 9-45）。

（2）后脱位　术者一手托胫骨上端向前，一手推按股骨下端向后，听到复位响声即提示复位成功（图 9-46）。

（3）侧方脱位　以外侧脱位为例，术者一手将股骨

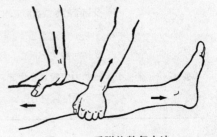

图 9-46　后脱位整复方法

内髁向外侧扳拉，另一手将胫骨外髁向内侧推挤，同时，使膝关节呈外翻位，听到响声即告复位（图9-47）。

（4）旋转脱位　术者一手用手掌将胫骨上端向脱位相反方向推挤，并令助手将小腿向畸形相反方向扭转，同时术者用另一手用力扳拉股骨髁部，听到响声后，即告复位。

复位后应检查膝关节脱位是否已完全整复，检查胫前、后动脉搏动情况，肢端的皮肤颜色和温度。如关节已复位，但足背动脉经短时间观察后仍不恢复搏动，则应考虑腘部血管损伤。

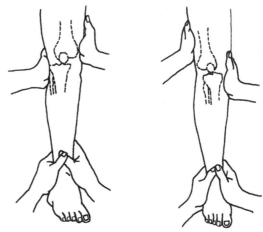

图9-47　侧方脱位整复方法

2. 手术治疗　复位困难者，如为外侧脱位，可能系破裂的关节囊和断裂的内侧副韧带嵌入关节内所致，旋转脱位则大多系股骨内髁的嵌顿引起。对不能闭合复位者，应及时切开复位。如合并韧带损伤应同时修复，以恢复关节的稳定性。此外，外侧脱位者应注意同时整复胫骨内侧平台骨折并同时行内固定。

3. 固定方法　前、后及旋转脱位复位后应以长腿石膏托或前后石膏夹固定，保持患膝屈曲20°～30°位，腘窝部应加软垫，并严密观察患肢远端的血液循环。侧方脱位复位后，宜用内、外侧长石膏夹或长夹板固定。于脱出部位和上下两端各加一块棉垫以保持三点加压，将患膝固定于内翻位或外翻位。固定时间一般为4～8周。

【预后与康复】

膝关节脱位因修复时间长，故易产生关节僵硬，因此早期即应开始功能锻炼。可做股四头肌收缩及髋、踝关节主动活动。解除固定后，练习关节屈伸活动，待股四头肌及腘绳肌肌力恢复后方可负重行走。

二、髌骨脱位

髌骨脱位（patellar dislocation）比较少见。可分为外伤性脱位与习惯性脱位两种。

【病因病理】

髌骨脱位是指髌骨完全脱出股骨髁间沟之外，髌骨体一般滑移到股骨外髁的外侧。半脱位的髌骨没有完全脱离股骨髁间沟，仅髌骨嵴脱离股骨髁间沟底部向外移位，髌骨外缘一般滑出股骨外髁边缘之外。

1. 外伤性脱位　由直接暴力引起者多见，膝屈曲位跌倒时，膝内侧着地，髌骨内侧受直接暴力冲撞，使髌骨向外翻转移位。因间接暴力所致者少见，膝关节屈曲外展位跌倒，内侧副韧带、筋膜等受膝外翻暴力的牵拉紧张而撕裂，进而使维持髌骨正常位置的内侧分力减小而向外脱位。其主要病理改变为股内侧肌与股四头肌内侧扩张部撕裂，髌骨向外脱位（图9-48）。少数患者为股四头肌肌腱

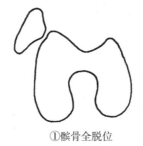
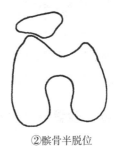

①髌骨全脱位　　②髌骨半脱位

图9-48　髌骨向外脱位

外侧部分撕裂，髌骨向内侧脱位。偶见股四头肌断裂，髌骨向下脱位。

2. 习惯性脱位（病理性半脱位）　习惯性脱位机理与外伤性脱位相同，但其病理基础则多为新鲜外伤性脱位处理不当，使关节囊内侧松弛，股内侧肌力减退，或因先天性或损伤性因素造成膝外翻者；亦可由于股骨髁骨折畸形愈合，股骨下端髌股关节面的外侧塌陷引起；少数情况下见于膝关节结构异常，如股骨外髁发育不良、髌骨变小、膝外翻及小腿外旋畸形、关节囊松弛、股外侧肌的止点异常、髂胫束挛缩及髌韧带胫骨附着点偏外侧等。上述改变可单独或联合构成髌骨脱位或半脱位的病理因素。

【临床表现】

外伤性脱位患者多有较明显的外伤史，伤后患膝局部肿痛，活动受限。检查时可见膝前平坦，髌骨倾斜向外，膝关节呈轻度屈曲位，不能伸直，膝关节内侧压痛明显。X线正侧位片可清楚显示脱位类型及程度。习惯性脱位者有反复发作的病史，或可检查出先天性或损伤性病理改变，如膝关节明显的外翻畸形。可发现屈膝时髌骨脱位，伸膝时可自动复位。X线轴位片可能发现股骨外髁低平、滑车凹部变浅等变化。必要时可做MRI检查，以了解软组织是否有异常等情况。

【诊断与鉴别诊断】

根据患者的病史、临床症状及体征、X线表现可明确诊断。对习惯性脱位者，应结合查体、X线表现及MRI检查，以明确其类型和病理特点。

【治疗】

1. 手法复位　患者仰卧，患肢髋、膝关节伸直旋中位。术者立于患侧，一手拇指按于髌骨外下方，余指托住膝后，另一手握小腿下端，缓缓伸直膝关节，同时推髌骨向内前方，一般情况下较易复位。若复位不成功，可能系髌骨与股骨外髁嵌顿而阻碍复位。可令近端助手固定大腿上端，远端助手握小腿下端，使膝关节屈曲，术者仍立于患侧，双手抱膝，两拇指分

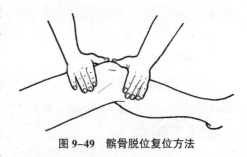

图 9-49　髌骨脱位复位方法

别置于髌骨的两侧，先推挤髌骨向外，加大髌骨的外翻以解除嵌顿。然后，令远端助手伸直患膝，术者同时用力推挤髌骨向内，即可复位（图9-49）。

2. 手术治疗　习惯性髌骨脱位一般手法复位并不困难，但欲根治，应采用手术矫治，主要目的是纠正或加强伸膝装置的正常力线。要根据患者的年龄大小，并针对其发病原因和病理改变以选择不同的术式。

3. 固定方法　外伤性脱位复位后，以膝关节后侧托板或石膏托将膝关节固定于轻屈位2~3周。习惯性脱位者，术后长腿石膏夹前后固定于膝伸直位4~6周。

【预后与康复】

在保持外固定作用的基础上，固定期间即可开始膝关节功能锻炼。解除固定后，应外用中药熏洗、按摩以及屈伸关节锻炼，可减少膝关节疼痛、关节僵硬、患肢无力等后遗症。但要防止过早负重、用力伸膝或下蹲，以防修复不良而发生再脱位。

三、股骨髁上骨折

股骨髁上骨折（supracondylar fracture of femur）是指发生于股骨腓肠肌起始点上2~4cm

范围内的骨折。股骨髁上骨折临床上较少见，好发于青壮年。

【病因病理】

股骨髁上骨折大多由间接暴力导致，亦可因直接暴力打击导致骨折。此外，若膝关节强直、失用性骨质疏松，亦容易因外力而发生股骨髁上骨折。股骨髁上骨折可分为屈曲型和伸直型两种（图9-50）。临床上以屈曲型骨折多见。

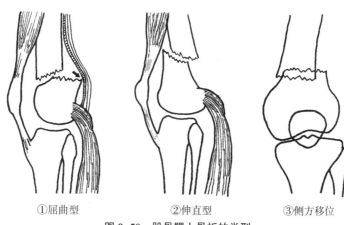

①屈曲型　　　　②伸直型　　　　③侧方移位

图 9-50　股骨髁上骨折的类型

【临床表现】

股骨髁上骨折的临床表现与股骨下 1/3 骨折相似，伤后大腿下段及膝部严重肿胀，患肢短缩，压痛显著，功能丧失。屈曲型骨折者，在膝前外上方可扪及骨折近侧断端明显突起，而在膝后可摸到骨折远侧断端。伸直型骨折者因骨折端相互重叠，不易扪及骨折端，但患处前后径增大。检查时应防止膝关节过伸而造成腘窝部血管或神经损伤。膝关节正、侧位 X 线片，可确定骨折的类型和移位情况。

【诊断与鉴别诊断】

根据其外伤史、临床表现及 X 线征象，一般均能明确骨折的诊断。若局部出现较大血肿，且腘后动脉、足背动脉搏动减弱或消失时，应考虑为腘动脉损伤。若出现足跖屈、内收、旋后及趾跖屈运动消失，并呈仰趾状，趾强度伸直，足底反射及跟腱反射消失，伴有小腿后 1/3、足背外侧 1/3 及足底皮肤感觉明显减弱或消失时，应充分考虑到胫神经损伤的可能性。股骨下端为骨肿瘤的好发部位，如骨巨细胞瘤、骨肉瘤等。严重者可并发病理性骨折，但其致伤暴力往往较小，疼痛肿胀的程度亦较轻。临床根据病史、临床过程及 X 线征象，鉴别诊断应不存在困难。

【治疗】

股骨髁上骨折无论牵引或手法复位，均不必强求解剖复位。股骨前后方向或内外方向允许有 7° 以内的成角，长度短缩则应 ≤ 2cm。在此范围内的功能复位对患肢的功能影响较小。

1. 骨牵引复位　屈曲型骨折可采用股骨髁部冰钳或用骨圆针牵引（图9-51 ①），伸直型骨折则采用胫骨结节牵引（图9-51 ②），牵引重量一般为 7~10kg，维持重量为 5kg。骨牵引后配合手法整复即可复位。如骨折远端向后移位明显者，可应用股骨髁上和胫骨结节双部位牵引进行复位。行双部位骨牵引时，骨折远端后倾程度大者，则膝关节的屈曲角度亦应相应加大。与此对应，胫骨结节的牵引方向亦应加大向下的角度，并注意放置患肢附架的转折处应对准骨折远端。

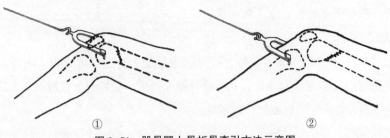

图 9-51　股骨髁上骨折骨牵引方法示意图

2. 手法整复　以临床常见的屈曲型为例，说明手法复位方法。采用屈膝拔伸法整复骨折，患者仰卧，两膝屈曲至 90°～100°，悬垂于手术台一端，患膝下方垫一沙袋。用宽布带将患肢固定于手术台上，助手以两手抱住患肢踝部，顺势拔伸并向足端牵拉（图 9-52 ①）；术者双手抱住小腿上端近腘窝处将远折端向前提托，以纠正重叠及向后成角移位（图 9-52 ②）；然后两手相对挤压，纠正残余的前后及侧方移位，力求骨折功能复位（图 9-52 ③）。整复时要保持膝关节屈曲位，注意保护腘窝部的神经血管，用力不宜过猛；复位困难者，可加大牵引重量后再行整复。

3. 手术治疗　对移位严重，经牵引和手法整复不能复位者，或伴有血管、神经损伤者，应考虑行切开复位内固定，并探查血管、神经。

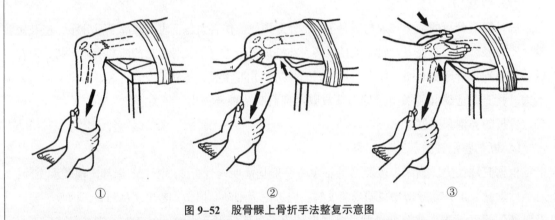

图 9-52　股骨髁上骨折手法整复示意图

4. 固定方法

（1）**无移位骨折**　将膝关节内的积血抽吸干净后，采用超膝关节夹板或石膏托固定即可。将患肢膝关节屈曲于 70°～90°位固定。

（2）**移位骨折**　经持续牵引而配合手法复位者，所用固定夹板，其两侧板的下端呈叉状，骑在冰钳或骨圆针上（图 9-53）。6～8 周后解除牵引，改用超膝关节夹板固定，直至骨折愈合。

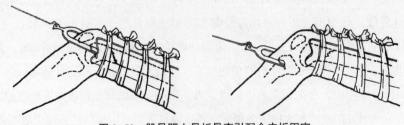

图 9-53　股骨髁上骨折骨牵引配合夹板固定

【预后与康复】

股骨髁上骨折因靠近膝关节，故骨折愈合后常遗留膝关节主动或被动屈伸功能的部分障碍，故解除固定后应用中药熏洗并结合理筋按摩，加强膝关节功能的康复。对于因股四头肌粘连而出现的膝关节屈伸功能障碍，在骨折愈合稳定的前提下，及早进行膝关节屈伸锻炼，或行连续被动运动（CPM）辅助功能恢复。若后期膝关节屈伸仍明显障碍，则可考虑手术松解。

四、股骨髁骨折

股骨髁骨折（fracture of femoral condyle）包括双髁（髁间）骨折和单髁骨折，为关节内骨折，临床多发生于青壮年。

【病因病理】

股骨髁骨折主要为股骨轴向暴力合并内、外翻或旋转暴力所造成。近年来，随着交通事故的频繁发生，该类骨折的青壮年病例往往由于高速、高能量暴力引起。

1. 髁间骨折 股骨髁间骨折大多由间接暴力造成，临床上可分为屈曲型和伸直型。

（1）屈曲型 患者自高处坠落受伤，屈膝位足或膝部直接着地，首先造成屈曲型股骨髁上骨折；暴力继续作用，骨折近端自髁间将股骨内外髁劈成两半甚至多块碎片，导致内外髁骨块向两侧分离（或旋转）移位，形成"T"形或"Y"形骨折（图9-54），受肌肉牵拉骨折远端向后上移位，近端向前下移位。

（2）伸直型 如患者自高处坠下时，膝关节于过伸位受伤，造成髁间骨折后，骨折远端向前上移位，近端向后下移位。股骨内、外髁亦可向两侧分离移位。

2. 单髁骨折 临床少见，直接暴力或间接暴力均可引起单髁骨折，但以后者多见。患者膝伸直位自高处坠下，暴力向上传导，对股骨髁产生强大的冲击力，由于正常膝关节存在轻度外翻，故易形成膝外翻暴力而造成外髁骨折，分离的股骨髁被推向上移位（图9-55），形成膝外翻畸形。单髁骨折的骨折线多为纵向斜行近矢状面劈裂骨折，冠状面及粉碎骨折少见，骨折块多向后上移位。

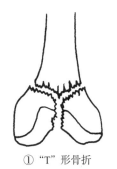

① "T"形骨折　　② "Y"形骨折

图9-54 股骨髁间骨折

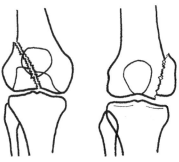

图9-55 股骨单髁骨折

【临床表现】

患者有明确的自高处坠落、局部碾压或车祸受伤等外伤史，伤后患膝肿胀（关节内积血明显）、疼痛严重，腘窝部有青紫及瘀斑，膝关节功能障碍。髁间骨折检查时可见患肢短缩，膝关节呈半屈曲位，膝部横径及前后径增大明显，股骨内外髁部压痛明显，并可触及骨擦音。单髁骨折则见膝关节外展或内收位畸形，内髁或外髁压痛明显，并可触及骨擦音及异常活动。X

线检查可明确骨折的部位和类型。

【诊断与鉴别诊断】

根据外伤史、临床表现、体征及 X 线检查，即可明确诊断。临床上如发现腘窝部肿胀明显，皮肤张力高，足背胫前动脉的搏动减弱或消失，小腿和足背的皮肤感觉、温度下降，应考虑骨折伴发血管、神经损伤。

【治疗】

股骨髁间骨折属关节内骨折，故治疗时必须达到良好对位，力争解剖复位，以保证关节面光滑完整，同时配合有效固定，早期功能锻炼，才能有效地恢复关节功能，防止发生创伤性关节炎。

1.治法选择　无移位骨折，在严格无菌操作下抽出关节腔内积血后，局部用棉垫加压包扎后妥善固定。轻微移位或无明显旋转移位的骨折，抽出关节内积血后，施行手法复位，行夹板或石膏固定，亦可在骨牵引的前提下，辅助手法整复及夹板固定。骨折移位明显，难于整复或关节腔内有骨折碎块者，一般主张切开复位内固定。

2.手法复位　患者取仰卧位，屈膝 30°～50°。两助手分别握持大腿中上段和小腿中下段，但暂不做牵引。术者两手环抱股骨内外髁，向中心挤压，纠正内外髁分离移位，与此同时令两助手施行适度力量的牵引，以纠正重叠移位（图 9-56）。在牵引下维持两髁的位置，然后采用整复股骨髁上骨折的手法纠正骨折前后移位。复位后，术者用两手维持复位位置，令远端助手屈伸膝关节数次，模造关节面使之恢复平整。对于单髁骨折移位不明显者，可直接用挤压手法复位。如移位显著，手法复位不成功者，应考虑采用手术治疗。

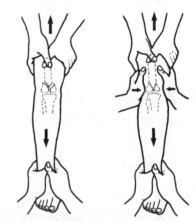

图 9-56　股骨髁间骨折的手法整复示意图

股骨髁间骨折手法复位的牵引力不能过大，否则易引起两髁旋转分离甚或加重损伤。此外，手法复位亦可在胫骨结节骨牵引下进行。

3.手术治疗　股骨髁骨折如骨折块移位大，或骨折碎片进入关节内，手法复位失败或陈旧性骨折者，均应切开复位，采用骨圆针、螺钉、髁支持钢板、动力髁螺钉（DCS）或微创固定系统（LISS）内固定。对骨折粉碎程度严重或已并发创伤性关节炎者，可考虑行关节融合术或关节置换术。

4.骨牵引及固定方法　与股骨髁上骨折相同。

【预后与康复】

股骨髁间骨折的预后与康复与股骨髁上骨折类似，重点在于膝关节功能的恢复。动静结合原则应贯穿于整个治疗过程中，早期功能锻炼在股骨髁骨折治疗中显得特别重要。骨折复位固定后，即应做股四头肌的收缩及踝关节、跖趾及趾间关节的屈伸活动。1～2 周后如骨折稳定，可行膝关节主动或辅助活动，活动时宜轻缓，切勿用暴力，活动应循序渐进，范围逐渐加大。4～6 周内，可参照股骨下 1/3 骨折功能锻炼方法进行；6 周后，可在超膝关节带轴夹板固定下，扶拐下地进行不负重行走锻炼；如 X 线片显示已骨性愈合，方可逐步负重下地行走。

五、髌骨骨折

髌骨骨折（patellar fracture）多见于 30～50 岁的成年人，儿童极少见。髌骨骨折占全部骨折损伤的 10%，大部分髌骨骨折由直接及间接暴力联合所致。髌骨骨折造成的重要影响为伸膝装置连续性丧失及潜在髌股关节失配。

【病因病理】

1.间接暴力　多见，如跳跃、踢球不慎滑倒，当膝关节处于半屈曲位时，髌骨下端被髌韧带固定，而上端受股四头肌张力牵拉，髌骨与股骨滑车顶点密切接触成为支点，髌骨受类似杠杆支撬曲折力作用而骨折。此类骨折多为横形，骨折线可在髌骨中部或在髌骨之下端，由于髌骨两侧的股四头肌筋膜破裂，骨片分离移位明显，下折段有时由于跌倒后直接触地而碎裂。骨折线大多通过中下 1/3，呈现上段骨折块大、下段小且多粉碎的特点（图 9-57 ①）。上 1/3 部或横过髌骨中部骨折者比较少见。

2.直接暴力　直接暴力打击、碰撞等，亦可引起髌骨骨折。此类骨折多为粉碎性或呈星形，因股四头肌扩张部保持完整，故骨折块移位较少（图 9-57 ②），对伸膝功能影响较小。

3.混合暴力　当膝关节处于轻屈外翻位，髌骨被拉向外侧，致髌骨与外髁形成杠杆支点，此时髌骨两侧被拉紧固定，如遭受直接暴力撞击，可导致髌骨纵形或边缘性骨折（图 9-57 ③）。临床上，无移位的髌骨骨折约占 20%，移位骨折约占 80%。骨折线形态有横形、粉碎及边缘纵形骨折等（图 9-57 ④）。

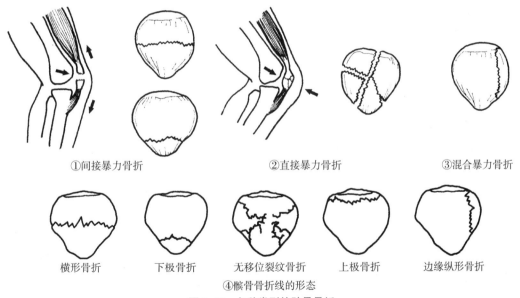

①间接暴力骨折　　　　②直接暴力骨折　　　　③混合暴力骨折

横形骨折　　下极骨折　　无移位裂纹骨折　　上极骨折　　边缘纵形骨折

④髌骨骨折线的形态

图 9-57　各种类型的髌骨骨折

【临床表现】

患者多有明显外伤史，伤后觉膝部疼痛、乏力，不能伸直膝关节站立。髌骨骨折系关节内骨折，故膝关节内有大量积血，肿胀严重，血肿迅速渗于皮下疏松结缔组织中，形成局部瘀斑。由于髌骨位置表浅，可触及骨折端，移位明显时，其上下骨折端间可触及一凹沟，有时可触及骨擦音。X 线摄片检查，可显示骨折的类型和移位情况，如为纵裂或边缘骨折，需拍摄轴位片，自髌骨的纵轴方向投照才能显示骨折。故临床上怀疑有髌骨骨折的患者，一般应常规拍摄侧位和轴位片。而正位片因与股骨髁重叠，不能显示骨折。

【诊断与鉴别诊断】

根据患者的典型外伤史、临床症状和体征以及X线检查，即可做出正确的诊断。阅片时对边缘骨折需与副髌骨相鉴别，副髌骨多在髌骨的外上角，整齐圆滑，与髌骨的界限清楚，且多为双侧性。

【治疗】

髌骨骨折的治疗，要求恢复伸膝装置功能并保持关节面的完整光滑，防止创伤性关节炎的发生和膝关节粘连僵硬。无移位的髌骨骨折，后侧关节面完整者，无需手法整复，仅需用后侧托板或石膏托固定3～4周即可。

1. 手法复位 移位骨折，骨折块分离间隙在1cm之内者可用手法复位。复位时先将膝关节内积血抽吸干净，注入1%普鲁卡因5～10mL，起局部麻醉作用。伤肢置于伸直位，术者一手推挤髌骨下缘，另一手拇、食两指将髌骨近折端向下用力推挤，使骨折块靠拢即可复位。然后术者用一手固定髌骨，另一手沿髌骨边缘触摸，检查是否平整。必要时，可令助手轻轻屈伸膝关节，使髌骨后关节面恢复平整（图9-58）。

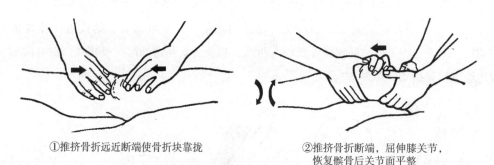

①推挤骨折远近断端使骨折块靠拢　　②推挤骨折断端，屈伸膝关节，恢复髌骨后关节面平整

图9-58 髌骨骨折手法整复方法

2. 固定方法

（1）抱膝圈固定法　适用于无移位或移位小于1cm且已手法复位后的髌骨骨折。测量髌骨轮廓大小，用胶皮电线做一略大于髌骨周缘的圆圈，外用棉花及绷带缠绕，另加布带4条，各长10cm，后侧板长度由大腿中部到小腿中部，宽13cm，厚1cm，后侧板中部两侧加固定螺钉。复位满意后，立即用抱膝圈固定，膝伸直位，于后侧板上，膝关节后侧及髌骨周围衬好棉垫，将抱膝圈固定于髌骨周围，固定带分别捆扎在后侧托板上（图9-59）。注意松紧度，以不妨碍血液循环为宜，然后将后侧托板用绷带固定。

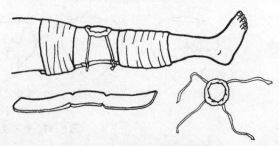

图9-59 髌骨骨折抱膝圈固定

（2）"井"字带固定法　适应证同上，在膝后腘窝部放置棉垫和软硬适中的夹板后，先用两条扎带纵行放置于髌骨之两侧；然后用两条扎带扎于髌骨之上下缘，结扎之前令助手将髌骨两断端推挤复位；最后将髌骨两侧纵行放置的扎带徐徐收拢拉紧，使横行放置于髌骨上下缘的两条扎带相互靠拢，进而推挤骨折两端对合。当骨折端对合满意时，将两条纵行扎带拉紧打结

（图 9-60）。

3. 手术治疗 对骨折移位明显，手法复位失败，或骨折端有软组织嵌入，或多块骨折者，可考虑行切开复位、钢丝、张力带、镍钛记忆合金髌骨爪或螺钉等内固定。对严重粉碎性骨折，难以复位者，可根据患者的年龄及局部具体情况做髌骨部分切除术或全切除术。

4. 闭合穿针加压固定法 适用于横行移位骨折。皮肤常规消毒后，局麻下，在两骨块上分别钻入 2 根骨圆针，钢针需通过骨块前后径的中点，两针应平行而在同一平面。穿针后整复骨折，复位满意后将 2 根针之两端拉紧并用弹力皮筋

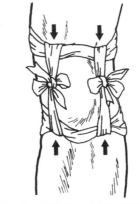

图 9-60 髌骨骨折"井"字带固定

扎牢，以使两骨块紧密接触而稳定（图 9-61）。针孔处以消毒纱布保护，防止感染。后侧可用超膝关节托板或长腿石膏托固定 4~6 周。

5. 抓髌器复位固定法 适用于有分离移位的新鲜闭合性髌骨骨折。操作方法是按照无菌操作技术，麻醉后，抽净膝内积血，遂将其间距宽的双钩抓住髌骨上极前缘上，将其间距窄的双钩抓住髌骨下极前缘，拧紧加压螺丝，骨折即可自行复位，保持固定（图 9-62）。抓髌器是应用机械加压力与金属弹性应变力而使骨折闭合复位、加压固定以加速愈合。术后 2 日可不扶拐行走，3 周可屈膝活动，6 周左右可达骨折愈合。

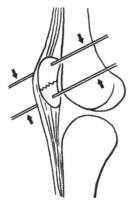

图 9-61 髌骨骨折闭合穿针加压固定法

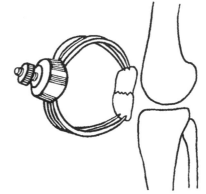

图 9-62 髌骨骨折抓髌器固定法

【预后与康复】

髌骨骨折后确实有效的固定和早期的康复训练亦是决定骨折预后的关键因素。骨折初期应抬高患肢，进行踝关节及跖趾关节活动。经 1~2 周肿胀消退后，可保持伸膝位下地扶拐行走。骨折愈合解除外固定后，逐步锻炼股四头肌舒缩和膝关节屈伸活动。如为切开复位张力带内固定、闭合穿针加压固定和抓髌器固定，均可早期进行功能锻炼。

六、胫骨髁骨折

胫骨髁骨折（fracture of tibial malleolus）又称胫骨平台骨折。青壮年多见，好发于外髁，为关节内骨折。胫骨髁关节软骨下骨皮质较股骨髁相对薄弱，当胫骨髁与股骨髁因暴力而碰撞时，多引起胫骨髁骨折。

【病因病理】

1. 骨折机理　跌仆、高处坠下等间接暴力或高速撞击的直接暴力均可引起胫骨髁骨折。

（1）外翻暴力　患者膝伸直位站立时，如膝外侧受暴力打击，致膝关节过度外翻，由于胫骨外髁关节面外侧部较股骨外髁超出约0.5cm，导致股骨外髁前部如凿子一般冲击胫骨髁中部，造成中部塌陷骨折（亦可造成周围劈裂骨折）。若外翻暴力较小，股骨外髁外侧劈裂胫骨外髁，外髁骨折片向外移位，骨折线呈纵行；若外翻暴力较大，股骨外髁继续向下嵌入胫骨外髁中部，可产生向周围的推挤力，进一步导致平台周围部分的劈裂骨折；部分胫骨平台关节面和骨碎片一道压入劈裂的外髁中，造成外髁塌陷骨折（图9-63①）。当膝关节屈曲位遭受外翻暴力时，由于股骨外髁后部与胫骨髁之间存在接触，故可致外髁整块劈裂骨折，并向外下移位（图9-63②）。此外，腓骨头受外髁劈裂移位的挤压力，可产生腓骨头或颈部压缩骨折（图9-64），同时，内侧副韧带和前交叉韧带受强烈牵拉，均有可能产生撕裂。

（2）内翻暴力　当站立位膝伸直，内侧受暴力打击，膝关节过度内翻，由于内侧平台和股骨内髁的两个关节面内缘恰好对齐，股骨内髁撞击内侧平台，可引起内侧平台的部分或全部塌陷骨折（图9-65）。骨折线常位于内侧副韧带附着点下方，骨片可呈向内、向下移位，此内收应力尚可引起腓骨头撕脱骨折或腓总神经损伤。

（3）垂直压缩暴力　从高处坠落足部着地，外力与地面反作用力交集于胫骨髁导致骨折。股骨髁的凸面像重锤一样锤击胫骨平台，将其劈裂成"T"形或"Y"形粉碎骨折（图9-66）。如伴有外翻应力，则外髁损伤更严重。单纯胫骨内侧平台骨折少见，且多无严重移位。

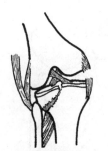
①外髁塌陷骨折

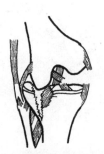
②外髁劈裂骨折

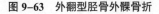

图 9-63　外翻型胫骨外髁骨折

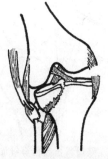

图 9-64　外翻型胫骨外髁骨折并腓骨颈骨折

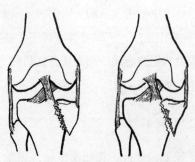

图 9-65　内翻型胫骨内侧平台骨折

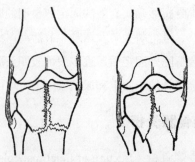

图 9-66　垂直压缩型胫骨髁骨折

2. 骨折分型　胫骨髁骨折临床可根据骨折的形态和骨折的程度进行分型（表9-4、5）。

表 9-4 胫骨髁骨折（根据骨折形态分型）

类型	受伤姿势	移位	韧带损伤情况	并发症
劈裂型	站立位受外翻暴力	外髁劈裂	胫侧副韧带断裂，十字韧带完整	腓骨头骨折，腓总神经损伤
凹陷型	同上	外髁凹陷	胫侧副韧带及十字韧带断裂	同上
双髁劈裂型	高处垂直坠落	双髁劈裂呈"T"形或"Y"形	常不合并韧带损伤	无

表 9-5 胫骨髁骨折（根据骨折程度分型）

类型	移位	塌陷	劈裂	关节功能
Ⅰ度	无移位或 <5mm	<2mm	无	影响小
Ⅱ度	明显移位	<10mm	有	影响较大
Ⅲ度	重度移位	>10mm	"T"形或"Y"形，严重者甚至粉碎	严重不稳定

【临床表现】

患者多有较明显的外伤史，伤后患膝肿胀、疼痛、活动受限。可有膝内翻或外翻畸形。查体时，可扪及骨擦音和异常活动。由于骨折后关节内积血，故一般可有浮髌试验阳性；若发生交叉韧带断裂，则可有抽屉试验阳性；若并发侧副韧带断裂，则可有侧向试验阳性。膝关节正、侧位 X 线片可显示骨折类型和移位情况。

【诊断与鉴别诊断】

根据外伤史、临床症状及体征、X 线表现可明确诊断。疑有侧副韧带断裂时，尚可拍摄应力位片。必要时可做 MRI 检查，以了解半月软骨或交叉韧带损伤的情况。

【治疗】

胫骨髁骨折属关节内骨折，因此治疗的主要目的是恢复关节面的平整和良好的关节活动度。故治疗时应做到准确复位、坚强固定和适时的功能锻炼。

1. 治法选择 无移位的外侧平台骨折，用超膝关节夹板或长腿石膏托固定；关节面压缩或移位 <5mm，宜手法整复外固定；针拨复位法则适用于凹陷较严重，手法推挤难以复位者；切开复位内固定适用于移位严重的粉碎性骨折。

2. 手法复位 患者仰卧，患侧髋、膝关节伸直中立位，局麻下抽净关节内积血或积液。整复外侧平台骨折步骤为：两助手分别握住患肢大腿和踝上部做拔伸牵引，然后远端助手一手握患肢小腿中下段内侧，另一手握住膝内侧，同时用力使膝关节内翻；在膝关节外侧间隙增大后，术者用双手拇指推挤骨折片向内上方，使之复位（图 9-67 ①）。整复内侧平台骨折则与之相反，先使膝外翻，加大内侧间隙，然后推挤骨折片复位。如为双髁劈裂骨折，可在第一步基础上行胫骨下端或跟骨牵引；然后术者用抱髁法，双手掌按于内、外髁部向中心推挤复位（图9-67 ②）。

NOTE

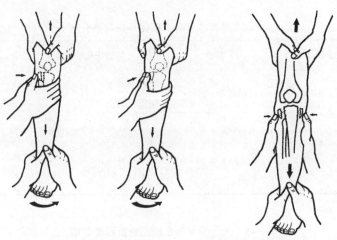

①胫骨外侧平台骨折整复方法　　②胫骨双侧平台骨折整复方法

图 9-67　胫骨髁骨折手法整复示意图

3. 撬拨整复　对于严重塌陷骨折，可采用针拨复位法：常规消毒并局麻后，在 C 臂 X 线机引导下，术者持斯氏针插入塌陷骨块下部向上撬拨（图 9-68）；同时令助手协助用双拇指向内上方顶推移位的外髁，使之复位。

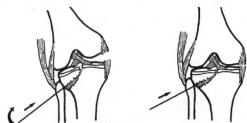

图 9-68　胫骨髁骨折撬拨复位示意图

4. 手术治疗　单髁或双髁骨折移位明显，关节面压缩或移位超过 10mm，或手法复位不满意的青壮年患者，或陈旧性骨折者，应考虑切开复位固定。

5. 牵引治疗　对于严重粉碎性骨折，手法及手术难以复位及有效固定者，可用胫骨下端或跟骨牵引。然后在牵引下早期进行膝关节功能活动，以使股骨髁挤压胫骨平台。一般牵引时间为 6 周，3 个月后开始负重。

6. 固定方法　外固定用超膝关节小夹板、长腿石膏托或石膏前后夹。无移位或移位不严重者，将膝关节固定于轻屈位 4～6 周后，可下地扶拐不负重行走。移位严重者体位同前，固定 3～6 个月后方可负重行走。

【预后与康复】

胫骨髁骨折系波及负重关节面的骨折，因此无论采用何种复位固定方法，均应力争达到解剖复位，以保持关节面的平整和完整，否则易造成后期并发创伤性关节炎。功能康复应强调早活动、晚负重。早期即应进行股四头肌静力收缩及跖趾关节活动。解除外固定后，可在床上试行膝关节各方向运动，以模造关节面，减少创伤性关节炎的发生，或下地进行不负重步行练习。待 X 线检查显示骨性愈合后，逐步下地行负重功能锻炼，过早的负重锻炼有造成骨折再次塌陷的可能。

七、膝关节侧副韧带损伤

膝关节侧副韧带包括内侧副韧带（medial collateral ligament，MCL）和外侧副韧带（lateral collateral ligament，LCL），在维持膝关节稳定中起着重要作用。

【病因病理】

膝关节于轻屈状态下，韧带松弛，关节不稳，易受损伤。如强大外力迫使膝关节过度内翻或外翻，超出韧带或其附着点的承受能力，即可发生损伤。因膝关节存在 0°~10°生理性外翻，且膝外侧易受到外力的打击或重物压迫，故内侧副韧带损伤在临床多见。内侧副韧带损伤若与十字韧带及半月板损伤同时发生，则称为膝关节损伤三联征。少数情况下，外力迫使膝关节过度内翻，可发生外侧副韧带的损伤或断裂。若暴力强大，损伤严重，可伴有关节囊的撕裂、腓骨头撕脱骨折、腘绳肌及腓总神经损伤。

【临床表现】

患者多有小腿急骤外展或内收的外伤史。临床表现为膝关节内侧或外侧副韧带处肿胀疼痛，皮下瘀斑，膝居轻度屈曲位，主动、被动活动均受限。内侧副韧带损伤时，压痛点在股骨内上髁；外侧副韧带损伤时，压痛点在腓骨头或股骨外上髁。

膝关节侧向试验具有重要意义：内侧副韧带损伤时，膝关节被动伸直位并外展小腿做膝内侧分离试验时，可诱发疼痛及异常侧向运动；外侧副韧带损伤时，膝关节外侧分离试验阳性。完全断裂者，可有异常之内、外翻活动。如合并半月板或十字韧带损伤者肿胀显著，关节内有明显积血。如合并腓总神经损伤，可出现足下垂及小腿外侧下部、足背外侧皮肤感觉障碍。

X 线摄片检查，应置患膝关节于外翻（或内翻）位拍摄应力位片，正位片可显示韧带损伤侧关节间隙增宽。如疑合并有十字韧带或半月板损伤者，应做 MRI 检查明确诊断。

【诊断与鉴别诊断】

膝关节侧副韧带损伤的诊断，应重视临床检查，如压痛部位、侧向试验等。普通 X 线片对排除撕脱骨折有重要意义，但要确诊则需拍摄应力位片或做 MRI 检查。早期因疼痛肿胀严重，故欲通过麦氏征、抽屉试验等与半月软骨损伤或交叉韧带断裂鉴别，难以实现。因而 MRI 检查显得更为重要。

【治疗】

膝关节侧副韧带损伤的治疗应力争准确诊断，早期处理。牵拉伤以手法及药物治疗即可；损伤较重的不完全断裂者，关节内积血、积液明显，可用超膝夹板或石膏将患膝固定于轻度屈膝 10°~15°位 3~4 周，同时配合药物疗法；完全断裂者应手术修复，术后置膝关节于功能位，石膏固定 4~6 周。

1. 手法治疗 损伤较轻或不完全断裂者可用手法治疗。侧副韧带部分撕裂者，初诊时应予屈伸一次膝关节，以恢复轻微之错位，舒顺筋膜。后期可运用手法以解除粘连，恢复关节功能。

2. 手术治疗 膝关节外侧副韧带完全断裂者，亦不致引起严重功能障碍，因髂胫束与股二头肌能部分代替侧副韧带之作用，故手术可酌情施行。若内侧副韧带完全断裂，则应尽早做修补术。

3. 固定练功疗法 侧副韧带部分断裂者，先将膝关节内血肿抽吸干净，用弹力绷带包扎休息，或给予石膏托、超膝关节夹板固定于功能位 4~5 周。损伤轻者在第 2~3 天后鼓励患者做股四头肌的功能锻炼，重者在保护局部之前提下，主动练习肌力。

4. 封闭治疗 选用醋酸泼尼松龙 25mg 加 1% 普鲁卡因 4~6mL 做痛点封闭，可减轻疼痛与水肿。术后应配合固定疗法。

5. 药物治疗 局部瘀肿者，可外敷消瘀止痛药膏或三色敷药。伤后日久者，用下肢损伤洗方或海桐皮汤熏洗患处，洗后贴宝珍膏。

【预后与康复】

侧副韧带损伤如果治疗及时，有效固定，多能康复。但固定时间必须至韧带愈合，否则过早活动及负重行走，则可导致修复不全而遗留关节功能障碍或活动痛。固定期间，应做股四头肌的等张练习，4~6周解除固定后，应在不负重下练习膝关节屈伸活动，以促进功能恢复。

八、膝关节交叉韧带损伤

膝关节交叉韧带（cruciate ligament of knee joint）又称十字韧带，分为前、后交叉韧带，是维持膝关节稳定的重要结构之一，主要功能是限制膝关节过度的前后活动。

【病因病理】

交叉韧带断裂多发生于中部，骨附着处断裂者少见。严重暴力导致的膝交叉韧带损伤，多与内外侧副韧带损伤及膝关节脱位等同时发生。当膝关节处于伸直位时，暴力撞击大腿前方，使股骨向后移位，胫骨相对向前移位，造成前交叉韧带损伤，可伴有胫骨隆突撕脱骨折。暴力强大时，前后交叉韧带可同时断裂；如受伤时膝处于外展、外旋位，可同时伴发内侧副韧带或内侧半月板损伤。当膝关节处于屈曲位时，暴力撞击小腿上端的前方时，可使胫骨向后移位，造成后交叉韧带损伤。暴力强大时，前后交叉韧带可同时断裂，并伴有膝后关节囊破裂、胫骨隆突撕脱骨折和外侧半月板损伤。

【临床表现】

交叉韧带断裂常是复合损伤的一部分。患者有明显的外伤史。受伤时多有撕裂感，伤后膝关节剧痛并迅速肿胀，关节内积血。膝关节呈半屈曲状态，关节松弛，失去原有的稳定性，膝关节间隙压痛明显。

【诊断与鉴别诊断】

诊断首先依据患者明确的外伤史，交叉韧带断裂主要发生于车祸或剧烈的运动损伤等严重外伤，临床以前交叉韧带损伤为多见。其次依据患膝局部的严重肿痛等临床表现，尤其是抽屉试验、侧向试验等检查。但损伤早期由于局部肿痛剧烈，患者往往拒绝接受抽屉试验等检查，此时可先拍摄X线片检查，排除胫骨髁间隆突撕脱性骨折；然后可考虑行MRI检查，必要时可行膝关节造影、关节镜检查，以确定诊断。

【治疗】

1. 固定与练功 交叉韧带不全断裂，可非手术治疗，将患膝用管型长腿石膏固定于屈膝20°~30°位6周，使韧带处于松弛状态，以便修复重建，并指导患者早期进行股四头肌舒缩锻炼，防止肌肉萎缩。解除固定后，可练习膝关节屈曲，并逐步练习扶拐行走；后期也可适当进行膝部及股四头肌部的手法治疗，以帮助改善膝关节伸屈功能及活动度。

2. 手术治疗 交叉韧带完全断裂或伴有半月板、侧副韧带损伤者，需早期手术治疗，全面处理。晚期修复效果不理想，现代临床多主张用髂胫束、髌韧带、腘肌腱、半腱肌腱等行关节外或关节内重建。对伴有撕脱骨折并有移位的患者，应视其骨片大小，分别应用钢丝或螺钉固定。

3. 药物治疗

（1）内服药　瘀血留滞证治宜活血化瘀，消肿止痛，方用桃红四物汤加味；筋脉失养证治宜养血壮筋，方用壮筋养血汤或补筋丸；湿阻筋络证治宜除湿通络，佐以祛风，方用羌活胜湿汤、薏苡仁汤之类。

（2）外用药　局部瘀肿者，可外敷消瘀止痛药膏或清营退肿膏。伤后日久关节活动不利者，可用四肢损伤洗方或海桐皮汤熏洗患膝，洗后外贴宝珍膏。

【预后与康复】

交叉韧带不全损伤，经过6周良好的固定及康复训练，可望恢复膝关节功能。交叉韧带完全断裂者，由于血运中断，正常张力丧失，2周左右韧带即可发生变性，3～6个月后会完全自溶，故保守治疗或晚期手术治疗效果不佳。患膝易合并关节面退行性变、肌肉萎缩、半月板损伤及创伤性关节炎等并发症。故正确地选择治疗方法和进行功能锻炼，是膝交叉韧带损伤康复的关键。

九、膝关节半月板损伤

膝关节半月板损伤（injury of meniscus of knee joint）是膝部最常见的损伤之一，多见于青壮年，男性多于女性。

【病因病理】

半月板的结构与功能特点使其成为膝关节内最易损伤的组织之一。引起半月板破裂的外力因素有撕裂性外力和研磨性外力两种。当膝关节处于轻度屈曲位并做内、外翻或向内、外旋转运动时，半月板上面虽紧贴股骨髁部随之活动，但下面与胫骨平台之间形成的扭转碾挫力极大，若动作突然，扭转碾挫力超过了半月板的承受能力，即可发生半月板撕裂损伤。此外，长期蹲、跪工作，由于积累性挤压损伤，会加速半月板的退变，容易发生外侧半月板慢性撕裂性损伤。半月板损伤有边缘性撕裂，中心型纵行撕裂（如桶柄式撕裂，此型易套住股骨髁发生交锁），横行撕裂（多在中部偏前，不易发生交锁），水平撕裂及前、后角撕裂（图9-69）。

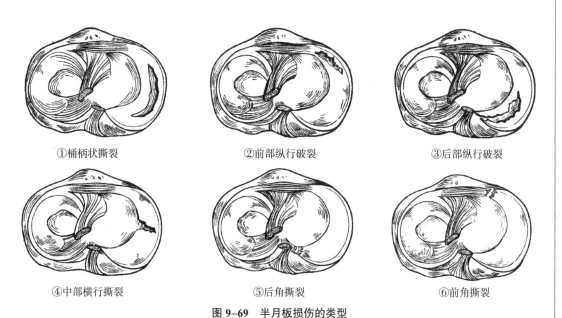

①桶柄状撕裂　　　②前部纵行破裂　　　③后部纵行破裂

④中部横行撕裂　　　⑤后角撕裂　　　⑥前角撕裂

图 9-69　半月板损伤的类型

【临床表现】

患者多有明确的膝部外伤或劳损史，特别是膝关节突然旋转的损伤，及长期蹲位、跪位工作等职业的慢性损伤史。急性发病者，伤后膝关节疼痛剧烈，局部肿胀；慢性期主要症状是膝关节活动痛，行走中及膝关节伸屈活动时有弹响、交锁和关节滑落感。交锁现象为：当行走或做某一动作时，伤膝突然被卡住交锁，不能屈伸，有酸痛感，若轻揉膝关节并做小范围的屈伸晃动，则多可解除交锁、恢复行走。检查时可发现膝关节间隙前方、侧方或后方有压痛点，屈伸功能障碍，后期出现股四头肌萎缩。半月板损伤可通过回旋挤压试验、麦氏征试验（McMurray sign test）及研磨试验（Apley test）进行诊断，确定侧别和部位。

【诊断与鉴别诊断】

诊断半月板损伤时，首先需了解初次损伤的时间、原因、疼痛部位，有无交锁、弹响，膝无力的程度，关节有无肿胀等；早期如何处理；是否存在"打软腿"等情况。其次认真地做回旋挤压试验及研磨试验是诊断的关键步骤，而侧向试验及抽屉试验等检查则可鉴别侧副韧带及交叉韧带是否损伤。影像学检查中，X线平片对半月板损伤诊断意义不大，但有鉴别诊断意义，可以排除骨折、骨关节退行性改变、关节内游离体等其他病变。气－碘造影有比较高的阳性率，当半月板撕裂后，气体和造影剂进入裂隙内，显示各种不同形态的浓度减低或增高阴影；可能见到半月板线状裂隙，或形成锐利的阶梯错位等影像。MRI或膝关节镜检查，对确定诊断、排除其他合并损伤具有决定意义。

【治疗】

1. 手法治疗　急性损伤者，可做一次被动的伸屈活动，嘱患者放松患肢，先轻轻挤压患部，以消散血肿，然后在牵引状态下，徐徐屈曲膝关节并内外旋转小腿，然后伸直患膝，可使局部疼痛减轻。进入慢性期并有交锁者，可采用手法解除交锁，患者仰卧，屈膝屈髋90°，助手握持股骨下端，术者握持踝部，二人相对牵引，同时加以内外旋转小腿数次，然后使小腿尽量屈曲，再伸直下肢，即可解除交锁。

2. 手术治疗　经保守治疗无效的半月板损伤或严重损伤者，应尽量早期手术治疗，以防止后期发生膝关节退行性变，继发创伤性关节炎。使用关节镜治疗半月板损伤，可获得满意效果，术后24小时内可活动膝关节，4～5天后即可下地部分负重。手术方式有缝合修复、部分切除及全切除。近年来，愈合增强技术、半月板移植替代治疗等新技术已开始运用。

3. 固定治疗　急性损伤期，特别是半月板边缘损伤，因血运较好有修复可能者，可用超关节夹板或石膏托固定于屈膝10°休息位，限制膝部活动，并禁止下床负重。3～5天后，肿痛稍减，应鼓励患者进行股四头肌的主动舒缩锻炼，防止肌肉萎缩。3～4周后解除固定，可指导患者进行膝关节的屈伸活动和步行锻炼。边缘型的损伤大部分可以自行愈合。

4. 药物治疗

（1）内服药　血瘀气滞证治宜活血化瘀，消肿止痛，方用桃红四物汤或舒筋活血汤；痰湿阻滞证治宜温化痰湿，方用二陈汤之类；肝肾亏损证治宜补益肝肾，方用补肾壮筋汤或健步虎潜丸。

（2）外用药　早期局部瘀肿者可外敷三色敷药；局部红肿者，可敷清营退肿膏。后期可用四肢损伤洗方或海桐皮汤熏洗患膝。

【预后与康复】

半月板边缘性撕裂伤，如治疗正确及时，恢复期锻炼得法，可获得满意疗效。但如果损伤严重，由于半月板缺乏血运，故其自行修复的可能性较小。因此半月板损伤未能早期修复者，则可能长时间存在膝关节疼痛和功能障碍。

十、胫腓骨干骨折

胫腓骨是长管状骨中最常发生骨折的部位，胫腓骨干骨折（fracture of tibiofibular shaft）约占全身骨折的 13.7%。尤以 10 岁以下儿童多见，其中以胫腓骨双骨折最多，胫骨骨折次之，单纯腓骨骨折较少见。

【病因病理】

1. 骨折机理及分型 直接暴力、间接暴力均可导致胫腓骨干骨折（图 9-70）。

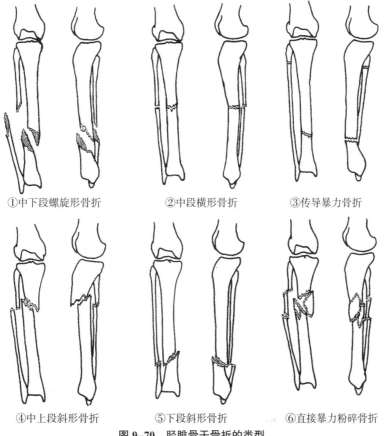

①中下段螺旋形骨折　②中段横形骨折　③传导暴力骨折

④中上段斜形骨折　⑤下段斜形骨折　⑥直接暴力粉碎骨折

图 9-70　胫腓骨干骨折的类型

（1）直接暴力骨折　多为重力打击、挫压、撞击、砸伤、车轮碾轧等引起。骨折线多呈横断、短斜、蝶形或粉碎性，两骨折线多在同一水平。骨折局部软组织损伤较严重。如发生开放性骨折，为暴力直接由外向内穿破所致，其创口较大，多为挫裂伤，故污染较严重，易并发感染。

（2）间接暴力骨折　多为自高处跌下、强力扭转或滑倒等致伤。骨折线多呈斜形或螺旋形，且多为腓高胫低，胫骨骨折线多在中下 1/3 处，腓骨骨折线多在中上段（少数由内旋暴力致伤者，胫骨骨折线较高）。局部软组织损伤相对较轻。如发生开放性骨折，多为骨折断端移位由内向外穿破皮肤引起，伤口较小而隐蔽，污染较轻，感染机会少。

2. 移位特点及影响因素　暴力的方向、小腿肌肉收缩、小腿和足的重力等是导致骨折移位并影响骨折类型的主要因素，多引起侧方、重叠、成角、旋转移位。由于暴力因素及股四头肌、腘绳肌、小腿肌肉等牵拉，骨折远端多向后外侧移位，近端多向前内侧移位，两骨折端多向前内侧成角。少数情况下，骨折线呈内上向外下走向，远折端向内、向前移位。受小腿足部重力及外旋暴力的影响，骨折远端多呈外旋移位（图9-71）。

【临床表现】

患者多有重物撞击或从高处跌下、强力扭转等外伤史。伤后骨折处疼痛，患肢肿胀（严重时高度肿胀），不能行走或站立。患肢多呈成角、侧移、短缩或外旋畸形，骨折局部压痛明显，且多可触及骨擦音及异常活动。但单纯腓骨骨折、裂纹骨折及小儿青枝骨折则压痛可不甚明显，需仔细检查。X线检查可见胫腓骨干骨折的典型表现。注意X线摄片至少需包括一端关节，最好包括胫腓骨全长，以防止漏诊位置常较高的腓骨上1/3骨折和便于观察旋转移位。

【诊断与鉴别诊断】

根据患者的病史、临床表现及X线检查，可以明确诊断。胫腓骨骨折并发症较多，对胫腓骨上端骨折，应常规检查远端血运情况及皮肤感觉等；间接暴力所致由内向外的开放创口，较小而隐蔽，诊断时应防止漏诊。对严重损伤如多发性、开放性骨折，早期应注意防治休克。复位固定后，需注意远端血运及神经功能，防止发生骨筋膜室综合征。对腓骨头颈部骨折，应注意并发腓总神经损伤，常规检查足趾活动及皮肤感觉。正常情况下，膝、踝两关节在平行轴上屈伸活动（图9-72①）。胫腓骨干骨折后如有成角或旋转移位未纠正，膝、踝关节轴的平行关系被破坏，势必影响膝、踝关节的正常活动（图9-72②）。

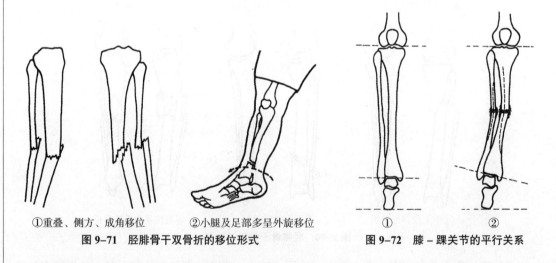

①重叠、侧方、成角移位　②小腿及足部多呈外旋移位

图9-71　胫腓骨干双骨折的移位形式　　**图9-72　膝-踝关节的平行关系**

【治疗】

胫腓骨干骨折治疗的目的主要是恢复小腿负重机能，治疗重点在胫骨。骨折的成角与旋转畸形应尽可能矫正，以恢复膝、踝关节轴平行关系。骨折类型较多，治法亦不相同，临床宜根据不同类型，选择适当治法。

1. 稳定性移位骨折的治疗　通常采用手法复位外固定并配合跟骨牵引的方法进行治疗。

（1）手法整复　患者仰卧，患髋、膝各屈曲30°~45°。近端助手双手抱握患肢膝上部，远端助手两手分别握患肢前足和足跟部，顺势做对抗牵引（图9-73①）。牵引下，术者双手抱握骨折远端，令远端助手配合，将骨折远端向内旋转，以纠正外旋移位（图9-73②）；然后，术者双手环抱远端后侧，令近端助手维持牵引的同时，用力向后按压骨折近端，术者用力向前端提骨折远端以纠正前后侧移位（图9-73③）。对骨折处存在内、外侧方移位者，术者可双手掌相对用力挤压骨折处，使之复位（图9-73④）。最后，对横断、锯齿形等骨折，应使用嵌插手法，术者双手抱握骨折部，以稳定骨折断端。然后令助手握拳纵向叩击足跟部，使断端嵌合紧密。骨折整复完成后，触摸胫骨前嵴及内侧面，检查骨折是否对合良好。

对儿童单纯成角青枝骨折者，应予手法复位：术者一手握住患腿踝关节，一手按在骨折成角处，相对徐徐用力推压，纠正成角。

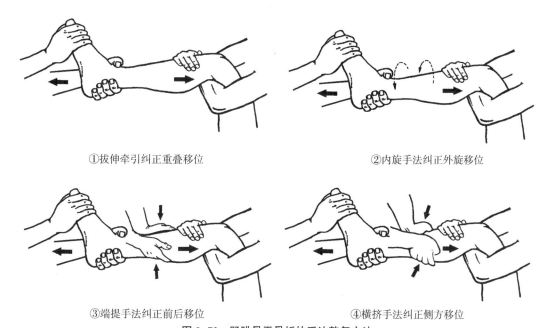

①拔伸牵引纠正重叠移位　　　　　　　　②内旋手法纠正外旋移位

③端提手法纠正前后移位　　　　　　　　④横挤手法纠正侧方移位

图 9-73　胫腓骨干骨折的手法整复方法

胫腓骨骨折后，若残留有成角畸形，可导致膝、踝关节面一侧过度负重；若残留旋转移位，将使膝、踝关节活动不协调，最终导致膝、踝关节炎的发生。因此，在复位及固定中，应尽一切可能完全矫正成角及旋转移位。

（2）外固定

①夹板固定：骨折原始移位有成角趋势者，应在小腿内侧骨折成角处及外侧上、下端各放一平垫，行三点加压固定（图9-74①），以控制小腿内动力不平衡产生的再移位倾向及利用凹侧组织合页这一稳定因素，进一步维持骨折的稳定性。儿童青枝骨折因成角凹侧骨膜尚完整，故成角移位有复发之倾向，亦应行三点加压固定，以控制其成角移位倾向。腓骨小头处置棉垫予以保护，以免压迫而致腓总神经损伤。压垫放置妥当后，对上1/3骨折行超膝关节固定，患膝屈曲40°~80°，内、外、后侧均用活动夹板，超膝关节10cm左右，固定至股骨下段，下方至内、外踝上方；中1/3骨折，夹板上端应至胫骨内、外髁，下端应达内、外踝，不需超关节固定；下1/3骨折，其内外侧夹板下方平齐足底，行超踝关节固定，后侧板下方至跟骨结节上缘，上方均达胫骨内、外髁平面。放置好固定垫及夹板后，以4根扎带绑扎，松紧宜适度（图9-74②）。

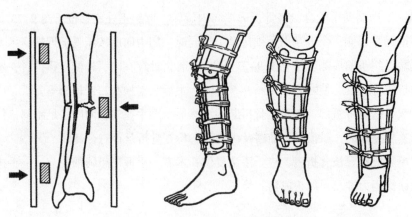

①三点加压固定控制成角移位　　　②上、中、下段骨折夹板固定示意图

图 9-74　胫腓骨干骨折夹板固定

　　胫腓骨骨折多向前内成角，故在行三点加压固定时，因在前内侧使用过厚压垫而容易造成压疮，或由于在腓骨上端使用压垫，压迫腓总神经而致麻痹。固定后应每天检查固定垫位置及夹板松紧度，发现问题应及时调整。固定期间应每 1~2 周行 X 线摄片检查一次，以了解骨折断端对合及生长情况。骨折固定时间应依据年龄大小而定，儿童一般为 6~8 周，成人为 10~12 周。

　　②石膏固定：单侧石膏后托适用于小儿青枝骨折及无移位裂纹骨折。长石膏前后夹适用于患肢明显肿胀之稳定骨折。内外侧"U"形石膏夹有控制骨折旋转移位的作用，适用于有旋转移位倾向者。稳定性较差的骨折，宜用石膏管型固定，中下 1/3 骨折可用短腿石膏管型，中、上段骨折则选用长腿石膏管型。石膏固定时，要注意塑形，特别是有成角移位趋向者，要行三点塑形（图 9-75），方能有效地维持骨折的对位、对线。

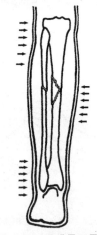

图 9-75　胫腓骨干骨折石膏三点塑形固定

　　2. 不稳定性移位骨折的治疗　对不稳定（长斜形、螺旋形及粉碎性）骨折，或小腿肿胀严重，有发生骨筋膜室综合征的可能，暂不宜做外固定者，可选用跟骨牵引，配合手法复位。待肿胀基本消退后，再配合夹板固定。

　　外固定器治疗适用于伴有严重软组织挫裂伤，及有严重污染伤口的开放性骨折（图 9-76）。对长斜形或螺旋形骨折，手法复位夹板固定不稳定者，可在复位后行钳夹固定器固定之。

　　3. 手术治疗　不稳定性骨折手法复位失败，或合并血管、神经损伤的骨折及两处以上的多段骨折，可考虑切开复位内固定。可选用钢板螺钉，或髓内钉（如"V"形钉、梅花钉、带锁髓内钉等）固定。对于胫骨近端和远端难以进行髓内钉固定者，可使用经皮微创接骨板内固定术（Mippo）。

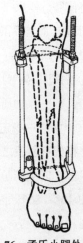

图 9-76　孟氏小腿外固定器整复固定胫腓骨干骨折

　　【预后与康复】

　　胫骨中下段骨折，因其血运特点，临床易发生延迟愈合甚至不愈合，以及骨筋膜综合

征，应密切观察。骨折复位固定后，即可开始股四头肌静力舒缩及踝关节屈伸活动；稳定性骨折 2 周后开始抬腿及屈膝活动，3 周后扶双拐不负重下地（足底需平放，以免引起骨折端向前成角），4 ~ 5 周后逐渐改用单拐步行锻炼。行跟骨牵引者，可在床上以健腿及双手支撑做抬臀活动。去除牵引后，在床上活动 1 周后方可扶拐下地练习。骨折复位固定 3 ~ 5 时，取两枕法体位（图 9-77 ①），以克服骨折向前成角趋势，维持小腿生理弧度。跟骨牵引去除后，如有小腿生理弧度减小、消失，甚至向内成角时，可取盘腿姿势予以纠正（图 9-77 ②）。

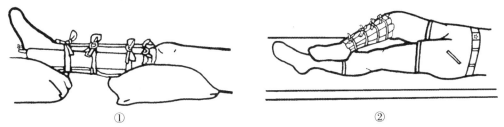

图 9-77 利用体位防止或纠正骨折的移位趋向

第三节 踝、足部损伤

踝关节是屈戌关节，由内、外踝及胫骨远端关节面构成踝穴，踝穴夹持距骨而形成关节的骨性部分。胫骨远端内侧缘形成内踝，后唇形成后踝，其远端与距骨鞍状关节面（滑车面）构成关节（图 9-78）。胫骨承受大部分体重，骨折后直接影响到关节功能。腓骨下端形成外踝，其尖端较内踝低 0.5cm，位于内踝后约 1cm，故外踝限制踝外翻的作用较强。距骨体前宽后窄，当踝关节背伸时距骨体之宽部进入踝穴，下胫腓韧带紧张，关节面之间紧贴，关节不稳定，易造成损伤。

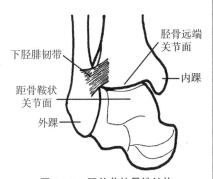

图 9-78 踝关节的骨性结构

跟骨主要由松质骨组成，其周围仅有一极薄的皮质层包绕。内部松质骨小梁分 3 组辐射状排列，在后关节面前下方，骨小梁稀少而骨髓较多，形成一"中央三角"区，为营养血管进入处，是跟骨结构的薄弱区，骨折时常被压缩。跟骨结节与后关节突的连线和前后关节突的连线交叉所成之角称结节关节角（图 9-79），正常值为 30° ~ 45°。骨折后，结节上移或关节面下塌，此角可变小、消失，甚至成负角，使跟腱力量减弱，行走时提踵困难。跟骨与距骨，是足内、外侧弓的共同后臂，坚固

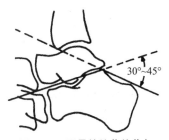

图 9-79 跟骨的结节关节角

而有弹性，起支撑体重的作用，故跟骨的形态和位置对足纵弓及负重功能影响极大。跟骨通过跟距关节，使足产生内、外翻及内收、外展运动，以适应在凹凸不平的地面行走，故跟距关节面损伤将严重影响足的功能。

一、踝部骨折脱位

踝关节负重量大，损伤机会多。踝部骨折脱位（fracture and dislocation of ankle）是常见的关节内骨折，多发于青壮年。

【病因病理】

1.骨折机理　踝关节骨折脱位多由间接暴力引起，如从高处坠下、下楼梯、下斜坡及走崎岖不平的道路等，易引起踝关节损伤。根据外力作用方向及受伤时的体位不同，可分为以下几种类型：

（1）内翻型损伤　患者从高处坠下，足外侧先着地，或行走时足底内侧踏于凸出部，引起足踝部强力内翻，此时踝关节受到由外下方向内上方的弧形暴力，外侧副韧带首先紧张产生撕裂，或形成外踝撕脱性骨折。如暴力继续作用，迫使距骨体内移而撞击内踝，则可发生内踝斜形骨折及距骨体内移。若受伤时踝关节同时处于跖屈位，则可导致距骨向后撞击胫骨后唇而骨折（图9-80），但临床较少见。

（2）外翻型损伤　患者从高处坠下，足内侧先着地，足踝部处于外翻位，踝部受由内下方向外上方的弧形暴力作用，迫使足踝部强力外翻。因内侧副韧带坚强不易断裂，故易产生内踝撕脱性骨折。如暴力较大且继续作用，则可使距骨撞击外踝，导致下胫腓韧带撕裂，引起胫腓骨下端分离。腓骨下段在距骨的继续撞击下发生骨折，距骨向外侧脱位（图9-81）。

（3）外旋型损伤　患者自高处跳下或在平地急转躯干，致肢体出现不协调运动，如小腿不动而足部强力外旋，或足部不动，小腿强力内旋，踝关节受到由前内向后外弧形暴力作用。距骨体在外旋暴力作

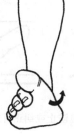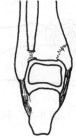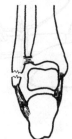

①损伤姿势　②Ⅰ度内踝骨折　③Ⅰ度外踝骨折

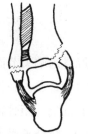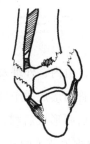

④Ⅱ度双踝骨折　⑤Ⅲ度三踝骨折

图9-80　内翻型损伤

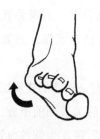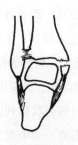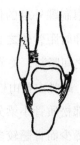

①损伤姿势　②Ⅰ度内踝骨折　③Ⅰ度外踝骨折

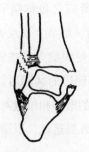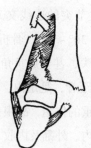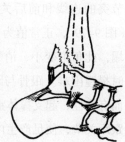

④Ⅱ度双踝骨折　⑤Ⅲ度三踝骨折

图9-81　外翻型损伤

用下，首先撞击外踝内侧，致腓骨下段斜形或螺旋形骨折，骨折远端向上方轻度移位。暴力继续作用，使距骨体继续外旋，强力牵拉内侧副韧带，导致内踝撕脱性骨折。暴力进一步作用，距骨再向后、外旋转，撞击后踝致其骨折，使之向后上方移位，距骨也随之向后、外脱位（图9-82）。

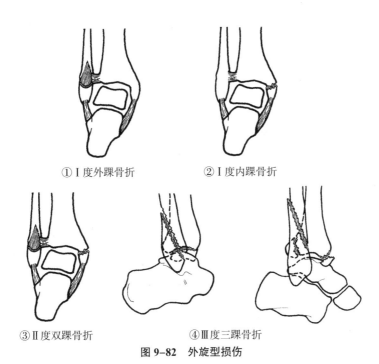

① Ⅰ度外踝骨折　　② Ⅰ度内踝骨折

③ Ⅱ度双踝骨折　　④ Ⅲ度三踝骨折

图 9-82　外旋型损伤

（4）纵向挤压（垂直压缩）型损伤　患者从高处跌下，足底着地，暴力自足底向上传导，与身体重力交会于踝上部。如踝关节处于中立位，可形成胫骨下段"Y"形或"T"形骨折，粉碎性骨折，或同时合并外踝、后踝甚或前踝骨折，但临床少见（图9-83）。

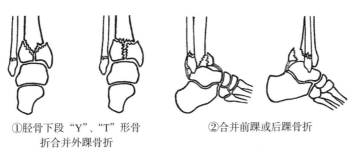

①胫骨下段"Y"、"T"形骨　　②合并前踝或后踝骨折
折合并外踝骨折

图 9-83　纵向挤压型损伤

2. 分型与特点（表9-6）

表 9-6　踝部骨折脱位的类型及骨折线特点

	内翻型	外翻型	外旋型	纵向挤压型
Ⅰ度（单踝骨折）	外踝撕脱骨折或内踝斜形骨折	内踝骨折	腓骨下段斜形或螺旋形骨折	背伸位：胫骨下端前缘骨折 距屈位：后踝骨折伴半脱位

续表

	内翻型	外翻型	外旋型	纵向挤压型
Ⅱ度（双踝骨折伴距骨半脱位）	内、外踝骨折合并距骨向内侧移位或脱位	内、外踝骨折合并距骨向外侧移位	内踝、腓骨下段骨折合并距骨向外侧移位	中立位：胫骨下端粉碎性骨折及外踝骨折
Ⅲ度（三踝骨折伴距骨全脱位）	三踝骨折，距骨向内后脱位	内踝、腓骨下段骨折，下胫腓关节脱位，距骨向外侧脱位	三踝骨折，距骨向后、外侧移位或脱位。	少见，粉碎严重时可形成
骨折线	外踝：横行；内踝：向上内斜行	外踝：斜行；内踝：横行	Ⅰ型：骨折线由前、内、下方斜向后、外、上方；Ⅱ型：骨折线横行，后踝由前下向后上方斜行	粉碎性：骨折线呈"T"形或"Y"形。腓骨下段由前上向后下斜行，后踝为后上向前下斜行

【临床表现】

患者多有自高处坠下足部着地，或扭伤，或受暴力直接打击踝部的外伤史。伤后踝部肿胀严重，多有瘀血斑，严重者出现张力性水疱。患肢站立行走困难。查体可见内翻、外翻或外旋等与损伤类型一致的畸形；触诊时，局部压痛明显，间接叩击痛呈阳性，可触及骨擦音及异常活动。X线正、侧位片可显示骨折的类型及移位情况。

【诊断】

根据病史、症状、体征及X线表现，可明确诊断。怀疑下胫腓关节分离者，可在应力位下拍摄踝关节正位X线片以证实。下胫腓副韧带断裂时，踝穴增宽，距骨体与内踝或外踝间隙增大。

踝关节损伤，可造成下胫腓骨分离，但临床上往往对此估计不足。究其原因，大多是由于伤后急救复位或自行恢复，而在原始X线片中未显示下胫腓间隙增宽。如有必要可在应力位下拍摄踝关节正位X线片，以证实或排除下胫腓骨分离。

【治疗】

无移位骨折仅需将踝关节固定在90°中立位3~4周即可，移位骨折则需准确复位、有效固定和早期合理的功能锻炼，否则易并发创伤性关节炎。胫骨下端骨骺损伤，必须"完全复位"。

1. 手法复位　手法复位的原则是按暴力作用的方向进行反向复位。一般步骤为先矫正重叠、旋转和侧方移位，最后矫正成角畸形。三踝骨折不能同时整复，可先整复内、外踝，再整复后踝。整复时患者取仰卧位，髋膝关节各屈曲45°~60°，近端助手抱住小腿上端，远端助手两手分别握住足背和兜住足跟，用力牵引以纠正重叠移位（图9-84①）。内翻移位者，术者一手顶住外踝上方，另一手将足由内向外侧挤压，同时令助手将踝强力外翻，以纠正骨折的内翻移位（图9-84②）。外翻移位者，术者一手顶住内踝上方，另一手将足由外向内侧挤压，同时令助手将踝强力内翻，以纠正骨折的外翻移位（图9-84③）。合并有外旋者，在施行内翻复位的同时，应将骨折远端内旋（图9-84④）；伴有下胫腓关节分离者，术者两手掌分别置于内、外踝部，掌根部相对用力挤压，应用夹持挤压手法以纠正下胫腓关节分离（图9-84⑤）；合并旋转损伤者，同时施以反方向旋转手法纠正之。整复后踝骨折时，术者一手推胫骨下段向后，另一手兜住足跟向前端提，同时令助手将踝关节尽力背伸，使后关节囊紧张，将向上移位的后踝拉下（图 9-84 ⑥ ）。

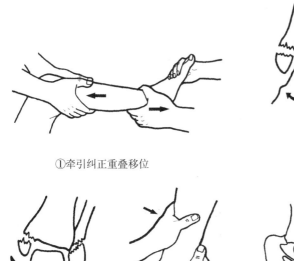
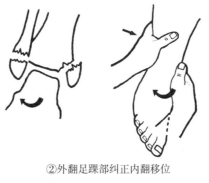

①牵引纠正重叠移位　　　　　　　　②外翻足踝部纠正内翻移位

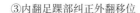
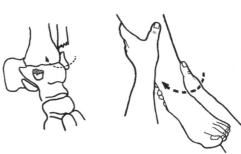

③内翻足踝部纠正外翻移位　　　　　④内旋骨折远端纠正外旋移位

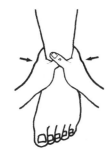
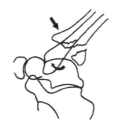
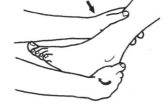

⑤应用夹挤手法纠正下胫腓关节分离　　⑥兜住足跟部向前端提整复后踝骨折

图 9-84　踝部骨折脱位的手法整复

后踝骨折片较大时，不能以上述手法使向后脱位的距骨复位，因为跟腱的紧张牵拉，后踝失去支点，单纯背伸前足时不能达到后踝骨折的复位，反而使距骨向后上方脱位。可在足和小腿中下段套上一只袜套，下端超过足尖20cm，并用绳结扎，做悬吊滑动牵引，利用肢体重量使后踝逐渐复位（图9-85）。

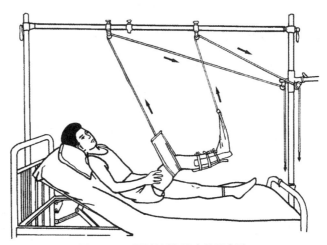

图 9-85　后踝骨折行袜套悬吊牵引

2. 手术治疗　闭合复位困难或内踝骨折有软组织嵌入者可切开复位，用拉力螺钉或张力带固定。对下胫腓关节分离者，应注意复位并用螺钉固定。外侧副韧带（距腓前韧带）断裂，早期手术预后较好。纵向挤压型骨折

NOTE

应以跟骨牵引为首选，在跟骨牵引的基础上，鼓励患者做踝关节的屈伸活动。2～3天后复查X线片，如未能恢复其关节面平整者，应考虑切开复位或行踝关节融合术。后踝骨折，若累及胫骨下关节面超过1/2以上者，应切开复位螺钉固定。

3. 固定方法　先在内、外踝上方放一塔形垫，下方各放一梯形垫，或两踝部各放置一空心垫，防止夹板直接压在两踝骨突上，然后用夹板行超踝关节固定。若局部皮肤条件较差或软组织肿胀严重，宜用"U"形石膏夹固定。踝关节应用"8"字绷带或胶布固定于与暴力作用方向相反的位置，内翻型骨折固定于外翻背伸位，外翻型骨折及外旋型骨折固定于内翻背伸位（图9-86）。所用夹板或石膏必须塑形以保证与足踝部的外形基本一致。合并后踝骨折者，还应固定于轻度背伸位；伴有胫骨远端前唇骨折者，则要固定于轻度跖屈位。固定后，要密切注意患肢的血液循环及足趾活动情况，并注意骨折对位情况。一般初期每周X线复查2次，中期每周1次。固定时间一般为5～6周。

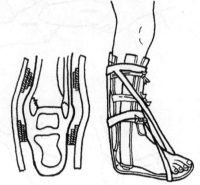

图9-86　踝部骨折的夹板固定

【预后与康复】

踝关节的关节面较髋关节及膝关节的关节面小，但负重量及活动量则很大，故易受损伤。踝部骨折为关节内骨折，如治疗不当，易发生创伤性关节炎。故要求尽量达到解剖复位，并较早地进行功能锻炼，才能获得满意的疗效。固定早期，应主动背伸踝部，活动足趾；同时，在保持有效夹板固定的前提下，辅以被动活动，主要做踝背伸和跖屈活动，不做旋转和翻转活动，并逐渐加大主动活动范围；3周后可打开外固定，对踝部进行按摩、理顺筋络（尤其是肌腱部）。对于应用袜套悬吊牵引法的患者，应多行踝关节的主动屈伸。

二、距骨骨折脱位

【病因病理】

距骨骨折脱位（fracture and dislocation of talus）可由背伸外翻暴力及内翻跖屈暴力等引起。临床以背伸外翻暴力引起的损伤多见。

1. 踝背伸外翻暴力　典型受伤情况为驾驶员紧急踩刹车，或由高处坠下，踝关节强力背伸外翻，胫骨下端前缘像凿子一样插入距骨颈、体之间，引起距骨颈骨折（图9-87、图9-88①）。如暴力继续作用，距骨下后方的韧带断裂，距跟关节脱位，导致跟骨、距骨头连同足向前上方移位（图9-88②）。暴力消失后，由于跟腱与周围肌腱的弹性，足向后回缩，跟骨的载距突常钩住距骨体下面之内侧结节，而使整个骨折的距骨体随之向后移位，脱位于胫腓踝穴的后方，距骨体向外旋转，骨折面朝向外上方，甚至合并内踝骨折（图9-88③）。

2. 踝内翻跖屈暴力　踝关节强力内翻及轻度跖屈位受伤时，由于距跟韧带断裂，可能导致距跟关节脱位；如外力

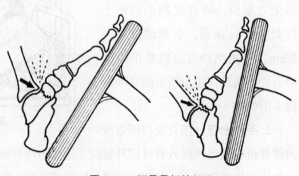

图9-87　距骨骨折的机理

继续作用，踝外侧副韧带亦断裂，则距骨体可自踝穴中向前内侧旋转脱出；当暴力作用消失时，足回弹，距骨体的后内缘被外踝的前缘阻挡交锁于脱位的位置，导致距骨前脱位（图9-89）。

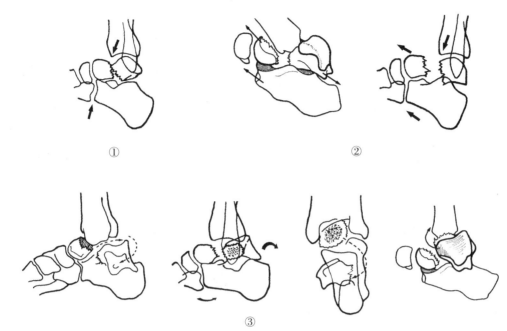

① ②

③

图 9-88 背伸外翻暴力型距骨骨折

3. 单纯跖屈暴力 单纯跖屈暴力作用时，距骨体后唇猛烈撞击胫骨后踝，可发生距骨后唇（后突）骨折。

【临床表现】

患者多有较明显的外伤史，伤后足踝部肿胀、疼痛，不能行走或站立，且可出现皮肤青紫瘀斑。触诊时压痛明显，移位明显者可见足踝部畸形，并可于踝关节前侧或后侧扪及移位之骨折块。踝足部正侧位X线摄片检查可明确骨折的类型及是否合并脱位。阅片时应注意区别

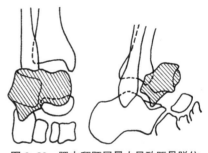

图 9-89 踝内翻跖屈暴力导致距骨脱位

距骨后唇骨折片与副三角骨（副三角骨边缘整齐清晰，多为对称发生）。

【诊断与鉴别诊断】

根据患者的受伤史、症状、体征及X线表现，即可做出诊断。临床在未摄片检查之前应注意与踝部骨折脱位或跟骨骨折鉴别，特别是合并踝部骨折者，更应注意鉴别。此外，距骨颈或距骨体垂直骨折、距骨颈骨折合并距下关节半脱位、距骨颈骨折合并距骨体脱位等几种类型，应认真阅片，避免混淆。

【治疗】

1. 手法复位

（1）距骨颈骨折 患者仰卧，近端助手抱住患肢小腿，远端助手握住前足和足跟部，将足踝部置于轻度跖屈、外翻位，术者一手向下、向后推压距骨头，另一手托住小腿下端后侧向前顶托，使距骨头与距骨体两骨折块对合，以协助复位（图9-90）。

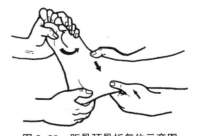

图 9-90 距骨颈骨折复位示意图

NOTE

（2）距骨颈骨折合并距下关节脱位　使患足处于轻度跖屈位，近端助手把持患肢小腿，远端助手握前足和足跟部行拔伸牵引；术者以两拇指于踝前方向后压住距骨头，同时将前足向后上方推送，并轻轻摇晃及内外旋转数次，使骨折复位，距下关节往往亦随之复位（图9-91）。

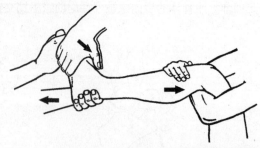

图 9-91　距骨颈骨折合并距下关节脱位复位示意图

（3）距骨颈骨折合并距骨体后脱位　近端助手把握患肢小腿，远端助手置患侧踝关节于背伸外翻位并向下拔伸牵引，以加大踝后侧及内侧的关节间隙（图9-92①）；术者摸准向后内脱位的距骨体，两拇指向前外方推顶骨折块，助手同时轻轻摇晃屈伸踝关节，使距骨体进入踝穴；然后使踝关节跖屈，并将前足向后推送，使距下关节复位的同时距骨骨折也随之复位（图9-92②）。

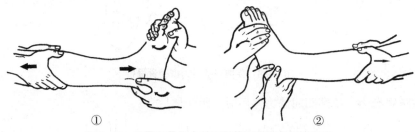

①　　　　　　　　　　　　　②

图 9-92　距骨颈骨折合并距骨体后脱位复位示意图

（4）距骨后突骨折　助手将患足踝关节背伸，术者用拇指从跟腱两侧向中部并向下推挤骨折块，使之复位。

2.手术治疗　新鲜距骨骨折，手法复位失败者，应行切开复位内固定加植骨术。如为距骨体严重粉碎性骨折、移位较大的距骨颈骨折、陈旧性骨折或距骨缺血坏死者，可考虑行胫距、跟距关节融合术。术后用管型石膏固定12周。

3.固定方法　距骨颈骨折，将足踝部置于跖屈外翻位，用石膏托或"U"形石膏夹固定6～8周；距骨后突（唇）骨折并距骨前脱位者，用石膏托固定于功能位4～6周。

【预后与康复】

距骨骨折多数可经过手法整复复位，手法复位失败者，应及时切开复位内固定，否则距骨由于血供的解剖特殊性，很容易发生缺血性坏死。固定期间，应做足趾、膝关节屈伸锻炼，因骨折一般需3～4月才能愈合，故在固定期间不宜负重，以免引起骨折不愈合或距骨缺血性坏死。经X线片证实骨折已愈合者，方可解除固定并施行局部按摩，配合踝关节屈伸及内外翻活动锻炼，并开始扶拐不负重步行锻炼。

三、跟骨骨折

跟骨骨折（fracture of calcaneus）是最常见的跗骨骨折，多见于青壮年。

【病因病理】

1. 骨折机理 造成跟骨骨折的暴力主要有垂直压缩力、翻转剪切力和跟腱牵拉力等形式的暴力，所形成的跟骨骨折类型复杂，70%～75%的病例波及跟距关节，后期往往影响跟距关节功能。

（1）垂直压缩力 患者自高处坠落或跳下，跟骨垂直位着地时，使跟骨承受垂直压缩力作用，而发生压缩或纵形劈裂骨折（图9-93①、图9-95②～④）。

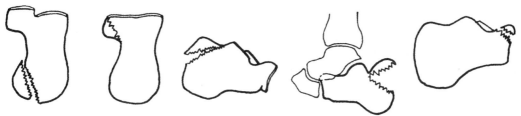

①跟骨结节纵形骨折 ②载距突骨折 ③跟骨结节横形骨折（鸟嘴形骨折） ④跟骨前端骨折

图9-93 未波及关节面的跟骨骨折

（2）翻转剪切力 如患者从高处坠下时，足跟呈外翻位着地，由于上下方向力的偏向作用，产生一种通过跟骨体的剪切力，使跟骨劈裂为前内（载距突骨块）、后外（跟骨结节骨块）两大骨块（图9-94）。若暴力继续作用，距骨连带载距突骨块向下移位，结节骨块向上移位，使跟骨高度丧失，宽度增加，结节上移，后关节面紊乱（图9-95）。如跟骨

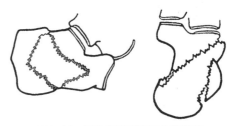

图9-94 邻近关节面的跟骨体骨折

内翻位着地受伤，载距突受距骨下部内侧缘冲击，可造成载距突骨折（图9-93②），严重时可伴跟骨上部和后关节面骨折（图9-95）。

（3）跟腱牵拉力 足踝在跖屈位时，腓肠肌处于紧张状态，此时如受到暴力突然打击使足踝部背伸，将导致腓肠肌的强烈收缩，使跟骨结节受跟腱牵拉，而产生横形撕脱骨折，又名"鸟嘴"形骨折（图9-93③）。

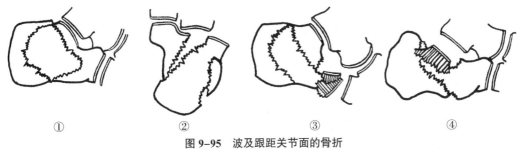

① ② ③ ④

图9-95 波及跟距关节面的骨折

2. 分类 跟骨骨折临床上可分为未波及跟距关节面骨折、邻近跟距关节面骨折及波及跟距关节面骨折3种基本类型，其骨折机理及移位特点见表9-7。

表 9-7　跟骨骨折分类表

骨折类型		骨折机理	移位特点
未波及跟距关节面骨折	跟骨结节纵形骨折；骨骺未闭合者，则可形成骨骺分离	足外翻位跌下，结节底部着地，跟骨体遭受剪切力	无移位或轻度移位（图 9-93 ①）
	载距突骨折（少见）	足内翻位，距骨向内下冲击载距突	很少移位（图 9-93 ②）
	跟骨结节横形骨折（鸟嘴形骨折）	跟腱牵拉撕脱	撕脱骨块小者，一般无移位，不影响跟腱功能；撕脱骨块大（骨块超过结节 1/3），则骨块向上倾斜移位（图 9-93 ③）
	跟骨前端骨折（极少见）	前足强力内收跖屈（扭转）所致的撕脱性骨折	骨折线通过跟骰关节，极少移位（图 9-93 ④）
邻近跟距关节面骨折波及跟距关节面骨折	跟骨体骨折	跟骨体增宽，跟骨后半部分连同结节向上移，结节关节角变小、消失	骨折线自前外上斜向内后下方，不进入关节（图 9-94）
	外侧塌陷骨折（常见）	高处坠下，跟骨着地，重力下压，地面反作用力上冲，导致跟骨体骨折	骨折线方向同上，进入关节。因重力压缩作用使外侧关节面塌陷，跟骨中央骨质被压缩（图 9-95 ①~③）
	全部塌陷骨折（常见）		跟骨体及其关节面完全粉碎下陷，甚至波及跟骰关节（图 9-95 ④）

【临床表现】

跟骨骨折患者多有从高处坠下，足跟着地的外伤史。伤后足跟疼痛，不能触地或站立行走。临床检查可见局部肿胀、皮下瘀斑，并常延伸至跟腱处。局部压痛明显，移位骨折可见跟骨体横径增宽，结节上移，足弓扁平或跟骨腹部凸向足心，呈摇椅状畸形。X 线侧位片检查可明确跟骨压缩程度、骨折类型及跟距关节面改变（是否有塌陷）等征象，可见结节关节角变小、消失，甚至成负角；轴位片对明确内、外侧骨折，向两侧移位（跟骨体增宽）情况及跟距关节面（是否有塌陷）等情况有重要意义。

【诊断与鉴别诊断】

根据外伤史、症状、体征和 X 线情况，可以确诊。考虑外伤特点，应注意是否有双侧骨折，及有无脊柱和颅脑损伤情况，以免遗漏。在诊断跟骨骨折时，凡有高处跌下外伤史，足跟肿胀压痛者，应行跟骨侧、轴位 X 线摄片检查，根据跟骨外形及结节关节角测量来分析判断，以明确诊断。

【治疗】

跟骨骨折治疗总的原则是：纠正跟骨体增宽，尽量恢复结节关节角，恢复跟距关节面平整。对未波及跟距关节面的骨折，如载距突骨折、跟骨前端骨折及部分结节纵形骨折，用石膏固定即可。如为结节纵形骨折或横形骨折，骨块向上移位者，采用手法复位，石膏固定。亦可行切开复位，以螺钉或钢丝固定。对邻近跟距关节面骨折，如为青壮年患者，可采用手法复位或撬拨复位加石膏固定；而老年患者一般可采用功能疗法。对波及跟距关节面的骨折，如为部分塌陷骨折青壮年患者，采用手法复位或撬拨复位加石膏固定疗法；完全塌陷骨折者，则需切开复位结合松质骨填塞术。对严重粉碎性骨折，如为老年患者，可采用功能疗法；如为青壮年患者，则行一期融合跟距关节或三关节融合。

1. 手法、牵引及撬拨复位

（1）未波及跟距关节面的骨折

①跟骨结节纵形骨折：骨折块一般移位不大，无需手法整复。若跟骨结节骨骺分离，骨块上移明显者，应予以整复，否则可造成今后跟骨底不平，影响日后步行和站立。复位时，使患膝屈曲90°，一助手扶持小腿，另一助手握前足使足跖屈。术者两拇指置移位骨块上方跟腱两侧，余四指托于足底，相向用力挤压使骨块复位（图9-96①）。如未能复位者，可在局麻下以骨圆针穿过结节中部，钢针两端连接牵引弓，术者握紧牵引弓先将骨块向后牵拉，以松解骨折面的交锁，然后向下牵引，直至骨折块复位（图9-96②）。

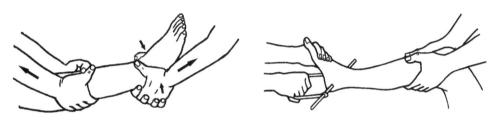

①用力挤压使骨折块复位　　　　　　②利用钢针牵引复位

图9-96　跟骨结节纵形骨折整复法

②跟骨结节横形骨折（鸟嘴形骨折）：系跟腱牵拉造成的撕脱骨折。若撕脱骨折移位不大，无需手法整复。若骨折块较大且向上移位明显者，可令患者取俯卧位，屈膝90°，助手尽量使患足跖屈，术者以两拇指在跟腱两侧用力向下推挤骨折块，使其复位（图9-97）。

③跟骨体骨折：患者屈膝90°，近端助手扶小腿，远端助手握前足并使足踝部跖屈。术者面对患者站立，双手四指交握足跟底，双掌侧鱼际部相对挤压跟骨两侧，纠正跟骨体增宽畸形。然后，双掌扣住跟骨结节，轻缓摇动松解嵌插，

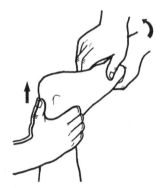

图9-97　跟骨结节横形骨折整复法

并用力向后下方牵引，恢复结节关节角（图9-98）。此外，尚可采用牵引挤压法恢复结节关节角。若结节关节角仍难以恢复，可加用钢针牵引。若跟骨增宽尚未纠正，可以用骨夹（贝累夹）挤压整复，应用时注意以软棉垫保护皮肤（图9-99）。

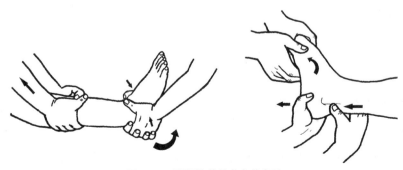

图9-98　跟骨结节关节角恢复法

（2）波及跟距关节面的骨折　可采用撬拨复位法。患者仰卧，腰麻后在X线下于跟腱止点处进针。顺纵轴偏外侧，对准跟距关节面下方插入针尖，撬拨起塌陷之关节面，以恢复跟距关节面的平整。然后用双掌或跟骨夹扣挤跟骨体两侧，纠正跟骨体增宽畸形（图9-100）。复位后以管型石膏连针固定。4~6周后去除石膏和钢针进行功能活动。

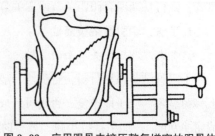

图9-99　应用跟骨夹挤压整复增宽的跟骨体

2.手术治疗　对仅有跟距关节面塌陷，无明显挤压破碎者可切开复位内固定。常取跟骨外侧切口，显露骨折处及跟距关节，用骨膜剥离器将关节面抬起，填充松质骨或骨勃合剂以保持复位。术后石膏固定6~8周。严重粉碎性骨折，关节面破坏严重者，宜采用功能疗法：患者卧床，弹力绷带包扎，抬高患肢，进行足、趾及踝关节主动活动。2~3周后使用拐杖，增加活动，6周后逐渐负重。后期如并发创伤性关节炎，可行跟距关节或三关节融合术。

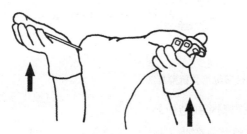 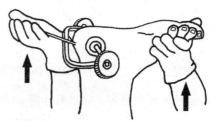

图9-100　波及关节面的跟骨骨折采用钢针撬拨加跟骨夹整复

3.固定方法　无移位骨折一般不做固定，载距突骨折、跟骨前端骨折仅用石膏托固定患足于中立位4~6周即可。对于跟骨结节关节角有影响的骨折，临床一般多采用管型石膏连针固定，但亦可用夹板或用木制鞋底板纸壳固定（图9-101）。固定方法一般为将踝关节置于跖屈位，3~4周后，改为中立位继续固定4~5周。

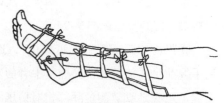

图9-101　跟骨骨折夹板固定方法

【预后与康复】

不波及跟距关节面的骨折预后较好，波及跟距关节面的骨折预后较差。约70%~75%的病例波及跟距关节面，后期往往残存疼痛或影响跟距关节功能。

一般外固定后，即可做足踝屈伸活动。2~3周后可扶拐不负重步行锻炼，6~8周后逐渐负重练习。拆除外固定后，应加强足踝部的功能活动，但对跟骨关节角改变的各类型骨折，在去除外固定后不可做过度的足踝部屈伸活动。后期功能锻炼应在外用熏洗药物的配合下进行，以患处不产生锐痛为原则。

四、跗跖关节脱位

【病因病理】

跗跖关节脱位（dislocation of tarsometatarsal joint）较常见，多因直接暴力所致，如坠落、重物压砸、车轮辗轧等均可引起（图9-102）；亦可因扭转暴力造成，若前足受到扭旋外力时亦可发生跗跖关节脱位。由于外力作用方向不同，跖骨基底部可向内、外、背、跖侧任一方向脱位。脱位的跖骨可为一个或数个，临床中可见到第 1 跖骨向内侧脱位并第 1 跖骨基底外侧骨折，第 2~5 跖骨向外侧脱位，或两者同时存在。尤以第 2~5 跖骨一并向外、背侧脱位者多见（图 9-103）。跗跖关节脱位临床常合并有跖骨基底部、楔骨、舟骨骨折或跖骨基底部之间关节的位置改变。

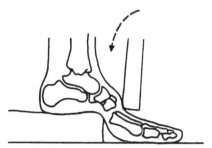

图 9-102 直接暴力导致跗跖关节脱位

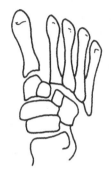 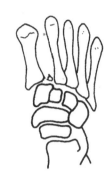 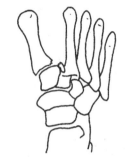

①第2~5跖骨向外脱位　　②第1跖骨向内脱位并基底部骨折　　③左侧①、②图中损伤合并存在

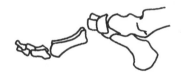 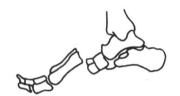 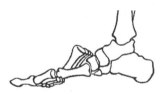

④侧位观，跖跗关节跖侧脱位　　⑤侧位观，跖跗关节背侧脱位　　⑥侧位观，第2~5跖骨背侧脱位

图 9-103 跗跖关节脱位的类型

【临床表现】

患者多有前足部明显的压砸或扭旋外伤史，伤后足前部肿胀、疼痛，不能行走，挤压痛明显。前足部向内或外突出，足弓出现塌陷扁平及足部变宽等畸形。触诊时，常可在足内侧或外侧触及突出的骨端。直接暴力所致者，常伴有较严重的软组织挫裂伤，甚至波及足背动脉，导致前足部分缺血坏死。X 线摄片可明确脱位的方向、程度及类型，并可了解是否伴有骨折。

【诊断与鉴别诊断】

根据患者的外伤史、症状、体征和 X 线情况，可以确诊。软组织损伤严重者，诊断时应注意足背动脉血循环是否正常。轻度脱位，特别是合并有跖骨骨折者，应仔细阅片，防止只注意骨折而漏诊跗跖关节脱位。

【治疗】

1. 手法复位　复位前行椎管内麻醉或腰麻，复位时三人操作，近端助手把持小腿下端，远端助手握前足部行拔伸牵引。术者两手对掌挤压，按压跷起的骨端或稍加旋转力，将脱位的跖骨推挤复位，然后行按摩理筋手法，舒展筋络（图 9-104）。

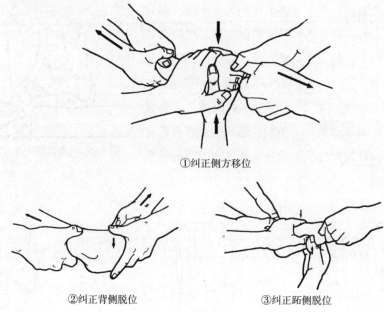

①纠正侧方移位

②纠正背侧脱位　　　　　　　　③纠正跖侧脱位

图9-104　跗跖关节脱位整复法

2. 手术治疗　对脱位整复后位置不能有效维持或发生再脱位者，或陈旧性脱位者，或损伤严重产生后遗症而影响足部功能者，均应采取手术治疗。手术方法要根据脱位的类型，选择入路，并视术中所见以决定手术方案。或直视下复位后行钢针内固定，或行关节融合术等。

3. 固定方法　脱位整复后容易发生再移位，因而有效的固定是治疗的关键。固定时在足背及其两侧骨突移位处放好薄棉垫，取两块瓦形硬纸壳内外相扣覆盖，用绷带扎缚两道（图9-105）。如不稳定且有足弓塌陷者，纸壳固定后以绷带包扎数层，再将患足置于带足弓托的木板鞋中，扎缚固定。整复后，应密切注意前足血运，调整扎带的松紧度，并抬高患肢。亦可根据骨折脱位后的稳定程度，采用石膏托或石膏夹固定，固定时间一般为4~6周。

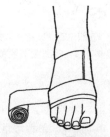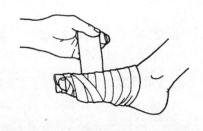

图9-105　跗跖关节脱位硬纸壳固定法

【预后与康复】

整复固定后，可做踝关节的屈伸活动。4~6周后解除固定，逐步练习不负重活动，8周后逐渐练习负重活动。单纯跗跖关节脱位，复位后预后良好。若伴有较严重的软组织挫裂伤，甚至波及足背动脉，如治疗不当可导致前足部分缺血坏死。

五、跖骨骨折

【病因病理】

跖骨骨折（fracture of metatarsus）多因直接暴力造成，如挤压、重物砸击等。亦可由扭转、牵拉等间接暴力而引起。临床上以第2、3、4跖骨骨折较多见，单根跖骨发生骨折的较少，常为多根跖骨骨折。此外，长途跋涉或行军中尚可引起疲劳骨折（应力骨折）。

跖骨骨折按部位分类，可分为基底部、骨干部、颈部3种。其中以基底部骨折多见，骨干部骨折次之，颈部骨折最少。按骨折线的形态分类，可分为横断、斜形或粉碎性。按骨折的原因和解剖部位分类，一般分为以下 3 种类型：

1.直接暴力 骨折以跖骨干部骨折多见，但亦可发生于基底部或颈部，多由重物压轧所致。开放性、横断或粉碎性骨折较为多见（图 9-106 ①～②），偶可并发跗跖关节脱位。骨折后，因足部屈肌及骨间肌的牵拉作用，骨折多向背侧成角。常合并较严重的软组织损伤，且足部皮肤血供较差，容易引起伤口边缘坏死或感染。

2.间接暴力 骨折以第 5 跖骨基底部撕脱骨折多见（图 9-106 ③），但亦可由传导暴力引起跖骨颈或骨干斜形骨折（图 9-106 ④）。多因滑跌时，足呈内翻位摔倒，附着于第 5 跖骨基底部的腓骨短肌腱骤然收缩所致，一般骨折片无移位或移位不显著。

3.疲劳（应力）骨折 好发于长途行军的士兵或长途跋涉的旅行者，故又称行军骨折，常见部位为第 2、3 跖骨颈，其中尤以第 2 跖骨颈骨折多见（图 9-106 ⑤）。

由于跖骨之间相互支持且有韧带连接，故骨折后断端移位多不明显。仅有少数骨干骨折可因暴力产生跖侧成角畸形，或远侧骨折端移至近侧骨折端的下方，形成重叠移位。如发生重叠移位，则跖骨头丧失连线的正常弧线，这将引起横弓塌陷，跖骨头疼痛。跖骨颈骨折后，跖骨头将向足底移位，如不纠正，则必然产生行走痛。

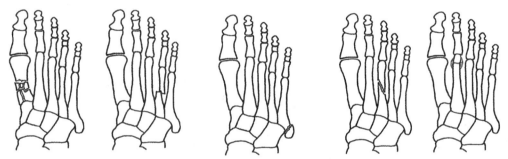

①第1跖骨粉碎性骨折 ②第4跖骨横断骨折 ③第5跖骨基底部撕脱骨折 ④第3跖骨斜形骨折 ⑤第2跖骨颈疲劳骨折

图 9-106 跖骨骨折的类型

【临床表现】

患者多有不同程度的外伤史。伤后骨折局部疼痛、肿胀、挤压痛均较明显，如为单一跖骨骨折时，依靠足跟及其他跖骨的支撑，患者仍能勉强行走；多根跖骨骨折者，则不能行走。查体时，如为移位骨折多可触及骨擦音，合并脱位者则出现足部畸形。X 线检查应常规拍摄足部正斜位片，以明确骨折的部位及移位形式。

【诊断与鉴别诊断】

一般跖骨骨折，根据病史、症状、体征及 X 线摄片表现即可明确诊断。第 5 跖骨基底部骨折常单独存在，在儿童应与正常骨骺线区别。疲劳骨折临床少见，且病史常不明确，故容易误诊或漏诊。其临床特点：起病缓慢，无急性损伤史；局部疼痛逐渐加重，影响功能；疼痛部位可触摸到骨性包块；X 线摄片在发病 1～2 周内可无阳性发现或可见压痛处有一横形或斜形骨裂，但无移位；3～4 周后骨折线较为明显，周围可有梭形骨痂。

【治疗】

1.手法复位 复位时，患者取仰卧位，患膝稍屈，一助手固定牵引小腿，术者一手拇指置足心，四指放于足背，另手牵引骨折对应足趾 1～2 分钟，或用布带套住足趾后进行牵

NOTE

引（图9-107①）；牵引之初足趾向足背，约与断骨纵轴成20°～30°角（图9-107②）；待远近骨折断端间重叠拉开对顶后，再翻转向跖侧屈曲（与跖骨干纵轴向跖侧成10°～15°角），同时置足心的拇指由跖侧推挤远侧断端向背侧使之对位（图9-107③）；然后由背跖侧骨间隙对向夹挤分骨，矫正残余移位（图9-107④）。并发跗跖关节脱位者，可施行横挤手法矫正之（图9-107⑤）。复位困难者，可行骨牵引复位，以恢复其正常生理弧度。

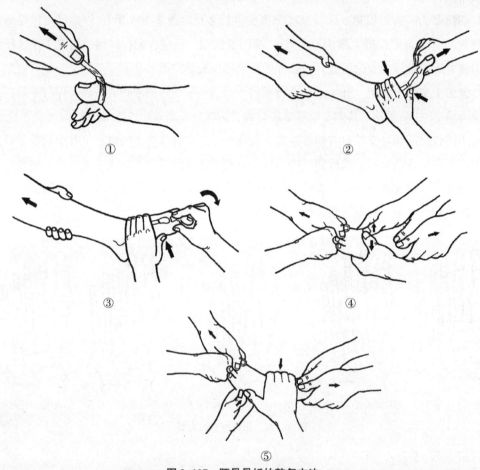

图9-107　跖骨骨折的整复方法

2. 手术治疗　如手法复位失败，或为开放性骨折者则应切开复位，用细钢针内固定。术后用石膏托固定4～6周。对于陈旧性跖骨颈骨折而跖骨头向足底移位影响行走时，可施行跖骨头切除术。

3. 固定方法　手法整复后，先用足部托板包扎于足底部，托板上加用塑形垫，需将足底之横弓与纵弓塑垫出，再在足背部加扇面形小夹板，近端剪成半月形，以符合踝前部形态，远端达趾蹼，宽度铺满足背，并用胶布条呈"8"字形粘贴，外用绷带包扎。固定4～6周。也可用石膏绷带做成石膏前后夹固定，在足底塑捏出弓形。第5跖骨基底部骨折，可用粘膏固定足于外翻位，或用行走石膏固定4～6周，开始功能锻炼。无移位或轻度移位骨折者，可外敷活血化瘀、消肿止痛中药，厚实包扎即可，一般不用夹板或石膏固定。4～6周症状消失后开始下地练习行走。

【预后与康复】

第1跖骨头与第5跖骨头是构成内外侧纵弓前方的支点，与后方的足跟形成足部的三点负重，5根跖骨之间又构成足的横弓。移位跖骨干骨折，破坏了这些正常关系和弧线，上下重叠移位或向足底（跖侧）突起成角移位，特别是跖骨颈骨折，如未予纠正将影响今后的行走功能。侧方移位虽对足部功能影响较小，但可能挤压跖间神经造成神经痛。

固定期间，足趾和踝关节应尽早进行功能锻炼，并可早期扶双拐行走，但患足不着地。X线片示骨性愈合后才可负重。

六、跖趾关节及趾间关节脱位

跖骨头与近节趾骨构成的关节发生分离者，称跖趾关节脱位（dislocation of metatarsal-phalangeal joint），临床以第1跖趾关节脱位常见；趾骨与趾骨之间的关节发生分离者，称趾间关节脱位（dislocation of inter-phalangeal joint），好发于姆趾与小趾。

【病因病理】

跖趾关节与趾间关节脱位，多因奔走急迫，足趾踢碰硬物或重物压砸而引起；也可因足趾遭受过伸暴力，如由高处坠下、跳高、跳远时足趾先着地而引起。由于第1跖骨较长，前足踢碰时常先着力，外力直接碰压亦容易损及，故第1跖趾关节脱位较常见。脱位的机理多因外力迫使跖趾关节过伸，近节趾骨基底脱出至跖骨头的背侧，若侧副韧带撕裂，则可伴有侧方移位。趾间关节脱位则多为远节趾骨近端移位于近节趾骨背侧。

【临床表现】

跖趾关节脱位与趾间关节脱位一般有明显的踢碰、压砸等外伤史。伤后局部疼痛、肿胀、活动障碍及畸形，足趾出现短缩、过伸、趾间关节屈曲畸形，跖骨头向足底突出（图9-108）。严重时跖趾骨垂直，足底可触及跖骨头，跖趾关节弹性固定。

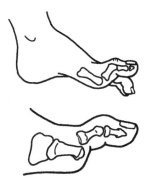

图9-108 第1跖趾关节脱位外观

趾间关节脱位以姆趾的趾间关节脱位较多见。脱位后趾间关节疼痛、肿胀、活动障碍、畸形并伴有弹性固定。

【诊断】

根据外伤史及足部临床表现一般可明确诊断，必要时配合足趾正斜位X线检查，确定有无撕脱骨折。部分患者常可自行复位，故就诊时往往仅遗留局部肿痛，应防止漏诊。

【治疗】

1.手法复位 整复跖趾关节脱位时，患者仰卧，助手握住小腿下段并将小腿固定。术者一手捏住患趾（或用绷带套住足趾），顺近节趾骨的纵轴方向顺势做拔伸牵引，并将患趾过伸，另一手拇指顶住趾骨基底部，向足尖方向推按，食、中指扣住跖骨远端向背侧端提，牵引与推提手法配合运用，逐渐将跖趾关节屈曲，如有入臼感，即已复位（图9-109）。趾间关节脱位复位较容易，同样可采取以上拔伸牵引与推提手法，然后屈曲足趾，即可复位。

2.固定方法 跖趾关节脱位整复后，用绷带缠绕患部数层，再用瓦形硬纸壳、小铝板或小竹板固定，外加绷带包扎。趾间关节脱位整复后，可用邻趾法胶布固定，固定时间为3周左右。

【预后与康复】

固定早期可行踝关节屈伸活动，1周后若肿痛减轻，可扶拐用足跟行走。解除外固定后，可练习跖趾关节活动。4～6周后可弃拐练习负重行走。

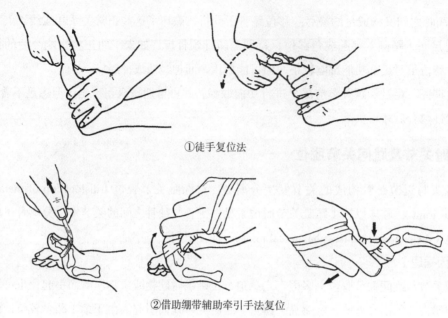

①徒手复位法

②借助绷带辅助牵引手法复位

图 9-109 跖趾关节脱位复位法

七、趾骨骨折

趾骨骨折（phalangeal fracture）为足部常见骨折。

【病因病理】

多因重物砸击或奔走急迫踢撞硬物受伤，因砸击造成者多为粉碎或纵裂骨折；因踢碰所致者，则多为横形或斜形骨折。常合并趾甲下血肿，或为开放性骨折，趾甲部分或完全脱落。近侧趾骨骨折，由于足的蚓状肌和骨间肌的牵引，使足趾呈爪状畸形，在断面形成结节，给行走带来困难。远侧趾骨骨折多为粉碎性骨折，移位不明显。

【临床表现】

患者有明显的外伤史，伤后患趾疼痛剧烈、肿胀瘀斑、活动受限，下地行走困难。严重者出现局部畸形、局部压痛及纵向冲击痛阳性，触诊时可扪及骨擦音。趾甲下血肿，开放性骨折，可有伤口或趾甲脱落。X线检查可拍摄正斜位片，以明确骨折的类型及移位情况。

【诊断】

根据典型的外伤史、症状、体征及X线表现可明确诊断。

【治疗】

无明显移位的远侧趾骨骨折，可行简单的手法复位，用胶布邻趾粘贴固定4～6周。趾骨骨折常合并皮肤或趾甲损伤，故易引起感染。伤后如有皮肤破损者，应进行清创处理以保持局部创口清洁；甲下血肿严重者，应放血或拔甲。如为开放性骨折，可在直视下复位。如末节趾骨骨折块较小，可予切除，并将断端修整平齐。

整复骨折时，患者仰卧，足部垫高，患趾以纱布包裹保护，术者两手拇、食指分别握住骨折远近端，先行拔伸牵引，然后将骨折远端屈曲以矫正向跖侧成角畸形。对侧方移位，可用挤捏法予以纠正。

整复后以两块小夹板分别置于趾骨的背侧和跖侧进行固定或采用邻趾固定法，固定后应抬高患肢并进行足趾的屈伸活动，3～4周拆除固定后即可下地行走。末节趾骨骨折时，可挫伤神经，常有持久的疼痛症状，可用舒筋汤熏洗患足，内服透骨丹，外搽紫金酒。

下篇　筋骨关节疾病

第十章　颈肩臂痛

第一节　颈椎病

颈椎病（cervical spondylosis）是指因颈椎间盘本身退变及其继发性改变，刺激或压迫邻近组织，并引起各种症状和体征。本病中年多见，主要病因是颈部组织结构的退变和慢性劳损，累及颈部肌肉、筋膜、骨关节和关节囊以及椎间盘，病变影响到相应节段的颈脊髓、椎动脉、脊神经和交感神经等组织结构，周围软组织也出现充血和水肿等无菌性炎症表现，由此导致颈椎病。中医学没有颈椎病的病名，散见于痹、痿、项强和眩晕等方面的论述。

【病因病理】

颈椎位于活动度较小的胸椎和头部之间，体积最小，但灵活性最大，是脊柱中活动最频繁的节段，随着生长发育和成熟，颈椎不断地承受各种负荷，在慢性劳损或外伤的作用下逐渐出现退行性变，特别是颈椎间盘，不仅退变早，且是诱发或促进颈椎其他部位退行性变的重要因素。风寒湿邪侵袭等，也可使颈椎间盘组织以及骨关节逐渐发生退变，加速颈椎病的病理过程。其病变机制主要有以下几种。

1. 椎间盘变性　由于慢性劳损或急性创伤而致颈椎间盘发生退行性变。

（1）髓核脱水　随着年龄的增大，椎间盘含水量逐渐减少，纤维网和黏液样基质逐渐被纤维组织和软骨细胞所代替，最后成为一个纤维软骨性实体而导致椎间盘变薄，X线侧位片表现为椎间隙狭窄。

（2）纤维环变性　纤维环停止发育后，开始发生纤维变粗和透明变性，纤维弹性变弱，容易发生破裂，髓核可由裂缝向外突出，从而刺激窦椎神经并反射到后支，引起颈肩痛和颈肌痉挛等。

（3）软骨板变性、变薄　由于劳损、软骨板损伤或缺损使体液营养物质的交换减少，促使终板变性。随年龄增大，变性扩展，破裂广泛出现，在各种负荷的作用下，髓核可能会从破坏的软骨板裂孔中向椎体内溢出，形成所谓的椎体内髓核突出，称为许莫氏结节（Schmorl's nodes）。

2. 颈椎退变不稳　椎间盘变性后，椎间盘的生物力学性质发生改变。椎间隙变窄，椎间不稳等会产生错动，而致牵拉纤维环及前、后纵韧带，进而牵拉椎体边缘，引起骨膜下出血、血肿，出血机化、骨化后逐渐形成骨赘。椎间不稳及骨赘可刺激或压迫周围的神经根、脊髓和椎动脉引起相应的临床症状。钩突向外侧增生明显者，可能也会影响到椎动脉及神经根（图10–1）。

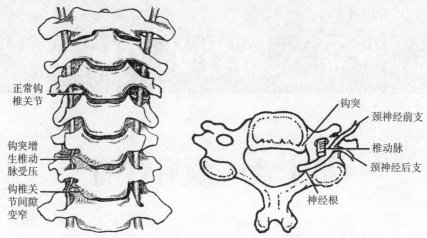

图 10-1 颈椎钩突增生刺激压迫椎动脉

3.关节突及其他附件的改变 由于椎间盘退变、变薄,椎间隙狭窄,使得关节突关节发生退变、骨赘形成或关节突内聚,造成骨关节炎或椎管狭窄。相应节段的组织均有退变,特别是黄韧带肥厚,可造成相应节段的椎管狭窄,严重者可造成脊髓的后方压迫。

4.脊神经根或脊髓受压 脊神经根或脊髓由于受到椎体后缘或椎间盘向后外侧突出物的挤压(图 10-2),可发生炎症、变性以及血运障碍而引起不同程度和不同类型的病理变化。其他压迫性因素有后纵韧带骨化、黄韧带肥厚和椎管狭窄等病理改变。

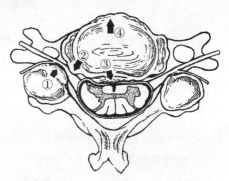

①与②关节突关节及椎体后外侧骨赘使椎间孔变窄,神经根受压;③椎体后方骨赘可压迫硬脊膜及脊髓;④椎体前缘骨赘一般不引起症状,但如过大,可刺激压迫食管

图 10-2 颈椎病的形成机制

5.血循环改变 椎间隙狭窄后,颈椎长度缩短而椎动脉则相对地变长并形成迂曲。当椎动脉本身变异或畸形,或有动脉硬化时,也可影响其血供。在病理改变以及大脑动脉环发育不良或畸形等情况下,因转头过猛或颈部挥鞭样损伤,或因拔牙、全身麻醉或插管等特殊体位时可使椎动脉供血受到影响而出现缺血症状。

中医认为颈椎病的发病,不外乎内因和外因两个方面,但以内因为主。人到中年,肝肾不足,筋骨失养,或筋骨懈惰,引起颈部肌肉筋膜的劳损、椎间盘退变、椎间隙狭窄、骨赘形成等改变,而逐渐出现颈椎病的各种症状。此外颈部的寒冷刺激以及外邪的侵袭等,也可诱发或加重颈椎病。

【临床表现】

按照颈椎病病变部位、范围、累及组织结构以及症状的不同,临床上将其分为神经根型、脊髓型、椎动脉型和交感神经型等。

1.神经根型颈椎病 颈椎间盘突出偏向侧后方,可刺激或压迫神经根,多侵犯中下段颈椎,累及臂丛神经,故出现手臂痛或手指麻木。本型是颈椎病中较多见的类型,临床上多表现为肩颈背疼痛,枕部和后枕部酸痛,并沿神经根分布向下放射到前臂和手指。轻者为持续性酸痛、胀痛,重者可如刀割样或针刺样痛,有的皮肤过敏,抚摩即有触电感,有的麻木如隔布感;颈后伸或咳嗽、喷嚏、用力大便时疼痛加剧。

检查时可有颈部活动受限，颈项部肌，如胸锁乳突肌、头夹肌和枕下小肌群等肌紧张，并可在其上面找到敏感的压痛点。此外，斜方肌、冈上肌、冈下肌和菱形肌等也常被累及。受累神经根所支配节段的上肢及手指的皮肤感觉减退；严重者可有相应的肌萎缩。臂丛牵拉试验为阳性，压颈试验为阳性，神经根受损害时相应分布区会出现感觉减退。腱反射：肱二头肌及肱三头肌腱反射早期活跃，久之则反射减退或消失，检查时宜两侧对比。病损神经根所支配的肌肉会出现肌无力或肌萎缩，按分布可发现大鱼际、小鱼际或骨间肌萎缩。

2. 脊髓型颈椎病 是由颈椎间盘突出、椎管狭窄或椎体后缘骨赘压迫引起的脊髓压迫症状，在伴有椎管狭窄时更易发生。本型颈椎病常是多节段病变，以慢性进行性四肢瘫痪为特征。早期双侧或单侧下肢发紧、麻木、疼痛、僵硬发抖、无力、打软腿或易绊倒，步态笨拙、不稳或有踩棉花感；手部肌肉无力，活动不灵活，细小动作失灵，如不能穿针、写小字，持物易坠落。重症者可出现四肢瘫痪，小便潴留或失禁，卧床不起。患者常有头颈部疼痛、半边脸发烧、面部出汗异常等。体格检查时可发现颈部活动受限不明显，上肢动作欠灵活。四肢肌张力可增高，腱反射亢进，重症时常可引出病理反射，如霍夫曼征、巴宾斯基征等为阳性，甚至出现踝阵挛和髌阵挛。

3. 椎动脉型颈椎病 患者常有头痛、头晕，颈后伸或侧弯时眩晕加重，甚至猝倒，猝倒后颈部位置改变而立即清醒。较少见的症状有声音嘶哑、吞咽困难、视物不清、听力下降、霍纳（Horner）综合征为阳性。偶有心脏症状，如心动过速或过缓，多汗或少汗，若伴有神经根压迫则症状更复杂。检查颈椎棘突有压痛，压颈试验为阳性，仰头或转头试验为阳性。

4. 交感神经型颈椎病 颈部组织结构出现劳损或退变，并刺激分布于关节囊和韧带等组织结构上的交感神经末梢，引起一系列的交感神经反射症状。本型颈椎病可与其他型颈椎病同时发生，常出现交感神经兴奋或抑制的症状。但由于交感神经型易与椎动脉型颈椎病的症状相混淆，故临床很少单独诊断交感神经型和椎动脉型颈椎病，多以混合型颈椎病加以诊断。

【**诊断与鉴别诊断**】

本病多有慢性劳损史或外伤史，或有颈椎变异，或先天性畸形以及颈椎退行性病变。多发于40岁以上的中年人、长期低头工作者，往往呈慢性发病。临床表现为颈肩背疼痛、头痛头晕、颈部僵硬或上肢麻木。

检查颈部活动受限，病变节段的颈椎棘突或椎旁常有压痛，或有上肢肌力减弱和肌萎缩、皮肤感觉减退、臂丛牵拉试验阳性以及压颈试验阳性。

影像学检查：X线正位片示，颈椎有退变或不稳等改变，侧位片示颈椎曲度变直，椎间隙变窄，椎体有骨赘形成，但多见于椎体的前下或前上缘，或项韧带钙化。CT及MRI检查对定性定位，尤其是椎管狭窄、脊髓受压等情况的诊断有意义。

各型颈椎病要与肌筋膜炎、脊髓肿瘤、冻结肩、肩袖损伤、颈椎骨关节炎、脑血管病变、冠状动脉供血不足和胸廓出口综合征等相鉴别。

【**治疗**】

手法治疗和颈椎牵引是治疗颈椎病的重要而有效的方法，临床上常配合药物和练功等方法综合治疗。

1. 手法治疗 可用轻柔的按、拿、一指禅推等手法在枕下、椎旁及肩背部治疗，使紧张痉挛的肌肉放松，从而加强局部气血运行，促进无菌性炎症的吸收，为下一步手法治疗创造条件；同时，可减轻因肌张力增加而造成的对颈部脊柱的牵拉力。对有神经根症状者，可采用颈椎旋转手法治疗。此类手法宜轻柔和缓，避免粗暴猛烈地旋转头部，以免发生颈椎的骨折、脱位或椎动脉损伤等；更不宜在颈侧方做用力的推扳手法，以免引起脊髓损伤，对有动脉硬化的老年患者尤应注意。此外，在麻醉下进行颈部推拿是非常危险的，应禁止。

2. 牵引治疗 用手法或器械进行颈椎牵引，有利于局部病变组织充血和水肿的消退，缓解肌痉挛，牵引可使椎间隙增宽，以扩大椎间孔，降低椎间盘内压，缓解神经根所受的刺激和压迫，松解神经根与周围组织的粘连，并有利于向外突出的椎间盘组织回纳。本法适用于神经根型颈椎病，通常采用颌枕带牵引，但是脊髓型颈椎病应慎用。

3. 中药治疗

（1）风寒湿阻型 可见颈、肩、上肢串痛麻木，以痛为主，头有沉重感，颈部僵硬，活动不利，恶寒畏风。舌淡红，苔薄白，脉弦紧。治宜祛风除湿，温经通络，方用羌活胜湿汤加减。

（2）气滞血瘀型 可见颈肩部、上肢刺痛，痛处固定，伴有肢体麻木。舌质暗，脉弦。治宜行气活血，化瘀通络，方用活血舒筋汤加减。

（3）痰湿阻络型 可见头晕目眩、头重如裹、四肢麻木不仁、纳呆。舌暗红，苔厚腻，脉弦滑。治宜除湿化痰，蠲痹通络，方用天麻钩藤饮加减。

（4）肝肾不足型 可见眩晕头痛、耳鸣耳聋、失眠多梦、肢体麻木、面红目赤。舌红少津，脉弦。治宜补益肝肾，活血通络，方用六味地黄丸加减。

（5）气血亏虚型 可见头晕目眩、面色苍白、心悸气短、四肢麻木、倦怠乏力。舌淡苔少，脉细弱。治宜益气养血，活血通络，方用黄芪桂枝五物汤加减。

4. 针灸疗法 主穴为华佗夹脊、后溪。痹痛证加肩髃、外关、合谷，加温灸；眩晕加印堂、百会、太阳、风池、太冲；气虚加神门、内关、足三里、三阴交；瘫痪加手足三阳经穴位及太冲、行间。

5. 西药治疗 可使用非甾体类抗炎药、肌肉松弛剂及镇静剂对症治疗。局部有固定且范围较小的压痛时，可用泼尼松 12.5mg 加 1% 利多卡因 2mL 局部封闭。

6. 手术治疗 各型颈椎病经严格非手术治疗无效，症状严重者，神经根与脊髓压迫症状逐渐加重或反复发作者可采用手术治疗，常用术式如下：①前路椎间盘及骨赘切除、椎体间植骨融合术：主要适用于神经根型和脊髓型颈椎病。②侧方减压和椎间融合术：主要适用于椎动脉型和神经根型颈椎病。③颈椎后路减压术或椎管扩大术：适用于经前路手术后效果不佳，多节段椎管狭窄者。

【预后与康复】

伏案工作者，要经常更换体位，坚持做颈椎保健操和自我按摩，可做颈部的前屈后伸、左右旋转动作，以舒筋活络。人到中年，应避免颈部疲劳，要改变长期睡高枕的习惯，同时避免颈部寒冷刺激而加重颈椎病的症状。急性发作期应注意休息，以静为主，以动为辅，也可用颈围或颈托固定 1~2 周，慢性期以锻炼为主。自我按摩风池穴对消除颈部疲劳和减轻颈椎病的症状有效。

第二节 落 枕

落枕（stiff neck）是颈部肌肉因睡眠姿势不良或感受风寒而引起紧张、痉挛，产生颈部疼痛、功能活动受限的一种疾患，又称失枕。成人发病较多，男性多于女性，冬春两季多发。

【病因病理】

多因睡眠时枕头过高、过低或过硬，或睡姿不良，头颈过度偏转，使颈部一侧或两侧肌肉长时间受到牵拉，处于过度紧张状态或失衡而发生静力性损伤，亦可由于颈肩部吹风受凉而引起。常见受累的肌肉有胸锁乳突肌、颈前斜角肌、颈长肌或肩胛提肌、斜方肌等，并可出现颈肩部或一侧上肢的反射性疼痛。

中医认为落枕常因平素缺乏锻炼，身体虚弱，气血运行不畅，舒缩活动失调，复遭受风寒侵袭，致经络不舒，气血凝滞而痹阻不通，不通则痛。

【临床表现】

一般无外伤史，多因睡姿不良或感受风寒后所致，属急性发病。发病过程为入睡前无任何症状，睡眠后一侧颈部出现疼痛、酸胀，可向上肢或肩背部放射，活动不利，活动时伤侧疼痛加剧，严重者使头部歪向病侧。颈项不能自由旋转后仰，旋转时常需与上身同时转动，以腰部代偿颈部的旋转活动。患侧常有颈肌痉挛，胸锁乳突肌、斜方肌、大小菱形肌及肩胛提肌等处常有压痛，在肌肉紧张处可触及肿块和条索状的改变。

【诊断与鉴别诊断】

睡眠后一侧颈部出现疼痛、酸胀，并向上肢或背部放射，颈部僵硬滞涩，活动时患侧疼痛加剧，严重者使头部歪向患侧。患侧胸锁乳突肌、斜方肌、大小菱形肌及肩胛提肌等处常有压痛。

影像学检查：由于肌肉的痉挛、头颈部的歪斜，颈椎 X 线侧位片可见颈椎的生理弧度变直，甚或反弓成角。这种状况可以是暂时性的，随着症状的缓解，这些异常改变可消失。

落枕要与颈椎小关节紊乱症、颈椎半脱位相鉴别。颈椎小关节紊乱症：患者颈部一侧或两侧肌肉酸痛，晨起后疼痛加重，稍活动后减轻；棘突上或棘突一侧韧带压痛或明显增厚，X 线片可见到小关节轻度增生或关节间隙模糊。颈椎半脱位：患者多有外伤史，颈项强直，功能活动受限，动则痛剧，重者可出现肩部及上肢疼痛并两手拇指和食指麻木感；颈部肌肉轻度紧张，头部稍向前倾，损伤棘突有压痛，X 线片可明确诊断。

【治疗】

以手法治疗为主，配合药物、针灸、理疗等。

1. 手法治疗 手法治疗落枕有很好的疗效，可很快缓解肌肉痉挛，消除疼痛。手法治疗时患者端坐，术者站立于患者背后，先用小鱼际在患者颈项部和肩胛部肌肉上揉摩放松，其后提拿颈项部患处，以患者感到患处酸胀、微痛为宜。上法术毕，嘱患者自然放松颈项部肌肉，做被动前屈和项部拔伸，并缓慢地左右旋转头部，以活动颈椎小关节。最后用力将下颌向一侧做稳妥斜扳，即可听到清脆之响声，立感颈项部舒适。运用此手法时，动作要轻柔，用力要适当，以免加重疼痛或损伤。

上述方法效果如仍不佳,可加用此法:患者坐在低凳上,术者一手托住患者下颌,一手托住枕部,两手同时用力向上提,此时患者的躯干部重量起了反牵引的作用。如颈部肌肉痉挛,则有提不动的感觉,应嘱患者尽量放松颈部肌肉,然后在向上提的同时,边提边摇晃头部,以理顺筋络,活动关节。最后将头部缓缓向左右、前后摆动与旋转2~3次后,慢慢放松提拉。此种牵引手法可重复3~5次。

2. 中药治疗

(1)瘀滞型　可见晨起颈项疼痛,活动不利,活动时患侧疼痛加剧,头部歪向患侧,局部有明显压痛点,有时可见筋结。舌紫暗,脉弦紧。治宜舒筋活络,疏风散寒,方用独活寄生汤加减。

(2)风寒型　以颈项背部强痛、拘紧麻木为主,可兼有渐渐恶风、微发热、头痛等表证。舌淡,苔薄白,脉弦紧。治宜疏风散寒,宣痹通络,方用桂枝汤或葛根汤加减。

3. 针灸治疗　可选用落枕、后溪,配悬钟、昆仑、大椎、风池、阿是穴等,用强刺激手法。耳针可选用颈椎、神门、皮质下等穴,留针20分钟。

4. 物理治疗　可选用电疗、磁疗、热敷、超声波等,以局部透热,缓解肌肉痉挛。中药离子导入治疗落枕具有肯定的临床疗效,单独应用即可收良效。本法可解痉止痛,活血消炎,即缓解肌肉痉挛,抑制疼痛反应,改善局部血液供应,促使局部受损颈椎关节及软组织的功能恢复。

【预后与康复】

避免不良的睡眠姿势,枕头不宜过高、过低或过硬。睡眠时注意颈部保暖,免受风寒侵袭。落枕后尽量保持头部于正常位置,以松弛颈部肌肉。常做头颈的屈伸、旋转运动,以舒筋活络,增加颈部肌肉力量。

落枕具有起病快、病程短的特点,一般1周内多能痊愈。对于迁延不愈的患者,应注意是否为其他疾病引起的项背痛。

第三节　肩周炎

肩周炎(periarthritis of shoulder)是以肩关节初起周围疼痛、活动受限,久则肌肉萎缩、关节僵凝为主要症状的病证。其病名较多:因睡眠时肩部受凉引起的称"漏肩风"或"露肩风";因肩部活动明显受限,形同冻结而称"冻结肩";因50岁以上的中老年人多见,故又称"五十肩";此外,本病还称"肩凝风""肩凝症"等。一般女性多于男性,右肩多于左肩。

【病因病理】

肩周炎病因至今不清,一般认为本病主要是由于肩关节周围的软组织发生的一种范围较广的慢性无菌性炎症反应,引起软组织的广泛性粘连,限制了肩关节的运动所致。临床上多与肩关节周围组织的退变如冈上肌肌腱炎、肱二头肌肌腱炎、肩峰下滑囊炎、肩袖破裂、创伤或因病造成的肩部长期固定不动,以及慢性劳损、感受风寒湿邪等因素有关。

肩周炎的病理过程可分为三期:急性期:早期为急性期,病变主要位于关节囊。肩关节造影显示关节囊紧缩,囊下皱褶互相粘连而消失,肱二头肌长头腱与腱鞘间有薄的粘连。粘连期：急性期以后随着病变程度加剧进入粘连期，此期除关节囊严重紧缩外，关节周围软组织均受累，退行性变加剧，滑膜充血、增厚，组织缺乏弹性。喙肱韧带挛缩限制了肱骨头外旋，造成肩周组织挛缩，肩关节滑膜、关节软骨间粘连，肩周软组织广泛性粘连，进一步造成关节活动严重受限。缓解期：约经 7 ~ 12 个月后炎症逐渐消退、疼痛消失、肩关节功能逐渐恢复，称为缓解期。

中医认为中老年人因肝肾亏虚，气血不足，筋骨失健，风寒湿邪乘虚侵袭，痹阻经脉，致筋结肩凝，肩关节疼痛、活动不利，久则气血运行不畅，筋肉失养，致肩部肌肉萎缩。另外本病亦常见于肩部外伤后的患者，局部瘀血内阻，经行不畅，致经脉痹阻而致本病。

【临床表现】

本病多数无明显外伤史，发病缓慢，早期仅感肩部酸痛，随着时间的推移，疼痛加重，疼痛可为钝痛、刀割样痛，每遇阴天及劳累症状加重，甚则影响睡眠，可向前臂或手、颈、背部放射。中期则肩关节外展、外旋、后伸功能受限，如不能穿衣、梳头等。因外伤诱发者，疼痛较重，肩关节功能迟迟不能恢复。临床检查时肩部压痛广泛，但以肩峰下滑囊、结节间沟、喙突、大结节等处为著（图 10-3）。肩周软组织间发生广泛性粘连，而使所有活动均受到限制，此时用一手触摸肩胛下角，一手将患肩外展，感到肩胛骨随之向外上转动（图 10-4），说明肩关节已有粘连。随着时间推移，病程超过 3 个月的久病患者，患肩三角肌、冈上肌萎缩，肩外、前、后侧广泛压痛而无局限性压痛点。此病演变过程可达数月至两年左右，以后在不同的情况下，疼痛逐步消失，肩部活动逐渐恢复。根据不同病理过程，可将本病分为急性期、粘连期、缓解期。

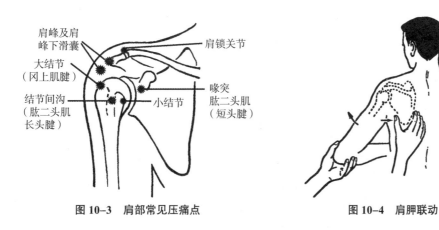

图 10-3　肩部常见压痛点　　　　　　图 10-4　肩胛联动

1. 急性期　病期约 1 个月，亦可以延续 2 ~ 3 个月。以肩部疼痛、肩关节活动受限表现为主，后者是由于疼痛引起的肌肉、韧带、关节囊痉挛所致，但肩关节本身尚能有相当范围的活动度。

2. 粘连期　病期约 3 ~ 6 个月。本期患者疼痛症状已明显减轻，其临床表现为肩关节活动严重受限。肩关节因肩周软组织广泛粘连，活动范围极小，外展及前屈运动时，肩胛骨随之摆动而出现耸肩现象。

3. 缓解期　为本症的恢复期或治愈过程。本期患者随疼痛的消减，在治疗及日常生活劳动中，肩关节的挛缩、粘连逐渐消除而恢复正常功能。首先是外旋活动逐渐恢复，继之为外展和内旋等功能恢复。

NOTE

【诊断与鉴别诊断】

本病多因慢性劳损，伤及筋骨，气血不足，复感受风寒湿邪所致。好发年龄在 50 岁左右，女性发病率高于男性，可单侧发病，亦可双侧，一般情况下，右肩多于左肩，多见于体力劳动者，为慢性发病。肩周疼痛以夜间为甚，常因天气变化及劳累而诱发，肩关节活动功能障碍。病程较长者可见肩部肌肉萎缩，肩前、后、外侧均有压痛，外展功能受限明显，出现典型的"扛肩"现象。

影像学检查：X 线检查多为阴性，病程久者可见骨质疏松、关节间隙狭窄等变化。

肩周炎应与风湿性关节炎、冈上肌肌腱炎、神经根型颈椎病相鉴别。风湿性关节炎有游走性疼痛，可波及多个关节，肩关节活动多不受限，活动期血沉、抗链球菌溶血素"O"升高，用抗风湿药物显效。冈上肌肌腱炎痛点以大结节处为主，在肩关节外展 60°~120°时产生疼痛。

【治疗】

本病多能自愈，但易复发，预后良好。以手法治疗为主，配合药物、针灸、运动、理疗等治疗。经长期保守治疗无效者，可考虑手术治疗。运动疗法在本病的治疗和恢复过程中有特别重要的意义。

1. 手法治疗 患者端坐位、侧卧位或仰卧位。术者先用㨰法、揉法、拿捏法作用于肩前、肩后和肩外侧，用右手拇、食、中三指对握三角肌肌束做拨法，再拨动痛点附近的冈上肌、胸肌以充分放松肌肉；然后术者左手扶住肩部，右手握住患手，做牵拉、抖动和旋转活动；最后帮助患肢做外展、内收、前屈、后伸等动作，以解除肌腱的粘连，促进功能恢复（图 10-5）。手法治疗时会引起不同程度的疼痛，要注意用力适度，以患者能耐受为度，隔日治疗 1 次，10 次为 1 个疗程。

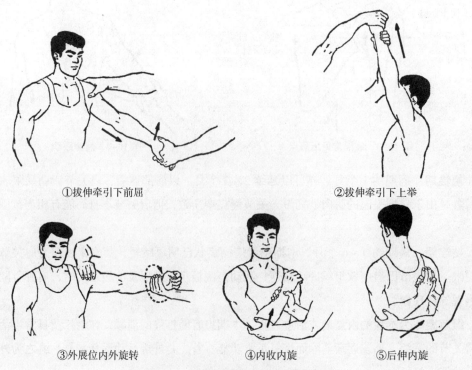

①拔伸牵引下前屈　　　　　　　　②拔伸牵引下上举

③外展位内外旋转　　　④内收内旋　　　⑤后伸内旋

图 10-5　肩关节周围炎手法治疗示意图

若经上述治疗肩关节功能仍无改善者，可在全麻下进行手法松解。方法是一手按住肩部，另一手握住上臂，先使肱骨头内外旋转，然后慢慢外展肩关节，整个过程中可感到肩关节粘连撕开声。手法由轻到重，反复多次，直至肩关节达到正常活动范围。操作中手法要轻柔，防止暴力活动而造成肩部骨折或脱位。手法完毕后，行关节腔内穿刺，抽出关节内积血，并注入1%普鲁卡因10mL加泼尼松龙12.5mg。术后用三角巾悬吊上肢，第二天即开始做肩部活动练习，持续2~3个月，对改善肩关节功能具有较好效果，但对高龄患者及骨质疏松者应慎用。

2. 中药治疗

（1）风寒湿型 可见肩部串痛，遇风寒痛增，得温痛缓，畏风恶寒，或肩部有沉重感。舌质淡，苔薄白或腻，脉弦滑或弦紧。治宜祛风散寒，除湿通络，方用蠲痹汤加减。

（2）瘀滞型 可见肩部肿胀，疼痛拒按，以夜间为甚。舌质暗或有瘀斑，苔白或薄白，脉弦或细涩。治宜化瘀通络，蠲痹止痛，方用身痛逐瘀汤加减。

（3）气血虚型 可见肩部酸痛，劳累后疼痛加重，伴头晕目眩，气短懒言，心悸失眠，四肢乏力。舌质淡，苔少或白，脉细弱或沉。治宜调补气血，舒筋活络，方用黄芪桂枝五物汤加减。

3. 针灸治疗 取肩髃、肩髎、肩外俞、曲池、外关，也可"以痛为输"取穴，结合艾灸，隔日或每日1次。

4. 运动疗法 运动疗法是治疗过程中不可缺少的重要步骤，要在医生指导下积极进行自主功能锻炼。早期患者肩关节的活动减少，主要是由于疼痛和肌肉痉挛所引起，此时可加强患肢的外展、上举、内旋、外旋等功能活动；粘连僵硬期，患者可在早晚反复做外展、上举、内旋、外旋、前屈、后伸、环转等功能活动，如"内外运旋""叉手托上""手拉滑车""手指爬墙"等动作。锻炼必须酌情而行，循序渐进，持之以恒，久之可见效果；否则，操之过急，有损无益。

5. 物理治疗 可采用超短波、磁疗、热疗等，以减轻疼痛，促进恢复。对老年患者，不可长期电疗，以防软组织弹性更加减低，反而有碍恢复。

6. 西药治疗 可使用非甾体类抗炎镇痛药、肌肉松弛剂及镇静剂对症治疗；疼痛较重者也可用泼尼松龙12.5mg，加1%~2%利多卡因2mL做痛点封闭。

7. 手术治疗 经长期保守治疗无效者，可考虑手术治疗，手术方法主要有两种：①肱二头肌长头腱固定或移位术：适用于肩周炎患者经长期、有计划保守治疗症状未改善，而临床检查病变主要位于肱二头肌长头腱者。若肱二头肌长头腱无明显退变，可将其从盂上结节附着处切断，从关节内抽出，固定至喙突；若肌腱已发生严重退变，则将其固定于肱骨结节间沟内，同时做前肩峰成形术。②喙肱韧带切除术：正常上臂外展活动必然同时伴有肱骨头的外旋，以使肱骨大结节与喙肩穹步调一致。严重肩周炎患者，由于上臂长期处于内旋位，使喙肱韧带挛缩而限制了肱骨头的外旋，影响其外展功能。若经长期保守治疗无效者，可行喙肱韧带切断术，可望改善上臂外旋外展功能。

【预后与康复】

肩关节遇外伤后要及时治疗，防止迁延不愈，变成慢性劳损，日久形成肩关节周围炎。肩关节骨折、脱位等外伤后，要在医生指导下及早行肩关节功能锻炼，防止周围软组织的粘连。年近五十，肝肾亏虚，体质虚弱者，要避免肩关节过度劳累，防止寒冷潮湿的刺激，避免露肩吹风，适当行肩关节功能锻炼，防止肩关节周围炎的发生。

急性期应减轻持重，减少肩关节的活动；慢性期要加强功能锻炼。肩周炎病程长、疗效慢，部分患者虽可自行痊愈，但时间长，痛苦大，功能恢复不全。因此要鼓励患者树立信心，配合治疗，加强自主锻炼，以增进疗效，缩短病程，加速痊愈。

第四节　肱骨外上髁炎

肱骨外上髁炎（external humeral epicondylitis）是以肘外侧疼痛，提物及前臂扭转时疼痛加重为主要症状的病证，疼痛有时向前臂放射。因网球运动员常见此病，故又称"网球肘"。本病又称肱骨外上髁综合征、肱骨外上髁骨膜炎、肱桡关节外侧滑膜囊炎等，多见于家庭主妇、打字员、电脑操作人员、文秘人员及网球运动员，因伸腕动作过多，或前臂长期抬举，提拉重物而致本病。

【病因病理】

起于肱骨外上髁的有桡侧腕长伸肌、桡侧腕短伸肌、肱桡肌、旋后肌等，主要功能为伸腕、伸指、前臂旋后。当腕或前臂长期劳累，伸腕肌腱反复受到牵拉，在其起点肱骨外上髁处发生部分撕裂和慢性炎症，或导致局部的滑膜增厚、滑囊炎等病理变化，在提物及前臂扭转时，伸肌腱牵拉刺激肱骨外上髁而致局部疼痛。病理检查时，显微镜下常发现局部瘢痕组织形成及包裹在局部瘢痕组织中的微小撕脱性骨折块。

中医学认为本病的发生与患者体质虚弱、气血亏虚、血不荣筋、肌肉失却温煦、筋骨失于濡养有一定的关系。

【临床表现】

患者多无明确外伤史，绝大多数是中年人。表现为肘外侧疼痛、酸重无力，疼痛逐渐加重，如提重物、拧毛巾，甚至扫地等动作均感疼痛加重。疼痛可向上臂及前臂放射，劳累或阴雨天加重，静息时疼痛不显。肱骨外上髁、环状韧带或肱桡关节间隙处有明显压痛点（图10-6），肘关节不肿、不红，局部可微热，病程长者可有轻度肌萎缩。做抗阻力腕关节背伸和前臂旋后动作可引起患处疼痛加重。

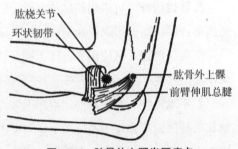

图10-6　肱骨外上髁炎压痛点

米尔（Mill）征：嘱患者将肘伸直，腕部屈曲，同时将前臂旋前，如果肱骨外上髁部感到疼痛即为阳性（图10-7）。

伸肌紧张实验：让患者屈腕、屈指，检查者将手压于患者各指的背侧做对抗，再嘱患者抗阻力伸指及腕关节，如出现肱骨外上髁疼痛即为阳性。

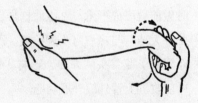

图10-7　米尔（Mill）征

【诊断与鉴别诊断】

多见于特殊工种或职业，如砖瓦工、网球运动员，或有肘部损伤病史者。起病缓慢，初起时在劳累后偶感肘外侧疼痛，延久渐加重。疼痛甚则可向上臂及前臂放射，影响上肢活动，提重物、扭毛巾甚至扫地等动作时均感疼痛加重。常因疼痛而致前臂无力，握力减弱，甚至持物落地，休息时疼痛明显减轻或消失。肘外侧疼痛，以肱骨外上髁处压痛明显，前臂伸肌群紧张试验为阳性，伸肌群抗阻试验为阳性。

影像学检查：X线片检查多无明显异常，有时可见肱骨外上髁处骨密度增高，或在其附近可见浅淡的钙化影。

若病变发生在肱骨内上髁，则为肱骨内上髁炎，压痛在肘内侧，抗阻力屈腕时疼痛明显。肱骨外上髁炎要与肱桡滑膜囊炎、骨化性肌炎相鉴别。肱桡滑膜囊炎除局部压痛外，肘部旋前、旋后均受限，其疼痛点比肱骨外上髁炎略高，压痛比肱骨外上髁炎为轻，局部可有肿胀和触痛，穿刺可吸出积液。骨化性肌炎多有外伤史，疼痛部位广泛，且伴有关节功能障碍，局部有肿块，X线摄片可确诊。

【治疗】

以手法治疗为主，配合药物、针灸、理疗、小针刀和水针疗法等。小针刀疗法是治疗本病的特色。

1. 手法治疗 患者坐位或仰卧位，术者先用拇指在肱骨外上髁及前臂桡侧痛点处做弹拨、分筋法治疗，再在曲池、手三里穴按揉，配合拿法沿桡侧伸腕肌往返操作。沿桡侧伸腕肌用擦法治疗，以透热为度，最后搓、揉上肢，重点在前臂。然后术者一手握住其肱骨下端，同时用拇指按揉桡骨小头，另一手握住其腕部做轻度的前臂旋转活动，拔伸肘关节并做屈伸运动。最后从肱骨外上髁，经肱桡关节，沿前臂桡侧伸腕肌做轻柔的弹拨和按揉。如有明显粘连者，可在麻醉下行手法松解。局部麻醉后患者肌肉松弛，术者一手握住其上臂，另一手抓住腕部，使腕关节掌屈，前臂完全旋前，肘关节屈曲。然后牵拉肘关节数次，此时可感到肘外侧粘连断裂声，最后再做局部的放松按揉。

2. 中药治疗

（1）风寒阻络型 症见肘部酸痛麻木、屈伸不利，遇寒加重，得温痛缓。舌苔薄白或白滑，脉弦紧或浮紧。治宜祛风散寒，温经通络，方用舒筋汤加减。

（2）湿热内蕴型 可见肘外侧疼痛，有热感，局部压痛明显，活动后疼痛减轻，伴口渴不欲饮。舌苔黄腻，脉濡数。治宜清热化湿，通络止痛，方用二妙丸加减。

（3）气血亏虚型 病程较长，肘部酸痛反复发作，提物无力，肘外侧疼痛，喜按喜揉，并见少气懒言，面色苍白。舌淡苔白，脉沉细。治宜益气养血，活血通络，方用补肾活血汤加减。

局部外敷药物亦有较好效果，如复方南星止痛膏等。

3. 针灸治疗 以痛点及周围取穴，隔日1次。或用梅花针叩打患处，再加拔火罐，3～4天1次。

4. 物理治疗 可采用超短波、磁疗、蜡疗、中药离子透入等，以减轻疼痛，促进炎症吸收。

5. 小针刀治疗 局部麻醉后患侧伸肘位，术者左手拇指在桡骨粗隆处将肱桡肌拨向外侧，用小针刀沿肱桡肌内侧缘刺入，直达肱桡关节滑囊和骨面，做切开剥离2～3次即可出针刀，无菌纱布覆盖针孔后患肘屈伸数次。此法应在严格无菌条件下操作。

6. 水针治疗 用泼尼松12.5mg，加0.5%～1%利多卡因2mL做痛点封闭。要求患者2～3

周内避免过重劳动。注射后 1~2 天有些患者可见疼痛严重，可以服用止痛药。有时需重复 2~3 次，每周 1 次，一般不超过 3 次。复发的患者可以重新封闭治疗，也可用当归注射液 2mL 做痛点注射，隔日 1 次，10 次为 1 个疗程。

【预后与康复】

肱骨外上髁炎是由于肘、腕部的频繁活动，伸腕肌的起点反复受到牵拉刺激而引起，因此要尽量避免前臂的过度劳累、反复地做抬腕动作和剧烈的体育活动，如拎过重物品、扫地、炒菜、打毛衣、打网球等，防止肱骨外上髁炎的发生。发生肱骨外上髁炎后应注意前臂的休息，避免感受风寒潮湿。

疼痛发作期应减少活动，必要时可做适当固定，选择三角巾悬吊或前臂石膏固定 3 周左右，待疼痛明显缓解后应及时解除固定并逐渐开始肘关节功能活动，但要避免使伸肌总腱受到明显牵拉的动作。

第十一章　腰腿痛

第一节　腰椎间盘突出症

腰椎间盘突出症（prolapse of lumbar intervertebral disc）是指由各种原因造成纤维环破裂，髓核突出，压迫或刺激神经根或硬膜囊产生的以腰痛及下肢放射痛为主要表现的病证。通常为腰椎间盘发生退行性变以后，在身体内外因素的共同作用下，脊柱的动力性和静力性平衡遭到破坏，致使纤维环破裂，髓核突出刺激或压迫神经根、血管或脊髓等组织所引起的腰痛，以及伴随下肢放射痛为主症的腰腿痛疾患。本病是门诊最常见的腰腿痛疾患之一，多见于 20~50 岁的青壮年，男性多于女性，突出部位多发生在腰 4~5、腰 5 骶 1 间隙。近年来发病率呈逐步上升趋势，发病年龄向两极发展，中老年人及青少年也越来越多，成为严重影响现代人健康的重要疾病之一。

【病因病理】

椎间盘是连接各椎体的主要结构，又是脊柱活动的枢纽，位于相邻两椎体之间，由纤维环、髓核和软骨板三部分组成。椎间盘退变是本病发生的基本要素，在此基础上受到其他诱因，如外伤、慢性劳损以及感受寒湿等因素的作用，使纤维环在薄弱的部位发生破裂，髓核由破裂处突（脱）出，突（脱）出的髓核和碎裂的纤维环组织进入椎管，压迫脊髓圆锥、脊神经根或马尾神经，引起坐骨神经痛或股神经痛（图 11-1）。据统计，约 1/3 患者有腰部扭伤史，1/3 有受凉史，其他与脊柱畸形、长期震动、妊娠、遗传等因素有关。

对腰椎间盘突出后产生症状的机理主要有三种观点：机械压迫学说、化学性神经根炎学说、自身免疫学说。

中医学将腰椎间盘突出症归属于腰痛或痹证的范畴。病证具有本虚标实的临床特点。引起腰痛的原因有风、寒、湿、热、闪挫、瘀血、气滞、痰饮等，而其根本原因在于肾虚。痹是气血闭塞不通所致的肢体痛，骨节错落、风寒湿邪外袭、气血虚弱、运化乏力是其原因。因此，本病的病因病机在于肝肾不足，筋骨不健，复受扭挫，或感受风寒湿邪，经络痹阻，气滞血瘀，不通则痛。病延日久，则气血益虚，瘀滞凝结而缠绵难愈。

【临床表现】

多数患者先有腰痛或腰酸，随后出现坐骨神经痛，也有部

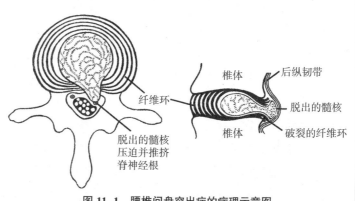

图 11-1　腰椎间盘突出症的病理示意图

NOTE

分患者先有下肢放射痛，或同时出现腰腿痛，大多数患者后期常表现为下肢放射痛重于腰痛，而少数患者始终只有腿痛。下肢放射痛主要是坐骨神经痛，少数患者是股神经痛。坐骨神经痛放射的部位有一定规律，具体由椎间盘突出的节段所决定，L5～S1 椎间盘突出多压迫 S1 神经根，放射痛经股前侧、腘窝、小腿外侧至足背及小趾。L4～5 椎间盘突出多压迫 L5 神经根，放射痛经臀部、股后侧、小腿外侧至外踝。L3～4 椎间盘突出多压迫 L4 神经根，放射痛经股前，下行小腿内前方到足背内侧。在上位腰椎间盘突出压迫神经根时表现出股神经痛，为下腹部及腹股沟区放射至大腿内侧。腰腿痛可因咳嗽、打喷嚏、伸懒腰、用力排便、行走或站立过久加重，卧床休息或采取屈膝屈髋体位可减轻。受累神经根所支配区域的皮肤可出现感觉异常，早期多为皮肤过敏，继而出现麻木或感觉减退。

患者的腰椎姿势异常，主要是生理前凸变浅或消失，甚至后凸。约 80%～90% 的患者有代偿性脊柱侧弯。急性期患者因保护性腰肌痉挛，而致腰椎活动受限，尤以腰部后伸困难较为明显。慢性期和复发时，前屈和向患侧弯腰受限较多，强制弯曲时，将加重放射痛。

临床体检时，80%～90% 的患者可出现直腿抬高试验阳性，部分患者还可出现屈颈试验阳性。突出间隙棘上韧带、棘间韧带及棘突旁常有压痛，并伴有放射性神经痛。棘突旁压痛多在突出椎间隙偏外 2～3cm 处。压痛点也可出现在受累神经干或其分支上，如患侧臀部、坐骨切迹、腘窝正中、小腿后侧等。一般情况下，L3～4 椎间盘突出，引起小腿前内侧皮肤感觉异常；L4～5 椎间盘突出，引起小腿前外侧、足背前内侧和足底皮肤感觉异常；L5～S1 椎间盘突出，引起小腿后外侧、足背外侧皮肤感觉异常。中央型突出则表现为马鞍区麻木，并可出现膀胱、肛门括约肌功能障碍，大小便失禁等临床表现。另外，部分患者尚可出现下肢发凉、间歇性跛行等症状。

椎间盘突出后受压神经根所支配的肌肉可出现肌力减退、肌萎缩。如 L4 神经根受压，可引起股四头肌肌力减退、肌肉萎缩；L5 神经根受压，可引起伸长肌肌力减退，趾背伸困难；S1 神经根受压，可引起踝跖屈功能减弱。同时，由于神经根的受压还可表现为相应的腱反射减弱或消失。如 L4 神经根受压，引起膝腱反射减弱或消失；S1 神经根受压，引起跟腱反射减弱或消失。

【诊断与鉴别诊断】

X 线、脊髓造影、CT 或 MRI 等影像学检查，以及肌电图检查对诊断有重要参考价值。部分患者的腰椎 X 线片可显示椎间盘突出的间接征象，如生理前凸平浅或消失，甚至后凸，椎间隙变窄，骨质增生等。腰椎 X 线片除了可为腰椎间盘突出症的诊断提供间接依据外，还可据此排除或与腰椎疾患相关的疾病进行鉴别诊断，如结核、原发肿瘤、转移癌、腰椎滑脱等。造影检查对腰椎间盘突出症的诊断符合率较高，但有一定的副作用，近年来随着 CT 和 MRI 的广泛运用，该方法已不常用，只在一些特殊情况下才采用脊髓造影。CT 扫描可直接显示椎间盘突出物的位置、大小、形状及其与周围结构的关系；可显示硬膜囊和（或）神经根受压变形、移位、消失的压迫征象；还可显示黄韧带肥厚、椎体后缘骨赘、小关节突增生、中央椎管及侧隐窝狭窄等伴发征象。MRI 对软组织的分辨率较 CT 高，能清楚地显示椎间盘退变、突出状态和椎管内硬膜囊、神经根受压状态，对腰椎间盘突出症的诊断价值较大。肌电图检查对腰椎间盘突出症的诊断有效率为 75%～85%，根据异常肌电图的分布范围可以判断受累神经根的节段及其对所支配肌群影响的程度。

大多数患者在一般情况下依据腰痛加腿痛、压痛、放射痛等症状，结合病史、临床表现与体征，可以初步考虑腰椎间盘突出症的可能，再配合 X 线片、CT 或 MRI、肌电图、脊髓造影等检查可做出诊断，突出的间隙也易于定位。腰椎间盘突出症临床诊断的主要依据有：①伴或不伴有腰痛的下肢痛，并呈典型坐骨神经分布区疼痛，或伴有下肢麻木；②直腿抬高试验阳性，加强试验阳性，屈颈试验阳性；③具有肌肉无力、反射减弱、感觉减退 3 种神经体征；④支持临床症状与体征的影像学改变。

腰椎间盘突出症最主要的临床症状是腰腿痛，因此，凡可出现腰痛、腿痛或腰腿痛并存的疾病都应与之相鉴别，如果单纯腰痛患者诊断为腰椎间盘突出症需慎重。其中较常见者主要有下列一些疾病。

1.腰椎结核　腰痛可伴有坐骨神经痛，常有全身症状，午后低热，乏力盗汗，腰部强直，血沉增快，下腹部可触及寒性脓肿。X 线片显示椎间隙模糊、变窄，椎体相对边缘有骨质破坏。

2.马尾神经瘤　以神经纤维瘤为多见，初期一般腰痛及局部压痛不明显，也无脊柱侧凸、下腰椎活动受限等症状。发病较为缓慢但持续加重，无间隙性缓解，卧床时感到疼痛加重，夜不能眠。严重者可由肿瘤压迫马尾神经，发生下肢感觉和运动障碍，以及括约肌功能障碍。MRI 可确认。

3.椎弓峡部裂和脊柱滑脱　腰痛常伴有坐骨神经痛，多数发生在 L4～5，椎弓峡部裂在斜位 X 线片上显示椎弓峡部有裂隙和骨缺损。椎体或棘突有台阶样表现。X 线片显示椎弓峡部有裂隙，腰椎有移位。

4.强直性脊柱炎　中年男性多见，腰背及骶髂关节疼痛，脊柱强直，各方向活动均受限。症状多与气候变化有关，血沉较快，病变呈进行性发展。X 线片早期可见骶髂关节及腰椎小关节模糊，后期脊柱呈竹节样改变。

5.梨状肌综合征　患者的主要症状是臀部痛或臀腿痛，患髋关节内收内旋活动时疼痛加重，严重者可有跛行。梨状肌肌腹体表投影处可有明显的压痛，并可向下肢放射，部分患者可触及深部的条索状结节或痉挛的肌块。梨状肌紧张试验阳性，即患髋关节内收内旋活动时疼痛加重，直腿抬高试验在小于 60° 时疼痛加重，而大于 60° 时疼痛反而减轻，梨状肌局部封闭后疼痛会消失。

【治疗】

治疗应以非手术治疗为首选方法。主要适用于初次发作，病程短的患者，或症状、体征较轻者。非手术治疗包括卧床休息、骨盆牵引、推拿手法、针灸疗法、封闭疗法、中西药物以及功能锻炼等。约 10%～20% 的患者需手术治疗。中西医结合治疗方法有利于提高临床疗效，同时强调积极的功能锻炼，以增强脊柱的稳定性，减少各种后遗症的发生。

1.一般治疗　绝对卧床休息是指 24 小时持续卧床，包括卧床用餐、排便等，主要适用于急性期、症状重的患者，一般以 3 周为宜。卧床休息可以减缓体重对病变椎间盘的压力，有利于由于髓核突出所引起的非特异性炎症反应的吸收和消散，可减轻或消除对神经根的刺激或压迫。慢性期或症状缓解后可与功能锻炼交替进行。

2.牵引治疗　骨盆牵引多采用仰卧、略微屈膝屈髋位，每侧牵引悬重在 10～15kg 之间。牵引可对抗腰部肌肉痉挛，适当增宽椎间隙以利于椎间盘内减压，使突出物与神经根之间的位置产生松动或位移。牵引方向一般在水平线向上 15° 左右，亦可在大腿后侧垫一枕头，使腰部平直，体位舒适，有利于腰腿肌肉放松。牵引时间一般每次 30～60 分钟，每日 1～2 次。每次牵引时间过半，疼痛减缓后，可嘱患者尽力做直腿抬高动作，使受压或粘连的神经根产生松动。

3. 手法治疗　推拿手法治疗的机理并非将退变突出的椎间盘完全复位，而是改变和调整突出的椎间盘组织与受压神经根的相对位置关系，以减轻其对神经根的压迫，松解粘连，消除神经根的炎症反应，从而使突出的髓核趋于"无害化"，以达到治愈和缓解症状的治疗目的。主要适用于：首次发作，病程较短，或病程虽长，但症状较轻，诊断为单侧隐藏型和突出型，同时 X 线片显示椎管无狭窄或骨质疏松者，尤其对大多数青壮年患者更为适用。常用的推拿手法有：

（1）循经按揉法　取俯卧位，术者先以法沿脊柱两侧自上而下数次放松竖脊肌，力度适中，侧重腰部肌肉的放松；继以大鱼际或掌根循两侧足太阳膀胱经反复按揉 3 次；再以双手叠掌，掌根自胸腰椎督脉向下逐次移动按压，以患者能耐受为度。

（2）穴位点压法　以两手拇指指腹，在 L3 横突上及秩边、环跳、殷门、承山等穴按压，至患者感觉酸胀时止，再以掌根轻柔按摩。

（3）脊柱斜扳法　取侧卧位，术者面向患者，术者一手按肩后部，一手按髂前上棘，两手同时做相反方向斜扳，通常可闻及一清脆的弹响声。

（4）拔伸按腰法　取俯卧位，嘱患者双手上举拉住床头，一助手双手握患者双踝做拔伸牵引，术者叠掌按压突出部位棘突，在助手持续拔伸牵引下骤然向上抖动时用力下压掌根，要求配合默契，动作协调（图 11-2）。

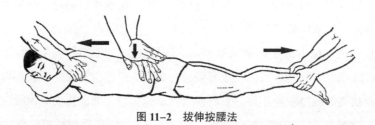

图 11-2　拔伸按腰法

（5）屈膝屈髋法　患者仰卧位屈膝屈髋，术者两手扶患者双膝关节做正、反方向环转后用力下按，尽量使膝关节贴近胸壁，然后将患肢由屈膝屈髋位拉向伸直位，反复 3 次。

（6）俯卧扳腿法　患者俯卧位，术者一手按压突出部位棘突，一手托住患者对侧膝部，使下肢尽量后伸，双手同时协调用力，左右各一次。

（7）直腿抬高法　患者仰卧位，嘱尽量抬高患侧下肢，术者以一手推膝部，另一手握足前部，使踝关节尽量背屈（图 11-3）。

（8）坐位旋转法　患者取坐位，下肢相对固定，术者一手拇指按压突出部位偏歪棘突旁，一手穿偏歪一侧的腋下按颈后部，双手相对用力，使脊柱做顺时针或逆时针方向旋转。

上述手法可根据病情需要及患者的具体情况有针对性地选用。对中央型突出者，或骨质增生明显、突出物有钙化者，或骨质疏松者，或病程长、反复发作以及已经多次推拿治疗效果

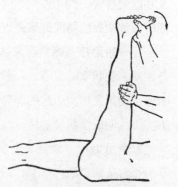

图 11-3　直腿抬高法

欠佳者，不宜采用以上手法治疗。

4. 针灸治疗 针灸治疗腰椎间盘突出症侧重于循经取穴与局部取穴为主，亦可取患椎旁华佗夹脊穴（棘突下旁开 0.5 寸）。常用穴位有：腰阳关、肾俞、腰夹脊、八髎、环跳、承扶、殷门、风市、阳陵泉、委中、承山、昆仑、悬钟等。一般患侧取穴，每次 3 ~ 5 穴，针刺泻法或平补平泻，或用电针。可留针 15 ~ 20 分钟左右，以红外线灯做穴位透热照射，至皮色潮红，患者能耐受为度，其间以强刺激泻法捻针 1 次。每日或隔日 1 次，10 天为 1 个疗程。

5. 封闭疗法 封闭疗法具有镇痛、消炎、保护神经系统的作用。常用方法有痛点封闭、硬膜外封闭、骶管封闭。选用确炎舒松 – A（2mL）加 2% 普鲁卡因 4mL（或利多卡因、丁哌卡因）行局部痛点封闭或硬膜外封闭。经骶管封闭药物时，可用脉络宁 10mL、2% 普鲁卡因 5mL、生理盐水 10mL 混合注射。

6. 中药治疗

（1）气血瘀滞型 可见曾有外伤史，急性发作，腰腿疼痛剧烈，痛如刀割，痛有定处，痛处拒按，并向下肢放射，胸腹胀满，大便难行。舌淡红有瘀斑，苔薄黄，脉涩或弦细。治宜活血化瘀，通痹止痛，方用身痛逐瘀汤加减。

（2）湿热痰滞型 可见下肢疼痛、酸胀或麻木，麻痛俱重，反复发作，缠绵不愈。舌红，边尖有瘀点，苔白厚腻或黄腻，脉沉弦涩或濡滑。治宜祛风除湿，理气豁痰，方用大活络丹加减。

（3）风寒湿痹型 可见多无明显外伤史，起病缓慢，腰痛转侧不灵，痛引下肢，遇寒痛增，得温则减。舌淡，苔白，脉沉紧。治宜祛风散寒，行痹止痛。方用独活寄生汤加减。

（4）肝肾亏虚型 可见病程较长，腰痛酸痛，时轻时重，伴下肢酸软乏力，患肢肌肉萎缩，纳差，面色㿠白。舌质淡，苔白稍腻，脉沉迟。治宜补肾固腰，通络利湿，方用益肾固腰汤加减。

7. 西药治疗 西药主要用于早期对症治疗，急性期用地塞米松与脱水剂静脉滴注。常用口服药有：①非甾体类抗炎镇痛药，如芬必得、美洛昔康；②中枢性肌肉松弛剂，如苯丙氨酯、乙哌立松；③神经营养药，如维生素 B_{12}、维生素 B_1、甲钴胺等。中成药可用腰痛宁、益肾蠲痹丸等。

8. 手术治疗 手术治疗适用于病程超过半年以上，反复发作，经 2 ~ 3 个月系统保守治疗无效者；或急性髓核突出，虽初次发作但症状较重，因疼痛难以行动和入睡，处于被迫体位的患者；出现单根神经根麻痹或者马尾神经受压的症状和体征的患者。腰椎间盘突出症的手术方式较多，主要有后路经椎板间开窗髓核摘除术、脊柱内镜辅助下髓核摘除术、椎间盘切除植骨内固定术等，目的在于解除突出的髓核对受压的硬膜囊或神经根的刺激，必要时还需切除部分肥厚的黄韧带、增生的椎板或关节突等，从而解除腰腿痛等临床症状。

【预后与康复】

本病应以非手术治疗为主，85% 的患者经过正规而系统的非手术治疗可以获得满意疗效，预后良好。约 15% 的病例需行手术治疗，各种手术效果的优良率报告为 80% ~ 98%。为巩固疗效，防止复发，减少各种后遗症，无论手术治疗还是非手术治疗均强调积极合理的功能锻炼，以减少瘢痕组织粘连，预防肌肉萎缩，恢复肌肉张力，维护脊柱的稳定性，防止椎间盘组织再突出。

功能锻炼是指患者急性症状得到有效控制或疼痛减轻后，在医生的指导下进行积极的、有益于腰部肌力恢复的练功方法，以增强脊柱稳定性，减少各种后遗症。卧床休息期间可以有针对性地选择"三点式""五点式""拱桥式"和"飞燕点水式"，以及直腿抬高、仰卧蹬腿等练习方法；下地行走时可先佩戴腰围循序渐进地练习慢步行走，尔后以太极拳、八段锦、易筋经等方式锻炼。青壮年患者有条件的可以单杠悬吊形式做引体向上运动，增强腰背肌和脊柱稳定性。

第二节　腰椎椎管狭窄症

腰椎椎管狭窄症（straitness of lumbar vertebrae）是指由于腰椎椎管、神经根管或椎间孔狭窄或变形而引起的以长期反复腰腿疼痛、间歇性跛行为主要症状的病证。临床上多发于 40 岁以上的中老年人。造成神经根或马尾神经受压的原因一般可分为原发性或继发性，压迫范围可能是局部性或广泛性，压迫物可以是骨性或软组织，这些均成为产生腰腿痛症状的主要原因。本病发病缓慢，病程较长，男性多于女性，体力劳动者较多见。

【病因病理】

腰椎椎管狭窄症的病因主要分为原发性狭窄和继发性狭窄：原发性狭窄是由于椎管本身发育狭窄、软骨发育不良、隐性脊柱裂或骶裂等所致；继发性狭窄主要由于椎管周围组织结构退行性改变、脊椎失稳或滑脱、外伤骨折产生解剖结构关系失常，以及手术后医源性损伤等造成椎管内径和容积较正常状态下变小而狭窄。临床上退行性椎管狭窄最为多见（图 11-4）。

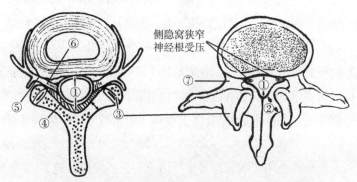

①椎管矢状径<11mm；②椎板厚度>5mm；③小关节增生肥厚；
④黄韧带肥厚；⑤椎间孔狭窄；⑥侧隐窝狭窄；⑦椎弓根变短

图 11-4　腰椎管狭窄病理示意图

腰椎椎管狭窄症的基本病理改变主要为椎管内压力增高所产生的马尾神经缺血症状。神经根受压在腰椎活动时（尤其是后伸动作）表现更为明显，增生组织使神经根被刺激或摩擦而充血肿胀。同时椎管内压力增高产生硬膜外静脉回流障碍和椎管内无菌性炎症，引起神经根或马尾神经出现相应的临床症状。退行性变所致的椎管容积减小是渐进性缓慢发生的过程，神经组织在能够适应的情况下并不产生症状，而当超过神经所能耐受的极限时，则出现症状，这是临床症状时轻时重的病理机制和症状特点。

中医对腰椎椎管狭窄症的认识大多归属于腰腿痛的范畴。认为先天不足、后天失养均对本病产生重要影响，与西医学有着相似之处。内因多为肾气不足、肝肾衰退，外因则属劳役伤肾、寒湿入络，即与反复遭受外伤、慢性劳损、风寒湿外邪侵袭有关。本病主要病理机制在于肾虚不固为本，经络痹阻为标。气滞血瘀，痰瘀互阻，营卫不调，以致腰腿痛势缠绵难愈。

【临床表现】

本病主要表现为腰痛、腿痛和马尾神经源性间歇性跛行。临床表现具有以下特点：①下腰痛常伴有单侧或双侧臀部、大腿外侧胀痛，感觉异常或下肢无力。行走或站立时症状较重，下蹲或平卧时症状减轻或消失，骑自行车的体位比较舒适。②脊柱后伸时症状加重，前屈时症状减轻或消失。脊柱位于后伸位时椎间盘突入椎管内，黄韧带皱缩折叠随之突入椎管，压迫神经根，所以腰腿痛症状加重；脊柱前屈位时可使椎间盘在椎管内突出减少，椎管后壁明显增长，黄韧带伸展，椎管内容积相对增加而使症状趋缓或消失。③马尾神经源性间歇性跛行为腰椎椎管狭窄症的典型症状，也是诊断本病重要的临床依据。大多数患者表现为行走或锻炼后出现单侧或双侧下肢麻木、沉重、疼痛和无力，越走症状越重，被迫休息、下蹲后症状很快缓解，继续行走则又出现同样症状。④主诉多而体征少。患者主诉有严重腰腿痛，少数病例因压迫马尾神经而影响大小便，甚至造成下肢不完全性截瘫或性功能障碍。但检查神经体征不明显，弯腰正常，直腿抬高基本正常，主要表现为腰背后伸时症状明显加重。

【诊断与鉴别诊断】

X线作为常规检查时，可考虑以下几方面：①脊柱弧度的改变：可有脊柱弧度平浅，促使椎间盘退变，成为椎管狭窄症的诱因。②椎间隙变窄：是脊椎退变的表现，同时又是退变性椎管狭窄的根源。多见于L4～5、L5～S1间隙，可伴有椎体滑脱。③骨质增生：多见于椎体前缘，一般不产生神经症状，而椎体后缘的骨质增生可引起椎管狭窄，常见于L3、L4、L5椎体的后缘。有时不局限于一个节段，而是广泛性腰椎管狭窄，椎板密度增高，椎板间隙窄及椎弓根短。④关节突关节退变肥大：见于椎间盘退变萎缩的病例，由于椎间盘变薄，后关节互相重叠，长期劳损可导致关节肥大增生，甚至呈球形，小关节间隙狭窄模糊，后关节突硬化，可出现左右关节间的距离变窄。

CT、MRI均能测定椎管的管径和观察椎管形态。CT不仅能清楚地显示出椎管的大小及形态，而且能够反映出侧隐窝的形态、大小，以及是否伴有椎间盘突出、椎间盘钙化、骨关节炎和黄韧带增厚等。MRI则能清楚地观察椎管的矢状面，能清晰地显示脊髓影像，对鉴别诊断具有重要意义。

腰椎椎管狭窄症引起的腰腿痛症状主要侧重于"间歇性跛行"，具有症状重体征轻的特点。临床与其相鉴别的疾病主要有：

1. 血栓闭塞性脉管炎　此病属缓慢性进行性动、静脉同时受累的全身性疾病，患者多有动脉硬化病史，虽有下肢麻木、酸胀、疼痛和间歇性跛行症状，但后期静息痛逐渐加重休息后也不缓解。同时伴有足背动脉和胫后动脉搏动减弱或消失，可产生肢体远端溃疡或坏死。腰椎椎管狭窄症的患者，其胫后动脉搏动是正常的，不会发生坏死。据此两者不难鉴别诊断。

2. 马尾肿瘤　本病虽与腰椎椎管狭窄症在症状上有某些相似之处，但其所显示的症状为缓发和持续加重。初期仅累及一个神经根，表现为腰痛及下肢神经痛，但腰痛并不明显；后期因肿瘤增大累及多数神经根时，则两侧下肢均有疼痛，卧床休息时疼痛加重，下地行走时反而减轻。腱反射早期亢进，后期减弱，晚期消失，有时合并尿潴留现象。腰椎穿刺显示不全或完全梗阻。必要时可做脊髓造影、CT、MRI等进行鉴别。

3. 腰椎间盘突出症　本病多见于青壮年，起病较急，咳嗽及腹压增加时疼痛加重，有反复发作的病史。腰痛合并下肢放射痛。体征上多显示脊柱侧弯，生理前凸减弱或消失，下腰部棘突旁有压痛及下肢放射痛，直腿抬高试验和加强试验阳性。

【治疗】

腰椎椎管狭窄症病因复杂，其临床表现和体征也不尽相同，应根据病程长短，区分轻重缓急，针对患者的具体情况选择治疗方法。常用的非手术疗法有手法推拿、休息与固定、功能锻炼、药物治疗、理疗或封闭疗法等。手术治疗主要适用于有括约肌功能障碍、神经功能缺损、跛行进行性加重、反复发作以及非手术疗法无效者。

1. 手法治疗　手法可以减轻腰部肌肉紧张，松解神经根粘连，扩大椎管容积，促进无菌性炎症的吸收消散，从而达到减轻或缓解疼痛、麻木等主要症状的治疗目的。常用推拿手法有：

（1）拔伸抖按法　患者俯卧位，一助手握患者两侧腋下部，一助手握两足踝部，分别在两端做持续拔伸牵引，术者先叠掌自上胸腰椎逐次按压脊柱棘突至腰骶部，然后在持续拔伸牵引下，嘱握两足踝部的助手向上一起一伏抖动，术者则双手叠掌根于腰骶部，随抖动起伏而按压，一般抖按 15～20 次。

（2）屈髋牵伸法　患者仰卧位，患侧屈膝屈髋，术者立于患侧旁，以一手握住患肢踝关节前侧，另一手托住小腿后侧，在患者髋、膝部放松的情况下，术者双手配合做正、反方向旋转髋关节活动 3～5 次（如同推磨状），然后用力牵拉患侧髋、膝关节于伸直位并加以抖动。

（3）直腿抬高屈踝法　在患侧位于直腿抬高的基础上，术者一手分别使踝关节置于内旋或外旋位，另一手用力背屈踝部 2～3 次。必要时对侧亦以同样方法进行操作。

（4）直腿牵腰法　患者端坐床上，两腿伸直，术者立于床头，以两侧大腿前部抵住患者伸直两腿的足底，以两手握住患者的双腕，使腰骶向前屈曲到一定程度之后，一拉一松，利用弹性冲击法使腰部产生一张一弛的屈曲活动，其活动范围以患者能耐受为度，可重复 6～10 次。病情较重的患者应卧床休息，必要时做骨盆牵引或重力牵引，以利于扩大椎管容积。重体力劳动者工作时可佩带腰围，以防止和减少腰骶部的过伸，亦有助于疼痛症状的缓解。肥胖患者应考虑适当减轻体重。

2. 中药治疗

（1）气虚血瘀型　可见面色少华，神疲无力，腰痛不耐久坐，疼痛缠绵，下肢麻木，舌质瘀紫，脉涩。治宜益气养血，活血化瘀，方用补阳还五汤加减。

（2）风寒痹阻型　可见腰部冷痛重着，拘急不舒，遇冷加重，得热痛缓，遇阴雨天疼痛发作或加重，静卧时腰痛不减甚或加重，舌苔白腻，脉沉紧。治宜温阳补血，散寒通滞，方用阳和汤加减。

3. 物理疗法　理疗主要是采用醋离子加中药透入疗法或红外线透热治疗。

4. 封闭治疗　封闭疗法是指椎旁软组织、骶管及硬膜外局部封闭，用类皮质激素做硬膜内或硬膜外注射，能迅速且明显改善症状，但不宜过量多次注射，2～3 次为 1 个疗程。

5. 手术治疗　经保守治疗无效，疼痛严重影响生活，有明显的间歇性跛行，影像学检测显示椎管严重狭窄者可以手术，效果多较理想。手术治疗的目的是松解狭窄区对马尾或神经根的压迫刺激，以解除症状。手术方式有广泛的椎板和黄韧带切除术、部分椎板和黄韧带切除术、椎间盘切除和神经根管扩大术等。手术减压要尽可能准确、彻底。对中央型椎管狭窄，可行椎板减压术，大多数患者可取得满意效果。如合并退行性脊椎滑脱，可同时行脊柱融合术。对神经根管狭窄，可考虑将上关节突及部分椎板切除，使神经根管彻底减压。合并椎间盘突出者，一并切除。总之既要切除致压物，扩大椎管容积和椎间孔，又要兼顾术后维护腰椎的稳定性。如果手术减压广泛，导致医源性不稳，宜同时行腰椎融合术。

【预后与康复】

症状缓解后，应加强腰腹部及下肢肌肉的锻炼，以减缓竖脊肌的挛缩和紧张，调整静脉回流，减轻疼痛，恢复正常姿势。常用的锻炼方式有"飞燕点水式""三点式""五点式""拱桥式"等支撑练功的方法，应循序渐进，以增强腰部肌力；下肢锻炼可做脚踩空车、仰卧蹬空、侧卧外摆等动作，有利于增强腿部肌力。手术治疗的康复阶段，亦应强调积极合理的功能锻炼，巩固疗效，防止复发。非手术疗法可以缓解症状，减轻疼痛。手法操作宜轻柔缓和，慎用扳法。急性期需要卧床休息，下床需佩带腰围加以保护，防止腰部后伸。平时注意腰部保暖，避免风寒侵袭，以防诱发和加重症状。特别是中后期需加强腰背肌锻炼，以增强脊椎稳定性，有利于代偿或减缓椎间压力以减轻症状。

第三节　慢性腰痛

慢性腰痛（chronic lumbago）为临床常见症状之一，多由于腰部肌肉、肌腱、筋膜的慢性劳损、骨关节的慢性炎症、腰骶椎的先天性畸形以及外伤后遗症等引起局部无菌性炎症，进而刺激或压迫腰部神经末梢或脊神经后支及坐骨神经所致。一些泌尿系统疾病、妇科疾患以及腹源性疾病也会出现慢性腰痛症状。必要时可进行 X 线、脊髓造影、超声波检查、CT、MRI 等检查以明确诊断。

中医认为，慢性腰痛与久病体虚，气血亏损，肝肾不足，气滞血瘀，风寒湿邪痹阻经络等相关。在临床上引起慢性腰痛的原因很多，以下仅介绍具有代表性的常见病种。

一、腰肌劳损

腰肌劳损（lumbar muscle strain）是指腰骶部肌肉、筋膜等软组织的慢性损伤致腰部持续性疼痛，病程缠绵，弯腰、劳累及阴雨天气症状明显加重，适当休息可以缓解。本病多见于青壮年，男性多于女性。又称之为"功能性腰痛"或"腰背肌筋膜炎"等。

【病因病理】

1. 急性腰肌损伤　局部肌肉、筋膜、韧带、关节囊等渗出肿胀，出现组织痉挛、缺血、水肿、无菌性炎细胞浸润而产生疼痛，若没有得到及时有效的治疗，或治疗方法不当，可产生瘢痕组织、肌纤维变性及局部粘连，进而刺激末梢神经引起腰痛症状。

2. 慢性积累性损伤　腰部是人体保持平衡和完成各种动作和活动的枢纽，肌肉、韧带是受力较大且频繁牵拉的组织，日积月累的劳作会引起小的纤维损伤、出血、渗出，会产生粘连和遗留瘢痕。且腰背肌长期处于牵伸状态，易发生疲劳性损伤，久之则容易出现慢性劳损。同时遇天气寒冷潮湿时症状加重。

3. 脊柱外伤　脊柱外伤后伴随韧带损伤和脊柱稳定性破坏，脊柱的内在平衡系统受到影

NOTE

响，引起外源性平衡系统的失调，导致结构上的紊乱，亦是产生腰肌劳损的重要因素。

4. 局部结构缺陷　先天性畸形如隐性脊柱裂，小儿麻痹症遗有下肢畸形，腰骶角异常等，使腰椎姿势不平衡，从而产生腰肌劳损等。

5. 风寒湿痹阻　寒主收引，湿性黏滞，风寒湿侵袭导致局部气血经络阻滞不通，气血运行不畅，不通则痛而致本病。中医将腰肌劳损归属于肾虚腰痛或风湿痹证的范畴。

【临床表现】

1. 疼痛及压痛　腰背部或腰骶部的胀痛、钝痛，腰部酸胀无力感常因劳累后明显加重，休息时减轻。患者多不能久坐、久立，不能坚持弯腰工作，常频繁更换原有姿势，并常以拳头叩击腰部以放松肌肉，缓解疼痛。腰部喜暖畏寒，与天气变化有着直接关系，遇阴雨天、风寒及潮湿症状明显加重。睡眠时喜仰卧位，多把腰部垫高有所依托以维持正常生理曲度而减缓症状。

2. 临床体征　一般无特殊变化，部分患者出现一侧或两侧竖脊肌僵硬，肌肉失去正常柔韧度且有压痛感，通常压痛点较为广泛，部位多在竖脊肌、腰骶部棘突旁或棘突间、腰椎横突、髂嵴等处（图11-5）。患者感觉及活动功能无明显影响，也无反射障碍和肌肉萎缩，神经系统检查多无阳性体征。

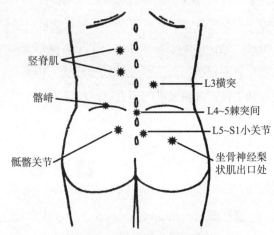

图 11-5　腰肌劳损常见压痛部位

3. 影像及实验室检查　多无实质性异常改变，少数患者 X 线检查会提示腰椎失稳，不同程度的骨质增生，腰椎或腰骶部先天性变异（脊柱侧弯畸形、移行椎、隐性脊柱裂等）。CT 及MRI 检查可排除其他腰骶椎的器质性病变。化验检查（包括血沉、抗链球菌溶血素"O"等）一般都在正常值范围。

【诊断与鉴别诊断】

本病的诊断依据：急性损伤失治、误治或治疗不彻底，症状反复发作；经常弯腰或负重劳动，平时缺乏锻炼，工作姿势不良；病后体虚过早劳动；压痛广泛，肌肉僵硬，疼痛与休息或劳累程度相关；影像及实验室检查无异常发现。

腰肌劳损需与其他慢性腰痛相鉴别，常见的有：

1. 臀上皮神经损伤　患者外伤史多不明显，痛点主要在髂后上棘的外上方，即臀上、臀中皮神经支配区，局部除压痛外，常可摸到条索状硬结，有时压痛可向大腿后侧放射，甚至影响直腿抬高活动。但外观及骨关节检查无异常。

2. 第三腰椎横突综合征　腰部一侧或两侧疼痛，程度不一，以慢性间歇性疼痛、酸胀、乏力为主。弯腰直起时疼痛较重且有困难，第三腰椎横突有局限性压痛，可触及一纤维性软组织硬节，X 线检查示第三腰椎横突过长或左右不对称。

【治疗】

腰肌劳损的治疗强调"防重于治"，多以综合治疗为主，重视医患合作，并以疗程判定疗效。

1. 手法治疗 推拿手法具有舒筋活血（改善局部血液循环）、松解粘连、缓急止痛（促进无菌性炎性物质的吸收消散）的作用。手法操作主要有循经滚推法、腰背按揉法、局部弹拨法、散手拍打法、卧位斜扳法等，根据患者年龄、体质、症状的特点及耐受程度灵活掌握。

2. 针灸治疗 以针刺肾俞、腰阳关、委中、三阴交以及局部阿是穴为主，配以灸法或拔火罐，温通血脉，活血止痛。

3. 封闭治疗 多采用确炎舒松－A（2mL）加利多卡因4mL做痛点注射，每7天1次，3次为1个疗程。

4. 中药治疗 内外合用，内服药重于辨证论治：

（1）风寒湿阻型 可见腰背部疼痛、僵硬，活动不利，恶寒畏风。舌质淡红，苔薄白，脉弦紧。治宜祛风除湿，温经通络，方用独活寄生汤加减。

（2）气滞血瘀型 可见腰背部刺痛，痛处固定。舌质暗，苔白，脉弦。治宜行气活血，化瘀通络，方用身痛逐瘀汤加减。

（3）肝肾不足型 可见腰部酸困无力，劳累后明显加重，伴失眠多梦、面红目赤。舌红少津，脉细。治宜补益肝肾，活血通络，方用六味地黄丸加减。

外用药为中医特色治疗，具有祛风散寒，温经通络，缓解肌肉痉挛等功效，常用的有热敷袋、坎离砂、驱寒止痛砂以及中药腾洗药、中药溻渍等。

5. 小针刀疗法 对压痛点可触及条索状结节的组织粘连部分实施局部剥离，具有疏通经络、松解粘连的治疗效果。

6. 功能锻炼 重点在于腰背肌的锻炼，以增强脊柱的外在平衡，恢复肌肉的正常舒缩功能和弹性。常用的方法为"三点式""五点式""拱桥式""飞燕点水式"等支撑练功方法。

7. 其他 红外线、频谱照射、中药离子导入、超短波等理疗方法。

【预后与康复】

腰肌劳损治疗病程较长，显效缓慢，症状易于复发。因此，平时应注意劳动姿势，经常变换体位，改善工作条件，注重劳逸结合。同时避免风寒湿邪的侵袭，适当节制房事，坚持腰背肌锻炼，增强体质。

二、第三腰椎横突综合征

第三腰椎横突综合征（transverse process syndrome of third lumbar vertebra）是以第三腰椎横突明显压痛为特征的慢性腰痛，临床又称"腰三横突周围炎"或"腰三横突滑囊炎"。本病多见于青壮年，男性多于女性。

【病因病理】

腰椎横突是腰背筋膜的附着点，各横突间均有横突间肌及横突间韧带。由于第三腰椎横突位于腰椎的中心，在所有腰椎横突中为最长，附着的肌肉也多，有竖脊肌、腰方肌、腰大肌，因此第三腰椎横突是腰部肌肉收缩运动的一个重要支点，受力也最大，较其他腰椎更易产生劳损。第1～3腰神经的后支穿过起于横突的肌筋膜，行于横突背侧。在长期的弯腰工作中，肌肉附着处产生慢性牵拉性损伤，形成许多小肌疝，同时腰神经感觉支也会因牵拉而产生疼痛。突然弯腰或强力扭转脊柱，使第三腰椎横突周围的肌肉筋膜撕裂而局部发生水肿、渗出、肌肉痉挛等，形成无菌性炎症刺激而产生疼痛。日久所出现的以纤维增生为主的慢性炎症，是本病迁延难愈的主要原因。

NOTE

中医认为腰部扭伤或劳损，伤及气血，气滞血瘀，经络痹阻，不通则痛。

【临床表现】

腰部一侧或两侧疼痛，程度不一，以慢性间歇性疼痛、酸胀部位广泛、乏力为主。劳累后、晨起或弯腰直起时疼痛较重，稍事活动，又有所减轻，单一姿势很难持久，疼痛可向臀部、大腿外侧或膝外侧放射。第三腰椎横突有局限性压痛，有时可触及一纤维性软组织硬节，腰椎活动一般正常。直腿抬高试验无放射痛，无神经根受累征。X 线检查可见第三腰椎横突过长或左右不对称。实验室检查无异常。

【诊断与鉴别诊断】

本病诊断依据主要为腰部一侧或两侧疼痛，程度不一，休息后减轻，疼痛可沿下肢放射，但与腹压增高无关，第三腰椎横突尖端有局限性压痛，有时可触及纤维性硬结。X 线检查可见第三腰椎横突过长。

临床与之相鉴别的疾病主要有：

1. 腰椎间盘突出症　压痛多位于腰骶部，腿痛重于腰痛，并呈典型神经分布区疼痛，或伴有麻木。疼痛与腹压增高有关，直腿抬高试验及加强试验阳性，屈颈试验阳性。CT 或 MRI 检查提示腰部有椎间盘突出。

2. 梨状肌综合征　臀部以及下肢后侧、后外侧疼痛，时有小腿外侧麻木，自觉臀部有"刀割样"或"烧灼样"疼痛，梨状肌部位有压痛和放射痛，局部可触及条索状隆起，梨状肌紧张试验阳性，患侧直腿抬高到 50°时出现疼痛，但超过 70°后反而减轻。CT 或 MRI 检查无异常。

【治疗】

1. 手法治疗　缓解疼痛，解除痉挛，第三腰椎横突弹拨法对本病的治疗效果明显。操作时以两手拇指于第三腰椎横突尖端部（即疼痛敏感点），由外向内做与纤维性硬节垂直方向的反复弹拨，拨动时应由浅入深，由轻到重，以患者能耐受为度，然后用掌根或大鱼际在局部做按揉松解。

2. 针灸治疗　多取阿是穴针刺治疗，深度至横突骨膜为宜，用强刺激泻法，可留针 10～20 分钟。每日 1 次，10 次为 1 个疗程。

3. 封闭治疗　用确炎舒 – A（2mL）加利多卡因 2mL 做第三腰椎横突痛点注射，要求定点准确。每周 1 次，可连续 2～3 次。

4. 小针刀疗法　在局部麻醉下，用小针刀直接刺入达第三腰椎横突尖部，在其周围进行剥离松解。要求穿刺部位准确，掌握适宜深度，以免伤及血管、神经。

5. 中药治疗　分内外用药。内服药依据辨证论治。

（1）肾气虚型　可见腰部慢性疼痛，劳累后加重，伴倦怠无力、面色㿠白、畏寒肢冷。舌质淡，苔薄白，脉细弱。治宜补肾益气，活血通络，方用补肾活血汤加减。

（2）气滞血瘀型　可见腰部酸胀疼痛，以刺痛为主，部位固定。舌质暗，苔白，脉弦涩。治宜行气活血，化瘀通络，方用桃红四物汤加减。

（3）风寒湿阻型　可见腰部、臀部，大腿外侧酸胀疼痛，部位广泛，伴恶寒畏风、活动不利。舌淡红，苔薄白，脉弦紧。治宜祛风除湿，温经通络，方用独活寄生汤加减。

外用药可局部外敷狗皮膏、南星止痛膏等。腰部疼痛较重者可佩带腰围。

6. 手术治疗　症状严重、反复发作、影响工作者可考虑手术治疗。一般做第三腰椎横突剥离或切除术。

【预后与康复】

大多数患者通过非手术治疗可使症状获得缓解或治愈。对症状时轻时重、酸痛且易于疲劳者，可通过功能锻炼的方法减轻疼痛或巩固疗效。除俯卧位"飞燕点水式"练功外，可以站立位，两足分开同肩宽，两手拇指向后叉腰，拇指顶按第三腰椎横突，然后做腰部旋转，连续做5～10分钟，再做腰后伸，双手掌根按揉腰部，以放松肌肉，解除粘连，消除炎症。长期坚持有利于减缓症状及防止复发。

三、梨状肌综合征

梨状肌综合征（pyriformis syndrome）是指由于梨状肌变异或损伤，刺激或压迫坐骨神经，而引起的以一侧臀腿疼痛为主要症状的病证。

梨状肌起始于骶骨前面，肌纤维经过坐骨大孔向外，抵止于股骨大转子的后内侧（图11-6），是髋关节外旋的主要肌肉，受骶丛神经支配。坐骨神经自梨状肌下缘出骨盆，自臀大肌前下方进入大腿后侧，开始分为胫神经和腓总神经，支配大腿、小腿及足部的肌肉，感觉支分布到小腿和足部的皮肤。梨状肌的体表投影，可以自尾骨尖至髂后上棘作连线，并将该线中点向股骨大转子顶点作连线，此直线恰好

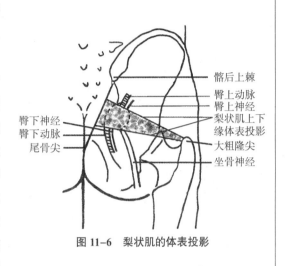

图11-6　梨状肌的体表投影

为梨状肌下缘。梨状肌通过坐骨大孔把神经、血管分为上、下两部分，上孔有臀上神经及臀上动、静脉穿过，下孔有阴部神经、股后皮神经、坐骨神经以及臀下动、静脉穿过。坐骨神经与梨状肌关系密切，髋关节过度内、外旋或外展，可损伤梨状肌。

【病因病理】

梨状肌综合征大多由间接外力所致，髋关节过度外旋和外展或蹲位站起时，因梨状肌突然收缩或牵拉而损伤，致使梨状肌肌腱撕裂、渗血和水肿，产生的炎性反应可与周围组织发生粘连，促使肌肉形成保护性痉挛，刺激相邻的组织和神经，引起臀部和下肢疼痛的症状。梨状肌本身的变异、骶髂部病变导致臀部肌肉紧张痉挛、坐骨切迹的退变畸形、坐骨神经行程变异等也是导致疼痛的原因。

中医将梨状肌损伤归属于痹证的范畴，与气血凝滞、痹阻经络相关。

【临床表现】

常表现为一侧臀部酸胀、疼痛、沉重，自觉患肢稍短，行走轻度跛行，有时患部疼痛向大腿后侧及小腿外侧放射，皮肤感觉减退。严重者臀部呈刀割样或烧灼样疼痛，用力或咳嗽时因腹压增高而疼痛加剧，双下肢不能伸直，患者常因疼痛而夜不能眠。日久患肢肌肉可出现萎缩，肌力下降。检查时腰部无压痛、畸形，活动不受限。梨状肌部位有压痛和放射痛，局部可触及条索状隆起。髋内旋、内收受限并加重疼痛，梨状肌张力试验阳性。患侧直腿抬高到50°时出现疼痛，但超过70°后反而减轻。

【诊断与鉴别诊断】

根据症状和体征即可明确诊断，也可查肌电图协助诊断。

本病应与相关疾病鉴别：

1. 腰椎间盘突出症　压痛多位于腰骶部，梨状肌综合征压痛主要位于臀部；两者均可产生坐骨神经激惹症状，前者随着直腿抬高的角度增加而疼痛逐渐加重，后者则直腿抬高到 50°时出现疼痛，但超过 70°后反而减轻，且腰部活动一般不受限。结合 CT 或 MRI 检查可进一步明确诊断。

2. 腰椎间盘炎　患者虽有臀部、股后和坐骨神经分布区疼痛，但同时伴有低热或发热，有的体温可达 39℃以上，病变椎间隙及棘上压痛，血沉增快，X 线及 MRI 检查可见椎间隙狭窄等表现。

【治疗】

1. 手法治疗　主要作用是舒筋通络，活血散瘀。通过局部手法以缓解梨状肌痉挛，解除对神经、血管的压迫，同时可以加速血液循环，促进新陈代谢，消除局部无菌性炎症，修复受损的组织。具体手法可采用按揉、弹拨、摾、擦及被动运动。

2. 针灸治疗　可取阿是穴以及秩边、环跳、承扶、阳陵泉、足三里等，以泻法为主，配合捻转提插，急性期每日 1 次，慢性期隔日 1 次。

3. 封闭治疗　用确炎舒松 – A（2mL）加利多卡因 2mL 做梨状肌表面压痛点注射，要求定点准确。每周 1 次，可连续 2～3 次。

4. 中药治疗　药物治疗根据辨证论治内外用药。

（1）气滞血瘀型　可见一侧臀部刺痛、酸胀，部位固定。舌质紫暗，苔白，脉涩。治宜活血化瘀，通络止痛，方用桃红四物汤、活血止痛汤加减。

（2）风寒湿阻型　可见臀部疼痛、沉重，伴活动不利、跛行、恶寒畏风。舌质淡红，苔薄白，脉弦紧。治宜温筋和络，祛风除湿，方用独活寄生汤、蠲痹汤加减。

外用药可采用宝珍膏、南星止痛膏外贴患处，亦可配合中药热敷。急性期可服用非甾体类抗炎镇痛药。

5. 物理疗法　可采用经络频谱仪、红外线透热照射、中药离子导入、超短波等物理疗法治疗。

6. 手术治疗　对各种非手术治疗无效，且症状严重，或诊断明确但症状反复发作的患者，可根据肌肉变异或瘢痕粘连的具体情况，进行针对性的手术治疗，以松解或消除神经的卡压。

【预后与康复】

平时尽可能避免髋关节过度外旋和外展或长期下蹲位工作，注意避免风寒侵袭，劳逸适度，加强锻炼，增强体质。同时注意在进行各种体育活动锻炼过程中，需先行一些适应性的准备活动，以防止再度出现损伤。

第十二章　骨关节疾病

第一节　骨关节病

骨关节病常称为骨性关节炎（osteoarthrosis，OA），是一种多发于中老年人的最常见的慢性退行性骨关节病，以骨关节软骨退变及软骨下骨反应性增生为特征。临床以关节疼痛、变形和活动受限为特点，所引起的功能障碍，是老年人致残及生活质量下降的主要原因之一。OA以手、膝、髋、踝和脊柱关节最易受累，而以膝关节OA为最常见、最痛苦、最难治。临床有诸多称谓，如退行性关节炎、增生性关节炎、肥大性关节炎、退行性骨关节病、骨质增生等。

本病属中医学痹症、颈肩腰腿痛范畴。骨性关节炎一词最早由Garrod于1890年提出，目前此病的分类方法有多种，按照病因学分类，通常将本病分为原发性和继发性两大类，有时两者很难截然区分，但以前者多见。

【病因病理】

目前本病发生的确切病因及病理机制仍未最终明确，一般认为是多种致病因素造成的，引起关节解剖异常、关节囊病变和软骨破坏所致，由机械性和生物性因素相互作用共同形成。其中增龄被认为是最强的危险因素，其他因素包括外伤、体力劳动、运动、肥胖，还有生化、遗传等因素，均可抑制软骨基质蛋白多糖的合成，促进蛋白多糖、透明质酸和胶原的降解；另外氧自由基代谢、细胞因子、生长因子、免疫因素等都与OA的发病有关。OA的病理学特点为关节软骨的变性、糜烂、溃疡和脱失，软骨下骨硬化和囊性变，以及边缘性骨赘形成。组织学上显示软骨表面碎裂，垂直裂隙，晶体沉积和血管入侵，以及修复的标志——骨赘形成，最终软骨全部脱失，致软骨下骨硬化及局灶性骨坏死。生物化学上的特征为构成软骨基质的蛋白聚糖浓度减少及其分子大小和聚集性改变，胶原纤维的大小和排列异常，以及基质中大分子物质的合成和降解增加。总之，OA不仅会导致关节软骨病变，也会影响整个关节结构，包括软骨下骨、韧带、滑膜、关节囊及关节外肌肉，最终因关节软骨全部脱失而导致关节畸形和功能丧失。

中医学认为骨性关节炎是由于年老体衰、肝肾亏虚、气血不足、筋骨失荣，或劳伤瘀滞、夹杂风寒湿邪痹阻筋脉而发病。病延日久，则筋肉、骨骼、关节营养乏源，瘀滞凝涩，缠绵难愈。

【临床表现】

骨关节病的发病年龄多在50岁以上，女性稍多于男性，最常受累部位是全身的滑膜关节，多见于膝、髋、踝关节和手部指间关节。起病缓慢，呈渐进性病程，时常有间歇性发作，初起关节疼痛，且有运动后加重、休息后减轻的特点，或为持续性钝痛，或为活动时突然刺痛，并伴有腿软欲跌的感觉。随着病情进展，症状逐渐加重，受累关节出现"胶着现象"，关节僵硬，疼痛又复加重，关节活动度下降，关节部位酸胀肿大，甚则关节变形。查体会发现关节摩擦音、关节肿胀及触压痛，关节骨性突起和肥大，后期可出现关节畸形、半脱位及肌肉萎缩。主要体征包括关节活动范围减小和肌力的减弱，应注意辨别主动与被动活动、静力与动力活动，如膝关节 OA 时，其研髌试验、挺髌试验均为阳性。

【诊断与鉴别诊断】

骨关节病的诊断根据病史、症状、体征及 X 线片特征表现可以确定，实验室检查可帮助除外某些诊断。但应该注意的是临床症状并不总是与 X 线片检查相吻合，且 X 线呈现典型表现时，OA 已远远超出早期阶段，故临床诊断时，首抓症状，辅以 X 线检查支持。

X 线检查对临床评价是最有价值的诊断工具，为临床诊断和治疗提供了重要的依据。早期无任何病理变化显示，随着病情的进展，逐渐可见关节间隙变狭窄，软骨下骨质硬化，关节边缘有唇样骨质增生，关节面不光整，软骨面下可见散在的囊性变透亮区及关节内游离体；后期可出现关节半脱位、骨端变形和对线不良。另外，随着影像学新技术如微焦摄影、CT、MRI 和关节镜等的应用，除对 OA 的诊断和鉴别诊断有意义外，对详细了解 OA 的病变进展及药物疗效都有参考价值。

实验室检查：没有特殊发现，血常规、血沉和 C– 反应蛋白正常或轻度增高，但对排除其他原因引起的关节疼痛有一定价值。关节穿刺和滑液检查可明确本病关节液的特点。临床引起关节疼痛的疾患很多，除 OA 外，还要考虑其他的原因，常需与下列疾病鉴别：

1. 类风湿关节炎（RA） 起病缓慢，偶为急性，关节疼痛、肿胀、畸形，活动受限，与 OA 相似，但 30 ~ 50 岁为发病高峰，以多发性、对称性、四肢大小关节受累为特征，RF（+），ASO（+），X 线检查有特有征象。

2. 骨关节结核 发病年龄较轻，起病缓慢，多为单关节发病，常伴有低热、盗汗、恶心、厌食等全身结核中毒症状，患部可见脓肿，关节穿刺为渗出液，PCR–TB（+），X 线可显示骨关节破坏。

3. 痛风性关节炎 发病时关节红肿热痛，多累及第 1 跖趾关节，缓解时则诸症消失，一切恢复正常，不留畸形，晚期 X 线片，骨端关节面虫蚀样或穿凿样骨质破坏，实验室检查血尿酸浓度增高。

4. 色素绒毛结节性滑膜炎 多见于成人，以膝关节最多见，膝关节周围结节状柔韧肿块，甚至侵蚀骨组织而疼痛，活动受限或有弹响声与交锁现象，关节有积液征，穿刺有血性液体，病理检查见滑膜增厚，为棕褐色苔藓状绒毛，X 线检查若侵犯骨质时可见关节面毛糙。

【治疗】

1. 治疗原则 早诊断、早治疗、综合性及长疗程为本病的治疗原则。既要把本病按照传统痹证思路治疗，多用中药、针灸、推拿等疗法，也要按照现代骨关节病处理，强调营养及修复软骨、清除骨赘、矫正骨关节畸形等，充分地发挥中西医结合的优势，以达到缓解症状，改善功能，延缓进程及矫正畸形的基本目的。

2. 中药治疗

（1）肝肾亏虚证 关节隐隐作痛，腰膝酸软，活动不利，动作牵强；伴有头晕，耳鸣，目眩，身疲乏力。舌质淡红，苔薄白，脉细弦或弱。治宜滋补肝肾，舒筋止痛，方用左归丸加减。上肢痛加桑枝，下肢痛加木瓜、威灵仙，寒重者加附子、五加皮。

（2）劳伤瘀滞证 骨节疼痛，肥厚畸形，活动受限，萎弱无力；兼腰弯背驼，神情倦怠，面色晦暗。舌质淡暗或舌胖质红，苔薄或薄腻，脉沉涩或弦细。治宜补肾壮筋，活血止痛，方用补肾活血汤加当归、鸡血藤、白花蛇舌草。

（3）阳虚寒凝证 肢体关节疼痛，肿胀积液，屈伸不利，天气变化加重，遇寒痛增，得热稍减；伴形寒肢冷，神倦懒动。舌淡胖，苔白滑，脉沉细缓。治宜温补肾阳，通络散寒，方用金匮肾气丸加枸杞子、杜仲、仙茅、巴戟天、桑寄生、白花蛇舌草等。

专病专方可选用壮骨伸筋胶囊、附桂骨痛胶囊、筋骨痛消丸、骨刺宁胶囊等中成药。外用药主要分为中药熏洗法、熏蒸法、中药离子导入法或药膏敷贴法。多用于祛风除湿散寒、活血通络止痛类中药组方。

3. 针灸治疗 能缓解疼痛，改善症状。可分为毫针刺法、刺络拔罐法、火针法、温灸法、拔罐法、穴位注射法等。多以局部取穴为主，常取血海、梁丘、膝眼、委中、阳陵泉等。

4. 西药治疗

（1）抗炎止痛药 能缓解轻、中度疼痛，改善临床症状，目前常用的有对乙酰氨基酚，该品有良好的镇痛和解热作用，不良反应少及费用低，通常每日总量不超过 3g。其作用机制可能是选择性抑制中枢神经系统环氧化酶（cox），并对外周疼痛的化学受体也起作用。非甾体类抗炎药（NSAIDs）的作用机理主要是抑制环氧化酶活性，从而阻止参与炎症的主要介质前列腺素的产生，发挥止痛、抗炎、解热作用。具有选择性 cox-2 抑制剂的药品有美洛昔康、依托度酸、萘丁美酮和塞来昔布等。皮质类固醇激素对 OA 患者的使用应严格限制，只适用于 OA 患者伴发滑膜炎出现关节腔积液时做局部关节腔注射，全身应用应列为禁忌，以防加速关节软骨退变。中度至严重的膝关节 OA 患者，以上药物治疗仍不能解除疼痛时，临床主张将阿片类药物作为最后选择，如可待因、曲马多。

（2）改善病情药物 此类药物起效慢，一般需数周以上，但停药后疗效仍可持续一定时间，既能抗炎止痛，又有延缓 OA 发展的作用。如硫酸氨基葡萄糖、S-腺苷基蛋氨酸、双醋瑞因等，可直接补充软骨基质，减缓软骨降解，并通过反馈机制促进软骨细胞代谢活性，恢复软骨细胞基质分泌功能，还可抑制关节内多种降解酶的活性，对软骨起保护作用。

（3）黏弹性补充疗法 它是通过向病变关节内注射透明质酸（HA）以恢复关节内滑液的弹性和黏滞度，从而缓解滑膜炎症，减轻软骨破坏，改善临床症状和关节功能的一种治疗方法。产品有施沛特、欣维可等，其治疗 OA 的机制是补充关节内 HA、抗炎止痛、稳定和修复关节软骨。

5. 外科治疗 对病变严重、具有持续疼痛及明显功能障碍者可考虑手术治疗。手术方法包括关节镜下关节清理术、软骨修复手术、关节成形术、截骨术和人工关节置换术等。手术方式的选择主要根据患者的年龄、受累关节、预期目标、患者期望及软骨破坏程度等多种因素而定。

6. 辅助疗法

（1）理筋手法 根据病情，可选用点穴拨筋法、捏揉推髌法、摇旋利节法等，以解痉止痛，松解粘连，增进功能。

（2）运动疗法 加强膝关节周围肌群的锻炼是预防和治疗 OA 以及改善膝关节功能的一个重要方法。如直腿抬高运动、髋关节外展运动、屈膝蹲空运动及机械性 CPM 运动等，但要注意休息调理，减少膝关节的负荷。

【预后与康复】

1. 做好患者的科普教育与咨询工作，消除其不必要的思想负担，以积极配合医生进行系统规范化、个体选择性治疗。

2. 防止过度劳累及关节受凉，避免超强度劳动和运动造成损伤，适度适量做体育锻炼，以增强体质，改善关节的稳定性，防止畸形。

3. 对患者的关节应妥善保护，防止再度损伤，若身体过胖者，应当减轻体重；若发病与职业有关，应调整工种。

4. 要避免长期或滥用皮质类固醇激素，在防治 OA 的同时还应重视并存疾病，如骨质疏松症的防治。

第二节　股骨头缺血性坏死

股骨头缺血性坏死（ischemic necrosis of head of femur）又称股骨头无菌性坏死，是指由于不同的病因，导致股骨头的血液循环障碍，引起以骨细胞为主的股骨头内活性成分坏死为主要病理改变的一种疾病。

本病类似古代医学文献所称髋部的"骨痹""骨蚀"。本病发病以儿童和青壮年多见，男性多于女性。发病率较高，而且目前有上升的趋势，已成为骨伤科常见病之一。

【病因病理】

导致本病的病因有很多，一般将其分为创伤性与非创伤性两类。创伤性以股骨头、颈骨折最常见，还有髋关节脱位、髋臼骨折和粗隆间骨折、髋关节外伤等；非创伤性以激素性和酒精中毒性较多见，还可发生在放射治疗、减压病、戈谢病、胰腺疾病、高尿酸血症、结缔组织疾病、脂蛋白异常、白血病、血友病等疾病中。但同样情况下存在着很大的个体差异。

1. 创伤性股骨头缺血性坏死的发病原理　由于外伤时供应股骨头血液循环的主要血管损伤，而圆韧带血管的供血范围有限，故极易发生股骨头缺血性坏死。文献报道其发生率高达23%～86%。一般而言，股骨颈骨折后发生股骨头缺血性坏死者，儿童和青壮年的发生率较老年人高，原因是儿童和青壮年发生股骨颈骨折所受的暴力较老年人大，骨折错位明显，局部血管损伤严重；骨折线愈靠近股骨头，坏死率愈高，因外骺动脉沿股骨颈后上方头下横线远侧进入头部，因此骨折线如在该横线近侧或通过横线者，则该血管断裂，坏死率增高，通过股骨颈后上方斜形骨折线者，坏死率最高；原始移位程度重者，坏死率亦增高；骨折后复位和内固定质量的好坏，以及复位和内固定的时间，都将影响坏死率和坏死程度。

2. 激素引起股骨头缺血性坏死的发病原理　激素引起本病的真正病理机制仍不清楚，目前有以下 3 种学说：

（1）脂肪栓塞学说　长期服用肾上腺皮质激素可造成高脂血症，使脂肪在肝脏沉积，这在临床、尸体解剖及动物实验中已经得到证实，因此认为脂肪肝是脂肪栓塞的来源，脂肪栓塞阻塞关节软骨下的骨微血管，造成骨缺血而发生股骨头缺血性坏死。

（2）凝血机制改变学说　长期服用肾上腺皮质激素可使血液处于高凝状态，刺激血小板大量生成，或发生血管炎，形成血栓，造成骨微循环障碍及骨内高压，而致股骨头缺血性坏死。

（3）骨质疏松学说　长期使用激素最突出的副作用是引起骨质疏松症，使骨生成速度减慢，骨吸收增加。由于骨质疏松，易因轻微压力而发生骨小梁细微骨折，受累骨由于细微损伤的累积，对机械抗力下降，从而出现塌陷，最终导致股骨头缺血性坏死。长期服用激素造成股骨头缺血性坏死是一个综合因素，有些已经得到组织病理学的证实，还有一些生物化学方面的变化需进一步探讨，其真正病理机制尚待进一步研究。

3. 酒精中毒所致股骨头缺血性坏死　酒精中毒引起股骨头缺血性坏死的病理机制亦不清楚，有学者认为酒精中毒患者常合并有高脂血症、脂肪肝、胰腺炎等疾病，这些疾病可引起脂类代谢紊乱，脂肪栓塞，进而造成股骨头缺血性坏死。临床资料表明，各种酒类均可致病，其中以烈性酒最易致病，且病变更严重。

4. 中医学对股骨头缺血性坏死的认识　中医学根据脏腑学说、气血学说、经络学说认为，由于肾阴不足，肾水匮乏，水不胜火，热伐其精，髓减骨枯；或肾阳不足，失却温煦，肾不主骨，髓失所养；或创伤后骨断筋伤，气滞血瘀，脉络瘀阻，骨失濡养；或平素嗜酒，过食肥甘；或长期服用激素；或内积宿疾而致湿热蕴结，脉络堵塞，筋骨失养等，均可导致股骨头缺血性坏死的发生。

【临床表现】

患者常有髋部创伤史，如股骨颈骨折、髋关节脱位等；或长期大量服用激素史，或嗜酒史。早期可以没有临床症状，而是在拍摄X线片时发现的，最早出现的症状是髋部或膝关节疼痛，后期出现髋关节半脱位致臀中肌无力和疼痛，而出现屈德伦堡（Trendelenburg）征阳性。影像学检查中对早期诊断最有意义、最先进的方法是磁共振成像（MRI）。股骨头缺血性坏死的MRI表现有：于关节面下方呈均匀一致的低信号区，边界清楚，位置浅表；或呈较大、不规则且不均匀的低信号区，可自关节面下方延伸至股骨颈；或呈带状低信号区，横越股骨颈之上部或下部；或环状低强度区环绕正常强度区。而X线片则是对本病进行诊断和分期的主要方法与依据，一般拍摄双髋正位和蛙式位X线片。

【诊断与鉴别诊断】

本病大多有髋部创伤、嗜酒或服用激素病史；主要临床表现为髋部疼痛，可伴有跛行，随着病情的进展，可出现髋关节不同程度的活动限制；查体可见腹股沟中部或髋关节周围的压痛，髋关节功能受限，或出现"4"字试验、托马斯（Thomas）征、屈德伦堡征阳性。MRI和核素三相骨扫描检查可早期明确诊断。

为了选择治疗方法、评价治疗效果和对预后进行判断，临床上一般将其X线表现分为4期：Ⅰ期：股骨头轮廓无改变，多在负重区出现囊性变或"新月征"。Ⅱ期：股骨头轮廓无明显改变，负重区可见密度增高，周围可出现硬化带。Ⅲ期：股骨头出现阶梯状塌陷或双峰征，负重区变扁，有细微骨折线，周围有骨质疏松征象。Ⅳ期：髋关节间隙狭窄，股骨头扁平、肥大、增生，可出现向外上方半脱位或脱位。髋臼边缘增生硬化。

股骨头缺血性坏死应与髋关节结核、强直性脊柱炎、髋关节炎等相鉴别：

1. 髋关节结核　大多有较明显的全身症状，髋关节功能不同程度受限，托马斯征阳性，有其他脏器结核或结核病史，血沉快，X线片早期表现为股骨上端弥散性骨质疏松，晚期则可见明显的骨质破坏和关节间隙变窄。

2. 强直性脊柱炎   高发年龄为 20 ~ 40 岁，绝大多数为男性，症状多为双侧同时出现，表现为髋部隐痛或剧痛，晨僵，髋关节功能逐渐丧失，多伴有下背痛，僵硬，腰椎运动受限，类风湿因子常呈阴性，血沉在活动期明显增快，HLA-B27 阳性，X 线表现为普遍骨质疏松，软骨下可见虫蚀样细小囊性改变，关节间隙狭窄，破坏区常限于表面骨质，头面可增生变形，但无塌陷。

3. 髋关节炎   起病缓慢，多发生在 50 岁以后，早期出现患髋僵硬，伴有疼痛或跛行，以晨僵为主，活动之初和过度活动后均可发生疼痛，X 线片最早表现为微小的骨赘形成，继而负重区关节间隙变窄，软骨下散在多个小囊样稀疏区，其周围骨质硬化，但无死骨形成，也不发生塌陷。

【治疗】

1. 治疗原则   早期解决血液循环障碍，促进骨坏死修复；中期防止塌陷，保留髋关节功能，防止骨关节病的发生；晚期纠正塌陷和增生变形，重建髋关节功能。根据 X 线分期选择治疗方法。

2. 中药治疗   中药适用于 I 期、II 期的治疗，或 III 期、IV 期的配合治疗。其目的是抑制血小板聚集，增加血流量，改善股骨头的微循环，降低骨内压，减轻骨坏死程度，促进骨坏死修复。

（1）气滞血瘀型   常见于青壮年创伤后股骨头缺血性坏死。症见髋部疼痛，夜间痛剧，刺痛不移，关节屈伸不利。舌暗或有瘀点，脉弦或沉涩。治宜行气止痛，活血祛瘀，方用身痛逐瘀汤加减。

（2）痰湿型   多见于长期大量服用激素或平素嗜酒、过食肥甘引起的股骨头缺血性坏死，病程日久可兼肾阳、肾阴亏损。症见髋部沉重疼痛，痛处不移，关节漫肿，屈伸不利，肌肤麻木，形体肥胖。苔腻，脉滑或濡缓。治宜清利湿热，活血祛瘀，方用四妙散加减。

（3）肝肾不足型   多见于青少年股骨头缺血性坏死。症见髋痛隐隐，绵绵不休，关节强硬，伴心烦失眠，口渴咽干，面色潮红。舌红，脉细数。治宜填精补阴，强壮筋骨，佐以活血祛瘀，方用左归丸加减。

3. 辅助治疗   针对病因，停止服用激素，戒酒。对于 I 期、II 期患者，应限制负重，或用牵引疗法以缓解髋关节周围软组织痉挛，降低关节内压力。同时应增加髋关节非负重位功能锻炼。可于患髋处应用活血化瘀中药热敷，或配合推拿按摩手法，以改善髋关节周围软组织血运，缓解关节周围肌肉痉挛，改善关节活动度。

4. 手术治疗

（1）钻孔减压术   适用于 I 期、II 期患者，目的为降低骨内高压，解除骨内静脉瘀滞，改善股骨头血供，为组织修复创造条件。可同时进行股骨头内组织活检。

（2）带肌蒂或血管蒂骨瓣移植术   适用于 II 期、III 期患者。目的是通过提供活骨对股骨头血管渗透以改善血供，降低股骨头骨内压，同时向股骨头内提供力学支撑，防止塌陷。具体方法有很多，可选择的有带缝匠肌骨瓣移植术、带旋髂深血管蒂髂骨瓣移植术、吻合血管的腓骨游离移植术等。

（3）血管移植术   适用于 II、III 期患者。目的是提供充分血运，改善静脉回流，同时降低骨内高压。方法为先钻一条或两条通过股骨颈向股骨头内的骨性隧道，将游离出来的旋股外侧动、静脉的升、降支植入。

（4）钽棒植入术 该手术是目前国际上最先进的治疗股骨头坏死的微创方法，适用于Ⅰ期、Ⅱ期股骨头缺血性坏死。多孔钽金属具有足够承受生理负荷的强度，对于将要塌陷的股骨头具有很好的支撑作用。联合采用髓芯减压和多孔钽棒植入治疗股骨头坏死，既可提供软骨下骨结构性支撑，延缓股骨头塌陷的时间，推迟全髋关节置换的时间，又可避免带血管腓骨移植和无血管植骨技术所带来的病损。

（5）人工关节置换术 适用于Ⅳ期患者，年龄以 50 岁以上为宜，对年轻患者则必须慎用。目的是为恢复髋关节功能。在股骨头置换和全髋置换术的选择上，最好选择全髋置换术，以避免或减轻术后疼痛，避免术后因髋臼被磨损而发生人工股骨头中心性脱位。

【预后与康复】

髋关节部因创伤骨折后，要及时正确地进行治疗，遵守康复指导原则，避免创伤性股骨头缺血性坏死的发生。生活中要注意少饮酒；绝不滥用激素，即使因病需要使用激素治疗，必须在医嘱下进行；接触放射线要注意防护。一旦发生本病，争取尽早诊断，早期治疗。患病后应避免负重，扶双拐，少站、少走，以减轻股骨头受压，防止股骨头塌陷。患病后应戒烟、戒酒，手术治疗患者需做好手术后护理及康复指导。

第三节 类风湿关节炎

类风湿关节炎（rheumatoid arthritis，RA）是一种以关节滑膜慢性炎症为特征的自身免疫性疾病。主要表现为对称性、慢性、进行性多关节炎，因关节滑膜的炎症、细胞浸润、增生，形成血管翳，侵犯关节软骨、软骨下骨、韧带和肌腱等，造成关节结构破坏，最终导致关节畸形和功能丧失。因其发病率、致残率均高，病势缠绵，且病因病机尚不清楚，迄今尚无根治的办法，严重危害人类健康。本病多见于中年女性，男女之比为 1∶3～4，30～50 岁年龄组发病率最高，我国 RA 的患病率为 0.32%～0.36%。

类风湿关节炎属中医学"痹证"范畴，但历代又有"历节病""痛风""鹤膝风""鼓槌风""骨痹""顽痹"等称谓，表明类风湿关节炎不同于一般痹证，在病因病机上有其特殊性。

【病因病理】

1.西医病因病理 现代医学认为，RA 是自身免疫性疾病在局部关节的表现，近 40 年来随着内分泌学、酶学、组织化学，特别是免疫病理学的进展，虽为进一步探讨本病原因和发病机理创造了比较好的条件，但至今病因仍然不明确。目前公认的观点是，RA 的发病可能是一种受抗原驱动的"激发 - 链锁反应"的过程，为多种致病因素相互作用而致；感染和自身免疫反应是 RA 发病和病情迁延的中心环节，而内分泌、遗传和环境因素等则增加了 RA 的易感性，且免疫系统——"下丘脑 - 垂体 - 肾上腺轴"这一环路在 RA 的发病机制中起重要调节作用。作为病因而论，与以下几方面可能有关：感染因素、遗传因素、内分泌失调、环境因素、细胞因子或其他因素（寒冷、潮湿、疲劳、外伤、吸烟、精神刺激等）。归纳起来，RA 发病机制有两种学说，即分子模拟学说和模糊识别学说。

从病理角度来看，RA 主要侵犯关节滑膜，可以认为关节滑膜炎是该病的原发病变，而滑

NOTE

液、软骨、软骨下骨、关节囊、韧带和肌腱的病变都是其继发病变，是类风湿肉芽肿由关节内向关节周围蔓延腐蚀的结果。病变早期滑膜充血和水肿，滑膜细胞与毛细血管增生，血管周围 $CD4^+T$ 细胞及 B 细胞、单核细胞浸润；进而滑膜增生，肉芽肿侵袭关节囊，囊腔肿胀，囊壁松弛，关节易发生病理性半脱位或脱位；随后肉芽组织逐渐被纤维结缔组织和瘢痕替代，使关节囊挛缩，又造成关节畸形改变。其后类风湿肉芽肿布满整个关节面，形成血管翳，干扰关节软骨摄取来自滑液的营养，同时肉芽肿自关节边缘侵入软骨下骨，使关节软骨面失去依托和血运，从而加速软骨基质中的蛋白聚糖和胶原的降解，破坏关节软骨，逐渐形成关节纤维性强直，甚至骨性强直。在病变的演变发展过程中，关节附近的骨骼由于失用而出现骨质疏松，肌腱、韧带、腱鞘也发生类似的肉芽组织侵袭破坏，可更进一步造成关节挛缩，使关节功能丧失。重症患者，也常出现关节以外的病理改变，如贫血，皮下结节，心脏、肺脏、肾脏和眼部等脏器病变，以及血管炎，神经组织病变。

2. 中医病因病机　类风湿关节炎属中医学"痹证"范畴，明代秦景明《症因脉治·痹证》论其病因是："营气不足，卫外之阳不固，皮毛宣疏，腠理不充，冒雨冲寒，露卧当风，则寒邪袭之而成。"李中梓《医宗必读·痹证》描述本病后期出现"在骨则重不能举，尻以代踵，脊以代头"的严重畸形与功能障碍。其病因病机是：内因多为脾胃肝肾气血阴阳不足，卫外不固，而以肾虚为本；外因为风寒湿热邪气侵袭关节、肌肉、筋骨，阻滞经络，气血运行不畅而致血停为瘀，湿凝为痰，痰瘀互结，闭阻经络，深入骨骱，而致关节肿胀、畸变。故本虚标实是本病的病机特点，痰瘀贯穿疾病的始终。

【临床表现】

多数患者具有引起本病发生的各种诱因，如精神刺激、受风寒潮湿刺激、产后、外伤、劳损等。病情和病程有个体差异，70% 的患者隐渐发病，从短暂、轻微的少数受累关节炎到急剧进行性多关节炎。RA 的关节受累特点为滑膜受累，呈对称性多关节炎（常 ≥ 5 个关节），以近端指间关节、掌指关节及腕、肘、肩、膝和足指关节最为多见，其次为踝、颈椎、颞颌关节等，表现为对称性、持续性肿胀疼痛、压痛和活动受限，并伴有晨僵常长达 1 小时以上。晚期可并发关节畸形，常见的关节畸形包括近端指间关节梭形肿胀与掌侧半脱位、天鹅颈样畸形和钮孔花样畸形，以及腕关节尺偏畸形、肘关节强直等。重症患者关节呈纤维性或骨性强直，并因关节周围肌肉萎缩、痉挛而失去关节功能，致使生活不能自理。除关节症状外，还可出现关节外表现及内脏损害，如贫血、皮下类风湿结节、淋巴结肿大、血管炎、外周神经病变、眼部病变及心、肺、肾脏等病变。RA 早期的全身表现可有低热、倦怠、乏力、全身肌肉酸痛、纳呆、消瘦等。

【诊断与鉴别诊断】

类风湿关节炎的诊断主要依靠临床表现，并结合实验室检查和 X 线改变。目前最为广泛采用的是由美国风湿病学会（ARA）1987 年提出的 RA 诊断标准。有下述 7 条中的 4 条者并排除其他关节炎即可诊断为 RA：

1. 晨僵至少 1 小时（ ≥ 6 周）；

2. 3 个或 3 个以上区域关节肿胀（ ≥ 6 周）；

3. 腕、掌指或近端指间关节肿胀（ ≥ 6 周）；

4. 对称性关节肿胀（ ≥ 6 周）；

5.存在类风湿结节；

6.类风湿因子阳性（任何方法检测均可，但正常对照组的阳性率应 <5%）；

7.放射性改变（手和腕关节有骨质侵蚀或关节周围骨质疏松）。

此标准特异度为 89.3%，敏感度为 91.2%。典型的病例诊断并不困难，但以单关节炎为首发症状的某些不典型、早期 RA，常被误诊或漏诊，因此要做到早期诊断，务必全面检查、定期复查、密切随访。判断 RA 病情活动的项目包括疲劳的严重性、晨僵持续的时间、关节疼痛和肿胀的程度、关节压痛和肿胀的数目、关节功能受限程度，以及急性炎症指标（如血沉、C-反应蛋白、类风湿因子和血小板）等。

实验室检查：多数活动期患者可见血红蛋白减少，白细胞计数正常或降低，嗜酸性粒细胞和血小板增高，血沉（ESR）≥ 30mm/h，C-反应蛋白（CRP）增高，血清免疫球蛋白 IgG、IgM、IgA 可升高，血清补体水平多数正常或轻度升高，约 70% 的病例可出现类风湿因子为阳性，滴度在 1:20 以上。其他如抗角蛋白抗体（AKA）、抗核周因子抗体（APF）和抗环瓜氨酸肽抗体（CCP）等自身抗体对 RA 的诊断有较高的特异性，但敏感性仅在 30% 左右。关节滑液较混浊，黏稠度降低，黏蛋白凝力差，滑液的含糖量降低。

X 线检查：为明确本病的诊断，及时判断疾病的严重程度、进展情况并进行临床分期，双腕关节和手部的 X 线片，以及其他受累关节的 X 线表现有十分重要的意义。X 线早期表现为关节周围软组织肿胀，随后出现关节周围骨质疏松改变，继之出现关节间隙变窄，关节面侵蚀破坏并呈半脱位或脱位，甚至出现关节面融合，纤维性或骨性强直等。对 RA 进展的分期，主要以 X 线改变为主分为 4 期，即早期、中期、严重期和末期。

因类风湿关节炎常以多种形式出现，故在诊断过程中需与之鉴别的疾病也甚多，应特别注意的疾患是以下几种：

①骨性关节炎：该病是一种多发于 40 岁以上的慢性退行性骨关节病，主要累及膝、髋、脊柱等负重关节，痛处固定，活动时加重，关节活动受限，时伴关节肿胀、积液。而手指骨关节病常被误诊为 RA，尤其是在远端指间关节出现 Heberden 结节和近端指间关节出现 Bouchard 结节时。骨关节病患者血沉正常，类风湿因子阴性，X 线摄片可见关节间隙狭窄、关节边缘呈唇样增生或骨赘形成。

②强直性脊柱炎：本病主要侵犯骶髂关节及脊柱，外周关节多以下肢不对称关节受累为主，常有肌腱端炎；发病高峰年龄为 16~31 岁，青年男性多见；90%~95% 的患者 HLA-B27 为阳性，类风湿因子阴性；骶髂关节及脊柱的 X 线改变对诊断极有帮助；活动期以骶髂部疼痛和僵硬为主要表现。

③痛风性关节炎：多见于中老年男性，常呈反复发作，好发部位为单侧第 1 跖趾关节，也可侵犯其他关节，发病时关节红肿热痛，血尿酸水平增高，缓解时则诸症消失，不留畸形，迁延日久，反复发作者可在关节和耳郭等部位出现结节样痛风石。

④牛皮癣性关节炎：患者多见于 35~40 岁，男性较多，常于牛皮癣发病数年后出现关节炎，以手指或足趾远端关节受累为主，也可出现关节畸形，强硬不展，但 RF 为阴性。

⑤结缔组织病所致的关节病：干燥综合征、系统性红斑狼疮都有相应的特征性临床表现和自身抗体检测项目，且部分患者 RF 为阳性，但随病程发展常有关节症状。

【治疗】

1. 治疗原则 目前尚无根治本病的特效药物。缓解疼痛，消炎退肿，保持肌力及保留或恢复关节功能，预防及纠正畸形，提高生活质量，是治疗的最高目标。总的治疗原则是早期积极治疗，中期控制发展，后期改善症状，因此治疗时机非常重要。RA 患者一经诊断明确，就需视病情轻重、病程长短、身体状况，而制订科学合理、综合论治的整体方案，强调中西医结合、药物与非药物相结合、内治与外治相结合、扶正与祛邪相结合；因药物治疗是主要治法且多种多样，故在药物的选择上要符合安全、有效、经济和简便原则，同时要发挥患者的主观能动性，克服不良心理负担，医患合作，共御疾患。

2. 中药治疗

（1）辨证论治

①风寒湿阻证 关节肿胀疼痛，痛有定处，晨僵，屈伸不利，遇寒则痛剧，局部畏寒怕冷。舌苔薄白，脉浮紧或沉紧。治宜散寒除湿，祛风通络，方用蠲痹汤或麻桂温经汤加减。

②风湿热郁证 关节红肿疼痛如燎，晨僵，活动受限；兼有恶风发热，有汗不解，心烦口渴，便干尿赤。舌红，苔黄或燥，脉滑数，治宜清热通络，祛风除湿，方用白虎桂枝汤或当归拈痛汤加减。

③痰瘀互结证 关节漫肿日久，僵硬变形，屈伸受限，疼痛固定，痛如锥刺，昼轻夜重，口干不欲饮。舌质紫暗，苔白腻或黄腻，脉细涩或细滑。治宜祛瘀化痰，通络止痛，方用桃红四物汤合二陈汤加减；或用桃红饮加穿山甲、地龙、土鳖虫、白芥子、胆南星、乌梢蛇等。

④肾虚寒凝证 关节疼痛肿胀，晨僵，活动不利；兼有畏寒怕冷，神倦懒动，腰背酸痛，俯仰不利，天气寒冷加重。舌淡胖，苔白滑，脉沉细。治宜温补肾阳，散寒通络，方用右归丸加减。

⑤肝肾阴虚证 病久关节肿胀畸形，局部关节灼热疼痛，屈伸不利，形体消瘦，腰痛酸软；伴有头晕耳鸣，盗汗，失眠。舌红，少苔，脉细数。治宜补肝益肾，通络止痛，方用六味地黄丸合健步虎潜丸加减。

⑥气血亏虚证 关节疼痛，肿胀僵硬，麻木不仁，行动艰难；伴有面色淡白，心悸自汗，神疲乏力。舌淡，苔薄白，脉细弱。治宜补益气血，通痹止痛，方用人参养荣汤加减。

（2）专病专方 可选用雷公藤多苷片、正清风痛宁片、白芍总苷胶囊、益肾蠲痹丸等中成药。

3. 针灸治疗 以循经取穴为主，按病取经，远近结合。腕部取阳池、外关、阳溪、腕骨，踝部取申脉、照海、昆仑、丘墟，也可选用阿是穴。虚证可用温针、艾灸或隔姜灸，实证用毫针泻法浅刺。另可穴位注射。

4. 西药治疗

（1）非甾体类抗炎药（NSAIDs） 为治疗本病的首选药物，作为对症治疗其临床应用最广，通过抑制环氧化合酶活性，减少前列腺素合成而具有抗炎、止痛、退热、消肿作用。包括：①丙酸衍生物：布洛芬、萘普生等；②苯酰酸衍生物：双氯芬酸；③吲哚酰酸类：吲哚美辛、舒林酸等；④吡喃羟酸类：依托度酸；⑤非酸性类：萘丁美酮；⑥昔康类：吡罗昔康（吡氧噻嗪）；⑦烯醇酸类：美洛昔康；⑧磺酰苯胺类：尼美舒利；⑨昔布类：塞来昔布、罗非昔布。应注意无论选择何种 NSAIDs，剂量都应个体化，以防止不良反应，其虽能减轻类风湿关节炎的症状，但不能改变病程和预防关节破坏，故必须与改善病情的抗风湿药联合应用。

（2）改善病情的抗风湿药（DMARDs） 这类药物较 NSAIDs 发挥作用慢，临床症状的明显改善大约需 1～6 个月，故又称慢作用药。早期积极、合理使用 DMARDs 治疗有改善和延缓病情进展的作用，更是减少致残的关键。从疗效和费用等考虑，一般首选甲氨蝶呤，多数患者需同时应用 2 种或 2 种以上 DMARDs 药物才能控制病情。其他常用药还包括有：柳氮磺吡啶、来氟米特、氯喹、羟氯喹、青霉胺、金诺芬、硫唑嘌呤、环孢素、环磷酰胺、依那西普、英利昔单抗、阿达木单抗等。但必须注意掌握各类药物的药理作用、适应证、不良反应、用法和用量，参照有关资料联合用药治疗。

（3）糖皮质激素 这类药物的消炎止痛作用非常突出，既迅速又安全，但不能根治，也不能抑制病变的发展，临床使用时忌长期大量服用及突然停药，纠正单用激素治疗 RA 的倾向，提倡应用激素时应同时服用 DMARDs 及中药。激素治疗 RA 的原则是：不需要大剂量时则用小剂量；能短期使用者，不长期使用；应不失时机加用病情改善药物；并在治疗过程中注意补充钙剂和维生素 D，以预防骨质疏松。

5. 外科治疗 RA 患者虽经内科积极正规治疗 1 年以上，但病情难以控制者，或关节病变已属中期，或晚期关节强直畸形改变，严重影响日常生活者，为防止关节的破坏，纠正畸形，改善生活质量，可考虑手术治疗。常用的手术方法主要有滑膜切除术、关节清理术、关节成形术、关节融合术、人工关节置换术、肌腱延长术和关节囊切开术。但应注意手术并不能根治 RA，故术后仍需结合中西医药物治疗。

6. 其他疗法

（1）外治法 可选用狗皮膏、宝珍膏等膏药，烊化后温贴；或采用伤湿止痛膏、东方活血膏等外贴。此外，还可应用骨科腾洗药、二号洗药等水煎熏洗，或扶他林乳胶剂、克伤痛搽剂等外擦。

（2）理筋手法 活动期可采用轻柔的手法，如按、揉、点穴等法以镇静消肿止痛；稳定期采用活节展筋手法，以增进关节活动度，防止或矫正畸形。

（3）物理疗法 一般应在关节炎的慢性期进行，可用药物离子导入法、中短波电疗法、超声波疗法、激光疗法，以及蜡疗、泥疗法等，其作用是镇痛，消除肌痉挛，增加软组织伸展性及增加毛细血管通透性。

（4）运动疗法 主要是关节活动范围练习及肌力练习，应在医生指导下有计划地进行，可借助器械逐步进行等长练习、等张练习及抗阻练习等，以防止及矫正畸形，预防肌萎缩，保持患者功能状态及日常生活的活动能力。

【预后与康复】

1. 在积极合理的药物治疗同时，还应注意患者的心理治疗，消除各种顾虑，树立战胜疾病的信心。

2. 避免居住在潮湿环境中，注意保暖，加强体育锻炼。

3. 关节肿痛严重时需制动，病情静止期可行关节功能恢复性训练。

4. 经治疗后的症状缓解，不等于疾病的根治，近期有效不等于远期有效，故应监测病情的活动性，降低致残率。

5. 在整个治疗过程中，积极预防并发症，如骨质疏松症、贫血及内脏、血管、神经等组织病变。

第四节 强直性脊柱炎

强直性脊柱炎（ankylosing spondylitis，AS）是一种原因不明的慢性进行性自身免疫疾病。以中轴关节慢性炎症为主要表现，主要侵犯骶髂关节、脊柱骨突、脊柱旁软组织及外周关节，严重者可发生脊柱畸形和关节强直，也可累及内脏及其他组织。临床以逐渐出现骶髂关节、脊柱各关节的纤维化及骨性强直为特征，至晚期骨性强直后，病情即不可逆转。目前公认强直性脊柱炎属结缔组织性疾病。强直性脊柱炎是脊柱关节病的原型者称为原发性强直性脊柱炎；其他脊柱关节病并骶髂关节炎为继发性强直性脊柱炎。通常所指者为前者。该病起因尚未明了，但比类风湿关节炎具有更强的家族遗传倾向。除心脏并发症、肾淀粉样变性和颈椎骨折脱位外，本病对患者寿命无明显影响。

本病属中医学"痹证"范畴。我国 AS 的患病率初步调查为 0.26%。男女之比为 5:1，女性发病较缓慢且病情较轻，发病年龄通常在 13~31 岁，30 岁以后及 8 岁以前发病者少见。

【病因病理】

病因至今未明，经流行病学调查，一般认为是遗传因素和环境因素相互作用所致。已经证实 AS 的发病和 HLA-B27 密切相关，并有明显的家族遗传倾向。HLA-B27 基因属 MHC-I 类，根据 DNA 分型法，迄今已发现 15 种亚型，其中 B2702、B2704 和 B2705 与 AS 正相关，而 B2706 和 B2709 与 AS 负相关，其原因可能是由于 B27 分子某些部位氨基酸序列的差异。环境因素一般认为和感染有关，如肠道细菌及肠道炎症。关于 HLA-B27 与 AS 相关的发病机制未明，可能与 HLA-B27 分子有关序列和细菌通过某种机制相互作用有关。分子模拟学说认为本病由于病原体如某些肠道革兰氏阴性菌和 B27 分子存在共同的抗原决定簇，免疫系统在抗击外来抗原时不能识别自我而导致自身免疫病。受体学说认为 B27 分子有结合外源性多肽的作用，从而增加机体患病的易感性而致病。其他一些因素，包括外伤、甲状腺疾病、铅中毒、上呼吸道感染、淋病、局部化脓性感染、内分泌及代谢缺陷、过敏等都曾被人认为是致病因素，但均缺乏有力的依据。

AS 的病理性标志和早期表现之一为骶髂关节炎，脊柱受累到晚期的典型表现为竹节状脊椎。外周关节的滑膜炎在组织学上与类风湿关节炎难以区别。复发性、非特异性炎症主要见于滑膜、关节囊、韧带或肌腱骨附着点。肌腱末端病为本病的特征之一。肌腱、韧带、关节囊等骨附着部位出现炎症、纤维化以至骨化，为本病基本病变。本病变多始于骶髂关节，逐渐上犯腰、胸、颈椎、肩、髋、肋椎、胸骨柄体等关节，耻骨联合也常被累及，约有 25% 的患者同时累及膝、踝等关节。该病滑膜肥厚和关节软骨的腐蚀破坏较轻，很少发现骨质吸收和关节脱位，但关节囊和韧带的骨化却很突出，加之关节的软骨面钙化和骨化，极易发生关节骨性强直，结合部的炎性肉芽组织既能腐蚀结合部的松骨质，又可向韧带、肌腱、关节囊内蔓延。在组织修复过程中新生的骨质生成过多过盛，不但足以填补松骨质的缺损，还向附近的韧带、肌腱、关节囊过渡，形成韧带骨赘。这种病变的结局是导致关节发生骨性强直的重要原因。因主动脉根部局灶性坏死可引起主动脉环状扩张，以及主动脉瓣膜尖缩短变厚，从而导致主动脉瓣关闭不全。

中医学认为本病的病因与机体肾虚督空、感受风寒湿等六淫邪气有关。肾虚督空、先天禀赋不足、后天失于调养，皆可使肾精空虚，督脉失养，筋骨不得温养而发病；淫邪阻闭，风寒湿诸邪入侵机体，凝滞于筋骨关节，阻闭气血，致使肢节失去濡养，萎废变形。

【临床表现】

本病发病隐袭。男性多见，且一般较女性严重。发病年龄多在 10~40 岁，以 20~30 岁为高峰。16 岁以前发病者称为幼年强直性脊柱炎，40~50 岁以后发病者称为晚起病强直性脊柱炎，临床表现不典型。患者逐渐出现腰背部或骶髂部疼痛和发僵，半夜痛醒，翻身困难，晨起或久坐后起立时腰部发僵明显，但活动后减轻。其疼痛常因腰部扭转、咳嗽、碰撞、喷嚏而加重。疼痛早期多在一侧呈间断性，数月后疼痛多在双侧呈持续性，疼痛的性质亦变为深部钝痛、刺痛、酸痛或兼有疲劳感，可伴有坐骨神经反射痛，亦可刺激肋间神经而产生肋间神经痛，易误诊为心绞痛。随病情进展由腰椎向胸颈部脊椎发展，则可出现相应部位疼痛、活动受限或脊柱畸形。少数女性患者呈下行性发展。患者为减轻疼痛，常采用脊柱前屈位。产生的驼背畸形在早期当属可逆性，后期骨化则为不可逆。脊柱和骶髂关节强直在畸形位者，大多影响日常生活，不能直立。强直在功能位，患者尚可直立，并能利用身体转动和踝关节的活动缓慢行走。非对称性，少数关节或单关节及下肢大关节的关节炎为本病外周关节炎的特征。髋关节受累后表现为局部疼痛、活动受限、屈曲挛缩及关节强直，大多为双侧，发病年龄小以及外周关节起病者易发生髋关节病变。

本病的全身表现轻微，少数重症者有发热、疲倦、消瘦、贫血或其他器官受累。跖筋膜炎、跟腱炎和其他部位的肌腱末端病在本病常见。有 1/4 的患者在病程中发生眼葡萄膜炎，单侧或双侧交替，一般可自行缓解，反复发作可致视力障碍。神经系统症状来自压迫性脊神经炎或坐骨神经痛、椎骨骨折或不完全脱位以及马尾综合征，马尾综合征可引起阳痿、夜尿失禁、膀胱和直肠感觉迟钝、踝反射消失。极少数患者出现肺上叶纤维化，应与结核区别。如伴念珠菌感染可加重病情。还可伴发 IgA 肾病和肾淀粉样变性，小部分患者可见主动脉瓣闭锁不全及传导障碍。

临床常见体征主要有以下几点：①脊柱僵硬及姿势改变：早期即可见平腰及腰椎后伸受限，晚期可见腰前凸反向变为后凸，脊柱各方向活动均受到限制，脊柱侧弯很少见。当患者整个脊柱发展成纤维性或骨性强直时，脊柱活动就完全丧失，脊柱呈板状固定，严重者呈驼背畸形，前视困难，需由家属引导前行，可测脊柱活动度以评估病情的严重程度，如指尖位置测量法、视诊估计法、棘突间距测定法、剑耻间距测定法、颌柄间距测定法、Schober 试验、枕壁试验。②胸廓呼吸运动减少：一般如果周径扩张度小于 3cm，则扩张受限。③骶髂关节检查法：骨盆分离试验、骨盆挤压试验、骶骨下压试验、床边试验均为阳性。④周围关节受累体征：髋关节常出现屈曲挛缩、内收、外展或旋转畸形，骨性强直机会多。⑤肌腱附着点病变体征：大粗隆、坐骨结节、髂骨嵴、耻骨联合和跟骨结节都发生病变，跟骨结节较其他部位突出，可见病变部位附着处早期红、肿、热、痛、跛行，晚期因骨质增生，出现局部骨性粗大畸形。

【诊断与鉴别诊断】

诊断 AS 的最重要的依据是患者的症状、关节体征和关节外表现及家族史。AS 的特征性早期表现为下腰背发僵和疼痛。根据病史、症状、体征及 X 线片特征性表现可以确定。实验室检查在以下方面有助于诊断：①如果症状和体征提示患者为脊柱关节炎，HLA-B27 阳性明显者可增加正确诊断的机会。②患炎性关节病变的儿童，HLA-B27 阳性多提示可能会发生强直性脊柱炎。③预测强直性脊柱炎患者家庭成员发生强直性脊柱炎的可能性，如果患者子女 HLA-B27 阳性则发生强直性脊柱炎的可能性较大，反之较少。迄今，诊断 AS 有不同标准，但现仍沿用 1966 年的"纽约标准"，或 1984 年的"修订纽约标准"。但是对于一些暂时不符合上述标准者，可参考"欧洲脊柱关节病初步诊断标准"，符合者也可列入此类进行诊断和治疗，并随后观察。

实验室检查：本病实验室检查多无特异性，活动期患者可见血沉（ESR）增快，C-反应蛋白（CRP）增高及轻度贫血。类风湿因子（RF）阴性和免疫球蛋白轻度升高。虽然 AS 患者的 HLA-B27 阳性率达 90% 左右，但无诊断特异性，因为正常人也有 HLA-B27 阳性。HLA-B27 阴性患者只要临床表现和影像学检查符合诊断标准，也不能排除 AS 的可能。

X 线表现具有诊断意义。AS 最早的变化发生在骶髂关节，该处的 X 线片可显示软骨下骨缘模糊，骨质糜烂，关节间隙模糊，骨密度增高及关节融合。通常按 X 线检查可将骶髂关节炎的病变程度分为 5 级：0 级为正常；Ⅰ 级可疑；Ⅱ 级有轻度骶髂关节炎；Ⅲ 级有中度骶髂关节炎；Ⅳ 级为关节融合强直。X 线检查可见：①骶髂关节改变。一张正常的骶髂关节 X 线片几乎可以排除本病诊断。骶髂关节可有三期改变：早期为关节边缘模糊，并稍致密，关节间隙加宽；中期为关节间隙狭窄，关节边缘骨质腐蚀与致密增生交错，呈锯齿状，髂骨侧致密带增宽；晚期为关节间隙消失，致密带消失，骨小梁通过，已呈骨性强直。②脊柱改变。病变发展至中晚期可见到：韧带骨赘形成，呈竹节状脊柱融合；方椎畸形；普遍骨质疏松；关节突关节的腐蚀、狭窄、骨性强直；椎旁韧带钙化，以黄韧带、棘间韧带和椎间纤维骨化为最常见；脊柱畸形，腰椎及颈椎前凸消失或后凸，胸椎生理后凸加大，驼背畸形；椎弓和椎体的疲劳骨折及寰枢椎半脱位。③髋膝关节改变。早期可见骨质疏松，闭孔缩小及关节囊膨胀；中期可见关节间隙狭窄，关节面腐蚀破坏，髋臼外上缘韧带骨赘明显增生，髋臼内陷及骨盆变形；晚期可见关节间隙消失、骨小梁通过，骨性强直于各种畸形位。④肌腱附着点的改变。多为双侧性，早期骨质浸润致密及表皮腐蚀，晚期可见韧带骨赘形成。

对于可疑临床病例，而 X 线片尚未显示明确的或 Ⅱ 级以上的双侧骶髂关节炎改变者，应该采用 CT 检查。CT 检查假阳性少。MRI 对了解软骨病变优于 CT。

临床上由于就诊患者的病期和病情轻重各不相同，尤其是一些病程较短、病情较轻或不典型的患者不可能完全具备 AS 的诊断条件，对此不应拘泥于诊断标准，应根据其临床症状和体征决定是否治疗。

AS 临床上应与类风湿性疾病，骶髂关节、脊柱的其他炎症，以及合并脊柱炎或骶髂关节炎的血清阴性疾病相鉴别。

1. 类风湿关节炎（RA） 二者主要区别在于：AS 在男性多发，而 RA 以女性常见；AS 为全脊柱自下而上全部受累，RA 只侵犯颈椎；AS 均有骶髂关节受累，RA 则很少侵犯骶髂关节；外周关节炎在 AS 为少数关节、非对称性，且以下肢关节居多，在 RA 则为多关节、对称性和四肢关节均可发病；AS 无 RA 可见的类风湿结节；AS 的 RF 为阴性，而 RA 的 RF 阳性率占 60%~95%；AS 以 HLA-B27 阳性居多，而 RA 则与 HLA-DR4 相关。

2. 椎间盘突出 该病仅限于脊柱，无疲劳感、腰背部僵硬强直及骶髂关节改变，实验室检查 ESR 正常，HLA-B27 阴性。通过 CT、MRI 或椎管造影检查可确诊。

3. 结核 对于单侧骶髂关节病变要注意同结核或其他感染性关节炎相鉴别。

4. 髂骨致密性骨炎 本病多见于青年女性，主要表现为慢性腰骶部疼痛和发僵，临床检查时腰部肌肉紧张，无其他异常，依 X 线前后位平片，其典型表现为在髂骨沿骶髂关节之中下 2/3 部位有明显的骨硬化区，呈三角形尖端向上，密度均匀，不侵犯骶髂关节面，无关节狭窄和糜烂。

【治疗】

1. 治疗原则 减轻或缓解症状、控制疾病进展、防止及矫正畸形是 AS 治疗的总原则。目前多数学者提出，治疗原则和治疗用药可仿效 RA 的治疗模式，以多层次、多途径、多手段的综合论治方案，科学合理地进行治疗。

2. 中药治疗

（1）辨证论治

①肾虚督空证 背脊酸痛，伴见胸胁疼痛，呼吸欠畅，周身酸困乏力，俯仰不利，腰脊强直如板，或脊柱伛偻，活动受限。舌质淡胖，苔薄白，脉沉细。治宜温肾补髓，舒筋通络，方用三痹汤或健步虎潜丸加减。

②寒湿阻闭证 腰骶疼痛，背脊僵硬，伸屈不利，阴天、劳累加重，得温则舒缓、痛减。舌淡苔薄腻，脉沉弦。治宜祛风除湿，温寒散结，方用麻桂温经汤、乌头汤、蠲痹汤等加减。如痛甚者加威灵仙、乳香、没药；风胜者加秦艽、防风、川芎；寒胜者加附子、肉桂、干姜；湿胜者加防己、泽泻、薏苡仁；骨质疏松者加龟板、鹿角胶。

（2）专病专方 选用雷公藤多苷片、益肾蠲痹丸等中成药，可达到类似于对 RA 的治疗效果，止痛效果 1 周以后出现，消肿和功能改进的作用较好。

3. 针灸治疗 多在督脉、足太阳膀胱经选择穴位进行针刺、艾灸或隔姜灸、拔火罐以及穴位或痛点封闭注射，以疏通经气，镇静止痛。

4. 西药治疗

（1）抗炎止痛药 可迅速改善患者腰背部疼痛和发僵，减轻关节肿胀和疼痛及增加关节活动范围。吲哚美辛对 AS 疗效较好，但不良反应较多。如患者年轻，无胃肠、肝、肾及其他器官疾病或禁忌证，可作为首选药物。其他药物如阿西美辛、双氯芬酸、萘丁美酮、美洛昔康、依托度酸、罗非昔布或塞来昔布均可选择应用。抗炎药物一般根据患者病情选择 1 种，通常使用 2 个月左右，待病情完全控制后减量。如一种抗炎药运用 2~4 周后疗效不明确，应换用其他不同类别的抗炎药。抗炎药的不良反应中较多的为胃肠不适，少数可引起溃疡，其他较少见的有头痛、头晕、肝肾损伤、血细胞减少、水肿、高血压及过敏反应等。在用药过程中应监测不良反应并及时调整用药。

（2）改善病情药物 柳氮磺吡啶可改善 AS 患者的关节疼痛和发僵，并降低血清 IgA 水平，特别适宜于改善 AS 患者的外周关节炎，并对 AS 并发的前葡萄膜炎有预防复发和减轻病变的作用。推荐用量为 20 克/日，分 2~3 次口服，用药 4~6 周后起效，维持 1~3 年。本品的不良反应包括消化系统症状、皮疹、血细胞减少、头痛头晕以及男性精子减少及形态异常。若活动性 AS 患者在柳氮磺吡啶和非甾体类抗炎药治疗无效时，可采用甲氨蝶呤，本品仅对外周关节炎、腰背痛、发僵及虹膜炎等表现，以及对 ESR 和 CRP 水平有改善作用，而对中轴关节的放射线病变无改善证据。用量每次 7.5~15mg，口服或注射，每周 1 次，0.5~3 年为 1 个疗程，用药前后应定期复查血常规、肝功能及其他项目，防止并发症。

5. 外科治疗   髋关节受累引起的关节间隙狭窄、强直和畸形是本病致残的主要原因，依照病情发展的不同程度，经非手术治疗无效后可选择不同手术，以挽救和改善关节功能。早期可做滑膜切除术，晚期可做关节松解术、截骨术、关节融合术、关节成形术及人工关节置换术，对严重驼背畸形而影响平视者，可在腰椎行脊柱截骨成形术。

6. 其他辅助疗法

（1）外治法   同 RA 的治疗。

（2）理筋手法   在脊腰臀部采用按、揉、点压、擦、弹拨等法放松痉挛的软组织，改善并防止胸腰椎的后凸畸形。

（3）运动疗法   在医生的指导下坚持不懈地进行脊柱和髋关节等部位的功能锻炼，或借助器械，适当牵引，对改善关节功能十分有益。

【预后与康复】

1. 对患者及家属进行疾病知识教育，鼓励患者与医生合作，积极参与治疗。

2. 鼓励患者进行不间断的体育锻炼，以维持脊柱关节较为良好的位置，增强椎旁肌力和肺活量。

3. 站立时尽量保持挺胸、收腹、两眼平视，坐位时保持胸部直立，睡硬板床，避免屈曲体位低枕或无枕。

4. 减少或避免持续性体力活动，定期测量身高，以求尽早发现脊柱弯曲。

5. 选择必要的理疗治疗炎性关节或其他软组织疼痛。

6. 避免受凉，保护好病变部位，防止颈椎晚期骨折脱位所造成的后遗症。

7. 严密监测其他并发症、不适症，对患者进行综合治疗，以求获得最好疗效。

第十三章　骨质疏松症

骨质疏松症（osteoporosis，OP）是以骨量减少、骨的微细结构破坏为特征，致使骨脆性和骨折危险性增加的一种全身性骨骼疾病。骨质疏松症分为原发性、继发性和特发性三大类，本章主要讨论原发性骨质疏松症。

【病因病理】

骨质疏松症的发生往往是多种原因综合作用的结果。关系比较密切的危险因素有：性激素不足、增龄、营养失调、运动量不足、吸烟、过量饮酒、低体重（体重指数 <20）、髋部骨折家族史等。破骨活动相对强于成骨活动、骨重建处于负平衡，是骨质疏松症发生发展的基本病理环节。女性绝经后，体内雌激素水平下降，可以引起钙调节激素如降钙素和维生素 D 的活性产物分泌量异常，正常的调节机制发生紊乱，使过多的骨重建单位被激活，骨转换速度快，破骨细胞活性在总体上强于成骨细胞，所以，当每一个骨重建完成时，都会有不同程度的骨质丢失。若干个负骨平衡的骨重建周期后，骨小梁变细，变薄或断裂，骨强度下降，就发展为绝经后骨质疏松症，又称为高转换型骨质疏松症。人进入老年期后，整体机能状态趋于降低，消化吸收功能下降，加之运动量不足等原因，易引起钙摄入量不足，为了维持血钙平衡，甲状旁腺激素会动员骨骼中的钙进入血液循环，从而导致骨质的丢失。但此时骨转换的速度比较慢，骨质丢失的速度也慢，所以把这类老年性骨质疏松症又称为低转换型骨质疏松症。

古代中医学文献中无骨质疏松之名，按骨质疏松症主要临床表现，中医学中相近的病证有"骨痿""腰痛"和"骨痹"。《灵枢·邪气脏腑病形》说："肾脉微滑为骨痿，坐不能起，起则目无所见。"《素问·痿论》说："肾气热，则腰脊不举，骨枯而髓减，发为骨痿。""骨痿者，生于大热也。"产生"肾气热"的原因是"有所远行而劳倦，逢大热而渴，渴则阳气内伐，内伐则热舍于肾"。即烦劳过度，耗损肾阴，水不胜火，虚火内盛，二者互为因果，终致虚者愈虚，盛者愈盛，肾精匮乏，髓无以生，骨失所养而发骨痿。中医学认为，腰为肾之府，腰痛的病因虽多，但终与肾虚有关。痹证之因为"风寒湿三气杂至"，但"邪之所凑，其气必虚"，对于骨痹而言，当责之肾虚。可见与骨质疏松症相近的骨痿、腰痛、骨痹之证，其本皆为肾虚。至于疼痛的原因，中医学认为"不通"和"不荣"均可引起疼痛，肾阴亏虚，骨失濡养，虚火内盛，灼伤脉络，可致疼痛；肾气不足，鼓动乏力，气虚血瘀，闭阻经脉，亦可引发疼痛。

【临床表现】

骨质疏松症患者大多临床表现轻微，早、中期患者甚至可以无任何临床症状。部分患者可见骨痛（以腰背部为主）、身长变短、腰酸不支、驼背、脆性骨折等。

X 线平片或 CT 可见骨小梁稀疏、骨皮质变薄，或椎体楔形变。

【诊断与鉴别诊断】

首先根据临床表现、病史、个人史、家族史等进行初步判断，确诊时必须进行骨矿密度检测。目前世界卫生组织推荐的诊断骨质疏松的金标准是双能 X 线吸收法。骨密度值低于同性别、同种族正常成年人骨峰值不足 1 个标准差（1 个标准差约等于 6% 的骨量）属正常；降低 1~2.5 个标准差为骨量低下（骨量减少）；降低程度 ≥ 2.5 个标准差为骨质疏松。符合骨质疏松诊断标准，同时伴有一处或多处骨折时为严重骨质疏松（见表 13-1）。骨密度通常用 T 值（T-Score）表示，T 值 =（测定值 - 峰值骨量）/ 正常成人骨密度标准差。

表 13-1　骨质疏松症诊断标准

诊断	T 值
正常	>-1
骨量低下	-1~-2.5
骨质疏松	<-2.5
严重骨质疏松	<-2.5，同时伴有一处或多处骨折

　　T 值用于检测绝经后妇女和 50 岁以上的男性的骨密度水平。对于儿童、绝经前妇女和 50 岁以下的男性，其骨密度水平建议用 Z 值表示。Z 值 =（测定值 - 同龄人骨密度均值）/ 同龄人骨密度标准差。

　　其他检测方法还有定量 CT、定量骨超声等，其诊断标准因产品型号和生产者不同而各异。

　　骨转换生化标记物（bone turnover markers，BTMs）就是骨组织本身的代谢（分解与合成）产物。分为骨形成标志物和骨吸收标志物。前者代表成骨细胞活动和骨形成时的骨代谢产物，后者代表破骨细胞活动和骨吸收时的代谢产物，特别是骨基质降解产物。这些指标的测定有助于判断骨代谢是高转换型还是低转换型、检测骨丢失速率、骨折风险的评估、了解病情进展、干预措施的选择以及疗效监测等。

　　骨形成标志物是反映成骨细胞功能状态的直接或间接产物。指标主要有血清 I 型前胶原羧基端前肽、血清 I 型前胶原氨基端前肽、血清骨碱性磷酸酶、血清骨钙素等。成骨细胞中含有大量的 I 型前胶原，骨形成时 I 型前胶原被分泌到细胞外，裂解为 I 型前胶原 N 端肽（N-terminal propeptide of type 1 collagen，PINP）、I 型前胶原 C 端肽（C-terminal propeptide of type 1 collagen，PICP）和 I 型前胶原三个片段。而 PINP 和 PICP 则作为代谢产物进入血液和尿液中，故检测 PINP 和 PICP 可以反映骨形成水平。骨矿化过程中，成骨细胞分泌的骨碱性磷酸酶（bone-specific alkaline phosphatase，BALP）将单磷酸酯水解成无机磷，增加局部无机磷的浓度，同时可水解抑制矿化结晶的焦磷酸盐，起钙结合蛋白或 Ca^{2+}-ATP 酶作用。骨碱性磷酸酶是总碱性磷酸酶的重要部分，当骨碱性磷酸酶升高时，总碱性磷酸酶也相应升高，故后者可部分反映骨形成状态。相对于 BALP 和 I 型前胶原，骨钙素（osteocalcin，OC）是骨基质中含量最丰富和骨形成过程产生较晚的标志物，由成骨细胞合成类骨质时释放到细胞外基质，其中一小部分进入血液循环，其作用尚不清楚，可能与影响类骨质矿化并在骨重建过程中起负反馈作用有关。破骨细胞骨吸收时 OC 也会增高，因此 OC 除了反应骨形成状态外，更代表了骨转化水平的综合状态。骨钙素的大 N 端片段（N-Mid OC，1-43 氨基酸残基）比 OC 全段更稳定，检测敏感性和重复性更佳。

　　骨吸收标志物是在骨吸收过程中由破骨细胞分泌的或被代谢的骨组织产物。反映骨吸收的指标主要有血清Ⅰ型前胶原交联氨基末端肽、尿吡啶酚和脱氧吡啶酚、血浆抗酒石酸酸性磷酸酶、尿钙/肌酐比值等。在骨组织中，Ⅰ型前胶原两端的非螺旋氨基端肽区（type Ⅰ collagen cross-linked N-telopeptide，NTX）或羧基端肽区（type Ⅰ collagen cross-linked C-telopeptide，CTX）通过吡啶啉（pyridinoline，Pry）或脱氧吡啶啉（deoxypyridinoline，D-Pry）将相邻两个Ⅰ型前胶原分子相连，而羟脯氨酸（hydroxyproline，HOP）在胶原分子内部通过氢键起稳定胶原纤维的作用。Ⅰ型前胶原在赖氨酰氧化酶作用下降解后，释放出 HOP、Pry、D-Pry、NTX 和 CTX，因此这五个标志物反映了骨吸收过程中的胶原降解水平。尿 HOP 只有 10% 来自骨Ⅰ型前胶原的降解，其特异性较差，而 Pry、D-Pry 在尿液中相对稳定。常用的 CTX 有 α-CTX 和 β-CTX 两种，其中 β-CTX 是 α-CTX 的异构体，两者均含有Ⅰ型胶原分子间交联物的重要区段和近似交联物的残基，可保护其不受肾脏降解，稳定性较好。抗酒石酸酸性磷酸酶-5b（tartrate-resistant acid phosphatase 5b，TRACP-5b）是由破骨细胞产生的非胶原蛋白。破骨细胞将降解的胶原代谢产物吞入细胞中，并和含有 TRACP-5b 的细胞囊泡融合，在囊泡中胶原代谢产物被 TRACP-5b 产生的氧化应激产物破坏，并和 TRACP-5b 一起从基底外侧细胞膜分泌到细胞外。因此，血清 TRACP-5b 与骨吸收水平呈正相关。

在不同年龄段及各种代谢性骨病时，骨转换生化标记物能及时反映全身骨骼代谢状态和动态变化。骨转换生化标记物不能用于骨质疏松的诊断，但可反映骨代谢状况。绝经后女性的 BTMs 均值高于绝经前，一般在绝经后 10 年内升高，但随着绝经年限的增加而逐渐下降。绝经后骨质疏松症患者的 BTMs 可在参考值范围内或上限水平，如果明显升高（超过参考值上限 1.5 倍以上），则应该排除继发性骨质疏松或其他代谢性骨病。

鉴别诊断首先应区分是原发性还是继发性。目前认为，某些内分泌疾病、长期大量使用糖皮质激素、肿瘤化疗、慢性肾病或肝病等可继发性引起骨质疏松。其次，对于原发性骨质疏松症，还应与骨软化症相鉴别，骨活检结合形态计量学分析是比较可靠的方法。

【治疗】

骨质疏松症的治疗以降低骨折发生率为最终目标。除了缓解症状，升高或维持骨量外，还应考虑肌力和身体平衡能力的提高，防止跌倒，以及全身机能状态的改善等。

1. 中药治疗 中医治疗骨质疏松症以补肾益精，健脾和胃，活血祛瘀为基本治法。方取肾气丸、左归丸、右归丸、四君子汤等加减化裁。常用中药有熟地黄、淮山药、茯苓、山茱萸、牛膝、淫羊藿、附子、菟丝子、补骨脂、续断、鹿角胶、骨碎补、知母、当归、紫河车等。中成药可选用仙灵骨葆胶囊、强骨胶囊、青娥丸、骨疏康颗粒、骨松宝颗粒、金天格胶囊等。

2. 西药治疗 钙剂作为基础治疗，每日补充 300~600mg 元素钙，口服。对于骨质疏松症的患者，单独服用钙是不够的。钙剂必须与其他抗骨质疏松症药物合并使用，才能有效治疗骨质疏松症。

西药有双膦酸盐类：阿仑膦酸钠片，70mg，每周口服一次；或唑来膦酸注射液，5mg/100mL，每年静脉注射一次。其主要作用是抑制破骨细胞活性。

降钙素类：鲑鱼降钙素，50IU，每 3 日肌肉注射一次；鳗鱼降钙素及其衍生物，20IU，每周肌肉注射一次。可缓解骨痛症状，部分抑制破骨细胞活性。降钙素类药物连续使用 3 个月后停药，再改用其他抗骨质疏松药物治疗。

选择性雌激素受体调节剂：雷洛昔芬，每日 60mg，口服，可同时缓解围绝经期综合征症状。

活性维生素 D 类：α–D3（即阿法迪三）或 1，25（OH）2–D3（即骨化三醇），每日 0.25 ~ 0.5μg，口服，可促进钙的吸收与利用，同时提高肌力，降低患者摔倒次数。

激素替代疗法的用法用量较为复杂，一般需请妇科医生参与共同制订治疗方案。甲状旁腺激素片段，可以促进骨形成。

3. 运动疗法　运动疗法是防治骨质疏松的主要措施之一。世界卫生组织提出了预防骨质疏松的三大原则：补钙、运动疗法和饮食调节。骨质疏松的临床表现以周身骨痛、乏力、机体活动受限等，久之可以出现肌肉萎缩，容易引起骨折等。而运动疗法以其有效、安全、简便、副作用少、依从性高和增进健康等特点，越来越多地被用于临床实践中。

运动疗法防治骨质疏松的主要机制如下：

（1）促进性激素分泌　性激素与骨代谢关系非常密切，睾酮与雌二醇能促进骨的蛋白合成和骨基质总量增加，使骨盐沉积保留、骨质增厚、骨骺融合，从而促进骨的生长发育，一旦二者分泌不足，骨密度也会随之下降，导致骨质疏松的发生。而运动训练能促进睾酮及雌激素的分泌，防治骨质疏松的发生。

（2）促进钙吸收　缺钙是导致骨质疏松的主要原因，而运动能促进钙吸收。

（3）增加骨皮质血流量和促进骨形成　骨皮质的血流减少是骨质疏松发生的主要原因之一，首先钙易在酸性环境中溶解，一旦骨内血流降低使局部血液酸性化，可导致骨溶解、骨萎缩；而运动能增加骨皮质血流量，使骨内血液保持中性，防止骨溶解；其次骨内血流量增加能使成骨细胞活性升高，进而促进骨形成。

（4）通过提高肌力改善骨密度　通过运动来增加肌力，以此增加骨量，临床发现肌肉发达、肌力较强的部位其骨密度也较高，而骨质疏松越严重的患者其肌力和耐力越差，通过运动治疗后其临床症状和肌力都得到了改善。

此外，电针、超声波、电磁场、高电位治疗仪等也具有一定的治疗作用。

【预后与康复】

严重骨质疏松症可并发骨折，常见的有桡骨远端骨折、股骨颈骨折和椎体压缩性骨折。其中，股骨颈骨折可因长期卧床而出现血管栓塞，甚至因合并感染而死亡，应注意预防。

负重锻炼被认为有利于骨质疏松症的康复，可选择户外平地行走，每次 10 ~ 30 分钟，每天 1 ~ 2 次。

饮食应注意搭配合理，保持营养均衡，适当增加一些有助于筋骨强健的食品。只要保持消化功能正常，饮食调理也能收到满意效果。正如《灵枢·决气》所说："谷入气满，淖泽注于骨，骨属屈伸。"

第十四章 骨与关节感染

骨与关节感染是指病原菌侵入骨组织或关节造成的感染。分为：非特异性感染，包括急慢性骨髓炎、创伤后骨髓炎、化脓性关节炎等；特异性感染，包括结核感染。

第一节 骨髓炎

骨髓炎即骨膜、骨质与骨髓腔的炎症。骨髓炎大体上分为两类：一类为血源性骨髓炎；另一类为外源性骨髓炎，指创伤、手术及邻近组织感染而产生的骨髓炎。近年来血源性骨髓炎比重有所下降，与此相反，感染、交通事故外伤等原因引起相邻感染灶所致的化脓性骨髓炎有上升趋势，免疫缺陷患者化脓性骨髓炎的发病率也呈上升趋势。

一、急性血源性骨髓炎

急性血源性骨髓炎（acute hematogenous osteomyelitis）是指身体其他部位的感染病灶中的细菌，经血液循环播散至骨骼，引起骨的感染，可以多部位同时发病。相当于中医学的"附骨疽"。

【病因病理】

任何细菌都能引起骨髓炎，以金黄色葡萄球菌最多见，其次为链球菌，儿童要注意流感嗜血杆菌。机体抵抗力低下是致病的主要因素，致病菌在长骨干骺端等血流缓慢的部位停留下来，一旦环境合适，细菌迅速繁殖而致病。除此之外，创伤导致骨内血管破裂、出血、组织坏死等都是细菌繁殖的合适环境。

急性血源性骨髓炎的病理特点：病程中骨破坏与新骨形成同时存在，早期以骨质破坏和吸收为主，后期以新骨形成为主。

化脓性细菌由局部感染灶进入血液循环，首先产生菌血症，然后在骨内形成感染病灶，引起局部充血、渗出及白细胞浸润的炎症反应。白细胞释放的蛋白溶解酶破坏了细菌及骨组织，渗出物和破坏的碎屑逐渐变为脓性，由局部骨质吸收。由于炎症渗液不断增加，坚硬骨腔内的组织压力明显增高，骨内感染灶迅速扩大，沿骨髓腔蔓延，引起范围更广的感染。另一方面，高压的脓液可以沿着哈佛管蔓延至骨膜下间隙，将骨膜掀起成为骨膜下脓肿。骨膜的掀起阻断了骨膜血管对骨皮质的血液供应，同时，支配骨内膜的营养动脉可因炎性作用而栓塞，进一步影响骨的血运，最终导致骨内、外皮质坏死，形成死骨。骨膜穿破后，脓液沿着筋膜间隙流注而成为深部脓肿。如果向外穿破皮肤流出体外，成为窦道。骨骺板具有屏障保护作用，脓液进入临近关节比较少见。

在骨质破坏的同时，修复过程也在进行。骨髓腔内形成纤维组织和新生骨，死骨周围形成炎性肉芽组织，死骨的边缘逐渐被吸收，死骨形成"孤岛状"，新生骨包围在骨干的外层，形成骨性包壳，包壳上有小孔与皮肤窦道相通。包壳内有死骨、脓液和炎性肉芽组织，往往引流不畅，形成骨性无效腔。小片死骨可以被肉芽组织吸收，或为吞噬细胞所清除，也可经皮肤窦道排出。大片死骨难以吸收或排出，长期留在体内使窦道经久不愈，转变为慢性骨髓炎。

中医学认为附骨疽系病后气血两虚，肝肾不足，其他部位余毒经血循深窜入里，湿热壅盛，留着筋骨，或邪毒经外伤或附近组织蔓延，毒邪深陷，侵入骨骼，使经络阻隔，气血不和，血凝毒聚所致。

【临床表现】

10岁以内儿童多见，男女之比约为4:1。以胫骨上段和股骨下段最多见，其次为肱骨，其他骨骼均可发病，但发病率较低。多有感染病史及外伤史。

急性血源性骨髓炎起病急骤，发病时全身症状来势凶猛，寒战，高热达39℃~40℃，出现头痛、全身关节疼痛等明显的毒血症症状。儿童可有烦躁、呕吐、惊厥，甚至昏迷等，严重者可引起死亡。

早期患肢剧痛，局部皮温升高，肿胀并不明显，有固定的局限性压痛。2~3天后骨膜下脓肿形成，局部出现水肿，压痛更为明显，其范围可波及整个肢体。进一步发展时脓肿可穿破骨膜，成为软组织深部脓肿，因脓肿腔内压力减低，疼痛反而减轻，但此时局部红、肿、热及压痛都更加明显。患肢处于强迫体位，邻近病灶的关节屈曲固定。骨骼的严重破坏有导致病理性骨折的可能。

毒性较低的致病菌所致的骨髓炎，临床症状轻而不典型，诊断比较困难。而近年不典型骨髓炎呈增加趋势。

实验室检查：①白细胞计数明显增高，中性粒细胞多在90%以上。但在起病特别急骤、患儿抵抗力极低的情况下，白细胞计数可不升高。②血液培养可获致病菌，但并非每次培养均可获阳性结果，特别是当已经行抗感染治疗的情况下，其血培养的阳性率更低。在寒战时抽血或反复多次抽血培养，可提高血培养的阳性率。血培养阴性时不能除外诊断。儿童可做咽拭子涂片。③早期局部分层穿刺对诊断具有重要意义，抽得的脓性液或者血性液涂片检查有脓球或细菌即可确诊。穿刺时在压痛最明显处进针，边抽吸边进针，以免将单纯软组织脓肿的细菌带入骨内。

X线检查：在两周内往往出现局部软组织肿胀，密度增高，皮下组织、肌肉及骨间隙界限模糊；两周后可见到骨质轻度疏松、骨小梁紊乱，并有斑点状吸收破坏、骨膜增厚、层状新骨形成。当微小的骨脓肿合并成较大脓肿时，有散在虫蚀样透亮破坏区。当死骨形成时表现为密度增高影，死骨完全游离，周围有透光区。较大死骨可为整段骨坏死，可有病理性骨折。

CT检查：可较X线更早发现病灶，但一般也只能显示发病1周以上的病灶，对较小的病灶仍难以发现。

MRI检查：可更早期准确地显示病灶。

核素扫描：可在发病后1~2天显示局部核素浓聚影，反映病灶部位的血液循环增多，并可同时显示多部位的病灶，但不能做出定性诊断。

超声技术：近年来，超声技术得到较大发展，能准确地对骨膜下脓肿进行定位。彩色多普勒血流显像技术可见病变周围软组织内有较丰富的彩色血流信号。

红外线热像仪：作为辅助手段，在其他检查不能明确诊断的情况下很有帮助。

【诊断和鉴别诊断】

急性血源性骨髓炎的发生早于影像学表现，因此其早期诊断应以临床诊断为主，不能以影像学检查结果作为诊断依据。血培养与分层穿刺液培养可获得病因学诊断，但这更需时日。在几天内尽快做出明确诊断并进行恰当治疗，可避免发展为慢性骨髓炎。

当有下列表现时可初步诊断为急性血源性骨髓炎：急骤出现的高热和毒血症表现；长骨干骺端剧烈疼痛，肢体活动受限；疼痛局部有明显压痛；白细胞计数和中性粒细胞分类明显增高。局部分层穿刺获得脓球或细菌可确定诊断。病初两周内X线虽无明显发现，对诊断意义不大，但可作为鉴别诊断的依据。

与急性血源性骨髓炎需要鉴别的主要疾病有以下几种：

1. 急性化脓性关节炎　病变部位在关节，特点是早期即有关节积液，疼痛和压痛都局限于受累关节，关节活动明显受限，关节腔穿刺可抽出脓性关节液。

2. 蜂窝织炎或深部脓肿　病程早期很难鉴别，一般需要从以下几个方面进行鉴别：①全身症状不同，急性血源性骨髓炎毒血症症状重，而蜂窝织炎或深部脓肿全身症状相对较轻。②发病部位不同，急性血源性骨髓炎好发于干骺端，而蜂窝织炎或脓肿发病部位缺乏规律，并不常见于此处。③局部体征不同，急性血源性骨髓炎疼痛剧烈，局部体征较轻，表面红肿不明显，但压痛明显且部位深。软组织感染，局部红、肿、热、痛明显，具备明确的外科感染特点。④核素扫描有助于蜂窝织炎或深部脓肿的诊断。

3. 尤因肉瘤　尤因肉瘤和某些恶性骨肿瘤可见肿瘤性发热，白细胞升高，X线片上有骨膜反应，但骨肿瘤不会急骤起病，病变部位多在骨干，可看到表浅静脉曲张和摸到包块，局部疼痛不很明显，早期不会影响邻近关节活动。细胞学检查和病理学检查找到肿瘤细胞可以确诊。

4. 风湿性关节炎或类风湿关节炎　都可以有高热和疼痛，发病部位均在关节，且有多关节受累，膝关节等较浅表关节可迅速出现肿胀与积液。

有时还需要与上呼吸道感染、急性白血病、疲劳骨折等进行鉴别。

【治疗】

急性血源性骨髓炎容易演变为慢性骨髓炎，病程延长。治疗关键在于早期诊断和综合治疗。

1. 全身抗感染治疗　应用抗生素的原则是在对致病菌种类做出初步判断的基础上，早期、联合、规律和足量使用抗生素。待药敏结果确定后选择敏感抗生素。停药时间为体温降至正常后2～3周。

2. 中药治疗

（1）湿热瘀阻型　可见恶寒发热，肢体红肿热痛均不剧烈，舌质暗红，苔薄白或黄腻，脉滑数。多见于急性骨髓炎初期，治宜清热化湿，行瘀通络，方用仙方活命饮合五神汤加减。

（2）热毒炽盛型　可见寒战高热，肢体红肿热痛剧烈，舌质红，苔黄腻，脉滑数。多见于急性骨髓炎成脓期，治宜清热化湿，和营托毒，方用黄连解毒汤合仙方活命饮加减。

（3）脓毒蚀骨型　可见面色苍白，气短懒言，溃后脓液清稀，量多质薄，舌质淡，苔薄白，脉细数或虚大无力。多见于急性骨髓炎溃脓期，治宜调补气血，清化余毒，方用八珍汤加减。

3. 全身辅助治疗　提高机体抵抗力是急性血源性骨髓炎治疗中不可缺少的措施。卧床休息，高热量饮食，维持水电解质和酸碱平衡，镇痛、镇静、降温有助于恢复。少量多次输入新鲜血浆很有必要。

4. 患肢制动　制动可减轻患肢疼痛，防止关节挛缩畸形和病理性骨折。制动方法包括持续皮牵引、外固定支具、小夹板、石膏固定等。

5. 手术治疗　在积极用药 2～3 天后仍不能控制病情时，或分层穿刺抽得脓液时均应尽快手术治疗。手术包括穿刺抽吸及抗生素局部注入术、钻孔、开窗、闭合冲洗等，目的是解除骨内脓肿的压力，避免其向髓腔扩散，防止及减轻死骨形成。手术时机极为重要，越早越好，在发病 2～3 天内手术者，很少发展为慢性骨髓炎；超过 1 周者大部分要迁延成慢性骨髓炎。目前常用术式如下：

（1）穿刺抽吸及抗生素局部注入术　适用于急性血源性骨髓炎早期，抽出脓液既可减轻髓腔内压力，又可对脓液进行检验及药敏试验。

（2）钻孔及开窗引流术　适用于经短暂非手术治疗无显著疗效者，或者病变处脓液较多、X 线片显示骨质有破坏者。①钻孔引流术：在干骺端压痛最明显处做纵行切开，切开骨膜，如未见脓液可将骨膜做少许剥离，注意不要过多剥离骨膜，以免影响骨的血运。病变区皮质骨常较粗糙，色泽失去光亮而灰白，选择病变明显处，在骨皮质上钻孔数个，直达骨髓腔，如仍无脓液溢出，钻孔已达减压目的，可于局部置放抗生素后缝合切口。②开窗引流术：钻孔后髓腔内如有脓液流出，可再钻数孔并使之连成沿骨干方向走行的矩形，用骨刀或摆动锯切除矩形皮质骨，是为"开窗"。将髓腔内脓液和坏死组织彻底清除干净，创腔充分冲洗后，放入庆大霉素珠链，或用带抗生素、可降解、具有骨诱导作用的载体置入填充，如羟基磷灰石等，能起到引流和填充的作用，并放置橡皮膜引流，一期缝合切口。对脓液多、局部炎症重、全身中毒症状重者，置放凡士林、碘仿纱条引流，切口开放，争取二期缝合。

（3）病灶清除和抗生素溶液闭式冲洗疗法　在做充分的病灶清除术后，若脓液多、脓腔大，可在骨髓腔内放置两根引流管做连续冲洗。冲洗引流管的直径和数量视病灶大小而定，进水管用普通输液管或直径 3mm 的硅橡胶管，出水管用较粗的 10mm 左右的硅橡胶管，管子放入病灶部分应剪成数个侧孔，管子平放在创口底部，从附近皮肤穿孔引出，用无菌敷料包扎。术后注意保持管道通畅，为防止血凝块堵塞通道，术后两日内可单纯用大量生理盐水冲洗，流入速度应快些，每日冲洗量可达 5000～10000mL，至冲洗液为清澈透明液体。术后第 3 日开始用高度敏感的抗生素溶液冲洗。术后定期对冲洗液进行检验，若连续两次冲洗液化验及外观均无感染表现，切口周围无炎症现象，体温恢复正常时可拔管。也可在关节液清亮、量少、体温恢复正常时拔管。拔管前先停止冲洗管的进水，观察 1 天后若无异常，可拔除进水管，出水管再留管 1 天，在引流尽创口内残留的冲洗液后拔管，包扎创面，拆线。保持冲洗管通畅是本疗法的关键所在。影响通畅的常见原因有血凝块堵塞、组织碎屑堵塞、脓液黏稠流通不畅和管道打褶、管道被身体压迫等。

6. 中医外治　初起用金黄膏、玉露膏外敷，脓肿切开引流后，用药线引流或生肌散、白玉膏外敷创面。窦道形成者用千金散、八二丹药线等。

【预后与康复】

急性血源性骨髓炎应注意早期诊断及治疗。应注意原发病的治疗，急性期需限制活动，预防骨折，改善营养状态。后期应加强营养及体质锻炼，增强抵抗力。

二、慢性骨髓炎

慢性骨髓炎（chronic osteomyelitis）症状一般限于局部，常反复急性发作，病程迁延不愈，不易根治。

【病因病理】

慢性骨髓炎大多由急性血源性骨髓炎演变而来，少数病例一开始就表现为慢性感染，而无明显的急性期症状，这是身体抵抗力强或致病菌毒力弱所致，又称为"原发性慢性骨髓炎"，开放性骨折所致者即属此类。

慢性骨髓炎的致病菌与急性骨髓炎相同，不同的是多合并其他细菌感染，如白色葡萄球菌、大肠杆菌、绿脓杆菌等。无论是急性血源性骨髓炎转变而来，或者病变开始即呈慢性过程，其病理变化基本相似。局部形成死骨、无效腔和窦道，病理表现以增生、修复为主。

急性骨髓炎可导致骨滋养血管栓塞和骨坏死，坏死的松质骨被逐渐吸收掉，坏死的密质骨其交界部分先行吸收，最终脱落成为死骨。死骨脱落后，处于完全游离状态，浸泡在脓液中的死骨吸收非常缓慢，甚至停止吸收。为了使感染局限化，病灶周围的骨骼逐渐致密、硬化，骨膜细胞增生活跃，大量纤维骨出现，形成骨性"包壳"，死骨更难自行消除，这样便形成充满死骨、脓液、炎性肉芽组织及瘢痕结缔组织等病变物质的"无效腔"。无效腔本身的血液供应更差，机体的抗感染能力和药物很难进入病变部位。包壳并非正常的骨结构，其有许多壁龛状开口，内与腔内死骨相通，外与软组织及皮肤沟通形成窦道，可供脓液及死骨排出体外。无效腔和死骨的存在使机体始终处于炎性反应状态，往往在患者抵抗力降低或窦道引流不畅时，无效腔内的炎性物质积聚而导致急性炎症发作，这种状态造成窦道时闭时开，经久不愈。其周围软组织常有多处窦道，大量瘢痕增生，皮肤色素沉着及局部血液循环很差。窦道附近皮肤因长期受炎性分泌物刺激，有发生鳞状上皮细胞癌的可能。小块死骨可被吸收或经窦道排出体外，大块死骨不能被吸收，成为窦道不愈的主要原因。

儿童的慢性骨髓炎可因干骺端和骨骺受累，出现骨的发育异常。

【临床表现】

慢性骨髓炎有反复发作病史，一般全身症状轻微，不发作时甚至无症状。平时局部窦道流脓，有臭味，有时小块死骨可随脓液流出。窦道口肉芽组织突起，长期不愈合。如窦道多、创面大、病程长，可有慢性消耗症状。皮肤菲薄，色暗无光泽。有多处瘢痕并可与骨骼粘连，稍有破损即引起经久不愈的溃疡。肌肉的纤维化可以产生关节挛缩。骨失去原有形态，肢体增粗及变形。骨质破坏可发生病理性骨折。

急性发作时表现为体温可升高1℃~2℃，局部红、肿、热、痛和压痛。窦道口流脓增多，可有死骨排出，死骨排出后窦道口可自行封闭。这种状态可缠绵数年甚或数十年。

少数患者窦道长期存在并出现疼痛，脓液分泌增多且有恶臭，肉芽组织过度增生，稍一触碰则出血不止，这时要警惕鳞状上皮细胞癌。

X线显示骨骼失去原有外形，轮廓不规则，骨干增宽，髓腔变窄甚或消失。骨骼密度普遍增大。在 X 线片上可见到与周围骨质脱离的死骨，没有骨小梁结构，浓白致密，边缘不规则，周围有透亮区，并可有一透亮带与皮肤窦道开口相通。

CT 可清楚显示脓腔与较小死骨。MRI 检查在慢性骨髓炎的诊断上具有较高价值。

【诊断】

根据病史和临床表现不难做出诊断。当遇到难治性骨髓炎时，应想到慢性复发性多灶性骨髓炎（CRMO）。

【治疗】

慢性骨髓炎的治疗比较困难，其慢性化的根本原因是骨包壳、死骨、无效腔和窦道的存在。治疗应特别重视对局部病变的处理，其三个基本要点为：彻底清除病灶，积极修补缺损，局部应用抗生素。

1. 手术治疗

（1）病灶清除　病灶清除术是治疗的主要手段，经骨包壳开窗进入病灶，清除脓液、死骨及炎性肉芽组织，或切除大块病骨。

手术适应证：死骨形成并已分离清楚，有无效腔存在并伴窦道溢脓，有足够的新骨形成。

手术禁忌证：有以下情况者暂不宜行病灶清除术：死骨尚未分离清楚；包壳尚未充分形成，不能替代原有骨干；慢性骨髓炎急性发作时；开放性骨折愈合前。

（2）消灭无效腔　消灭无效腔的方法有：①碟形术（Orr 疗法）：病灶清除后切除部分骨腔边缘，使创面成浅碟状，利于周围软组织填入而消灭无效腔。②病灶填塞：病灶清除后不做过大创面，只切除少许骨质，用带蒂肌瓣等以消灭无效腔。

（3）局部应用抗生素　包括：①抗生素溶液闭式冲洗；②庆大霉素珠链置入；③介入性动脉内留置导管；④用带抗生素、可降解、具有骨诱导作用的材料填充。

（4）手术方法的选择　应根据患者的实际情况确定。

非重要部位的慢性骨髓炎，如腓骨、髂骨、肋骨等，可将病骨整段切除。

小儿慢性骨髓炎，因其骨骼处于生长旺盛时期，骨腔愈合容易，因此不必做成碟形，只需稍加修整骨端，局部及全身应用抗生素就可愈合。

病程持久的慢性骨髓炎周围皮肤有恶变者，或下肢不能彻底清除病灶者，以及长期消耗已很衰弱或出现全身淀粉样变者，可考虑截肢术。

（5）创口闭合　术后创口应该一期缝合，并留置负压引流管。Orr 疗法者应包管型石膏，开窗换药。

2. 中西医结合治疗　近年大量文献相继报道中草药口服或局部外用治疗慢性骨髓炎，或口服中草药结合局部手术治疗，可取得不同疗效。中医治疗应针对正气虚衰，虚中夹实，扶正祛邪，内外同治。

（1）慢性骨髓炎急性发作时　可见寒战高热，肢体红、肿、热、痛剧烈，舌质红，苔黄腻，脉滑数。治宜清热化湿，和营托毒，方用黄连解毒汤合仙方活命饮加减内服。外用金黄膏、玉露膏外敷，脓肿切开引流后，用药线引流或生肌散、白玉膏外敷创面。

（2）慢性骨髓炎非急性发作时　可见面色苍白，气短懒言，脓液清稀，量多质薄，舌质淡，苔薄白，脉细数或虚大无力。治宜调补气血，清化余毒，方用八珍汤加减内服。外用千金散、八二丹药线引流，生肌散、白玉膏外敷创面。

3. 其他治疗　高压氧可改善局部血液循环状态，有利于慢性骨髓炎的治疗。

【预后与康复】

慢性骨髓炎经综合治疗后能得到控制，要增加患者对疾病的认知。增强抵抗力，防止机体受到细菌侵袭，对轻度其他部位感染，要及早治疗，阻断其进入血液循环，防止复发。

三、创伤后骨髓炎

创伤后骨髓炎（osteomyelitis following trauma）是指骨关节开放性损伤后并发感染所致的骨髓炎。

【病因病理】

创伤后骨髓炎常见原因是开放性骨折，其次为骨折切开复位或其他骨关节术后。在损伤的基础上感染邪毒，瘀血化热，邪热蕴蒸，经络阻隔，凝滞筋骨为患。

【临床表现】

不同于急性血源性骨髓炎，创伤后骨髓炎的病变部位都在骨折端附近，而不在干骺端。急性期与急性血源性骨髓炎相似，慢性期表现为骨折附近的皮肤坏死缺失，骨折端暴露于空气中干燥坏死，产生骨折不愈合。

【治疗原则】

1. 急性期的治疗　在急性期处理得当可避免感染范围扩大或转为慢性期：①急性期立即敞开创口引流，以免脓液进入骨髓腔内；②全身应用抗生素，并按细菌培养及药物敏感试验的结果调整用药；③在脓肿尚未形成或清创后创腔能关闭时，可行抗生素溶液闭式冲洗疗法；④分次清创，清除创口内异物、坏死组织、游离骨片，必要时应取出内固定物；⑤骨折固定，用管型石膏开窗或外固定支架，以便换药。

2. 慢性期的治疗　慢性期往往有皮肤软组织的缺失和骨外露，骨密质暴露后干燥坏死。其处理方法是：①骨密质钻孔，使洞内生长肉芽组织，覆盖创面；②骨面创新，可用骨刀将暴露于空气中的死骨削去一层，直至创面渗血，以利肉芽组织生长；③有骨缺损者应行植骨术，植骨应在伤口愈合后半年内没有复发时进行，也可在抗生素保护下提前植骨，植骨时需选用自体骨；④皮肤及软组织缺损者应行皮肤移植。

【预后与康复】

骨关节开放性损伤后应彻底清创，手术过程中尽量减少组织损伤，可靠的固定有利于软组织修复和骨折生长。合理应用抗生素，可减少创伤后骨髓炎的发生。

第二节　化脓性关节炎

关节内的化脓性感染称为化脓性关节炎（pyogenic arthritis），临床上常表现为急性过程，多见于儿童，好发部位为髋关节和膝关节。相当于中医的"无头疽""关节流注"。

【病因病理】

最常见的致病菌为金黄色葡萄球菌，其次为链球菌、白色葡萄球菌、淋病双球菌、肺炎球菌、大肠杆菌、绿脓杆菌和伤寒杆菌等。

细菌进入关节内的途径有：①血源性感染：身体其他部位的化脓性病灶如急性蜂窝织炎、

疖肿、中耳炎等，致使细菌通过血液循环进入关节，是主要感染途径。②蔓延感染：关节附近的化脓性病灶直接蔓延至关节内，如胫骨上段骨髓炎蔓延至膝关节。③直接感染：细菌通过伤口进入关节引起化脓性感染，包括关节开放性损伤，或关节手术、关节穿刺等。

急性化脓性关节炎病程发展可分为3期。

1. 浆液性渗出期 关节腔内有浆液性渗出物，内含大量白细胞。关节最早病变在滑膜，滑膜明显充血、水肿，关节软骨未受破坏。本期病理改变为可逆性，如治疗及时渗出物可完全吸收而不遗留关节功能障碍。

2. 浆液纤维蛋白性渗出期 病变继续发展，滑液中的酶类物质使血管的通透性明显增加，渗出液增多，其中含有丰富的纤维蛋白，纤维蛋白沉积在关节软骨上，影响软骨的代谢；白细胞释放出大量溶酶体，进一步加重软骨基质的破坏。本期出现了不同程度的关节软骨破坏，部分病理已成为不可逆性，治疗后关节功能会出现部分障碍。

3. 脓性渗出期 至病变后期，关节内有明显的混浊脓液，滑膜和软骨已基本被破坏，软骨下骨也遭到侵害，关节周围也有蜂窝织炎，炎症控制后出现关节的纤维性或骨性强直，遗留严重关节功能障碍。

【临床表现】

急性化脓性关节炎多有外伤史或手术史，或有全身其他部位的感染灶，主要表现在受损关节局部。

全身表现为起病急骤，有寒战、高热、头痛等急性危重症状，体温可达39℃~40℃，甚至更高，严重者可出现谵妄或昏迷，小儿可有惊厥。这些症状以血行感染者最为显著，随病程的3个阶段变化逐步加重，可表现为菌血症或脓毒血症。

局部表现：①关节疼痛：是最早出现的局部症状，关节休息时也有疼痛，活动时疼痛加重。髋关节的化脓性感染可引起膝关节疼痛。②关节肿胀：在不同的关节，关节肿胀程度并不一致。表浅的关节局部红、肿、热、痛均较明显，如膝、肘、腕、踝关节等，膝关节可有浮髌现象。周围软组织多、位置较深的关节，局部表现往往不明显，如髋关节等。区域淋巴结常有肿大、压痛。③关节功能障碍：由于炎症及疼痛的刺激，肌肉发生保护性痉挛，肢体多呈半屈曲位，随着炎症和关节内脓液的增多，使关节常固定在关节间隙扩大位置。因关节囊坚韧结实，关节内脓液张力越大，局部表现越明显。一旦穿透至软组织内，则蜂窝织炎表现严重，此时全身与局部的原有表现会迅速缓解，病情严重者可出现半脱位，深部脓肿穿破皮肤后形成瘘管。

实验室检查：①血液检查：白细胞及中性粒细胞计数增多，血培养有致病菌生长，血沉增快。②关节液检查：关节液检查阳性结果对确定诊断具有重要意义，但有时可能为阴性结果，为诊断带来困难。关节液检查外观：早期多呈淡黄色澄清液体，为浆液性渗出液；继而变成黄色混浊液体，为纤维蛋白性液体；晚期为黄白色关节液，为明显的脓汁状液体。镜检：未到脓性渗出阶段，关节液中只有红细胞、白细胞以及较多的纤维蛋白，可无细菌；晚期涂片检查可见大量脓细胞和细菌。

X线检查：早期并无骨及软骨的改变，因关节腔积液可见关节间隙增宽及软组织肿胀影，或关节附近骨质脱钙有轻微的骨质疏松表现，严重者发生脱位。晚期关节软骨破坏，关节间隙狭窄，软骨下骨破坏使骨面毛糙，关节间隙进一步狭窄甚或消失，严重者出现关节挛缩或骨性强直。

CT 及 MRI 检查能比 X 线平片更早、更清晰地显示病灶。

【诊断和鉴别诊断】

根据典型的全身及局部临床表现，血液及关节液检查，以及影像学等辅助检查，诊断多无困难。但 X 线表现较晚，不能作为诊断依据。关节液检查对早期诊断很有价值。婴幼儿化脓性关节炎早期诊断比较困难，要结合病史、全身症状、实验室检查及仔细体检，才能正确判断。

急性化脓性关节炎需要与下列疾病进行鉴别：

1. 关节结核　发病缓慢，有低热、盗汗等全身结核中毒表现，局部炎症表现不明显，偶有全关节结核急性发作伴高热，不易鉴别，关节液检查有助鉴别。

2. 类风湿关节炎　常为多个关节肿痛，且呈对称性，经常伴有双手小关节症状。儿童病例可有发热，单关节发病者鉴别诊断有一定困难，血液检查白细胞总数及中性粒细胞计数不增高，血液及关节液的类风湿因子检查有助于诊断。

3. 风湿性关节炎　常为多发性、对称性、游走性关节肿痛，且往往伴有心脏病变，也可有高热，血液化验检查及关节液检查无细菌，病程虽长但不留有关节功能障碍。

4. 血友病性关节炎　患者多为男性，往往有出血病史，关节局部疼痛、肿胀和关节功能障碍比较明显，而全身症状轻微。血液检查可发现凝血机制异常。

5. 创伤性关节炎　有外伤史，无发热等全身症状。病程较短者关节穿刺液为血性，病程较长者关节穿刺液可为澄清液或淡血性液。

6. 痛风性关节炎　男性多见，多发生在第一跖趾关节，夜间疼痛加重。血尿酸增高和关节液中查到尿酸盐结晶具有诊断价值。

【治疗】

1. 全身治疗　应早期、足量使用敏感抗生素，并进行支持及对症治疗。

中药治疗

（1）湿热蕴阻型　可见恶寒发热，关节红肿热痛不剧烈，舌质暗红，苔黄腻，脉滑数。治宜清热解毒，通络化湿，方用黄连解毒汤合五神汤加减。

（2）热毒炽盛型　可见寒战高热，关节红肿热痛剧烈，舌质红，苔黄腻，脉滑数。治宜解毒泄热，凉血利湿，方用五味消毒饮合黄连解毒汤加减。

（3）气虚血滞型　可见面色苍白，气短懒言，溃后脓液清稀，量多质薄，舌质暗淡，苔薄白，脉细数无力。治宜益气化瘀，通经活络，方用十全大补汤合补阳还五汤加减。

2. 局部治疗

（1）关节制动与运动　患肢可用皮牵引、外固定支具、石膏、夹板等固定于功能位，但固定易引起关节内粘连，严重影响关节功能。因此，可在病变关节进行局部治疗后，用肢体功能锻炼器做连续被动运动，3 周后鼓励患者做主动运动。

（2）关节腔内注射抗生素　关节穿刺抽出关节液后注入抗生素，每天 1 次，连续 3~4 天。若局部状况缓解，抽出液逐渐变清，说明有疗效，可继续用至关节积液消失、体温正常，否则应及时改为灌洗或切开引流。

（3）抗生素溶液灌洗　适用于较大关节，有足够的关节腔，允许置管者。

（4）关节切开引流　适用于部位较深、穿刺插管不易成功的大关节，或者穿刺冲洗后症状控制不满意者。

（5）中药外治　初期外敷金黄膏、玉露膏，溃后用七三丹、八二丹药线引流。

3. 关节后遗症治疗　化脓性关节炎后期，关节不可避免地遭受破坏，挽救关节功能较困难。若关节破坏严重，骨性融合不可避免时，应将关节固定在功能位直至融合。若关节已经骨性融合在非功能位，对功能造成明显影响者，应考虑行矫形手术，但手术时机不可过早，以免感染复发，手术应在炎症完全消退 1 年后进行。

【预后与康复】

急性化脓性关节炎的治疗原则强调"早"字，在病初及时应用有效抗生素，对挽救关节功能极其重要。在脓液尚未形成时控制病情，关节功能多可得到保留。一旦关节内脓液已经形成，应及时切开引流，防止关节软骨被破坏。一旦炎症消退，即行早期关节功能锻炼。病程晚期者，关节严重破坏，功能完全丧失，保存关节功能已不可能，必须注意使关节强直在功能位。

第三节　骨与关节结核

一、概述

骨与关节结核（tuberculosis of bone and joint），中医又称"流痰""骨痨"，是结核杆菌侵入骨或关节而引起的慢性化脓性破坏性病变；骨与关节结核是一种继发性结核病，原发病灶为肺结核或消化道结核。在我国，以原发于肺结核者占绝大多数。骨与关节结核可以出现在原发性结核的活动期，但大多发生于原发病灶已经静止，甚至痊愈多年以后。在原发病灶活动期，结核分枝杆菌经血液循环到达骨与关节部位，不一定会立刻发病。它在骨与关节内可以潜伏多年，待机体抵抗力下降，如外伤、营养不良、过度劳累、糖尿病、大手术等诱发因素，都可以促使潜伏的结核分枝杆菌活跃起来而出现临床症状。骨与关节结核的好发部位是脊柱，约占50%，其次是膝关节、髋关节与肘关节。可见，骨与关节结核的好发部位都是一些负重大、活动多、易于发生创伤的部位。

【病因病理】

骨与关节结核的最初病理变化是渗出性炎症改变，之后会出现增生性或坏死性病变。骨与关节结核可分为单纯性滑膜结核、单纯性骨结核和全关节结核，以单纯性骨结核多见。椎体结核可分为中心型和边缘型两种；椎体破坏后形成的寒性脓肿可以有两种表现：椎旁脓肿和流注脓肿。关节结核在发病的最初阶段，病灶均局限于骨组织或滑膜组织，关节面软骨完好无损，关节功能多无明显障碍。如果早期结核病变被很好地控制，则关节功能不受影响。如果病变进一步发展，结核病灶会穿破关节面，进入关节腔，使关节软骨面受到不同程度损害，称为全关节结核。全关节结核必定会导致不同程度的关节功能障碍。全关节结核不能被控制，便会出现继发感染，甚至破溃产生瘘管或窦道，此时关节已完全毁损。骨与关节结核，由于毒素释放的影响，使周围小血管栓塞，致周围病变坏死，易形成寒性脓肿。

中医学认为，本病为儿童先天不足、肾气未充所致；青少年则为劳倦内伤，以致肾亏络空，感受痨虫；成人房事劳倦、遗精带下，以致肾精亏损、痨虫乘虚而入。其形成与脏腑虚弱、气血亏虚有关，其中肾虚为本，痨虫易感；虚处留邪，痰浊凝聚为标，久而化热，消灼气血津液，蚀骨腐筋。

【临床表现】

1. 典型的结核中毒症状 患者起病缓慢，有低热、乏力、盗汗、消瘦、食欲不振及贫血等表现；也有起病急骤者，有高热及毒血症状；伴有面色无华，心悸失眠，舌质淡红，苔薄白，脉细或虚大。

2. 局部表现

（1）疼痛 初起疼痛轻微，只在活动后加重。随着病情发展疼痛逐渐加重，夜间疼痛为重。因神经支配重叠，髋关节病变可引起膝关节疼痛。

（2）肿胀 表浅关节肿胀明显，至后期肌萎缩后关节呈梭形肿胀，深部关节肿胀不明显。

（3）关节功能障碍 疼痛影响关节活动，关节多处于半屈曲状态以缓解疼痛，晚期导致关节强直，关节功能完全丧失。

（4）寒性脓肿、流注脓肿和窦道 病灶部位形成较大脓肿，一般无红、热等急性炎症表现，故称为寒性脓肿或冷脓肿。脓液经组织间隙流到其他部位形成的脓肿，称为流注脓肿。脓肿也可以向体表溃破形成窦道。

（5）其他并发症 寒性脓肿溃破后可引起混合性感染，脊柱结核的寒性脓肿或病灶组织可压迫脊髓产生瘫痪，病理性脱位和病理性骨折也不少见，疾病晚期将遗留各种关节畸形。

3. 实验室检查 有轻度贫血，白细胞计数一般正常。有混合感染或存在巨大脓肿时白细胞计数增高。红细胞沉降率在活动期明显增快；病变趋向静止或治愈，则红细胞沉降率逐渐下降至正常。红细胞沉降率是用来检测病变是否静止和有无复发的重要指标。从单纯性寒性脓肿获得脓液标本进行结核分枝杆菌培养，其阳性率约为30%。

4. 影像学检查 X线摄片检查对诊断骨与关节结核十分重要。在骨与关节结核早期，出现软组织肿胀和关节腔大量积液时，可见关节间隙增宽和周围软组织密度增高等；骨结核当骨质出现破坏时方可在X线片上观察到骨质结构的改变；在骨与关节结核的晚期，尚可清楚显示关节组成骨的位置关系及破坏程度。

核素骨显像可以早期显示出病灶，但不能做出定性诊断，也不是常规的检查项目。CT检查能够比普通X线摄片发现更多更细微的改变，特别是显示病灶死骨及空洞等具有独特优势，并可以更清晰地显示病灶周围寒性脓肿的部位及累及范围；尤其是多平面重建技术（MPR）及三维（3D）重建技术显示骨与软组织结构更加清晰直观。

MRI检查可以在炎性浸润阶段就显示出异常信号，具有早期诊断的价值。MRI尚可显示脊柱结核患者的脊髓有无受压与变性等异常，尤其对并发截瘫患者的诊断与评价具有重要意义，且明显优于CT及其他检查。

寒性脓肿的典型MRI表现为：腰大肌或者椎旁均匀一致的T1W1低信号、T2W1高信号，因此可以早期明确颈椎、胸椎、腰椎以及骶椎的寒性脓肿形状、大小和流注方向。

骨质破坏的典型MRI表现为：T1W1呈混杂低信号或均匀信号，T2W1呈混杂高信号，部分呈均匀高信号；病灶内死骨可使T1W1、T2W1信号明显不均匀，T2抑脂序列对病变显示更佳。滑膜增厚的T1W1表现为均匀一致的中等偏低信号，T2W1表现为中高低混杂信号，可见不规则的低信号条状、突起状结节或团块影，高信号的液体渗出信号可分布于混杂信号间。超声波检查可以探查深部寒性脓肿的位置和大小，关节镜检查及滑膜活检对滑膜结核的早期诊断具有重要价值。

NOTE

【诊断与鉴别诊断】

骨与关节结核的诊断比较困难，早期诊断应结合病史、临床表现、辅助检查综合分析。近年来结核病往往缺乏典型的全身表现，局部症状和体征往往也很不明显，应该引起注意。临床表现可能只有局部疼痛和压痛，有时影像学表现可能成为唯一的诊断依据，因此，应重视影像学特点，必要时反复或综合应用 X 线平片、CT 及 MRI 检查，有时还需结合病理学检查以确定诊断。

骨与关节结核需要与类风湿关节炎、强直性脊柱炎、化脓性关节炎和骨肿瘤等进行鉴别。

【治疗】

1. 全身治疗

（1）支持疗法　注意休息、营养，每日摄入足够的蛋白质和维生素。平时多卧床休息，必要时遵医嘱严格卧床休息。有贫血者可给予补血药，重度贫血或反复发热不退者可间断性输给少量新鲜血浆。混合感染的急性期可给予抗生素治疗。

（2）抗结核药物疗法　分为治疗原则、药物选择、治疗方案三部分。

①治疗原则：早期、联合、适量、规律、全程。

②药物选择

异烟肼：成人每天为 0.3 ~ 0.6g，分次或顿服，一般用药时间应不少于 6 个月，最长可达 2 年。此药为抗结核首选药，效果好，毒性低。主要副作用为肝损害。常可加用维生素 B_6 以减少其毒性反应。

链霉素：成人每天肌注 1g，最长连续使用 6 周，可间隔 2 周后再重复使用。主要副作用是损害第八对脑神经，特别是儿童要注意用药期间的听力变化。此药为抗结核首选用药。

对氨水杨酸钠：成人每天为 6 ~ 12g，分 3 次口服，3 个月为 1 个疗程，可连续使用 1 ~ 3 个疗程。此药抑菌作用较强，与其他药联合应用能使结核杆菌耐药性延缓发生，但胃肠道反应大，有被利福平和乙胺丁醇取代的趋势。

利福平：成人每天顿服 450 ~ 600mg，一般有消化道不适和短暂的肝功能损害。因此服药时常加保肝药同服。

乙胺丁醇：成人每天 250mg/kg 顿服，8 周后改为每天 15mg/kg 的维持量。可引起胃肠道不适和球后视神经炎。

吡嗪酰胺：成人每天 1.5g，分 3 次口服。大量服用亦可引起肝损害。

③治疗方案

异烟肼、链霉素和对氨水杨酸钠同为首选一线抗结核药物。二线药物为利福平、乙胺丁醇和吡嗪酰胺。另外卡那霉素可作为链霉素替代品来应用。膝关节结核病程较长，结核病变的早期控制可以得到良好的疗效。因此在同时应用 2 ~ 3 种药物，甚至 2 ~ 4 种药物联用时，还要有足量的疗程。一般全身抗结核药的使用时间为 1 ~ 2 年。

经过抗结核药物治疗后，全身症状与局部症状都会逐渐减轻。用药满 1 ~ 1.5 年后能否停药的标准为：①全身情况良好，体温正常，食欲良好；②局部症状消失，无疼痛，窦道闭合；③ X 线表现脓肿缩小乃至消失，或已经钙化；无死骨或仅有少量死骨，病灶边缘轮廓清晰；④每次间隔 1 个月以上、连续 3 次红细胞沉降率检查，结果都在正常范围；⑤患者起床活动已 1 年，仍能保持上述 4 项指标。符合标准者可以停止抗结核药物治疗，但仍需定期复查。

2. 局部治疗

（1）局部制动　目的在于保证病变部位得到休息，以减轻疼痛，保护关节不受进一步损害，并防止病理性骨折和脱位以及纠正关节畸形等。制动的方法有石膏、支具和牵引固定等，固定时间至少1个月以上。

（2）局部用药　其优点是病灶局部药物浓度高，用药剂量小，副作用小。适用于早期单纯性滑膜结核及寒性脓肿穿刺抽脓后，但穿刺注药有引发窦道或混合性感染的可能，不主张反复进行。常用药物有链霉素或异烟肼，可单独用药或联合用药。中药局部可贴阴消散、阳和解凝膏、消痰散等，脓少时用五虎丹，脓多时用五五丹。

（3）手术治疗　分为切开排脓、病灶清除术、其他手术治疗。

①切开排脓：寒性脓肿有混合感染、体温高、中毒症状明显者，因全身状况不好，不能耐受病灶清除术，可以做寒性脓肿切开排脓。

②病灶清除术

病灶清除术的手术指征：骨与关节结核有明显的死骨及大脓肿形成；窦道经久不愈者；单纯性骨结核髓腔内积脓压力过高者；单纯性滑膜结核经药物治疗效果不佳，即将发展为全关节结核者；脊柱结核有脊髓受压、神经根刺激症状者。

病灶清除术的手术禁忌证：合并严重的结核性脑膜炎或血行播散型肺结核危及生命者；有混合性感染、中毒症状明显且经综合评估不能耐受手术者；患者合并有其他重要疾病难以耐受手术者。

手术时机的选择：为提高手术的安全性，术前应使用抗结核药物4~6周，至少3周。

③其他手术治疗

关节融合术：用于全关节结核、关节不稳定者。截骨术：用以矫正畸形。关节成形术：用以改善关节功能。关节置换术：用于静止期全关节结核。脊柱内固定：用于维持和增强脊柱稳定性。

【预后与康复】

骨与关节结核对关节功能影响较大，进行早期有效的治疗可获得较好的疗效。

二、脊柱结核

骨关节结核中脊柱结核（spinal tuberculosis）发病率占骨结核的50%~60%，多为椎体结核，附件结核罕见。以儿童和中青年最多见，发病部位以腰椎发生率最高，其次为胸椎、颈椎、骶尾椎。脊柱结核可致骨破坏、脊柱畸形、脊髓神经压迫损伤，甚至截瘫等，致残率较高。脊柱结核相当于中医学的"龟背痰"。

【病因病理】

1. 椎体结核的病理变化　多见以下两种类型。

（1）中心型　多见于10岁以下儿童，好发于胸椎。病变位于椎体中心，以骨质破坏为主，易产生小死骨和空洞，椎体很快被压缩成楔形，一般只侵犯一个椎体。

（2）边缘型　多见于成人，以腰椎居多。病变位于椎体上、下缘，易侵犯椎间盘使椎间隙狭窄。

2. 脊柱结核易形成寒性脓肿　有以下两种表现形式。

（1）椎旁脓肿　脓液将骨膜掀起，在椎体旁形成脓肿，腐蚀整个椎体边缘，严重者进入椎管压迫脊髓。

（2）流注脓肿   椎旁脓肿压力增高，脓液穿破骨膜，沿疏松的组织间隙向下方流动，在远离病灶的部位出现脓肿。常见的流注途径有：颈椎结核形成咽后壁脓肿、食管后脓肿、锁骨上窝脓肿；胸腰段结核形成椎旁脓肿、腰大肌脓肿及髂窝脓肿；腰大肌脓肿还可沿腰大肌流注至股骨小转子处，形成腹股沟脓肿，可进一步流注至膝上部位。寒性脓肿破溃后可形成窦道。

【临床表现】

缓慢发病，全身症状多不明显，可感乏力，部分患者有结核中毒症状。儿童有夜啼和性情急躁。疼痛是最先出现的症状。局部轻微钝痛，劳累后加重，休息后可减轻。可有肢体放射痛，病变椎体棘突有压痛和叩痛。寒性脓肿是部分患者就诊的主要体征。锁骨上窝和髂窝等较浅部位的脓肿易被发现，其他部位较深的脓肿需要辅助检查才能发现。

椎旁肌保护性痉挛，使脊柱稳定，疼痛减轻，出现特征性姿势。颈椎结核患者可表现为缩颈状，用双手托下颌，不敢轻易活动颈部；胸椎结核出现驼背；腰椎结核患者在站立与行走时，用双手扶腰以减轻对病变椎体的压力，拾物试验阳性。脊柱畸形常见于胸椎结核，系因椎体楔形变所致。多椎体楔形变可出现驼背畸形，单椎体楔形变常为角状后突畸形。

X线平片表现以骨质破坏和椎间隙狭窄为主。中心型骨质破坏位于椎体中央，常见于儿童的胸椎，可有椎体塌陷呈楔形变，也可侵及椎间盘。边缘型骨质破坏在椎体的上缘或下缘，常见于成人的腰椎，侵及椎间盘，椎间隙狭窄，并累及邻近两个椎体，但椎体破坏不严重。X线平片可显示较大的椎旁脓肿。CT检查可清晰显示病灶部位、死骨和空洞，对椎管内病灶显示较清楚，尤其对脓肿的诊断更具价值，可以发现较小的脓肿。MRI检查具有早期诊断意义，可显示脊髓是否受压和变性，MRI的多平面成像有利于观察脊柱和椎间盘细微的病理改变，有利于观察病变向前或向后纵韧带及椎间孔蔓延的范围，确定病变区内有无脓肿形成及流注脓肿的范围，观察病变向椎管内侵犯的情况和硬脊膜囊、脊髓的受压程度，为更确切地制定治疗方案，以及进行术后或药物治疗后的随访提供参考。

【诊断和鉴别诊断】

根据症状、体征与影像学表现，典型患者诊断不难，但必须与下列疾病相鉴别。

1.强直性脊柱炎   本病有骶髂关节炎症，没有全身中毒症状，人类白细胞抗原-B27（HLA-B27）阳性，X线检查看不到骨破坏与死骨，胸椎受累后会出现胸廓扩张受限等临床表现。

2.化脓性脊柱炎   发病急，有高热及明显疼痛，进展很快，早期血培养可检出致病菌，X线表现进展快。但慢性化脓性脊柱炎与脊柱结核鉴别较困难。

3.腰椎间盘突出症   无全身症状，有下肢神经根受压症状，红细胞沉降率不快。X线片上无骨质破坏，CT检查可发现突出的髓核。

4.脊柱肿瘤   多见于老年人，疼痛逐日加重，X线片可见骨破坏累及椎弓根，椎间隙高度正常，一般没有椎旁软组织块影。

5.嗜酸性肉芽肿   多见于胸椎，患者年龄通常不满12岁，整个椎体均匀性压扁成线条状，上下椎间隙完全正常。没有发热等全身症状。

6.退行性脊椎骨关节病   为老年性疾病，普遍性椎间隙变窄，邻近椎体上、下缘出现硬化发白，有骨桥形成，没有骨质破坏与全身症状。

【治疗】

1.非手术治疗   包括支持疗法、抗结核用药和局部制动。以卧床为主，根据病情行石膏床、石膏背心、支具等固定。病变稳定后离床活动仍需适当固定，后逐渐去除外固定。

2. 手术有三种类型：

（1）脓肿清除术　寒性脓肿广泛流注并出现继发性感染、全身中毒症状明显、不能耐受病灶清除术者，可做局部小切口脓肿清除或引流术，这样可以减轻结核中毒症状，延缓疾病进展。

（2）病灶清除术　有前路、后路手术或前后路联合手术3种术式。

①后路手术：理论上适用于胸椎、腰椎、骶椎结核，即切除病变脊椎的棘突、椎板或部分关节突，进入病灶，做彻底的清创术，可以清除脓液、结核性肉芽组织、干酪样坏死物质和死骨。缺点是破坏了脊柱后柱的稳定性，需要借助内固定重建稳定性；无法彻底清除椎旁脓肿，不能清除合并的胸腔脓肿及腰大肌脓肿；受操作空间限制，不能植入大块植骨材料来实现椎体融合。

②前路手术：前路手术途径则视病灶部位而定。胸椎3~12受侵者均可以经胸部进入病灶，而腰椎结核可以经下腹部斜切口或正中切口，从腹膜外间隙经腰大肌脓肿而进入病灶，如果同时需做大块植骨脊柱融合术，则以前路手术为宜。

③前后路联合手术：对于能耐受并需要同时解决前后路问题的患者，联合手术可以更好地进行病灶清除植骨及增加脊柱的稳定性。

（3）矫形手术　对于病灶治愈性截瘫及脊柱畸形的患者，借助脊柱前路及后路内固定器可纠正脊柱后凸畸形，以及实现脊髓减压。

【预后与康复】

使用抗结核药物联合病灶清除手术大大提高了脊柱结核的治愈率。脊柱结核进展迅速，如果不积极治疗，则预后不佳。脊柱结核需要较长时间卧床，手术后仍需要严格长期服用抗结核药物。

三、膝关节结核

关节结核中，膝关节结核（tuberculosis of knee joint）的发病率仅次于脊柱结核，多为单关节发病。儿童和青少年患者多见，尤以10岁以下儿童多发，性别上无明显差别。儿童膝关节结核由于病程长，易累及骨骺，故常常引起患肢的发育生长畸形。膝关节结核相当于中医学的"鹤膝痰"。

【病因病理】

膝关节是全身最大的屈戍关节，它的关节面是由半球形和平台组成，不相适应，也不稳定，容易损伤。膝关节位于下肢负重的中点，关节所受的杠杆作用力很大，因此膝关节容易发生劳损和扭伤，从而造成关节血肿和滑膜损伤。另外，膝关节是全身滑膜最多的关节，有着丰富的末梢血管网，血流较缓慢，结核杆菌易在此沉积生长。人类结核病是由人型和牛型结核菌引起，一般不直接侵犯骨与关节，而是由肺部病变后血运转移至骨关节发病。结核杆菌生长缓慢，随血行到达骨与关节组织后，在没有适宜的生长环境时，可长期潜伏。一旦机体的抵抗力和免疫力下降，结核杆菌即大量繁殖，其数量和毒力大大增加，从而导致发病。因此，发病初期多为滑膜结核，表现为膝关节肿胀和积液，随之滑膜附着处的结核病灶侵蚀骨骼，软骨面遭到破坏而形成全关节结核。至晚期，脓肿破溃形成经久不愈的窦道，关节稳定结构破坏可产生半脱位、膝关节强直及屈曲挛缩。儿童骨骺遭到破坏则导致肢体短缩畸形。

【临床表现】

1. 一般临床表现　膝关节结核患者多为儿童及青壮年。多以单侧关节发病，双关节或多关节发病者极少见。患者一般有结核病史或结核病接触史。一般全身症状较轻，起病缓慢，可表现为低热、盗汗、贫血、消瘦、易疲劳、食欲不振和血沉加速等。儿童患者可有夜啼、易哭闹等特有表现。

2. 症状体征

疼痛与压痛：单纯滑膜结核一般疼痛较轻，以隐痛为特点；劳累加重，休息则轻。

肿胀：膝关节位置表浅，因此肿胀和积液非常明显。早期髌上囊肿大，浮髌试验阳性。晚期滑膜显著肿胀和增厚。

肌肉萎缩：关节持续性积液和失用性肌萎缩，单纯膝关节滑膜结核时因功能有一定程度受限，故以股四头肌萎缩为著，呈现典型梭形肿胀。

功能障碍及跛行：膝关节结核晚期，关节毁损不可避免。因疼痛致使膝关节长期处于半屈曲状态而发生屈曲挛缩，形如"鹤膝"。

脓肿及窦道：寒性脓肿破溃后可形成窦道，很难愈合。

畸形：单纯滑膜结核和单纯骨结核引起的膝关节畸形常不明显，主要是轻度的屈曲畸形，膝关节过伸受限，关节结构破坏而形成病理性脱位。结核病灶愈合后形成关节强直。骨生长受到抑制，出现双下肢不等长等。在病变不同阶段的关节液性状亦不同，早期为比较清亮的液体，随之逐渐变混浊，最终为脓性关节液。

淋巴结：由膝关节引发的股三角区淋巴结结核者很少见。如有股三角区淋巴结肿大，则有助于膝关节结核的诊断。

X线检查：平片早期显示仅为髌上囊肿胀，或髌上、髌下和膝后滑膜囊的增生肥厚及局限性骨质疏松，骨骼改变为中心型和边缘型结核两种，常见于股骨下端和胫骨上端，髌骨结核少见。中心型病变多见于股骨和胫骨的干骺端或骨骺，早期显示骨稀疏模糊，后期则因病灶渗出骨坏死及干酪病灶中的钙沉积，X线片可呈磨砂玻璃样改变，可伴有死骨游离，死骨吸收后形成骨空洞。早期的全关节结核软骨下骨板大部分保持完整，关节间隙正常或稍窄。晚期的结核除上述早期改变外，可见骨破坏明显增加，软骨下骨破坏消失，关节间隙狭窄或消失，严重者可有骨性强直。畸形时还可见病理性脱位，膝关节屈曲及内外翻，儿童患者可见股骨和胫骨的发育障碍。CT及MRI可更清楚地显示病灶结构，特别是MRI检查，对软组织病损情况，可早期、全面地显示病灶，具有早期诊断价值。关节镜检查对早期诊断膝关节滑膜结核具有独特价值，在检查的同时可取活检组织及行镜下滑膜切除术。

【诊断和鉴别诊断】

根据病史、临床表现、实验室及影像学检查，一般可做出诊断。单纯滑膜结核的早期诊断比较困难，需与单发的类风湿关节炎及其他慢性滑膜炎进行鉴别，有时需做关节液的细菌培养或病理学检查以确定诊断。另外，目前利用超声检查对膝关节结核引起的滑膜增厚及关节腔积液的显示率高，能显示不同类型膝关节结核的声像图情况，对膝关节结核的诊断具有重要价值。

【治疗】

膝关节是结核好发部位，位置表浅，容易早期发现病变，也能得到早期治疗，因此预后比较乐观，关节功能可望得到保留。治疗包括全身治疗、局部治疗和制动。

1. 全身治疗 包括全身抗结核用药及支持治疗。

全身抗结核药物的应用：由于结核耐药菌株的增加，单一用抗结核药物并长期应用更易致耐药菌株产生，因此在用药过程中应密切观察疗效以合理选择用药。一般用药原则应做到早期、联合、适量、有规律和全程用药。合理的联合用药，既能使较小的剂量以达到有效的血浓度，并且能降低药物毒性、减少不良反应。

中医在初期治宜温经散寒，通滞化痰，用阳和汤加减。中期的治法为扶正托毒，用托里散加减。后期治法为补气养血，用人参养荣汤加减。

2. 局部治疗 根据病情选择不同的局部治疗措施。

①关节腔内抗结核药物注射 适用于单纯滑膜结核。先进行关节积液抽吸，再将抗结核药物直接注入关节腔内。成人注入异烟肼每次为 200mg，儿童的用量应根据体质和重量酌减，每周注射 1～2 次，3 个月为 1 个疗程。

②滑膜切除术 本法适用于单纯滑膜结核局部用药治疗无效者，将滑膜大部分切除后，术后继续关节腔内注射抗结核药物。

③病灶清除术 适用于全关节结核骨质破坏严重或脓液较多者，彻底清除结核病灶组织。病灶清除术后应同时做膝关节加压融合术，但 15 岁以下的儿童或在病灶清除术后尚有部分关节软骨面残留的成人患者不主张做融合术。

3. 膝关节制动 无论手术与否，膝关节均需制动，时间以不少于 3 个月为宜。

【预后与康复】

1. 单纯性结核 阶段治愈时，能保留关节大部分或全部的活动功能。晚期全关节结核时，即使治愈也丧失了关节活动功能。

2. 关节结核 早期发现、早期治疗可望保留关节功能。本病是全身结核病变的局部表现，患病率较高，因此，既要积极地对症治疗，改善患者膝关节的功能，也要积极治疗结核原发病，其中积极治疗原发结核病是本病防治的关键。

四、髋关节结核

髋关节结核（tuberculosis of hip joint）发生率仅次于脊柱结核和膝关节结核，占全身骨关节结核的第三位。成人常见，单侧发病多见。中医学将髋关节结核称为"环跳流痰"。

【病因病理】

髋关节结核可表现为滑膜结核或骨结核。骨结核可以是关节内的，也可以是关节外的。以单纯性滑膜结核多见，滑膜肿胀及渗出。单纯骨结核好发于髋臼上缘或股骨头边缘，病灶骨质破坏，容易形成死骨和空洞。病变最后形成寒性脓肿、病理性脱位和关节强直，寒性脓肿可向前下流注形成腹股沟脓肿，或向后流注成为臀部脓肿。

【临床表现】

髋关节结核通常在 20～39 岁之间发病。通常表现为疼痛和关节活动障碍。特点是发病隐匿，单关节受累，伴有低热、乏力（午后多见）、盗汗、消瘦、食欲不振及贫血等。在疾病的活动期，患者可能表现为疼痛及跛行，会使患者在夜间痛醒。部分患者因为病灶快速发展而造成骨质破坏及形成脓肿，致使骨关节腔内压力升高和产生炎症刺激的急性症状，会有剧烈疼痛。髋关节与膝关节的感觉神经支配有重叠现象，髋关节结核患者可以出现膝关节部位疼痛。髋周以及下腹部的肌肉会出现明显的保护性痉挛。随着疾病发展可以出现寒性脓肿，并可能伴有窦道形成，髋关节固定畸形（如髋关节屈曲内收内旋畸形、髋关节强直等），髋关节病理性脱位。主要体征为：①"4"字试验阳性：反映髋关节屈曲、外展、外旋功能受限；②髋关节过伸试验阳性：用于发现儿童早期髋关节结核；③托马斯（Thomas）征阳性：反映髋关节有屈曲畸形。

髋关节结核的影像学检查非常重要，髋关节结核的影像学特点包括关节积液、皮质不规则、溶骨性病灶、关节间隙进行性狭窄以及骨膜新骨形成。早期X线平片表现不明显，仔细阅片可发现局灶性骨质疏松或关节囊肿胀，需要双髋关节同时摄片进行比较。进行性关节间隙变窄及边缘性骨破坏病灶是诊断的重要依据。病程稍晚可出现死骨、空洞或骨的严重破坏，后期可有病理性脱位。

CT有助于评价骨破坏的程度、死骨形成以及病灶周围寒性脓肿的位置和范围。MRI检查可以在炎性浸润阶段就显示出异常信号，具有早期诊断的价值，可以在早期X线表现仍为正常时发现关节积液和滑膜病变，以及软骨和软骨下骨的破坏。骨髓信号的改变可以提示骨髓炎或骨髓水肿。但MRI的表现并不是特异性的，明确诊断还要依赖于组织学检查。超声波检查可以发现关节积液及寒性脓肿，并可进行导引下穿刺活检，有助于确诊。

【诊断和鉴别诊断】

髋关节结核的确诊依赖于细菌学及组织学的检查。骨关节结核杆菌量低（103～104/mL），结核杆菌培养难度高且生长缓慢，仅有10%～30%的患者可以通过细菌学检查确诊，而患者经常没有典型的症状、体征及影像学表现，需要结合血清学、免疫学、分子及组织学的检查以获得早期的诊断。甚至有一部分患者需要借助试验性抗结核治疗以获得早期诊断与治疗。

髋关节结核需要与暂时性滑膜炎、儿童股骨头骨骺骨软骨病、单发性类风湿关节炎、髋关节损伤等进行鉴别。

【治疗】

髋关节结核全身治疗和局部治疗同样重要，抗结核药物是治疗的关键。

1. 全身治疗 支持治疗，抗结核用药原则为早期、联合、适量、规律、全程，一般1～1.5年左右。

2. 局部治疗

（1）局部制动 有屈曲畸形者做皮牵引，然后行石膏固定。

（2）关节内注药 关节内注射抗结核药物，适用于单纯滑膜结核早期。若疗效不好，应及时做滑膜切除术。

（3）病灶清除术 适用于单纯骨结核、早期全关节结核或有寒性脓肿形成时。病灶清除后形成的空腔可以植骨。

（4）关节融合术 适用于晚期全关节结核。年龄在15岁以下的患者不宜做关节融合术。

（5）人工关节置换术 适用于部分病变已处于静止期的患者，在抗结核药物的控制下可做全髋关节置换术。

【预后与康复】

髋关节结核早期诊断困难，多遗留有较严重的关节功能障碍。

第十五章　骨肿瘤

第一节　概　述

起源于骨组织或发生在骨骼的肿瘤称为骨肿瘤（bone tumour）。临床上可分为原发性骨肿瘤、转移性骨肿瘤和瘤样病变三种。骨肿瘤来源于骨基本组织和骨附属组织。骨基本组织指软骨、骨、骨膜、髓腔纤维组织等；骨附属组织指骨内的神经、血管、骨髓等。原发性骨肿瘤有良性和恶性之分，但并非截然分开，甚至同一肿瘤中可同时存在组织学上良性和恶性的特征。转移性骨肿瘤，系指其他组织或器官的恶性肿瘤通过各种途径转移至骨骼所致。骨的瘤样病变系指临床、病理表现类似骨肿瘤而非真性肿瘤。

年龄及部位对骨肿瘤的发生有重要意义，恶性骨肿瘤多发生于儿童和青少年，长骨的干骺端是肿瘤的好发部位。良性骨肿瘤以骨软骨瘤、软骨瘤多见，恶性骨肿瘤以骨肉瘤、纤维肉瘤多见。

骨肿瘤属于中医"骨瘤""石痈""石疽"的范畴。《诸病源候论》中记载："石痈者，亦是寒气客于肌肉，折于气血，结聚而成。"

【临床表现】

骨肿瘤的主要临床表现为肿块、疼痛和功能障碍、畸形、压迫症状、病理性骨折。恶性骨肿瘤的晚期可表现为恶病质或转移。

良性骨肿瘤生长缓慢，肿块坚硬而无压痛。恶性骨肿瘤生长迅速，局部压痛明显，常伴有明显肿胀及浅表静脉怒张。

疼痛是生长迅速的肿瘤最显著的症状，常见于恶性骨肿瘤，良性骨肿瘤一般无疼痛。骨肿瘤不论良性或者恶性，其肿块本身的阻碍、疼痛和肿胀，都会引起功能障碍。肿瘤可压迫神经、血管及其他组织器官而引起相应症状，压迫脊髓可引起瘫痪。骨骼被肿瘤组织破坏，在轻微或无暴力的情况下可发生骨折，无论良性或恶性均可发生。

影像学检查可反映骨肿瘤的基本病变：① X 线检查：表现为骨质溶骨或成骨改变，有时可见到病理骨折或软组织阴影。骨膜反应具有特征性，尤因肉瘤呈"葱皮"样改变，骨肉瘤表现为 Codman 三角。② CT 检查：能提供病损的横断面影像，除可早于普通 X 线片发现及确定病灶外，还可确定肿瘤的范围及与周边软组织的关系，有条件时应常规使用。③ MRI 检查：能更清楚地反映软组织的累及程度。

病理学检查是确诊骨肿瘤的主要依据，但病理学检查未见恶性细胞时不能完全除外恶性骨肿瘤，除取材因素外，有的恶性肿瘤的病理学表现始终为良性，例如脂肪肉瘤很难直接找到恶性细胞。病理学检查分为：①穿刺活检：多用于溶骨性病灶，简单、安全、损伤小，但准确性稍差。②切开活检：分为术中冰冻和石蜡包埋，前者只适于软组织肿瘤。

恶性骨肿瘤应做血液生化测定。骨质迅速破坏时，血钙往往升高；成骨性骨肿瘤，血清碱性磷酸酶升高；来源于晚期前列腺癌的转移性骨肿瘤，血清酸性磷酸酶升高。

【诊断】

骨肿瘤的诊断必须是临床表现、影像学检查和病理学检查三者相结合。

外科分期：骨肿瘤手术方案的确定主要依据外科分期，其三个指标是外科分级（grade，G）、外科区域（territory，T）和转移（metastasis，M），按照 G、T、M 所组成的外科分期，可以反映肿瘤总体的良恶性程度。

G 反映肿瘤本身的良恶性程度。G_0 属良性，G_1 属低度恶性，G_2 属高度恶性。

T 是指肿瘤侵袭范围，以肿瘤囊和间室为分界。T_0 为囊内，T_1 为囊外间室内，T_2 为间室外。

M 是肿瘤是否转移。M_0 为无转移，M_1 为有转移。

【治疗】

良、恶性骨肿瘤的治疗原则不同。

1. 良性骨肿瘤的治疗　有些不需要治疗，如骨瘤、骨软骨瘤。需要治疗者则应手术治疗，手术方法有：①肿瘤切除术：适用于成骨性肿瘤；②刮除植骨术：适用于溶骨性破坏者，可用自体骨、异体骨或人造材料填充；③截除术：适用于骨质及关节破坏严重难于修复者，可行异体骨关节移植或人工关节置换。

2. 恶性骨肿瘤的治疗　以手术为主的综合治疗原则，结合术前、术中和术后的其他治疗，包括放疗以及中西医结合的化疗和免疫治疗等。随着外科手术技术的提高及综合治疗措施的不断完善，保肢治疗受到越来越多的关注。恶性骨肿瘤的手术方法有：①瘤段截除术：适用于囊内无转移者，截除瘤段可灭活再植、异体骨移植或人工关节置换；②姑息性手术：适用于肿瘤晚期，为获得较好的生存质量可行肿瘤切除、骨水泥等人工材料填充并内固定等；③截肢术：无法保肢时需做肢体截除术。

中医药治疗骨肿瘤有助于增强体质，改善脏腑功能，治宜调补气血，扶正祛邪，行气活血。在临床放化疗后运用中药治疗，有减毒增效之功。正虚邪侵者，治宜扶正祛邪为主，可方选八珍汤、十全大补汤；气滞血瘀者治宜行气活血化瘀，方用桃红四物汤加枳壳、木香、香附等药；肾虚精亏者，治宜补肾填精，方用左归丸。临床实践中应用半枝莲、白花蛇舌草、山慈菇、三棱、莪术等对骨肿瘤有一定疗效。还可根据证候加以辨证施治。

第二节　良性骨肿瘤

一、骨软骨瘤

骨软骨瘤（osteochondroma）又称软骨外生骨疣、外生骨疣；是最常见的骨良性肿瘤，占骨良性病变的 30%~50%。初诊年龄小于 30 岁，男女比例相等。

【病因病理】

发病部位多在干骺端或干骺端偏骨干，最常见于股骨（远端和近端）、胫骨、肱骨；其次为扁平骨（髂骨、肩胛骨多见）。其基本结构为从骨皮质向外突起的骨组织和被覆其上的软骨帽，表面还有一层软纤维膜或滑囊覆盖，其骨组织由表面生长的软骨帽逐渐骨化而成，因此应属于软骨源性，故得其名。该肿瘤与骨骺关系密切，多见于处在生长发育期的青少年，骨骺线闭合后，肿瘤的生长也停止。好发部位在长骨的干骺端，常见于股骨下端、胫骨上端和肱骨上端。肿瘤有遗传倾向，可为单发或多发，基底可狭窄或宽广，约1%发生恶变。

【临床表现】

该病的临床表现与病变大小和对邻近组织的机械推挤有关。神经血管束受压时可有感觉异常和假性动脉瘤形成，挤压局部软组织可形成滑囊炎，挤压脊髓而造成脊髓压迫。可发生骨折而引起局部疼痛。

影像特征：表现为起自骨表面的骨性突起，与宿主骨髓腔和骨皮质连续并有软骨帽。病变成阔基型和窄蒂型。软骨帽在成人大于2cm，儿童大于3cm应怀疑恶变；继发软骨肉瘤的软骨帽平均厚度为5~6cm。MRI是显示透明软骨帽的最佳方法，因含水量高而呈T2高信号。

【诊断】

根据发病年龄、部位、特征性的影像学表现，诊断多无困难。

【治疗】

属 $G_0T_0M_0$。无症状或者进展缓慢者可以不做手术，随访观察。外科手术指征：成年后持续增长，影响关节活动，挤压附近组织（血管、神经、骨骼），出现疼痛，位于中轴部位（骨盆、脊柱、肩胛骨），有恶变倾向。手术应做骨软骨瘤的膜外游离，充分显露，并于基底部周围的正常骨边缘做整块切除。

【预后与康复】

基底切除不彻底容易复发。

二、软骨瘤

软骨瘤（chondroma）别名中心性骨瘤，是第二常见的骨良性肿瘤。初诊年龄在10~40岁，男女比例相等。

【病因病理】

软骨瘤是以透明软骨为主要病变的良性肿瘤。好发部位为手足管状骨（约占50%）、肱骨近端、股骨远端。病灶常位于骨干中心的骨质内部，故又称"内生软骨瘤"，可单发或多发。

【临床表现】

无症状，多为偶然发现。可发生病理性骨折，若出现疼痛应怀疑发生恶变。

影像特征：通常位于干骺端中心部位，为含有斑点状"弧形和环形"软骨样钙化基质的地图样病变。位于手足管状骨的病变可出现膨胀而无软骨样基质钙化。CT表现为烟圈样或爆米花样，能明确钙化情况。

【诊断】

根据病史和影像学表现，诊断不难。

【治疗】

属 $G_0T_0M_0$。软骨瘤无症状可不予以处理，也可行刮除植骨治疗，残腔可用酒精、苯酚等处理。位于长骨的无症状、已钙化的内生软骨瘤亦无需处理。对于那些有症状、表现为溶骨的患者，则需手术治疗。

三、骨瘤

骨瘤（osteoma）少见，常发生于颅骨，为一局部隆起的骨性包块，无症状。它是骨在成骨过程中过度增殖所发生的一种状况，其肿瘤骨本身的形态学并无异常，属于良性肿瘤。可不做任何治疗，影响美观者可行手术切除，预后良好。

四、骨样骨瘤

【病因病理】

骨样骨瘤（osteoidosteoma）是以疼痛为主的少见良性肿瘤，好发于青少年，好发部位在下肢长骨。病理特征为孤立性存在的"瘤巢"，其小而圆，周围有硬化带，肿瘤直径很少超过1cm。

【临床表现】

主要症状是疼痛，且夜间痛重，影响睡眠。服用阿司匹林可有效止痛，这是本病的特点和诊断依据。发生于骨关节附近。X线片可见骨干上的"瘤巢"，小而圆，周围有硬化带。

【诊断】

病变肢体疼痛，用阿司匹林可缓解，结合影像学表现，诊断多无困难。

【治疗】

属 $G_0T_0M_0$。诊断明确后应手术治疗，将"瘤巢"及周围部分正常骨组织一并切除，以避免复发。术后效果明确，疼痛消失。

第十六章　骨关节及肢体畸形

第一节　概　述

骨关节及肢体畸形是由于遗传、后天发育、损伤、疾病等不同原因，造成骨关节及肢体缺陷、缺如、变形，引起外观畸形和（或）功能障碍的疾病。通常临床上分为先天性畸形和后天获得性畸形。

【病因病理】

1.先天性畸形　一般是在胚胎发育、妊娠或出生时，由于遗传因素或母体妊娠因素的影响使骨关节发生变形或缺陷，产生畸形及功能障碍。其种类很多，形成原因复杂，有些至今不完全明确。

2.后天获得性畸形　临床上较常见，多由于外部原因引起。

（1）产伤　指胎儿在分娩过程中受到不良的物理刺激而造成骨骼、肌肉系统损伤而形成畸形。如产道先天性狭窄对胎儿过度挤压、产钳不合理使用等。

（2）不良习惯　多见于在生长发育期间，不良的生活习惯及姿势长期作用而引起的骨关节及肢体畸形。

（3）环境因素　指有害的物理、化学刺激及饮食、环境因素影响造成的骨关节及肢体畸形。如大骨节病、氟骨症。

（4）疾病因素　骨与关节的代谢性及免疫性疾病造成的畸形，如类风湿关节炎造成的手指畸形、强直性脊柱炎造成的驼背畸形。

（5）创伤　骨折、脱位、软组织损伤后出现的局部畸形，大多数可随治疗而消失，少数可遗留畸形，如骨折畸形愈合、关节强直。也可在创伤后影响正常骨骼发育而出现畸形，如小儿肱骨髁上骨折出现肘内翻畸形。

【诊断】

骨关节及肢体畸形是诊断的主要依据，但需结合病史、症状、体征、辅助检查以做出明确诊断。

【治疗】

多数骨关节及肢体畸形通过早期、积极、有效的治疗可以纠正。如果未能早期发现或进行恰当的治疗，其病理变化将会继续发展，并引起许多继发改变，给治疗增加困难，甚至需要手术治疗。

第二节　先天性髋关节脱位

先天性髋关节脱位（congenital dislocation of hip joint）是临床上常见的先天性畸形，是髋关节发育异常与某些附加因素导致股骨头脱出髋臼之外。我国的发病率为 1‰ ~ 3.8‰，北方较南方高。好发于女性，男女之比约为 1:4 ~ 6。单侧多于双侧，左侧多于右侧。

【病因病理】

本病明确病因尚不清楚，一般认为是多种因素共同作用所致。多数学者认为胚胎期髋臼发育缺陷或异常是引起髋关节脱位的主要原因；也有学者认为遗传因素起着重要作用。此外，外在的机械因素如子宫内压力的影响、胎儿体位异常、妇女孕期患病、外伤以及对婴儿的抚育方式都可能与先天性髋关节脱位的发生有关，如臀位产婴儿的发病率较高；我国北方习惯于将婴儿包裹，迫使髋关节处于伸直内收位，发病率明显高于南方。

先天性髋关节脱位的病理变化随患儿的年龄增长而不同。在患儿行走前，髋臼仅略见浅平，上缘倾斜，软骨大致正常，髋臼窝逐渐被脂肪及纤维组织填充，股骨头形态大致正常，但骨骺出现较晚，亦较正常为小。行走后由于缺乏正常压力刺激，髋臼发育迟缓而更显浅小，且形态异常，软骨退变，盂唇肥厚、内翻，成为股骨头复位的障碍；股骨头受髂骨挤压，受压侧逐渐变扁，软骨退变甚至剥脱，髂骨部也形成假臼。股骨颈变短，前倾角增大，甚至达 90°。关节囊拉长增厚，高位脱位者关节囊形成中段狭窄、两头膨大的葫芦状，关节囊与髂骨及股骨头发生粘连。髋臼内横韧带上移且增厚紧张。圆韧带多撕裂或消失，尚存者则多成为一扁而长的纤维带，有时在股骨头上形成一显著压痕。髋关节的肌肉如内收肌、股直肌、髂腰肌、腘绳肌及臀肌等均发生短缩，臀中肌由于负重时股骨头进一步上移而变得松弛，不能稳定骨盆，导致摇摆步态的发生。以上继发改变也成为影响复位的因素。双侧先天性髋关节脱位时，由于双侧股骨头支撑点向后移位，重心前移，骨盆代偿性前倾，导致腰椎前突加大；单侧脱位时还可见骨盆侧倾，脊柱侧凸。

中医学认为本病与先天禀赋不足、肝肾亏虚、气血运行不畅、筋脉失养有关。

【临床表现】

新生儿和婴儿期常因母亲发现患儿肢体活动不正常而就诊。见大阴唇不对称，会阴部增宽，患侧臀部、大腿内侧及腘窝部皮肤皱褶增多、加深或双侧不对称。有时牵动患肢时有弹响声或弹跳感。

幼儿期出现双下肢不对称，站立时臀部高耸，腰部前凸更为明显；患肢短缩，跛行，双侧脱位者出现典型摇摆步态，即所谓的"鸭步"。患髋多无疼痛，髋关节活动多不受限，内收肌严重挛缩者可有外展受限。

临床特殊检查：

1. 奥特拉尼（Ortolani）征　患儿仰卧，双侧屈膝屈髋 90°，轻柔地外展、外旋髋关节至最大限度，在此过程中发生弹跳或弹响即为阳性，表示脱位股骨头已复位。重新内收、内旋时出现弹跳或弹响时表示股骨头重新脱出髋臼。该体征用于鉴别股骨头是否脱位以及能否整复，但患儿哭闹乱动或内收肌过紧时，可出现假阴性表现（图 16-1）。

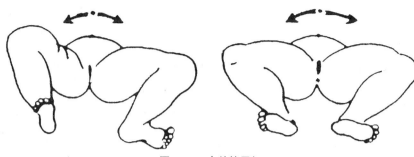

图 16-1 奥特拉尼征
（左侧为阳性，右侧为阴性）

2. 巴洛（Barlow）征 患儿仰卧，检查者一手握住耻骨联合及骶骨部，以固定骨盆，另一手握住患肢大腿，拇指放于大腿内侧相当于股骨小转子部，其余四指置于大转子部，拇指向外后加压，如发生弹跳或弹响，表示股骨头脱出髋臼形成脱位或半脱位；拇指放松后再度出现弹跳或弹响，表示股骨头重新滑入髋臼，即为阳性。提示髋关节存在不稳定（图 16-2）。

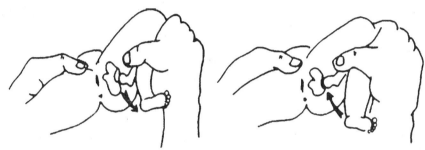

图 16-2 巴洛征
（左侧为阳性，右侧为阴性）

3. 蛙式外展试验 患儿仰卧，屈髋屈膝，外展外旋髋关节。正常时大腿和膝关节可触及床面，不能即为阳性。提示髋外展受限，单侧阳性更有价值。

4. 艾利斯征（Allis 征） 患者仰卧，屈髋屈膝，两足平行置于床上，比较两膝高度，不等高为阳性。单侧脱位或双侧脱位程度不一时，该体征阳性。

5. 屈德伦堡征 裸露臀部，两下肢交替持重和抬高，正常抬腿时骨盆升高，当抬腿侧骨盆不升反而下降时，为阳性（图 16-3）。需排除髋内翻、臀中肌麻痹等导致的臀中肌无力病变。

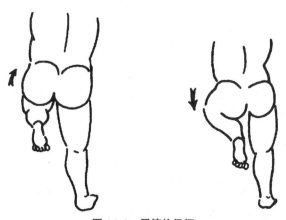

图 16-3 屈德伦堡征
（左侧为阴性，右侧为阳性）

6. 望远镜征　患者仰卧，检查者一手握膝，一手固定骨盆，上下推动骨干，若觉察有抽动和响声为阳性。

X线检查可观察到脱位侧股骨头骨化中心出现延迟、偏小，股骨头外移，距髋臼内缘较远，或股骨头上移，平齐甚至超过髋臼上缘，髋臼窝浅小，假臼形成等征象。沈通（Shenton）线中断、帕金（Perkins）方块显示股骨头不在内下象限。此外还可通过X线片测量髋臼指数、CE角，以了解脱位及髋臼发育不良的程度（图16-4）。

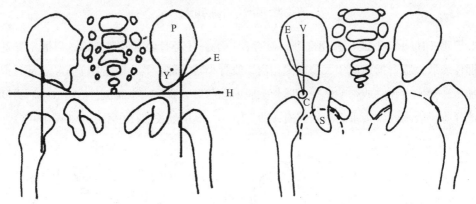

图16-4　X线检查
髋臼指数（∠HYE）、帕金方块（P）、CE角（∠VCE）与沈通线（S）

CT检查可良好显示股骨头脱位的位置，股骨头、髋臼的形态，髋臼缺损的部位与程度，股骨颈前倾角的大小等情况，对大龄儿童需手术治疗者有助于手术方案的设计。

【诊断与鉴别诊断】

新生儿和婴儿期关节活动受限，患肢短缩，患肢皮肤皱褶增多、加深或双侧不对称，女婴大阴唇不对称等。幼儿期患肢短缩，跛行步态或摇摆步态。奥特拉尼征、巴洛征、蛙式外展试验、艾利斯征、屈德伦堡征、望远镜征阳性。

X线检查：股骨头骨化中心出现延迟、偏小，股骨头外移，距髋臼内缘较远，或股骨头上移，平齐甚至超过髋臼上缘，假臼形成。髋臼指数增大，CE角减小，股骨头骨化中心离开帕金方块内下象限，沈通线中断。

本病需与先天性髋内翻、小儿股骨头坏死、佝偻病相鉴别。

【治疗】

不同年龄阶段，病理改变程度不一，故应采用不同治疗方法。一旦确诊，应立即开始治疗，越早治疗，疗效越好。

1. 6个月以内

治疗的关键是稳定髋关节，使髋关节保持在外展、屈曲蛙式位4个月，可取得满意的疗效。可采用支具或蛙式石膏。

2. 6个月至18个月

该年龄组的病理特点为脱位已为持续性，软组织挛缩明显，难以通过支具自然复位。治疗包括术前牵引、内收肌切断术、闭合复位，若闭合复位失败，应切开复位。闭合复位后行蛙式石膏固定，将髋关节固定于屈髋90°~95°、外展40°~45°位，固定4~6个月，2~3个月更换一次石膏，并逐步减小外展角度。切开复位者石膏固定3个月后，拆除石膏并改用外展支全天固定 3 个月，然后于睡觉时佩戴 1~2 年，直至髋关节发育正常。

3. 18 个月至 3 岁

随着年龄增大，体重增加，髋关节周围软组织挛缩进一步加重，仅少数患儿仍可闭合复位，切开复位是这一年龄阶段主要的治疗方法，同时对存在的髋关节发育不良，应结合股骨截骨术、骨盆截骨术加以矫正，以增加术后髋关节的稳定性。术后石膏固定 2~3 个月。

4. 3~8 岁

此年龄组患者其髋臼及股骨头显著变形，关节周围软组织也发生适应性短缩，已不能闭合复位，需要进行切开复位。复位困难者需同时进行股骨短缩截骨，并外旋股骨远端以矫正过大的前倾角。髋臼发育不良应结合骨盆截骨术或髋臼造盖术加以矫正。常用的截骨方式包括股骨近端旋转截骨、骨盆内移截骨、骨盆旋转截骨及髋臼旋转截骨等。术后石膏固定 2~3 个月。

5. 8 岁以上

大于 8 岁的患者，即使通过手术达到复位及髋关节相对稳定，但远期骨性关节炎难以避免。虽然如此，对单侧脱位者 12 岁以前也应尽可能考虑通过前述措施予以治疗，待成年以后如出现显著疼痛及活动障碍，再进一步治疗。

【预后与康复】

本病早期诊断、早期治疗是关键。诊断、治疗越早，所采用的方法越简单，疗效越好，并能获得功能和发育接近正常的关节。髋关节屈曲、外展固定时，注意预防股骨头坏死。

第十七章　其他常见筋骨关节疾病

第一节　腱鞘炎

腱鞘炎（tenosynovitis）多发于桡骨茎突和屈指肌腱纤维鞘管起始处，与劳损有关，为骨伤科常见病、多发病，诊断、治疗都比较简单，疗效亦较满意。下面分别论述桡骨茎突狭窄性腱鞘炎、屈指肌腱腱鞘炎。

一、桡骨茎突狭窄性腱鞘炎

桡骨茎突狭窄性腱鞘炎（tenosynovitis stenosans of styloid process of radius）发生于桡骨茎突纤维鞘管处，由于拇长展肌腱和拇短伸肌腱在桡骨茎突部位的腱鞘内过度摩擦或反复损伤，以致该部位发生无菌性炎症，引起腱鞘管壁增厚、粘连或狭窄而出现的症状。

【病因病理】

本病多见于手腕部长期过度劳累者，如手工劳动者、文字书写者、家务劳动者等，为慢性积累性损伤所致。拇长展肌及拇短伸肌的肌腱在桡骨茎突部共同的纤维骨性鞘管内通过，肌腱出鞘管后向远端折成一定角度，分别止于第1掌骨及拇指近节指骨基底（图17-1）。当拇指及腕活动过度频繁，日久劳损，即可使腱鞘发生损伤性炎症，造成肌腱滑膜炎和纤维管的充血、水肿，进而使鞘壁增厚、管腔变窄，肌腱局部变粗，肌腱在管腔内滑动困难而产生相应的症状。

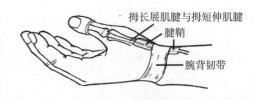

图17-1　桡骨茎突部肌腱及腱鞘的局部解剖

中医学认为本病与体弱血虚，血不荣筋有关。

【临床表现】

本病多发病缓慢，逐渐加重。腕部桡侧疼痛，提物乏力，做提壶倒水、扫地等伴有腕桡偏的动作可使疼痛加剧。疼痛严重者可放射到全手，甚至夜不能寐。桡骨茎突部可微有肿胀，病程长者可有隆起或结节，桡骨茎突远端压痛，有时于桡骨茎突部可触及摩擦音。握拳尺偏试验阳性。

【诊断与鉴别诊断】

根据病史、临床表现多可做出诊断。X线检查无阳性表现。

本病与其他疾病容易鉴别，如舟骨骨折：有明显的外伤史，鼻烟窝压痛。局部软组织损伤：有明确外伤史，经过充分休息和治疗后可痊愈，无反复发作病史。

【治疗】

以手法治疗为主，配合药物、小针刀和水针等疗法，必要时行松解术。小针刀疗法是治疗本病的特色。

1. 手法治疗 以右手为例。患者坐位或仰卧位，术者先用左手拇指置于桡骨茎突部按摩、揉捏数分钟，再用右手食指及中指夹持患肢拇指，向下牵引，并向尺侧极度屈曲；然后，术者用左手拇指捏紧桡骨茎突部，用力推压挤按，同时右手用力将患者腕部掌屈，再伸展，反复3 ~ 4次。每日1次。

2. 药物治疗 外用海桐皮汤熏洗。

3. 局部封闭治疗 以醋酸曲安奈德注射液10mg（或1mL）加2%盐酸利多卡因40mg（或2mL）行鞘管内注射，每周1次，3次为1个疗程。

4. 小针刀治疗 用小针刀于桡骨茎突远端肌腱出口处刺入，与肌腱平行进入腱鞘，将腱鞘纵行切开。注意勿伤及桡动脉和神经支，亦不可倾斜刀身，以免损伤肌腱。

5. 手术治疗 病程较长、鞘管壁较厚、局部隆起较高、反复发作者，应手术切除部分腱鞘。

【预后与康复】

本病有反复发作倾向，需注意预防。平时尽量避免手腕部活动过大，减少局部受寒。疼痛者，可固定腕关节于桡偏位3 ~ 4周。

二、屈指肌腱腱鞘炎

屈指肌腱腱鞘炎（tenosynovitis of flexor digitorum）又称"扳机指""弹响指"，是以患指屈伸时疼痛，并出现弹跳动作为主要症状的疾病。以拇指、食指和中指受累较多见，其中拇指最常见，亦有少数患者多个手指同时发病。儿童的拇指"扳机指"可能与籽骨肥大或韧带肥厚有关。

【病因病理】

拇长屈肌腱和指深、指浅屈肌腱被包绕在骨性纤维鞘管内，该鞘管的起始部位位于各指掌指关节处（图17-2）。手指频繁的伸屈活动，使屈肌腱与骨性纤维鞘管起始部反复摩擦；或长期用力握持硬物，使骨性纤维鞘管受硬物与掌骨头的挤压，而发生腱鞘局部充血、水肿，逐渐变性肥厚，使管腔狭窄，指屈肌腱因之受压而变细，两端膨大呈葫芦状。屈指时，膨大的肌腱部分通过腱鞘狭口受到阻碍，使屈伸活动受限，勉强用力伸屈患指或被动伸屈时，便出现扳机样的弹跳动作，并伴有弹响声（图17-3）。

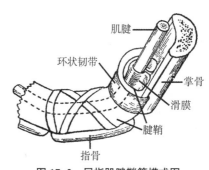

图17-2 屈指肌腱鞘管模式图

中医学认为局部劳作过度，积劳伤筋，或感受寒凉，气血凝滞，不能濡养经筋而致本病。

【临床表现】

本病初起表现为患指疼痛，用力伸屈时疼痛加重，症状较重者出现弹跳动作，甚至患指屈曲后不能自行伸直，需健手帮助伸直，以晨起、受寒后症状较重，活动、热敷后症状减轻或消失。若小儿患者发生拇指屈肌腱腱鞘炎，则以一侧或两侧拇指指间关节呈屈曲状、运动受限、被动伸直出现弹响为主，无明显剧烈疼痛症状。

掌指关节的掌侧面明显压痛，可触到米粒大的结节，该结节在手指屈伸时上下滑动。压住此结节，再嘱患者做充分的屈伸活动时，有明显疼痛，并可感觉弹响由此发出。

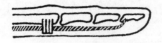

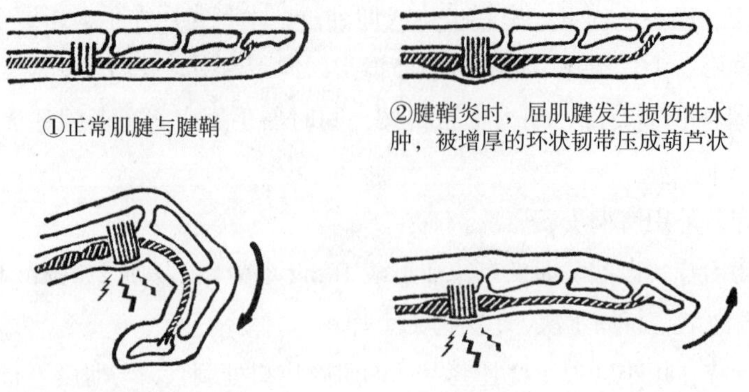

①正常肌腱与腱鞘

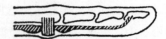

②腱鞘炎时，屈肌腱发生损伤性水肿，被增厚的环状韧带压成葫芦状

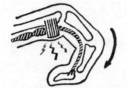

③屈曲患指，肌腱膨大部分通过狭窄的腱鞘，出现扳机样的弹跳动作

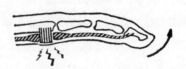

④伸直患指时亦发生同样的情况

图 17-3　扳机指发生机制

【诊断与鉴别诊断】

根据病史、临床表现可确诊。X 线检查无阳性表现。

本病诊断容易，不需与其他疾病鉴别。

【治疗】

以手法治疗为主，配合药物、小针刀和水针等疗法，必要时行松解术。

1. 手法治疗　患者先主动屈曲指间关节，术者左手托住患侧手腕，右手拇指在结节部做按揉弹拨、横向推动、纵向拨筋等动作，最后握住患指末节向远端迅速拉开，再伸直指间关节重复上述动作 3 ~ 5 次。每日或隔日做 1 次。

2. 局部封闭治疗　早期或症状较轻者，以醋酸曲安奈德注射液 5mg（或 0.5mL）加 2% 盐酸利多卡因 20mg（或 1mL）行鞘管内注射，每周 1 次，一般症状可以缓解。

3. 小针刀治疗　非手术治疗无效者，用小针刀做切割治疗，行腱鞘松解术。即局麻后，用小针刀平行于肌腱方向刺入结节部，沿肌腱走行方向做上下切割，不要向两侧偏斜，以免损伤指神经。如弹响已消失，手指活动恢复正常，则表示已切开腱鞘。

【预后与康复】

平时尽量避免手部单一、长时间的动作，防止过劳，少用凉水，减少局部刺激。发病时间短、疼痛严重的患者更要充分休息，施用手法要适当，而对晚期硬结明显者则尽量不用，以免适得其反，可采用水针或小针刀治疗。经常握持硬物工作者应戴手套保护。

第二节　腱鞘囊肿

腱鞘囊肿（ganglion）是发生在关节附近或腱鞘内的囊性肿物，内含有无色透明或微呈白色、淡黄色的浓稠冻状黏液。可发生于任何年龄，以青壮年和中年多见，女性多于男性。古称"腕筋结""筋聚""筋结"等。

【病因病理】

本病多为劳损所致，亦有因外伤诱发。形成囊肿的原因与关节囊、韧带、腱鞘中的结缔组织营养不良而发生退行性变有关。腱鞘囊肿与关节囊或腱鞘密切相连，但并不一定与关节腔或腱鞘的滑膜腔相通。囊壁外层由致密纤维组织构成，内层为光滑的白色膜遮盖，囊内为胶冻样黏液。腱鞘囊肿多为单房，病程长和反复发作者多为多房。

【临床表现】

腱鞘囊肿最常见的部位为腕背部，腕舟骨及月骨关节的背侧，拇长伸肌腱及指伸肌腱之间；发生于腕掌面偏桡侧，桡侧腕屈肌腱与拇长展肌腱之间者亦多见；踝背部也是多发部位之一；发生于腘窝部者，亦称为腘窝囊肿，伸膝时可见如鸡蛋大的肿物，屈膝时则在深处，不易触摸清楚。

多数患者都是偶然发现肿物，增长缓慢，多无自觉症状，少数有局部胀痛。如发生在腕部，则腕力减弱，握物时有挤压痛。若囊肿张力较大则疼痛较明显。

局部可见一个半球形隆起，皮色不变，触之有囊性感，表面光滑（图 17-4），周围界限清楚，基底固定或推之可动，压痛与囊肿张力成正比。囊肿触之硬度不一，虽然有坚如骨质者，但仍存在一定弹性。

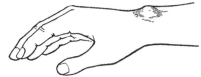

图 17-4　腕背部腱鞘囊肿外观

【诊断与鉴别诊断】

腕背、踝背部出现生长缓慢的肿物，呈半球形隆起，无自觉症状，皮色不变，触之有囊性感，周围界限清楚，基底固定或推之可动。

本病诊断容易，不需与其他疾病鉴别。

【治疗】

以手法治疗为主，配合药物、水针疗法等治疗，必要时行手术治疗。

1. 手法治疗　对病程短、囊壁较薄、囊肿张力大者，可用按压法压破囊肿。术者用双手拇指重叠将囊肿挤压固定于周围骨组织上，再加大压力挤压囊肿，使囊壁破裂。捏破后局部按摩，以便囊内液体充分流出，散于皮下，加压包扎。对囊壁较厚、囊内张力不大、难以压破者，可先刺破囊肿，再手法挤压，使囊肿内容物散入皮下后加压包扎。

2. 药物治疗　囊壁已破，囊肿变小，局部仍较肥厚者，可用茴香酒涂擦，使肿块进一步消散。

3. 局部封闭治疗　多囊的腱鞘囊肿，可先抽出囊内黏液，然后用醋酸曲安奈德注射液 10mg（或 1mL）加 2% 盐酸利多卡因 40mg（或 2mL）做局部封闭，并予加压包扎。

4. 手术治疗　对于反复发作者，可手术切除。要求完整切除囊壁，若与关节腔相通，应关闭关节囊。

【预后与康复】

囊壁挤破后，应在患部放置纽扣等硬物，使囊壁间紧密接触，适当加压保持 1~2 周，以形成粘连，避免复发。

第三节　神经卡压综合征

一、腕管综合征

腕管系指腕掌侧的掌横韧带与腕骨所构成的骨-纤维性隧道。腕管中有正中神经、拇长屈肌腱和 4 个手指的指深屈肌腱、指浅屈肌腱通过。正中神经居于浅层，位于肌腱与腕横韧带之间（图 17-5）。

腕管综合征（the carpal-tunnel syndrome）是指由于腕管内容积减少或压力增高，使正中神经在管内受压而形成的综合征。表现为桡侧 3 个半手指麻木疼痛，鱼际肌萎缩，拇指外展、对掌无力，正中神经分布区域感觉迟钝。是神经卡压综合征中最常见的一种。

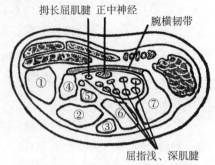

图 17-5　腕管横切面及内容物示意图

【病因病理】

在腕管内通过的组织排列得十分紧密，且构成腕管的组织坚韧，任何原因引起的腕管内压力增高，均可使正中神经受压于腕横韧带的近侧缘，而产生正中神经功能障碍，出现临床症状。

1. 腕管内压力增大　长期反复用力进行手部活动可使手腕发生慢性损伤，如木工、裁缝等。在掌指和腕部活动中，尤其是握拳屈腕时，指屈肌腱和正中神经长期与腕横韧带来回摩擦，引起肌腱、滑膜和神经的慢性损伤（图 17-6）。肌腱、滑膜水肿使管腔内压力增高，致使正中神经受压。此外，风湿性和类风湿疾病、产后或更年期内分泌功能紊乱，以及结缔组织疾病等，亦可诱发正中神经受卡压。

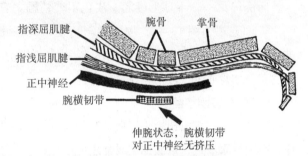

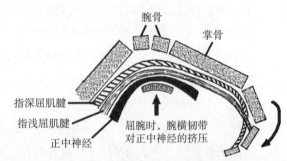

图 17-6　腕关节屈伸活动对正中神经的影响

2. 腕管容积减小　腕部的创伤，如月骨脱位、桡骨远端骨折畸形愈合等均可使腕管内腔缩小，腕横韧带的增厚亦可使腕管容积减小，而压迫正中神经。

3. 腕管内容物增多　如腕管内的腱鞘囊肿、脂肪瘤等可引起腕管内容物增多，造成腕管的相对狭窄，使正中神经受压。

【临床表现】

主要表现为腕以下正中神经支配区域内的感觉、运动功能障碍。患者桡侧 3 个半手指麻木、刺痛或烧灼样痛、肿胀感。亦有患者自诉疼痛向肘、肩部放射。患手握力减弱，拇指外展、对掌无力，握物端物时，偶有突然失手的情况。疼痛多在夜间、晨起或劳累后出现或加重，活动或甩手后症状可减轻。寒冷季节患指可有发冷、发绀等改变。病程长者大鱼际萎缩，出汗减少，皮肤干燥脱屑。

【诊断与鉴别诊断】

查体可发现正中神经分布区的皮肤感觉迟钝，但感觉完全丧失者很少见。拇短展肌肌力减弱、萎缩，甚至完全麻痹。屈腕同时压迫正中神经 1～2 分钟，麻木感加重，疼痛可放射至食指、中指，为屈腕压迫试验阳性。进行两侧对比，更有助于明确诊断。

肌电图检查可见大鱼际出现神经变性，可协助诊断。

腕以下正中神经支配区域内的感觉、运动功能障碍；屈腕压迫试验阳性，即可明确诊断。

特殊检查有助于腕管综合征的诊断。

（1）垂腕试验　患者双肘搁在桌上，前臂与桌面垂直，双腕掌屈，致正中神经受压于腕横韧带近侧缘，1分钟后出现窜电样刺痛即为阳性（图17-7）。

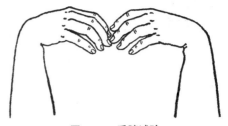

图17-7　垂腕试验

（2）叩诊试验　叩击掌长肌桡侧之正中神经出现窜电样刺痛即为阳性。

（3）脉带试验　于上臂缠以血压计气囊带，充气1分钟后，病侧手即出现充血、疼痛加剧即为阳性。

（4）出汗试验　患侧手各指同按于茚三酮试纸上，正中神经分布的手指按压处较正常指色泽淡即为阳性（汗液遇茚三酮呈紫蓝色，汗多则色泽深）。

X线摄片可用于合并有骨性关节炎、陈旧性桡骨远端骨折脱位或腕骨骨折脱位的患者，以供治疗中参考。肌电图检查可显示神经变性。

本病应注意与颈椎病、多发性神经炎等疾病相鉴别。

（1）颈椎病　主要表现为根性痛，往往前臂也有痛觉减退区，麻木区不单在手指，并且运动、腱反射也出现某一神经根受压的变化，同时有颈部的症状体征。

（2）多发性神经炎　症状并不局限在正中神经，桡、尺神经也常受累，常为双侧性，呈手套状感觉麻木区。

【治疗】

以手法治疗为主，配合药物、针灸、封闭治疗，必要时行手术治疗。

1. 手法治疗　先按压、揉摩外关、阳溪、鱼际、合谷、劳宫及痛点，然后将患手在轻度拔伸下，缓缓旋转、屈伸腕关节数次。术者左手握住腕上，右手拇、食二指捏住患手拇指末节，向远心端迅速拔伸，以发生弹响为佳，依次拔伸第2、3、4指。以上手法可每日做1次。注意不宜过重过多施用手法。

2. 中药治疗　外贴宝珍膏或万应膏，并用八仙逍遥汤熏洗患手。

3. 针灸治疗　取阳溪、外关、合谷、劳宫等穴，得气后留针15分钟，每日或隔日1次。

4. 局部封闭治疗　以醋酸曲安奈德注射液10mg（或1mL）加2%盐酸利多卡因40mg（或2mL），做腕管内注射封闭（图17-8）。每周注射1次，3次为1个疗程。注射时，由掌侧腕横纹近端、掌长肌腱与桡侧屈腕肌腱之间刺入，斜向远端，深达腕管内。

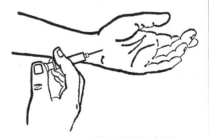

图17-8　腕管内注射示意图

5. 手术治疗　对于症状严重的患者，经非手术治疗无效时，可考虑切除腕横韧带以解除压迫。

【预后与康复】

对腕部的创伤要及时、正确处理，尤其腕部的骨折、脱位，要求对位良好，以保证腕管的正常形状。对腕管综合征患者，施行手法后要固定腕部，可将前臂及手腕部悬吊，也可用纸壳夹板固定。待症状消失后，练习手指、腕关节的屈伸及前臂的旋转活动，防止失用性肌萎缩和粘连。经非手术治疗无效者应尽快手术治疗，防止正中神经长时间严重受压而变性。

二、肘管综合征

肘管系指尺侧腕屈肌肱骨头、尺骨鹰嘴头之间纤维筋膜组织（弓状韧带）和肱骨内上髁髁后沟（尺神经沟）形成的骨纤维性鞘管。尺神经在肘管自上臂内侧下行至前臂前侧，在尺神经沟内位置表浅，可触及尺神经在沟内的活动。

肘管综合征（cubital tunnel syndrome）是指尺神经在肘管处受压而产生的神经损伤症状，表现为环指、小指麻木疼痛，小鱼际肌及骨间肌萎缩，小指内收障碍，对掌无力，尺神经分布区域感觉障碍。

【病因病理】

生理情况下，肘管的大小随肘关节的屈伸而不同。屈肘时，由于尺骨鹰嘴和内上髁的距离变宽，肘管后内侧筋膜组织被拉紧，同时外侧的尺肱韧带向内侧凸出，肘管容积变小，尺神经受压；伸肘时，肘管的容积最大。

由于肘部解剖结构的特殊性，加之各种因素如肘管结构的破坏、压迫、牵拉或摩擦等，可诱发尺神经发生病变。肱骨远端骨折或肘部脱位等创伤，异位骨化、重复性或有创伤性工作（如键盘操作员、垒球投手等）、肘关节炎、肘管内脂肪瘤等均是引起肘管综合征的危险因素。

【临床表现】

肘管综合征最常见的症状是肘部刺痛，可向近、远端放射，环指、小指有麻木和刺痛感。轻度患者可只有疼痛症状，严重者可有感觉减退或消失。还可有手部乏力、握力减退、肌肉萎缩、活动不灵活等症状。在做手工工作尤其屈肘活动时，上述症状加重。

【诊断与鉴别诊断】

查体可发现尺神经分布区的皮肤感觉障碍，表现为尺侧一个半手指和手背尺侧皮肤出现刺痛、过敏或感觉缺失。小鱼际肌及骨间肌萎缩，晚期可出现爪形手畸形；手部肌肉无力，握力、捏力减弱，小指处于外展位，内收障碍。屈肘可加剧尺侧一个半手指的症状或异常感，即屈肘试验阳性。

辅助检查可发现肘下尺神经传导速度减慢，小鱼际肌及骨间肌肌电图异常。X 线平片检查可发现肘部骨性结构的异常。

根据病史，尺神经支配区域的感觉、运动功能障碍等临床表现，屈肘试验阳性，肌电图检查，即可明确诊断。

肘管综合征与以下一些疾病容易相混淆，临床应予鉴别。

（1）颈椎间盘突出　尤其是 C8 神经根受压，可出现小指和环指感觉异常，手内在肌肌力减弱等症状，但此类病变常伴有颈部疼痛和活动受限。颈椎 X 线检查亦有助于鉴别诊断。

（2）胸廓出口综合征　临床表现也有手部尺侧感觉异常和手内在肌肌力减退等，而前臂内侧感觉异常是鉴别胸廓出口综合征的典型体征。深呼吸试验（Adson 征）、肩外展试验（Wright 征）、屈肘试验等，有助于鉴别诊断。

【治疗】

1. 非手术治疗　适用于肘管综合征早期、症状较轻者。非手术治疗的目的是减轻神经组织的炎性反应，改善神经的血液循环以恢复神经功能。采用石膏或夹板将上臂固定于肘伸直位，对早期轻度肘管综合征有一定的疗效。

2. 手术治疗　适用于症状较重、经非手术治疗 4～6 周无效或有手内在肌萎缩的患者。可选择应用局部减压（如肘管切开减压术和内上髁切除术）和神经前置术（包括皮下前置术、肌间前置术、肌下前置术等）。

【预后与康复】

重在预防，伤后应调整臂部的姿势，防止肘关节长时间过度屈曲，避免枕肘睡眠，配戴护肘。手内在肌萎缩明显、神经内纤维变性或症状持续时间长的患者预后较差。

三、踝管综合征

踝管系指小腿深筋膜在胫骨内踝下后方形成的屈肌支持带，张于内踝与跟骨结节间所构成的管状结构，其内被三个纤维隔分为四个骨纤维管，由前至后分别走行胫骨后肌腱及腱鞘、趾长屈肌腱及腱鞘、胫后动静脉和胫神经、长屈肌腱及腱鞘。

踝管综合征（malleolus tunnel syndrome）又称跖管综合征、跗管综合征，是指胫后神经或其分支，经过内踝后面的屈肌支持带下方的骨纤维管时受压而引起的症候群。表现为足底和足跟部内侧疼痛麻木，足背伸时加剧。

【病因病理】

踝管是一个缺乏弹性的骨纤维性鞘管，胫后神经及其分支在踝管内可因多种原因受到压迫。

1. 踝管管腔缩小　胫骨远端骨折、踝关节扭伤行关节固定术后、跟骨骨折、创伤后水肿和后期纤维化，均可造成胫神经在踝管内粘连；足外翻畸形导致屈肌支持带张力增加等，可造成踝管管腔狭窄。

2. 踝管内组织过多　胫后肌、屈肌或屈趾肌腱的腱鞘炎、滑膜增生或腱鞘囊肿；风湿性关节炎、滑膜组织水肿和炎症；胫后静脉瘤；胫神经及其分支的神经鞘瘤等，造成踝管内组织增多，踝管相对狭窄，管内压力增大。胫神经受压出现病理改变，神经功能的改变与受压迫的程度、时间的长短成正比。

【临床表现】

早期主要表现为久行、久立或劳累后出现内踝后部疼痛不适，休息后缓解。持续日久，则出现跟部内侧和足底疼痛麻木或有蚁行感，足背伸时症状加剧。严重者可出现足趾皮肤干燥、发亮，汗毛脱落及足内在肌肉萎缩，跛行。检查可发现内侧足底神经及外侧足底神经分布区的感觉丧失（图 17-9）。叩击内踝后方，足部疼痛麻木症状可加剧。此外，还可有血管受压引起的损害，表现为水肿、

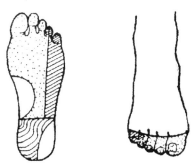

图 17-9　胫神经足底部感觉分布

踝和足局部肿胀等；局部营养性障碍，表现为足背皮肤、第 1 足趾和踝内侧发白或发青，局部发冷或发热等。

【诊断与鉴别诊断】

根据临床表现和肌电图检查等辅助检查，可做出诊断。神经传导速度减慢是较为敏感的检查指标，还可进行止血带试验，即在小腿部扎止血带，使静脉充血，可以诱发症状。

本病应注意与踝关节内侧韧带损伤、内踝部的腱鞘炎等相鉴别：

（1）踝关节内侧韧带损伤　有典型的足外翻扭伤史，局部肿胀，疼痛剧烈。压痛点多见于内踝前下方，踝关节活动受限较重，但无神经受压症状。

（2）内踝部的腱鞘炎　多是由于劳损或反复轻微的扭伤而造成内踝部的腱鞘发生无菌性炎症，表现为内踝后下方疼痛、肿胀、行走不便，但症状均较轻且无足部麻木和自主神经功能紊乱的表现。

【治疗】

1. 手法治疗　早期可在内踝后做推揉、摩擦，点按三阴交、照海、太溪、昆仑等穴，以达到活血、通络、止痛的作用。

2. 中药治疗　外敷活血消肿药物，如消肿散、金黄膏等，还可配合运用中药熏洗、热敷。

3. 局部封闭治疗　选用醋酸曲安奈德注射液 10mg（或 1mL）加 2% 盐酸利多卡因 40mg（或 2mL）做踝管内注射，每周 1 次，2 次为 1 个疗程。

4. 手术治疗　经非手术治疗 1～2 个月仍无好转者，可考虑手术治疗，进行踝管减压。

【预后与康复】

注意局部保暖，避免受风寒湿侵袭。减少踝关节活动，防止踝关节重复损伤。

第四节　髋关节暂时性滑膜炎

髋关节暂时性滑膜炎（transient synovitis of hip）是一种可自愈的非特异性炎症性疾病，以急性髋关节疼痛、肿胀、跛行为主要表现。特点是病程短暂，症状可在数周内消失并持久康复。多见于 10 岁以下儿童，男孩较女孩多见。有关本病名称较多，如单纯性滑膜炎、急性一过性滑膜炎、小儿髋关节扭伤、应激髋综合征、小儿髋关节半脱位、髋掉环等。

【病因病理】

本病病因未明，多数患儿发病前有轻度的髋部扭伤史，曾做髋部的过度外展、外旋动作，如跳皮筋、跳跃、奔跑、体操等；少数患儿有上呼吸道感染、外感风寒病史，所以有外伤、感染、过敏等学说。

儿童时期，股骨头发育尚未成熟，髋关节活动度比较大，关节囊比较松弛。当因做某些动作使髋关节间隙加大时，由于关节腔内负压的作用，可将髋关节内侧松弛的关节滑膜吸入关节腔内。当股骨头恢复原来位置时，由于部分滑膜嵌顿于关节腔内，使关节不能完全复原。此外，关节内脂肪、关节内韧带也可能被挤压或反皱折在髋臼与股骨头之间，影响股骨头恢复到原来位置，而造成髋关节内局部组织的急性炎症。为了减轻嵌顿滑膜或脂肪、韧带所受的压迫，骨盆出现代偿性倾斜，使伤肢呈假性变长，患儿出现跛行。有时也会出现类似髋关节脱位样外观。

中医学认为是由于正气不足，卫外不固，风寒乘虚而入，致使关节脉络不通，气血运行受阻而致。

【临床表现】

多数起病急骤，起病前患儿多有蹦、跳、滑、跌等轻度外伤史，或 3 周内有上呼吸道感染病史，多于晨起突然出现症状。表现为髋关节疼痛，或伴有同侧大腿内侧及膝关节疼痛，局部轻度肿胀，可出现躯干向患侧倾斜的跛行步态，下蹲时需伴有髋关节的外旋。症状轻重不一，

重者类似急性关节感染。可有低热，一般不超过 38℃。

患髋关节常置于微屈、外旋位，以减轻因髋关节囊内肿胀、积液引起的疼痛。髋关节囊前方及后方均可有压痛，被动内旋、外展受限，尤其是内旋位屈髋受限明显，且疼痛加剧，可有不同程度的股内收肌群屈曲挛缩。因骨盆倾斜而出现双下肢不等长，有的患肢比健肢长 0.5 ~ 2cm。

【诊断与鉴别诊断】

多见于 10 岁以下儿童，起病急骤，多有轻度外伤史或感染病史。髋关节疼痛，局部轻度肿胀，跛行步态。患髋关节常置于微屈、外旋位，髋关节囊前方及后方均可有压痛，被动内旋、外展受限，骨盆倾斜，双下肢不等长。

实验室检查可见多数病例的白细胞计数和血沉均正常，结核菌素试验阴性，抗链球菌溶血素"O"在正常范围以内。关节穿刺可见透明液体，细菌培养阴性。组织学检查显示为非特异性炎症。

影像学检查：X 线主要表现为髋关节囊阴影膨隆，关节腔积液严重时可见股骨头向外侧移位，关节间隙增宽，无骨破坏。

本病应与髋关节结核、化脓性髋关节炎、风湿性髋关节炎相鉴别。髋关节结核多为慢性起病，病史长，有明显的结核中毒症状。化脓性髋关节炎起病急、高热、寒战，有严重全身及局部症状，白细胞计数及中性粒细胞增高明显，血沉加快，关节穿刺可抽出脓性液体。风湿性髋关节炎，表现为多发性、游走性关节炎，伴有高热，关节症状较重，血沉加快，抗链球菌溶血素"O"升高。

【治疗】

本病以手法治疗为主，可配合牵引、药物、卧床休息等治疗。

1. 手法治疗　患儿平卧位。助手一手置于健侧膝部固定健肢于伸直位，另一手压住患侧髂前上棘部固定骨盆。术者立于患侧，先用拇指弹拨、理顺股内收肌群，以缓解肌肉痉挛。然后一手握患肢踝上，另一手握膝关节，先在无疼痛范围内做伸屈髋、膝关节运动，至患者肌肉放松并能主动配合活动时，突然将髋、膝两关节屈至最大限度，保持 1 分钟。待疼痛稍缓，对患肢假性变长者做屈髋、内收、内旋患肢；患肢短缩者做屈髋、外展、外旋患肢，然后在有牵引力情况下伸直患肢，手法完毕。若双下肢等长，骨盆不倾斜，症状可立即消失。若仍有残留症状，一般亦不再重复施行手法，一般经卧床休息 2 ~ 3 日后，即可下地活动。一般患者经手法治疗后 1 次可愈。

2. 药物治疗　可选用活血止痛药膏外贴，亦可用活血止痛中药坐浴，或湿热敷于腹股沟部。

3. 牵引治疗　牵引卧床休息并做下肢微屈位皮肤牵引，一般 2 ~ 3 日后症状即可消失，7 ~ 10 日即可下地活动。

4. 功能锻炼　疼痛缓解后行患髋屈伸、收展及轻度内外旋活动。

【预后与康复】

本病预后良好，大多能自行消失，很少见后遗症。治疗期间应卧床休息 2 ~ 3 日，避免负重和限制活动，局部可适当热敷，以利滑膜炎症的消退。

NOTE

第五节　跟痛症

跟痛症（calcanodynia）是足跟部周围疼痛性疾病的总称，包括跟腱滑膜囊炎、跟腱止点撕裂伤、跖腱膜炎、跟骨下脂肪垫炎、跟骨骨骺炎、跟骨骨髓炎、骨结核、肿瘤等疾病。但在临床常常特指跖腱膜炎，即发生于跖腱膜在跟骨结节起始部的无菌性炎症，常伴有跟骨结节前缘的骨质增生。

【病因病理】

本病多于中年后发病，男性多见，与肥胖、扁平足、久行或久站等因素有关。亦有久病或外伤后长期卧床，足跟部皮肤及脂肪垫萎缩，感觉过敏而致本病者。

跟骨跖侧面内侧结节较大，接触地面，承负体重，有坚强的跖腱膜和趾短屈肌等附着，在正常步态中跖腱膜承受的跖趾关节背屈的张力、趾短屈肌收缩力、体重下压之力均将集中于此。故当跖腱膜受到积累性的持续牵拉，跟骨内侧结节的跖腱膜附着处则会发生慢性损伤或骨质增生，致使局部无菌性炎症刺激而引起疼痛。但跟痛症不一定全是骨质增生引起，可有其他病因；骨质增生者亦可能没有跟痛症状。

中医认为本病多与肝肾不足或久病体虚，气血衰少，筋脉懈惰，加之风寒湿邪侵犯，体重增加，以及久行久站有关。

【临床表现】

起病缓慢，多为一侧发病，也可两侧同时发病，病史可达数月或数年。站立或行走时，足跟跖侧面疼痛，程度轻重不一，可沿跟骨内侧向前扩展到足底。症状重者，晨起或久坐起身开始行走时出现足跟剧烈疼痛，行走片刻后疼痛反而减轻，但行走或站立过久疼痛又加重。本病部分患者可未经任何治疗完全自愈，亦有患者转为慢性过程，即缓解与复发交替。局部无明显肿胀，跟骨负重点稍前方的足底腱膜处有局限性压痛点（图 17-10）。

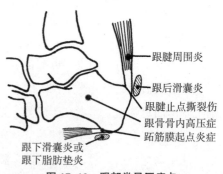

跟腱周围炎
跟后滑囊炎
跟腱止点撕裂伤
跟骨骨内高压症
跖筋膜起点炎症
跟下滑囊炎或跟下脂肪垫炎

图 17-10　跟部常见压痛点

【诊断与鉴别诊断】

站立或行走时，足跟跖侧面疼痛，疼痛可沿跟骨内侧向前扩展到足底。压痛点在跟骨负重点稍前方的足底腱膜处。影像学检查：X 线片可见在跖腱膜跟骨附着处有骨质增生。临床表现与 X 线片表现常不一致，有骨质增生者可无症状，有症状者可无骨质增生。

本病应与足跟部软组织化脓感染、骨结核、骨肿瘤相鉴别。足跟部软组织化脓感染可见跟痛剧烈，局部红、肿、热、痛等急性炎症表现明显，严重者有全身症状；跟骨结核多发于青少年，肿痛范围较大，局部微热，X 线片可见骨破坏。

【治疗】

本病采用非手术疗法可取得较好的疗效，一般以药物、封闭疗法为主，配合手法、理疗等治疗。对跖腱膜跟骨附着处有骨质增生、疼痛顽固者，可考虑手术治疗。

1.手法治疗　可用按捻法、点法等手法。

2. 中药治疗　可选用骨科外洗二方，每日熏洗局部，熏洗时尽量做踝部背屈、跖屈等动作，并配合局部按压手法。

3. 局部封闭治疗　用醋酸曲安奈德注射液 10mg（或 1mL）加 2% 盐酸利多卡因 40mg（或 2mL）做痛点封闭，每周 1 次，可连用 2~3 次。注射后 1~2 天，部分患者可出现疼痛加剧，可以服用止痛药。复发的患者可以重新封闭治疗。

4. 物理治疗　可采用超短波、磁疗、蜡疗、中药离子导入等，以减轻疼痛，促进炎症吸收。

5. 手术治疗　对跖腱膜跟骨附着处有骨质增生、疼痛顽固者，可做内踝下方切口，切除增生骨质。

【预后与康复】

跟骨痛患者应少承重，减少站立及行走，鞋以宽松、厚底为宜。肥胖患者要减轻体重。急性期宜休息，并抬高患肢，症状好转后仍宜减少步行。

第六节　踇外翻

踇外翻（hallux valgus）是常见的前足畸形，是指踇趾偏离躯干中线，向外倾斜大于正常生理性外翻角度，同时踇趾在纵轴上向外略有旋转畸形。女性多见，有资料报道男女之比可达 1:40，常有家族史。由于前足增宽变厚，行走时疼痛，严重者影响足的负重和步履功能。

【病因病理】

本病被认为与穿鞋不适有关，穿高跟尖头鞋时，重力促使足前部强塞入鞋前部的窄小三角形区域内，加之鞋面弹性较差，踇趾被迫外翻并略外旋。此外，足解剖结构上的某些缺陷是踇外翻产生和加重的基础，如原发性跖骨内翻畸形、第 1 跖骨及其连接的趾骨活动度增加、纵弓及横弓下塌。

踇趾的趾骨外翻为人类所特有，正常组成踇趾跖趾关节的跖骨与趾骨的纵轴交角为 10°~20°，称为生理性踇外翻角。因踇长伸肌无腱鞘，在出现踇外翻畸形时容易滑脱至踇趾外侧，产生弓弦作用，使踇趾近节趾骨底将第 1 跖骨头更推向内侧，致踇趾与第 1 跖骨所形成的角度增大，进而加剧踇外翻畸形。原发性跖骨内翻畸形和第 1 跖骨活动度增加，削弱了足内侧纵弓的前臂，致纵弓下塌，前足的横弓也随之下塌，前足增宽，踇收肌收缩致产生踇外翻。

踇外翻畸形形成后，难以自行矫正，跖骨头关节面的内侧与趾骨基底关节面分离，可产生骨性关节炎。第 1 跖骨头的内侧部分长大成骨疣，骨疣上产生滑膜囊，再因受鞋的压迫摩擦而形成踇趾滑膜囊炎。患者的足前部变宽阔，使载重点落在中间的数个跖骨头上。第 2、3、4 跖骨头下往往产生痛性胼胝，因而引起跖前痛。

【临床表现】

患者有长期穿尖头高跟鞋史，常呈对称性。主要症状为足痛和足畸形，但足痛的轻重与畸形的严重程度不成比例。疼痛产生的原因由踇趾滑膜囊炎症、第 1 跖趾关节骨关节炎和痛性胼胝所致。畸形日久可形成扁平足并失去弹性。

【诊断与鉴别诊断】

临床检查见踇趾跖趾关节外翻并有侧向半脱位，第 1 跖骨头内侧隆起，有滑液囊肿形成，可有红肿热痛等局部炎症表现。

X线检查可见拇趾趾骨外翻，第 1 跖骨内翻，或籽骨的外侧移位，并可在第 1 跖骨头内侧显示外生骨疣，跖趾关节可显示退行性改变。

根据病史、临床表现及 X 线检查可明确诊断。患者有长期穿尖头高跟鞋史，表现为前足痛和足畸形，多因并发拇趾滑膜囊炎症、第 1 跖趾关节骨关节炎和痛性胼胝而影响负重和步履，X 线平片检查有助于诊断。

本症无需和其他疾病鉴别。

【治疗】

治疗本病的目的是为解除患者行走时和静止性的跖前疼痛，而不是将矫正畸形作为重点，因此应分析产生疼痛的原因进行治疗。

1. 非手术治疗 首先穿合适的平跟鞋或使用矫形支具，以解除对痛性拇趾滑膜囊炎的挤压，若已经出现拇趾滑膜囊炎的症状，可运用红花冰片酊热敷局部。

2. 手术治疗 适用于畸形时间较长，非手术治疗不能减轻足部疼痛者。手术的目的是骨赘切除截骨矫形、软组织松解、肌腱移位改变动力而消除疼痛。其术式有拇内收肌切除术、跖趾内侧关节囊紧缩术、第 1 跖骨截骨术等。

【预后与康复】

平时需穿合适的平跟鞋，鞋前部宜松不宜紧，内缘应平直，能容纳拇趾伸展，以解除对拇趾的压力。若已经出现拇外翻畸形，用软垫将拇趾与第 2 趾骨隔开也能减轻症状。术后应注意足部和拇趾的运动锻炼，穿合适的鞋，否则不能达到预期的效果。

第七节   纤维肌痛综合征

纤维肌痛综合征（fibromyalgia syndrome，FS）是一种非关节性风湿病，临床表现为肌肉骨骼系统多处疼痛与发僵，并在特殊部位有压痛点。纤维肌痛综合征可继发于外伤，各种风湿病，如骨性关节炎、类风湿关节炎及各种非风湿病（如甲状腺功能低下、恶性肿瘤）等。根据是否继发于其他疾病，可明确诊断并分为继发性纤维肌痛综合征和原发性纤维肌痛综合征。

【病因病理】

本病的发病机制尚不清楚。文献报道与睡眠障碍、神经递质分泌异常及免疫紊乱有关。

中医认为本病内因主要责之肝郁脾虚，外因主要为风寒湿热之邪侵袭。病位在腠理，与心肝脾肾关系密切。

【临床表现】

纤维肌痛综合征多见于女性，最常见的发病年龄为 25 ~ 45 岁。其临床表现多种多样，但主要有下述 4 组症状：

1. 主要症状 全身广泛疼痛是所有纤维肌痛综合征患者都具有的症状。虽然有的患者仅主诉一处或几处疼痛，但有 1/4 的患者其疼痛部位可达 24 处以上，遍布全身各处，尤以中轴骨骼（颈、胸椎、下背部）及肩胛带、骨盆带等处为常见。其他常见部位依次为膝、头、肘、踝、足、上背、中背、腕、臀部、大腿和小腿。大部分患者将这种疼痛描述为刺痛，痛得令人心烦意乱。

另一个所有患者都具有的症状为广泛存在的压痛点，这些压痛点存在于肌腱、肌肉及其他组织中，往往呈对称性分布。在压痛点部位，患者与正常人对"按压"的反应不同，但在其他部位则无区别。

2. 特征性症状　包括睡眠障碍、疲劳及晨僵。约90%的患者有睡眠障碍，表现为失眠、易醒、多梦、精神不振。夜间脑电图显示有 α 波介入到非快支眼节律中，提示缺乏熟睡。50%~90%的患者有疲劳感，约有一半的患者疲劳症状较严重。晨僵见于76%~91%的患者，其严重程度与睡眠及疾病活动性有关。

3. 常见症状　最常见的是麻木和肿胀。患者常诉关节及周围肿胀，但无客观体征。其次为头痛、肠激惹综合征。头痛可分偏头痛或非偏头痛性头痛，后者是一种在枕区或整个头部的压迫性钝痛。心理异常包括抑郁和焦虑也比较常见。此外患者的劳动能力下降，约1/3的患者需改换工作，小部分人不能坚持日常工作。以上症状常因天气潮冷、精神紧张、过度劳累而加重，局部受热、精神放松、良好睡眠、适度活动可使症状减轻。

4. 混合症状　原发性纤维肌痛综合征很少见，大部分纤维肌痛综合征患者都同时患有某种风湿病。这时临床症状即为两者症状的交织与重叠。纤维肌痛综合征常使与之共存在的风湿病症状显得更严重，如不认识这种情况常会导致对后者的过度治疗和检查。

【诊断与鉴别诊断】

1. 诊断　无特异化验检查及其他辅助检查，根据临床特征及典型压痛点即可确诊。

（1）持续3个月以上的全身性疼痛　身体的左、右侧，腰的上、下部及中轴骨骼（颈椎、前胸、胸椎、下背部）等部位同时出现疼痛时，称为全身性疼痛。

（2）压痛点　用拇指按压，按压力约为4kg，按压18个压痛点中至少有11个疼痛。这18个（9对）压痛点部位是：枕骨下肌肉附着处；斜方肌上缘中点；第5~7颈椎横突间隙的前面；冈上肌起始部，肩胛棘上方近内侧缘；肱骨外上髁远端2cm处；第2肋骨与软骨交界处；臀外上象限，臀肌前皱襞处；大粗隆后方；膝内侧脂肪垫关节折皱线的近侧。

2. 鉴别诊断

（1）慢性疲劳综合征　包括慢性活动性EB病毒感染和特发性慢性疲劳综合征，可有低热、颈腋淋巴结肿大，有的可以检测到抗EB病毒包膜抗体IgM，有助于鉴别。

（2）风湿性多肌痛　表现为广泛的肩胛带、颈背及骨盆带肌肉疼痛、乏力，但本病多见于50岁以上老年人，血沉常在50mm/h以上，且激素治疗有立竿见影的效果。

（3）精神风湿症　出现带有感情色彩的症状，疼痛定位模糊，变化多端，且不受天气和活动的影响，而常有其他情感紊乱。

（4）类风湿关节炎　类风湿关节炎的关节肿胀是客观存在的，晨僵时间长，疼痛以关节多见，血液检查可以发现血沉、类风湿因子、手部X线的异常。

（5）肌筋膜疼痛综合征　多与外伤和过劳有关。虽也有深部压痛点，但较局限。可引发放射痛，疲乏，晨僵少见。该病预后好，容易治愈。当然，当肌筋膜痛持续存在，亦可出现Ⅳ期睡眠障碍而演变为纤维肌痛综合征。

【治疗】

总体治疗原则是非药物与药物治疗相结合。

1. 非药物治疗　是药物治疗及手术治疗等的基础。

（1）患者教育自我行为疗法　静坐、冥想、气功锻炼等。

（2）物理治疗　包括热疗、水疗、超声波、针灸、按摩、牵引、经皮神经电刺激（TENS）以及针刀松解术等。其中中医特色的针灸、按摩、牵引以及针刀松解术对改善本病的症状，提高患者生活质量有较好的疗效。

2. 药物治疗　如非药物治疗无效，可根据关节疼痛情况选择药物治疗，目的是减轻或消除疼痛，改善生活质量。

（1）针对性药物　普瑞巴林（pregabalin）：本药的一个适应证就是纤维肌痛综合征。普瑞巴林的作用机制主要是通过降低中枢神经系统的活跃度来减轻疼痛，据统计，大约有30%服用普瑞巴林的纤维肌痛综合征患者表示，他们的疼痛感至少下降了一半，而服用安慰剂的患者这一比例仅为15%。

（2）其他一般药物　非甾体类抗炎镇痛药结合抗焦虑药物综合应用。可选用非选择性NSAIDs加用H受体拮抗剂、质子泵抑制剂或米索前列醇等胃黏膜保护剂，或选择性COX-2抑制剂。NSAIDs治疗无效或不耐受者，可使用曲马多、阿片类镇痛剂，或对乙酰氨基酚与阿片类的复方制剂。抗焦虑药物可选神经阻滞剂（如黛力新），或选择性的5-羟色胺再摄取抑制剂（如左洛复）等。

（3）中药

①风湿热痹型　关节、肌肉疼痛呈游走性，痛处灼热红肿，口渴，烦躁不安，舌质红，苔黄或黄腻，脉滑数或浮数。治宜清热通络，祛风除湿，方用白虎加桂枝汤合宣痹汤加减。

②痰瘀痹阻型　关节、肌肉疼痛如刺，固定不移，或关节紫暗、肿胀，肌肤顽麻或重着，或关节僵硬，舌质紫暗或有瘀斑、瘀点，苔白腻，脉弦涩。治宜化痰行瘀，蠲痹通络，方用双合汤加减。

③肝肾两虚型　日久不愈，关节、肌肉疼痛，屈伸不利，腰膝酸软，或畏寒肢冷，舌质淡红，苔薄白或少津，脉沉细弱或细数，治宜培补肝肾，舒筋活络，方用右归丸加减。

3. 针刀经筋层松解术　选用普通型汉章针刀（Ⅲ或Ⅳ型），直径0.8mm，长度40～80mm，适用于各种软组织松解术。

（1）消毒　用甲紫做一点状进针刀标记，术区按西医外科手术要求常规消毒：新洁尔灭酊三遍消毒、铺巾，术者戴一次性帽子、口罩和无菌手套。

（2）麻醉　2%盐酸利多卡因100mg（5mL）加生理盐水5mL局部皮肤浸润麻醉。

（3）操作　①根据疼痛部位深浅选用不同长短针刀，分别对准术前所定点，刀口线与该部位肌纤维或韧带肌腱平行，垂直于皮肤快速进针，缓慢探索深入。②探及韧性粘连时用力切割可有突破感及坚韧的粘连切开感。③进入浅筋膜层后改为平行向对侧及上下做扇形皮下隧道样松解，尽量挤压净创口的残余出血。④出针后均需按压创口3～5分钟，防止出血，用无菌纱布敷盖治疗点，嘱患者平卧数分钟。

上述操作每次可松解3～5对压痛敏感点，每5～7天操作一次，连续治疗3～4次。

【预后与康复】

1. 避免症状加重的因素，如避免寒冷潮湿，躯体和神经疲劳，睡眠质量较差，体力活动过度或过少。

2. 树立战胜病痛的信心，保持平衡心理，克服焦虑紧张情绪。

3. 积极锻炼身体，增强体质。